腹膜后肿瘤疑难病例解析

Challenging Case Series of Retroperitoneal Tumor

主　　编　薛利芳

主　　审　罗成华　杨邵敏

副 主 编　徐晓林　饶晓松　冯元春

编写单位　北京大学国际医院

北京大学医学出版社

FUMO HOU ZHONGLIU YINAN BINGLI JIEXI

图书在版编目（CIP）数据

腹膜后肿瘤疑难病例解析 / 薛利芳主编．—北京：北京大学医学出版社，2020.1

ISBN 978-7-5659-2143-8

Ⅰ．①腹…　Ⅱ．①薛…　Ⅲ．①腹膜后肿瘤 - 疑难病 - 病案 - 分析　Ⅳ．① R735.4

中国版本图书馆 CIP 数据核字（2020）第 012570 号

腹膜后肿瘤疑难病例解析

主　　编： 薛利芳

出版发行： 北京大学医学出版社

地　　址：（100191）北京市海淀区学院路 38 号　北京大学医学部院内

电　　话： 发行部 010-82802230；图书邮购 010-82802495

网　　址： http：//www.pumpress.com.cn

E-mail： booksale@bjmu.edu.cn

印　　刷： 北京强华印刷厂

经　　销： 新华书店

责任编辑： 袁帅军　　**责任校对：** 靳新强　　**责任印制：** 李　啸

开　　本： 787 mm × 1092 mm　1/16　　**印张：** 25.75　　**字数：** 600 千字

版　　次： 2020 年 1 月第 1 版　2020 年 1 月第 1 次印刷

书　　号： ISBN　978-7-5659-2143-8

定　　价： 238.00 元

本书由

北京大学医学出版基金资助出版

主编简介

薛利芳

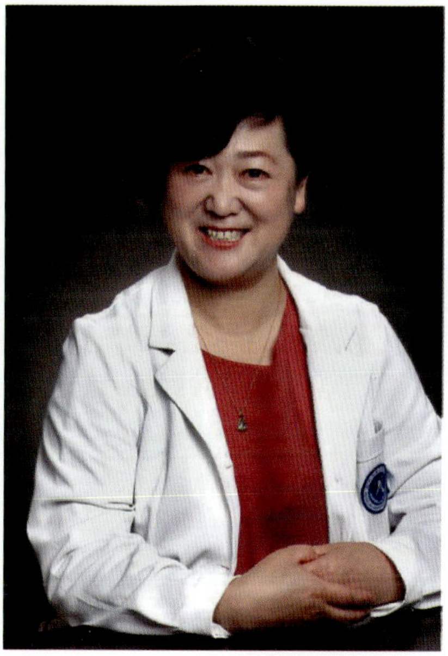

北京大学国际医院超声科主任医师。现任中国超声医学工程学会浅表器官及外周血管超声专业委员会常委，中国超声医学工程学会颅脑及颈动脉超声专业委员会常委，中国超声医学工程学会北京超声医学专家委员会常委，北京女医师协会超声医学专业委员会常委，北京医学会超声医学分会外周血管、浅表器官专业学组成员，北京医师协会腹膜后肿瘤专家委员会理事，《中国超声医学杂志》编委会编委，中华医学会超声医学分会委员会委员。主要擅长浅表器官、血管、腹部及腹膜后的超声诊断，对疑难病例的诊断、鉴别诊断以及介入超声更具优势。

主审简介

罗成华

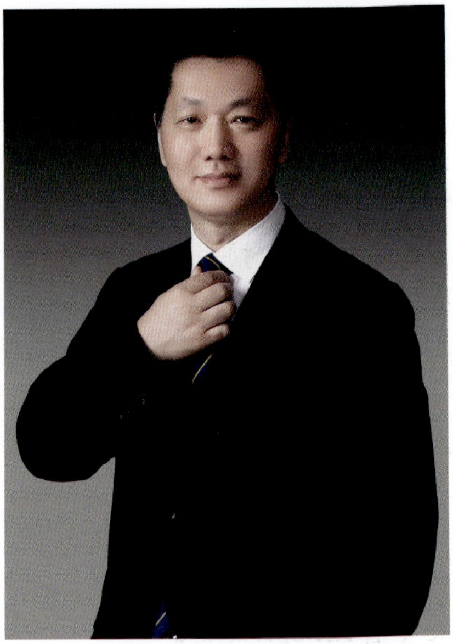

博士，主任医师，教授，博士生导师。现任北京大学国际医院腹膜后肿瘤外科和肛肠外科主任。兼任中国医师协会肛肠医师分会腹膜后疾病专业委员会主任委员，中国研究型医院学会腹膜后与盆底疾病专业委员会主任委员，中国肛肠医学创新联盟理事长，全国卫生产业企业管理协会模拟医学分会会长，北京医师协会腹膜后肿瘤专家委员会会长等职。

杨邵敏

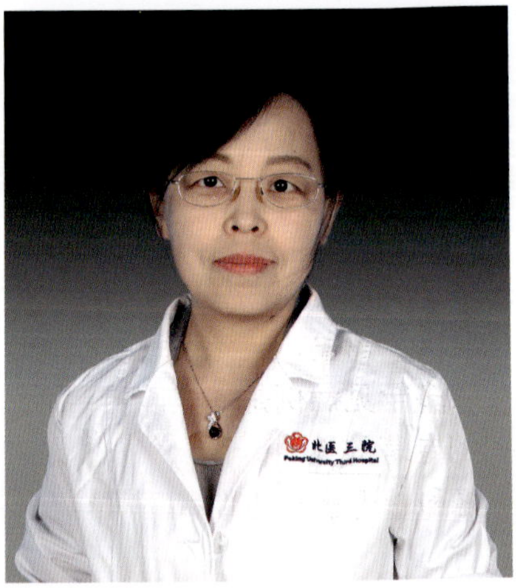

博士，副教授，副主任医师。2002 年博士毕业于北京大学医学部病理学系，现就职于北京大学医学部病理学系/北京大学第三医院病理科，从事临床病理诊断、教学和科研工作，擅长骨关节疾病病理、软组织肉瘤临床病理诊断。

序

腹膜后肿瘤是指位于横膈以下和盆膈以上，脏层腹膜后潜在间隙的肿瘤（除外腹膜后器官的肿瘤）。腹膜后肿瘤发病率占全身各类肿瘤不足 0.5%，但近年来其发病率明显上升，并呈年轻化趋势。该类肿瘤位置深在、发病隐匿，常常在肿瘤巨大、侵犯或挤压周围脏器发生并发症时才被发现。该类肿瘤多与腹膜后血管和神经关系密切。多数外科医生因没有足够经验而放弃手术治疗，或手术难以完全切除根治。腹膜后肿瘤病理类型达 50 种以上，良性、交界性及恶性等繁多复杂，约 80% 恶性肉瘤手术后复发率高，且大多数对放射治疗和化学治疗不敏感，成为当前肿瘤学领域的顽症。

我国学者对腹膜后肿瘤诊治的重视及攻关起始于 20 世纪 80 年代。虽然当前我国一些大型医院每年腹膜后肿瘤手术例数也达数十例，但绝大多数医院对此类患者均零散收治于普通外科、泌尿外科、胃肠外科、肝胆外科、结直肠外科、血管外科甚至妇科，单个科室、单个医生诊治腹膜后肿瘤例数仍然较少，以致无法积累到成熟的诊治经验。在广大的基层医院，甚至普遍存在对腹膜后肿瘤治疗混乱、诊治水平差异巨大的情况，导致对该类肿瘤误诊、误治、弃治现象严重。

2000 年以来，我国陆续出版了《腹膜后间隙原发性肿瘤影像诊断学》《原发性腹膜后肿瘤外科学：理论与实践》《腹膜后肿瘤》等中文专著，以及国际上首部腹膜后肿瘤英文专著 *Retroperitoneal Tumors*：*Clinical Management*（Chenghua Luo．Springer，2007），为广大医师提供了重要的培训教材，推动了国内外腹膜后肿瘤领域的发展。

北京大学国际医院于 2014 年成立了国内规模最大的腹膜后肿瘤外科，年手术量近 500 例，手术量居世界第一，吸引了美国、意大利等多个国家的医生前来参观和短期学习。多年来，该院多学科会诊（MDT）团队每周例行对每一例腹膜后肿瘤患者进行讨论，确定最佳个体化治疗方案，积累了丰富的腹膜后肿瘤诊治案例。为了能够让更多的同行在短时间内学习和了解腹膜后肿瘤的诊治特点，薛利芳教授精心挑选、组织、整理了其中部分疑难典型病例，从多学科角度深入剖析，汇编成《腹膜后肿瘤疑难病例解析》一书，呈现给广大对腹膜后肿瘤有兴趣的临床医生。

细读书稿，便深知其病例丰富，分析准确、深入，理论与实操指导性强，特别是其中很多罕见病例是一般医院临床医生未曾见过的。本书可谓填补了我国腹膜后肿瘤典型病例专著的空白。我十分愿意向广大外科、肿瘤内科、放射科、放疗科、病理科、超声影像科等专业医师推荐此书，作为临床实践必备书籍。

罗成华

2019 年 11 月 22 日，于北京

前 言

北京大学国际医院腹膜后肿瘤外科接收了大量来自全国各地的患者，大多数为外院转诊而来，有的已在外院做过多次手术。2015 年我由北京大学人民医院调入北京大学国际医院工作。在此之前，我很少能见到如此种类繁多、复杂的腹膜后肿瘤病例。在多学科会诊（MDT）团队讨论病例过程中，我发现大家对其他科室的认识相对缺乏，对疾病的整体认识不够全面，便萌生了以病例的形式，按照患者就诊的临床病史、影像学表现、手术所见、病理学表现到讨论的顺序来全面地认识一个疾病的想法，并以此为体例编写一本书籍，并得到了北京大学医学专家们的认同。

腹膜后肿瘤病变隐匿，临床症状不典型，常常在肿瘤巨大时才被发现。我们希望此书能给临床医生以警醒，能为体检医生和影像科医生扩展思路，提高影像学诊断能力，同时能为病理科医生展示图文并茂的病理学诊断依据。我们把病例真实地记录下来，未做太多的评论。书中暗含了许多经验和不可取的教训，给读者留下了思考的空间。这拓宽了读者对腹膜后病变的诊治思路，具有启迪性和实用性。

本书适合临床医生、体检医生、影像科医生、超声科医生和病理科医生以及医学本科生、进修生和研究生反复阅读。

在本书编写过程中，我院超声科卢白雪、高美莹和病案室刘婉如对本书的病例收集和整理工作给予了支持；肝胆外科陈建飞、腹膜后肿瘤外科全体工作人员和 MDT 团队成员亦给予了许多帮助；首都医科大学基础医学院病理学系宫丽平教授对本书提供优秀建议，在此一并表示感谢。

由于时间仓促，疏漏之处恳请同道批评指正。

薛利芳

2019 年 10 月 1 日

本书常用缩略语

英文及缩略语	中文名称
AFP	甲胎蛋白
ALK	间变性淋巴瘤激酶
CA Ⅸ	碳酸酐酶Ⅸ
CA19-9	一种肿瘤标记物
Caldesmon	钙调蛋白结合蛋白
β-catenin	β- 连环蛋白
CD	细胞分化因子
CDK4	周期蛋白依赖激酶 4
CgA	嗜铬粒蛋白 A
CK	细胞角蛋白
CT	计算机断层扫描
CyclinD1	细胞周期蛋白 D1
Desmin	结蛋白
DTIC	达卡巴嗪
EIM	美罗培南延长输注
EMA	上皮细胞膜抗原
ER	雌激素受体
FDC	滤泡树突状细胞
FDG	氟代脱氧葡萄糖
FISH	荧光原位杂交
FNA	细针穿刺抽吸
FNCLCC	法国联邦国家癌症中心分级
F Ⅷ	凝血因子Ⅷ
GFAP	胶质细胞原纤维酸性蛋白
HPF	高倍镜视野
ICU	重症监护病房
IE	去甲氧柔红霉素和足叶乙苷联合方案
IFO	异环磷酰胺
IgG	免疫球蛋白 G
Inhibin-α	抑制素 α
IP	伊立替康联合顺铂

续表

英文及缩略语	中文名称
MLH1	人类错配修复基因之一
MPO	髓过氧化物酶
MRCP	磁共振胆管胰腺造影术
MRI	磁共振成像
MSH	人类错配修复基因之一
NeuN	神经元特异核蛋白
NCCN	美国国家综合癌症网络
NF	神经丝蛋白
NSE	神经元特异性烯醇化酶
PAX	配对框基因
PD-1	程序性细胞死亡基因 1
PET-CT	正电子发射计算机断层扫描
PMS2	人类错配修复基因之一
PR	孕酮受体
SDHB	琥珀酸脱氢酶 B 亚基
SMA	平滑肌肌动蛋白
Syn	突触蛋白
TP	紫杉醇联合顺铂方案
TTF1	甲状腺转录因子 1
US	超声
VDC/IE	长春新碱、多柔比星联合环磷酰胺，交替使用异环磷酰胺联合依托泊苷
Vimentin	波形蛋白
WT1	Wilms 瘤抑癌基因

本书病例中英文名称对照表

中文名称	英文名称
Castleman 病	Castleman disease
成熟型囊性畸胎瘤	mature cystic teratoma
促结缔组织增生性小圆细胞肿瘤	desmoplastic small round cell tumor
低度恶性纤维黏液样肉瘤	low-grade fibromyxoid sarcoma
动静脉性血管瘤	arteriovenous hemangioma
恶性孤立性纤维性肿瘤	malignant solitary fibrous tumor
恶性蝾螈瘤	malignant triton tumor
副神经节瘤	paraganglioma
腹膜播散性平滑肌瘤病	leiomyomatosis pertionealis disseminata
腹膜假黏液瘤	pseudomyxoma peritonei
钙化性纤维性肿瘤	calcifying fibrous tumor
高分化脂肪肉瘤	well-differentiated liposarcoma
骨外尤因肉瘤	extraosseous Ewing's sarcoma
横纹肌肉瘤	rhabdomyosarcoma
滑膜肉瘤	synovial sarcoma
节细胞神经瘤	ganglioneuroma
淋巴管瘤	lymphangioma
隆凸性皮肤纤维肉瘤	dermatofibrosarcoma protuberans
滤泡性淋巴瘤	follicular lymphoma
弥漫性大 B 细胞淋巴瘤	diffuse large B cell lymphoma
黏液腺癌	mucinous adenocarcinoma
黏液样脂肪肉瘤	myxoid liposarcoma
平滑肌瘤	leiomyoma
平滑肌肉瘤	leiomyosarcoma
去分化脂肪肉瘤	dedifferentiated liposarcoma
深部“侵袭性”血管黏液瘤	deep（“aggressive”）angiomyxoma
神经鞘瘤	schwannoma
神经鞘瘤病	schwannomatosis
神经纤维瘤病	neurofibromatosis
肾上腺皮质腺癌	adrenal cortex adenocarcinoma

续表

中文名称	英文名称
嗜铬细胞瘤	pheochromocytoma
髓外造血组织瘤样增生	tumor-like hyperplasia of extramedullary hematopoietic tissue
髓脂肪瘤	myelolipoma
胃肠道间质瘤	gastrointestinal stromal tumor
纤维包裹性炎性囊肿	fibrous encapsulated inflammatory cyst
纤维瘤病	fibromatosis
血管平滑肌脂肪瘤	angiomyolipoma
血管肉瘤	angiosarcoma
胰腺导管腺癌	pancreatic ductal adenocarcinoma
胰腺囊腺瘤	pancreatic cystadenoma

目　录

第一章

腹膜后间隙的解剖学

第1节 概 述

腹膜后间隙是介于腹后壁壁腹膜与腹内筋膜之间的潜在间隙。上界为膈肌，向下至骶骨岬续于盆部腹膜后间隙，两侧经腰肋三角与后纵隔相通。因此，该间隙的肿瘤可向上生长至后纵隔，向下生长至盆腔。间隙内除含有大量的疏松结缔组织外，还有十二指肠、胰腺、肾、肾上腺、输尿管、大血管、神经、淋巴等结构。为了便于理解，将这些结构分为 3 个区域。

1. 胰腺和十二指肠区：相当于第 1 腰椎到第 3 腰椎的水平。在胰腺上缘腹腔干动脉及其分支向前行走，并有神经丛和淋巴管伴行。在胰腺下缘与十二指肠之间，有肠系膜上动、静脉及神经丛和淋巴组织。在十二指肠水平部之下有肠系膜下动、静脉及神经丛和淋巴组织。

2. 肾区：肾位于腰脊柱两侧，紧贴腹后壁。

在肾上方，有肾上腺附着。左肾上腺前面与胃相邻，右肾上腺前面与肝相邻。于两肾上腺之间，有三支来源不同的肾上腺动脉和一支管径较大的肾上腺静脉，并有腹腔神经节发出的纤维所形成的肾上腺丛。肾及肾上腺表面有脂肪囊和肾筋膜。

在肾下方，有位于脊柱两侧垂直向下行走的输尿管，越过髂外血管进入小骨盆腔。腹段输尿管后方紧邻腰大肌及其筋膜。前方与精索内血管相交叉。在腰大肌和腰椎下部之间的三角内，其浅层可见髂总血管、髂淋巴结，其深层可见腰交感干、腰骶干。

在肾内侧、脊柱前方，有纵行的腹主动脉和下腔静脉，横行的肾动、静脉，以及斜向下方走行的生殖动、静脉（睾丸 / 卵巢动、静脉）。在肾动脉上方及腹腔干动脉根部的两侧有腹腔神经节和腹腔丛。在腹主动脉与肾动脉上方有腹主动脉肾神经节。在肾动脉下方有围绕腹主动脉的腹主动脉丛。在肠系膜上、下动脉根部有肠系膜上、下丛。在腹主动脉及下腔静脉周围有腰淋巴结及腰干。在腹主动脉下端有腹下丛。

在肾后方，有腰大肌、腰方肌。腰方肌表面有髂腹下神经和髂腹股沟神经。

3. 腰椎前面区：在腰椎前面有胸导管下端及其起始部的乳糜池和腰干。腰椎两侧有左右腰升静脉，左右内脏大、小神经，腰交感干和交感神经等。

腹膜后肿瘤可累及上述结构，使这类肿瘤的外科治疗变得极为复杂。

第 2 节 腹膜后间隙的主要器官

一、十二指肠位置和毗邻

（一）位置和毗邻

十二指肠位于腹上区，紧贴腹后壁。十二指肠上部平第 1 腰椎，上方紧邻肝右叶和肝十二指肠韧带，下方为胰头，前方为胆囊，后方为胆总管、胃十二指肠动脉和肝门静脉。十二指肠降部位于第 1 ～ 3 腰椎右侧，其后方为右肾和右输尿管起始部。内侧为胰头和胆总管的胰腺段，外侧邻升结肠。前方有横结肠跨过。十二指肠水平段平第 3 腰椎，向左横过下腔静脉、脊柱和腹主动脉。此段上邻胰头，前方有横结肠和肠系膜上血管。十二指肠升部斜向左上到第 2 腰椎左侧，长 2 ～ 3 cm。

（二）血管

十二指肠主要由胰十二指肠上、下动脉供血。胰十二指肠上动脉是胃十二指肠动脉的分支，有前、后两支分别沿胰头与十二指肠之间的前、后下行。胰十二指肠下动脉起自肠系膜上动脉，也分为两支，分别沿胰头与十二指肠间前、后上行并与胰十二指肠上动脉的前、后两支吻合成动脉弓。由动脉弓发出小支，分布于十二指肠和胰头。静脉与同名动脉伴行，主要注入肠系膜上静脉。

二、胰腺

（一）位置和毗邻

胰位于胃的后方，横卧于腹后壁。胰头在第 2 腰椎的右侧，被“C”形的十二指肠围绕。胰头后面与十二指肠降部之间有胆总管下行，有时胆总管可部分或全部包埋在胰的实质内。在胰颈的后方，肠系膜上静脉与脾静脉汇合成肝门静脉。肝门静脉向右上行于胰颈后面。胰体于第 1 腰椎平面由右向左横过下腔静脉、腹主动脉、左肾上腺、左肾的前方，其前面毗邻胃后壁。胰尾向左上抵达脾门。

（二）血管

胰头主要由胰十二指肠上、下动脉供血，胰体和胰尾则由脾动脉沿胰上缘行走时发出的若干胰支供血。静脉与同名动脉伴行，分别注入肠系膜上静脉和脾静脉。

三、肾

（一）位置和毗邻

肾左、右成对，在腹膜后紧贴腹后壁，分别位于腰椎部的两侧。左肾上端平第 11 胸椎，下端平第 2 腰椎，右肾比左肾低半个椎体。两肾上端邻肾上腺。左肾前面上 1/3 与胃毗邻，中 1/3 与空肠相邻，外侧缘上半部邻脾，下半部邻结肠脾曲。右肾前面上 2/3 接肝右叶下面，下 1/3 邻结肠肝曲，内侧缘邻十二指肠降部。两肾后面均有第 12 肋跨过，后上部与膈肌相邻，后下部与腰大肌、腰方肌以及腹横肌贴邻。

（二）血管

肾动脉平第 2 腰椎高度起自腹主动脉，在肾静脉的后上方横向外侧，分为数支经肾门入肾。右肾动脉较左侧略长，向右经下腔静脉后方入肾。肾动脉进入肾门前发出一小支到肾上腺，称肾上腺下动脉。不经肾门直接入肾实质的动脉称为副肾动脉。

肾静脉较粗大，出肾门后沿肾动脉前下方行向内侧，注入下腔静脉。左肾静脉较长，经肠系膜上动脉起端的稍下方向右横过腹主动脉。

四、输尿管

（一）位置和毗邻

输尿管腹部段位于腹膜后，在脊柱腰部的两侧沿腰大肌前面下降，逐渐偏向中线，下行至小骨盆缘跨过髂血管进入盆腔。在腰大肌中点稍下方，输尿管与生殖血管相交叉。左侧输尿管腹部前方由上至下毗邻十二指肠空肠曲、左结肠血管和左髂窝处的乙状结肠及其系膜。右侧输尿管腹部的前方有十二指肠降部、右结肠血管、小肠系膜根和回肠末端，在右髂窝与外侧的盲肠及阑尾相邻。临床上，腹膜后肿瘤常对输尿管形成压迫、推挤，甚至浸润。

（二）血管

输尿管腹部壁段的动脉支来自肾动脉、生殖动脉、腹主动脉和髂总动脉。这些动脉支在输尿管壁内上、下相互吻合。输尿管腹部段的静脉与相应动脉伴行。

五、肾上腺

（一）位置和毗邻

肾上腺位于肾的内上方，与肾共同包在肾筋膜内，肾上腺与肾之间隔以脂肪组织。左肾上腺前面邻接胃、胰和脾动、静脉，前内侧为腹主动脉，后面邻接膈。右肾上腺前面邻近肝，前内侧为下腔静脉，后面邻接膈。

（二）血管

肾上腺的动脉有肾上腺上、中、下动脉，分别发自膈下动脉、腹主动脉和肾动脉。肾上腺静脉通常左右各一支，左肾上腺静脉注入左肾静脉，右肾上腺静脉注入下腔静脉。

六、腹主动脉

腹主动脉为胸主动脉穿过横膈的主动脉裂孔沿脊柱左前方下降，至第 4 腰椎下缘分为左、右髂总动脉，全长 14 ～ 15 cm。腹主动脉的前方有脾静脉、胰、左肾静脉、十二指肠和小肠系膜根跨过，其右侧有下腔静脉，左侧有左交感干。腹主动脉的分支有脏支和壁支。脏支包括不成对的腹腔干动脉，肠系膜上、下动脉和成对的肾动脉、肾上腺中动脉以及生殖动脉。生殖动脉在肾动脉下方起自腹主动脉，于腹膜后斜向外下方。睾丸动脉经腹环穿入腹股沟管，在精索内下行于睾丸和附睾。卵巢动脉至骨盆上口处在卵巢悬韧带内下行，发出分支分布于卵巢和输卵管。腹主动脉的壁支包括膈下动脉和腰动脉。膈下动脉在主动脉裂孔处由腹主动脉起始部发出，向外上分布于膈。腰动脉多数为 4 对，由腹主动脉后壁两侧发出，贴第 1 ～ 4 腰椎体走向外侧。左侧经左交感干后方，右侧经下腔静脉和右交感干后方，进入腰大肌深面。腹膜后肿瘤的滋养血管大多来源于腰动脉。骶正中动脉自腹主动脉分叉后壁发出，沿第 5 腰椎体和骶骨前面下降。

七、下腔静脉

下腔静脉是人体最粗大的静脉干，在平第 5 腰椎处由左、右髂总静脉汇合而成。沿腹主动脉右侧上升，经肝后面的腔静脉沟，由膈静脉孔入胸腔，开口于右心房。下腔静脉的属支有脏支和壁支。脏支包括肝静脉、双肾静脉、双生殖静脉和右肾上腺静脉。睾丸静脉起于精索的蔓状静脉丛，每一侧静脉丛穿过腹环后合并成左、右各一支睾丸静脉，在腹腔内与同名动脉伴行，右侧以锐角汇入下腔静脉，左侧以直角汇入左肾静脉。壁支分别与腹主动脉壁支伴行，收集膈和腹后壁的静脉血液，其中左、右腰静脉各有交通支上、下连通构成腰升静脉，向上穿膈入胸腔，左侧续为半奇静脉，右侧续为奇静脉。因此，腰升静脉是上、下腔静脉间侧支循环途径之一。

在肾静脉平面或其上方的静脉均不能适应突然的下腔静脉完全闭塞。而在肾静脉平面下方结扎下腔静脉后，则可通过侧支循环回流。包括：①经股静脉、腹壁下静脉、腹壁上静脉至锁骨下静脉；②经旋髂深静脉、腰升静脉、奇静脉或半奇静脉至上腔静脉；③经髂内静脉、肠系膜下静脉至门静脉；④经髂总静脉、髂内静脉、腰升静脉至椎内静脉丛，椎静脉丛是下腔静脉阻塞后的重要侧支循环；⑤浅层的侧支主要从股静脉经腹壁浅静脉、胸腹壁静脉、胸外侧静脉至上腔静脉系。

八、腰交感神经干和腹腔神经丛

腰交感神经干位于脊柱两侧、腰大肌内侧缘，由 4 ～ 5 个腰交感神经和连于其间的节间支组成。左侧沿腹主动脉下行，右侧被下腔静脉所覆盖。交感神经和副交感神经纤维在腹主动脉周围及其分支的根部交织成神经丛，主要有腹腔丛和腹主动脉丛等。

腹腔丛位于腹腔干动脉及肠系膜上动脉的根部，伴随腹腔干动脉的分支、肠系膜上动脉和肾动脉形成肝丛、胃丛、脾丛、胰丛和肠系膜上丛等分布到脏器。腹腔丛向下续于腹主动脉表面的腹主动脉丛，后者分支伴肠系膜下动脉形成肠系膜下丛，在肠系膜下动脉根部有肠系膜下神经节。内脏大小神经和腰内脏神经的交感神经节前纤维在上述神经节内更换神经源，节后纤维攀绕动脉并随动脉分支到达所支配的脏器。

九、腹膜后淋巴结与淋巴管

腹膜后间隙的淋巴结和淋巴管，位于腹膜后大血管周围，主要收集来自下肢、盆腔、腹腔和腹膜后器官的淋巴。腹膜后淋巴瘤常在血管周围出现融合成团块的结节状肿物。乳糜池通常位于第 1 ～ 2 腰椎体的前面，形态不一，多呈梭形膨大，有时呈网状，其上端在膈的主动脉裂孔处上续为胸导管。乳糜池收纳腰干和肠干。腰干左右各一，由腹主动脉和下腔静脉周围的腰淋巴结的输出淋巴管合成。肠干由腹腔淋巴结和肠系膜上、下淋巴结的输出淋巴管合成。

第二章

成纤维细胞性和肌成纤维细胞性肿瘤

病例 1 钙化性纤维性肿瘤

临床病史

患者女性，31 岁，2016 年 8 月行甲状腺癌根治术，术前 CT 检查发现腹膜后占位。患者无任何不适，当地医院考虑到手术风险大，2017 年 2 月 6 日入我院诊治。

查体：无明显阳性体征。

影像学表现

患者入我院后，行 CT 和 US 检查，其结果见图 1 和图 2。

CT 图像

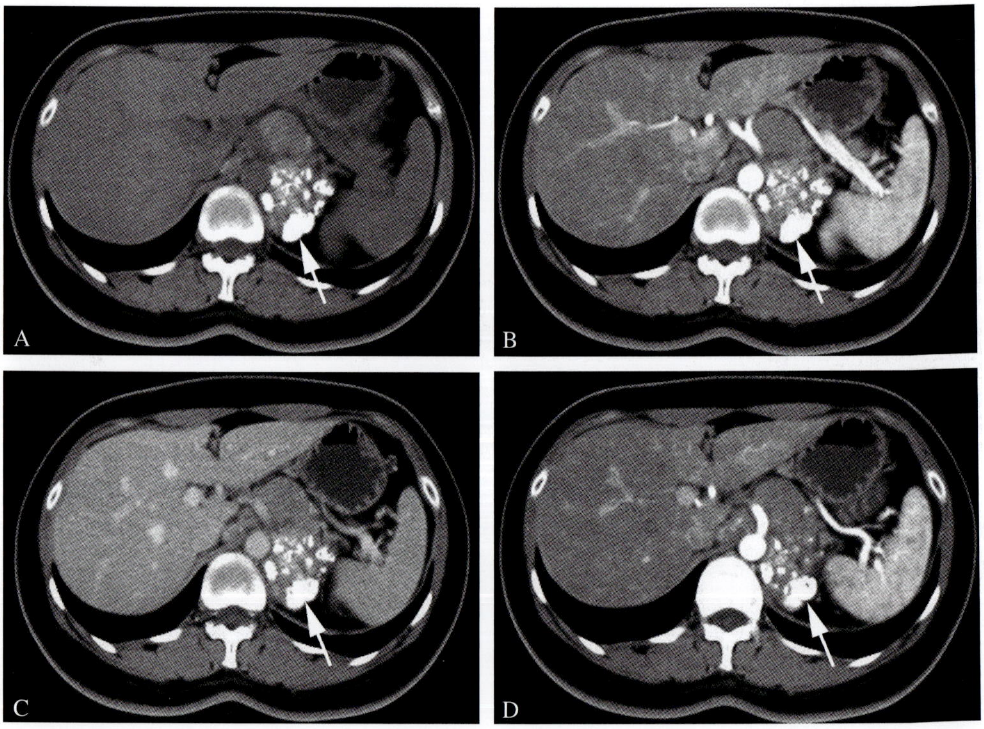

图 1　钙化性纤维性肿瘤 CT 图像。图 A（轴位，平扫）、图 B（轴位，动脉期）和图 C（轴位，静脉期），腹主动脉左侧、脾右侧软组织密度肿物（↑），密度不均匀，内可见多发点状及结节状钙化灶，边界欠清，形态不规则，肿物包绕腹腔干动脉。增强扫描肿物内非钙化区呈中度强化。**图 D（轴位，动脉期）**，肿物（↑）向前推挤脾动脉

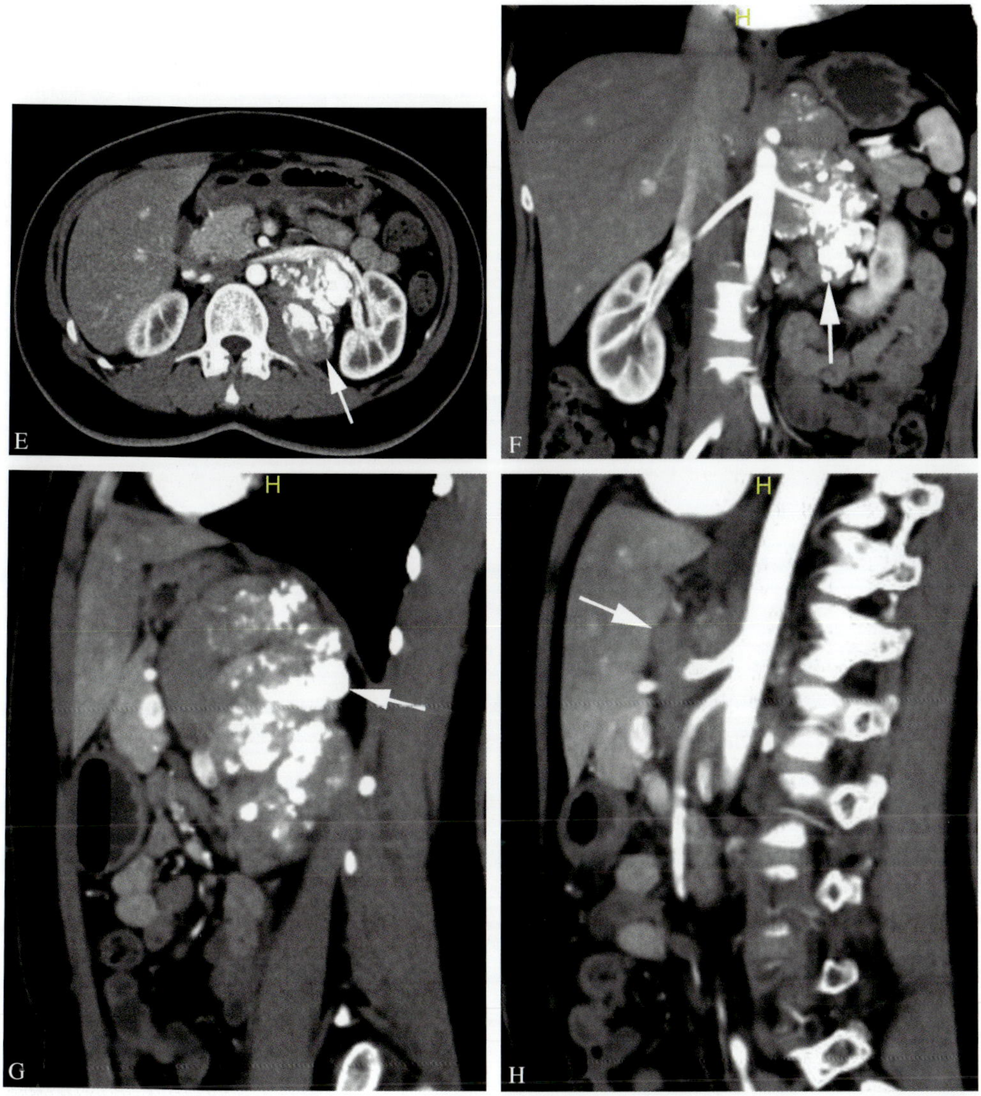

图 1（续） **图 E（轴位，动脉期）**，肿物（↑）向前推挤左肾静脉，与左肾静脉分界不清。**图 F（冠状位，动脉期）**，肿物（↑）包绕左肾动脉。**图 G（矢状位，动脉期）**，肿物（↑）位于胰腺后方，与左侧膈肌紧邻，分界尚清。**图 H（矢状位，动脉期）**，肿物（↑）包绕腹腔干动脉及肠系膜上动脉

US 图像

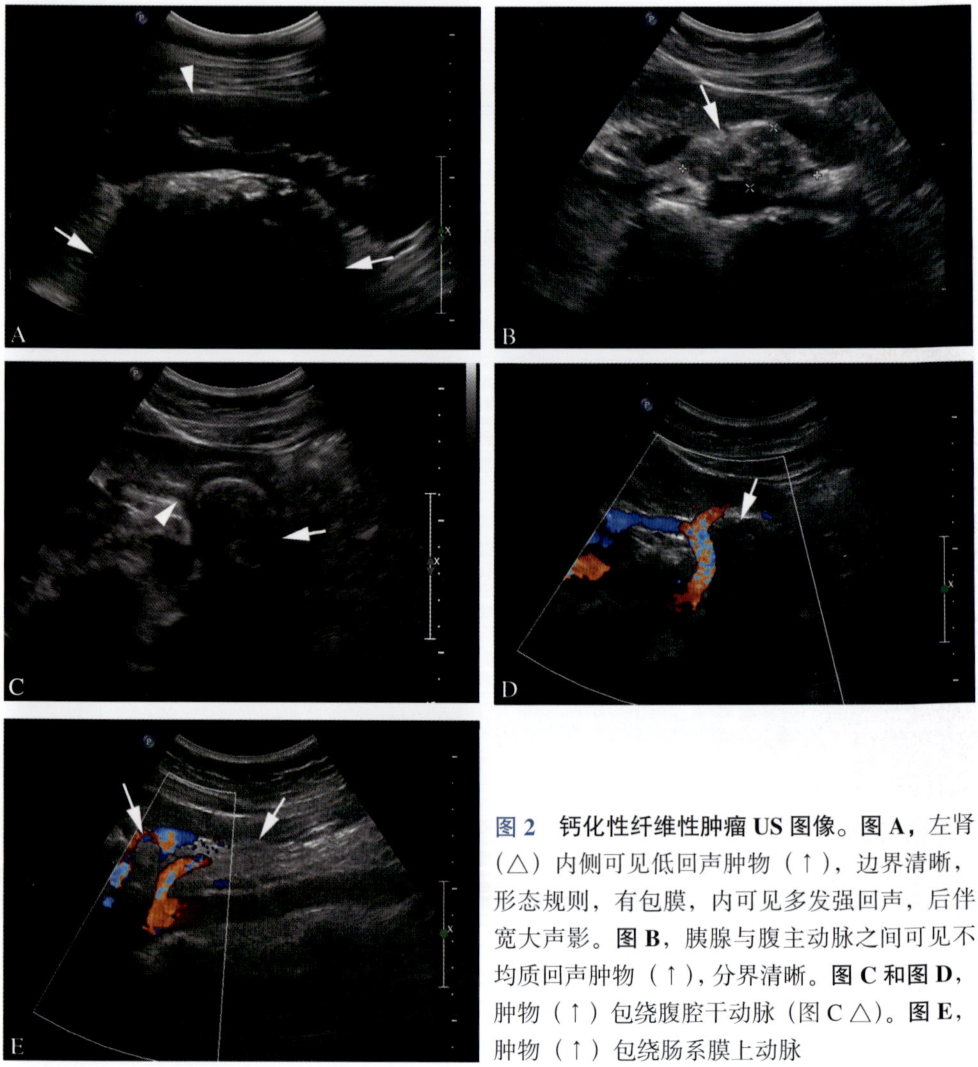

图 2　钙化性纤维性肿瘤 US 图像。图 A，左肾（△）内侧可见低回声肿物（↑），边界清晰，形态规则，有包膜，内可见多发强回声，后伴宽大声影。**图 B，**胰腺与腹主动脉之间可见不均质回声肿物（↑），分界清晰。**图 C 和图 D，**肿物（↑）包绕腹腔干动脉（图 C △）。**图 E，**肿物（↑）包绕肠系膜上动脉

手术所见

2017 年 2 月 20 日行腹膜后肿瘤切除术：未见腹水，未见腹壁及脏器转移。肿瘤位于左上腹，大小约 15 cm × 10 cm × 10 cm，质硬，边界不规则，不易推动，包绕左肾血管、腹腔干动脉及肠系膜上动脉，紧贴脾血管下缘。沿左肾门血管分离肿瘤至腹主动脉，分两块切除包绕左肾血管肿瘤。沿腹主动脉远端向头侧分离包绕血管肿瘤，分别暴露肠系膜上动脉及腹腔干动脉，分块切除肿瘤。

病理学表现

患者肿瘤病理学表现见图 3。

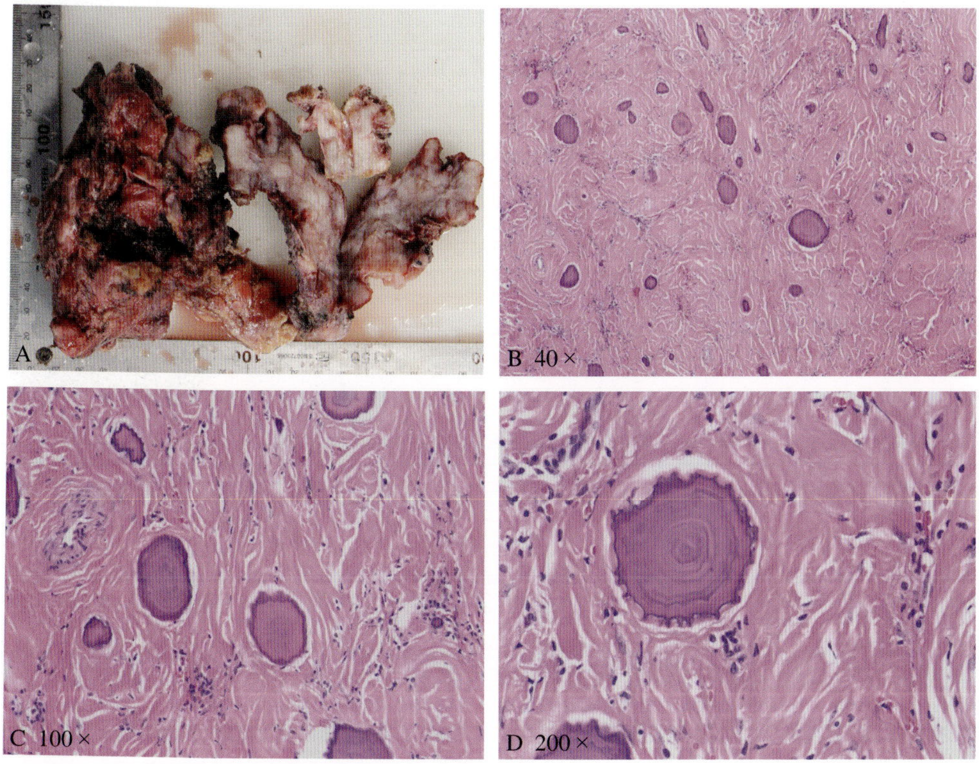

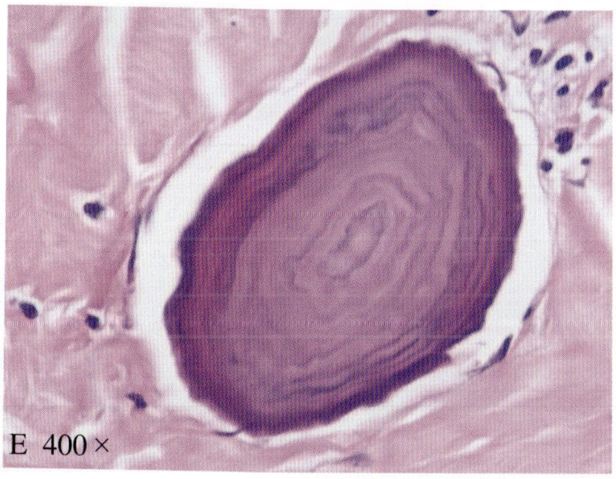

图 3　钙化性纤维性肿瘤病理图。图 A，分叶状肿瘤，大小分别约 11 cm×7 cm×5.5 cm、11 cm×3 cm×3 cm 和 4 cm×2 cm×1 cm，切面灰白，质中到硬。**图 B**，肿瘤由稀疏的纤维组织及大小不一的砂砾体组成，散在少量慢性炎症细胞。**图 C 和图 D**，为图 B 的高倍镜图像。**图 E**，砂砾体呈同心圆状结构

免疫组化结果：Vimentin（+），SMA（–），Desmin（–），S-100（–），NF（–），CD34（血管 +），ALK（–），Ki-67（热点区约 2%+）。

（腹膜后）肿瘤切除标本：钙化性纤维性肿瘤，肿瘤呈分叶状，部分边界不清，肿瘤周边可见内陷的神经束。鉴于炎症细胞稍多，虽未见血管炎，建议临床结合自身抗体情况，除外腹膜后特发性纤维化。

讨论

钙化性纤维性肿瘤是一种罕见的良性纤维性病变，多见于儿童和青少年，无性别差异。该肿瘤细胞稀少，含有大量的玻璃样变纤维硬化组织，可见淋巴细胞及浆细胞浸润，并伴有砂砾体性及萎缩性钙化。大体肿瘤边界清晰，无包膜；也可边界不清，浸润周围组织。

钙化性纤维性肿瘤的诊断可依据影像学和病理学，影像学上钙化的表现可在一定程度上反映肿瘤的组织学特点。手术切除是首选的治疗方法，预后良好，仅少数病例复发。

本例间质硬化并炎症细胞较多，需要除外慢性硬化性炎症，特别是IgG4相关硬化性疾病和腹膜后特发性纤维化。

病例 2-1 纤维瘤病

临床病史

患者男性，29 岁，2015 年因右下肢肿痛就诊于当地医院，发现右下腹肿物。于 2015 年 6 月 25 日行剖腹探查术，术中见肿瘤难以切除，活检提示间叶源性肿瘤。2017 年 7 月至北京大学肿瘤医院就诊，复查腹部增强 CT 检查提示下腹部及盆腔巨大占位，符合间叶源性肿瘤表现。2017 年 8 月 11 日入我院诊治。

查体：腹部膨隆，有手术瘢痕，腹壁柔软，下腹部可触及肿物，质硬，无压痛，活动度差。

影像学表现

患者入我院后，行 CT 检查，其结果见图 1。

CT 图像

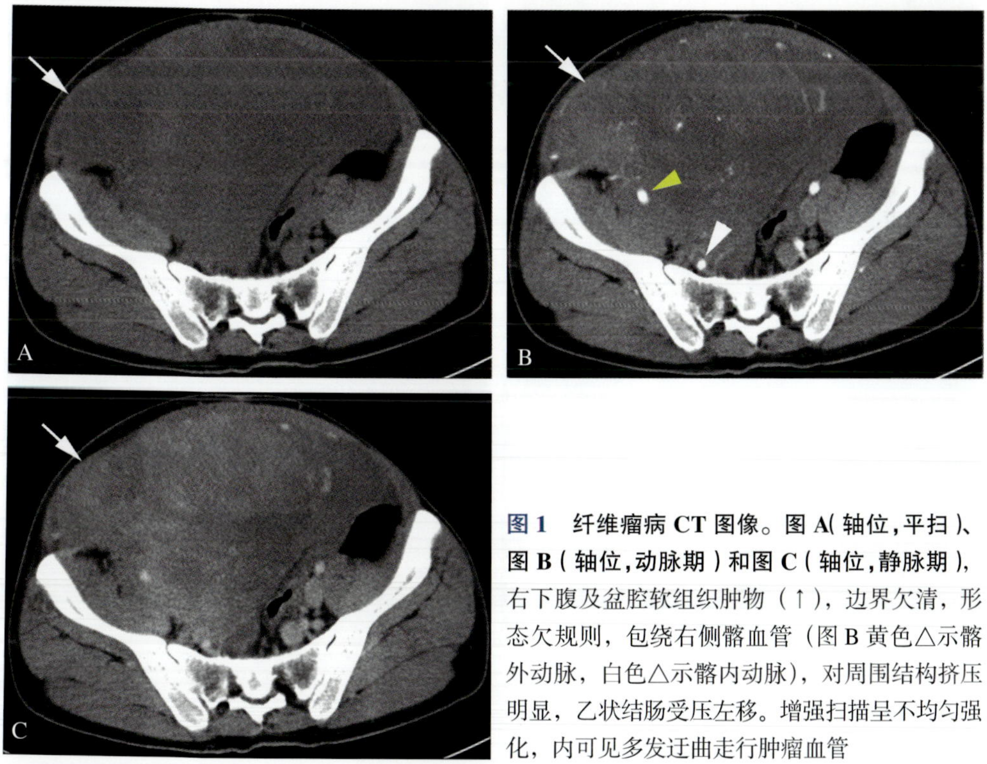

图 1　纤维瘤病 CT 图像。图 A（轴位，平扫）、图 B（轴位，动脉期）和图 C（轴位，静脉期）， 右下腹及盆腔软组织肿物（↑），边界欠清，形态欠规则，包绕右侧髂血管（图 B 黄色△示髂外动脉，白色△示髂内动脉），对周围结构挤压明显，乙状结肠受压左移。增强扫描呈不均匀强化，内可见多发迂曲走行肿瘤血管

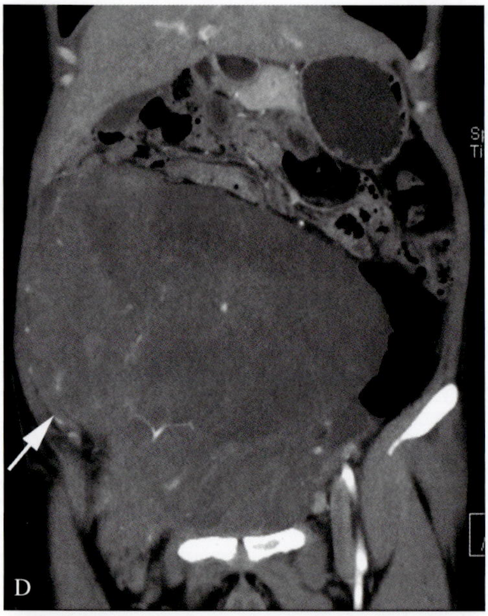

图1（续） **图D（冠状位，动脉期）、图E（矢状位，动脉期）和图F（矢状位，动脉期）**，肿物（↑）上达右肾中部水平，下至耻骨联合水平，小肠受挤压向左上方腹腔内移位。右侧腹壁及前腹壁与肿物分界不清，粘连侵及可能。右侧髂外动脉（白色△）被包绕

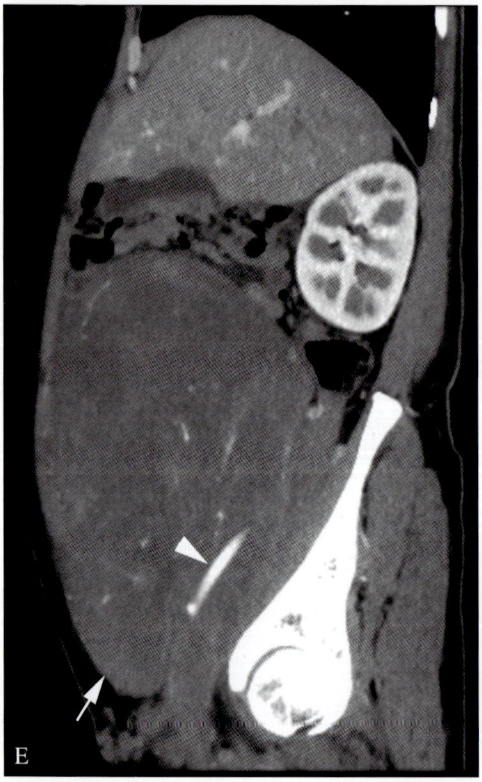

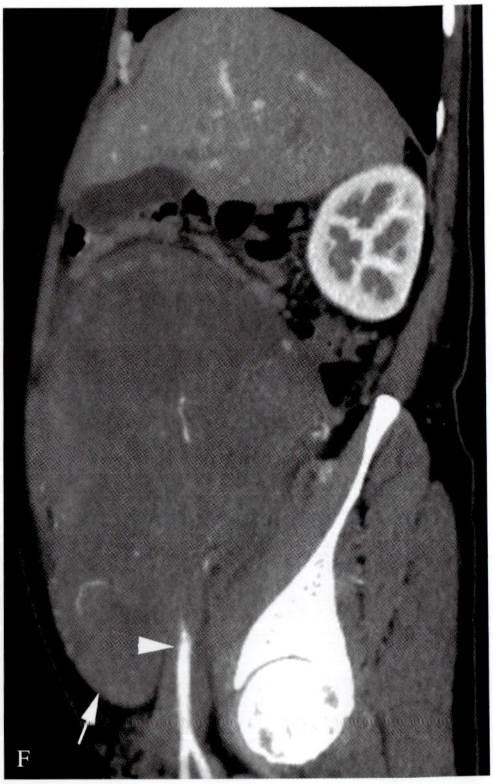

手术所见

2017 年 9 月 16 日行腹膜后肿瘤切除术：未见腹水，肿瘤巨大，充满大部分腹腔及盆腔，与腹壁粘连严重，部分肿瘤侵及腹壁肌层，肿瘤包绕右侧髂血管，质硬，位置固定，离断右侧髂外静脉，沿右侧髂外动脉分离瘤体，肿瘤向下进入腹股沟区，游离肿瘤与周围粘连。肿瘤与部分小肠及膀胱紧密粘连，分离后丝线加固粘连处受损膀胱及小肠。瘤体右侧血供丰富，分离时出血较多且止血困难，考虑继续分离导致大出血风险，遂将肿瘤分块大部分切除。

病理学表现

患者肿瘤病理学表现见图 2。

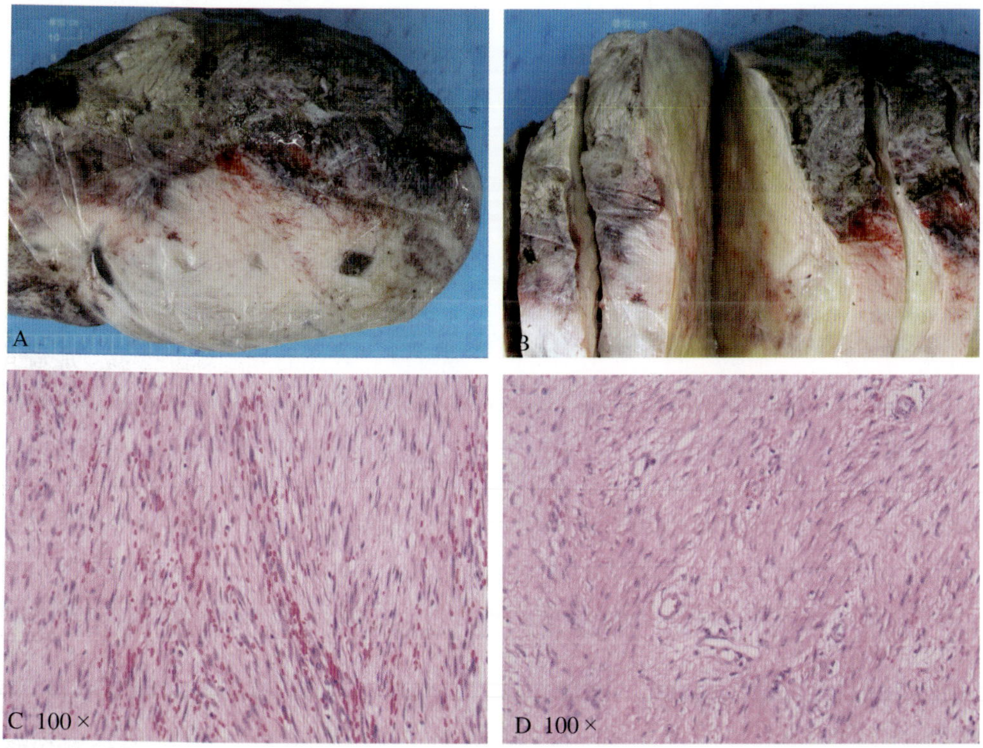

图 2　纤维瘤病病理图。**图 A，**椭圆形肿瘤一个，大小约 25 cm × 15 cm × 11 cm。**图 B，**切面灰红、灰黄，质软、鱼肉状。**图 C 和图 D，**肿瘤细胞呈梭形，条束状或波浪状排列，细胞密度中等，间质可见胶原纤维，核分裂象罕见

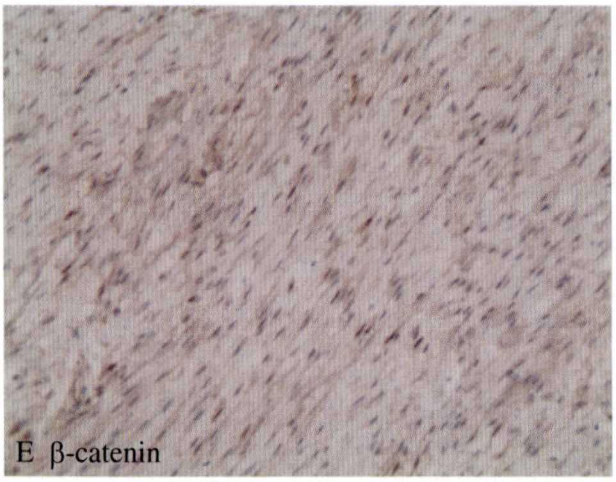

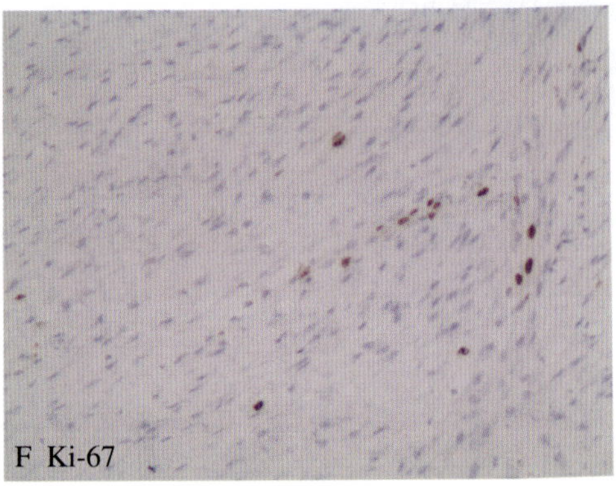

图 2（续） **图 E**，肿瘤细胞 β-catenin 核阳性。**图 F**，Ki-67 肿瘤细胞少数核阳性

免疫组化结果：S-100（个别细胞 +），P16（+），CDK4（部分细胞 +），MDM2（–），Desmin（个别细胞 +），SMA（少数细胞 +），CD117（少数细胞 +），CD34（–），P53（–），Ki-67（热点区约 3%+），CK（–），β-catenin（部分细胞核 +），SOX10（–），ER（–），PR（–）。

（腹膜后）肿瘤切除标本：纤维瘤病。肿瘤侵及周围横纹肌组织。

讨论

纤维瘤病又称为瘤样纤维组织增生、侵袭性纤维瘤，由分化好的成纤维细胞构成，罕见核分裂象，细胞之间有数量不等的胶原纤维。大体表现为边界不清，形态不规则，无包膜，呈侵袭性生长，术后易复发，但不发生转移。其发病率约占软组织肿瘤的 0.03%。临床上侵袭性纤维瘤病生长缓慢，质地坚韧，边界不清。

患者常常无意中触及包块或体检发现肿物。肿瘤巨大时，可出现压迫周围脏器及组织结构带来的症状。文献报道 CT 表现为软组织肿块，内部密度变化较大，可以是实性软组织密度，也可以是液化坏死的低密度表现。发生在肌肉中，表现为边界不清，与周围肌肉组织融合为一体的软组织包块。该肿瘤边界不清，CT 表现缺少特征性，有时甚至不能和软组织恶性肿瘤区别。

本例患者以右下肢肿痛就诊。肿瘤巨大，充满大部分腹腔及盆腔，并向下进入腹股沟区，肿瘤侵及腹壁肌层，与周围组织粘连明显，包绕右侧髂血管，质硬，位置固定。CT 表现为密度均匀软组织肿块，呈均匀轻度强化，边界不清，与周围组织粘连明显，术前很难明确诊断。

病例 2-2 纤维瘤病

临床病史

患者男性，30 岁，2018 年 7 月体检发现腹膜后占位，腹部 CT 检查提示右下腹髂血管前方软组织密度占位，大小约 3.7 cm × 1.6 cm，考虑间叶源性肿瘤。2018 年 8 月 6 日入我院诊治。

查体：腹部平坦，腹壁柔软，腹部未触及包块。

影像学表现

患者入我院后，行 CT 和 US 检查，其结果见图 1 和图 2。

CT 图像

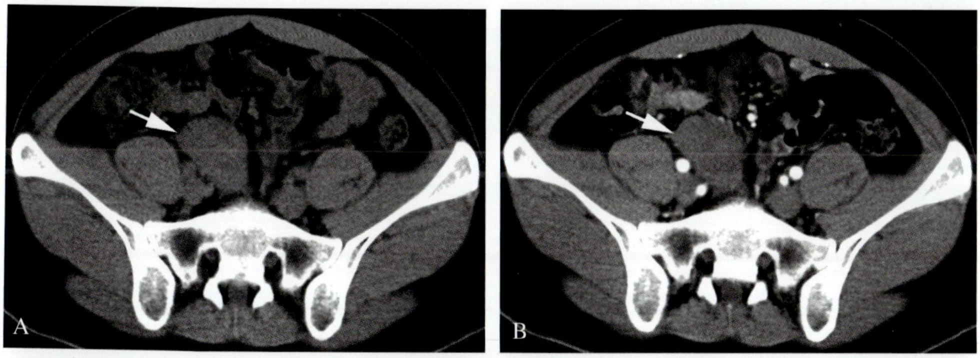

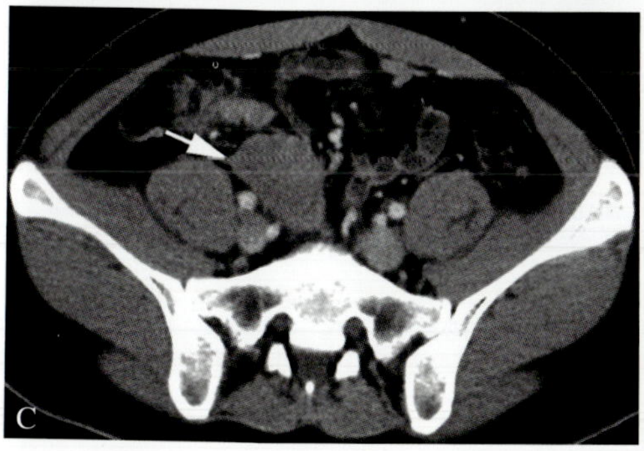

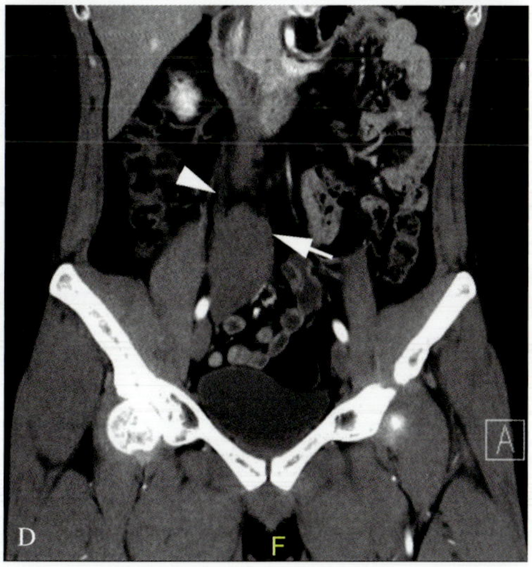

图 1　纤维瘤病 CT 图像。图 A（轴位，平扫）、图 B（轴位，动脉期）和图 C（轴位，静脉期），腹膜后右侧髂血管内侧软组织肿物（↑），边界尚清，形态尚规则，与右侧髂内、外动脉分界清楚。增强扫描呈均匀持续性强化。**图 D（冠状位，动脉期）**，右侧输尿管（△）受压轻度扩张

US 图像

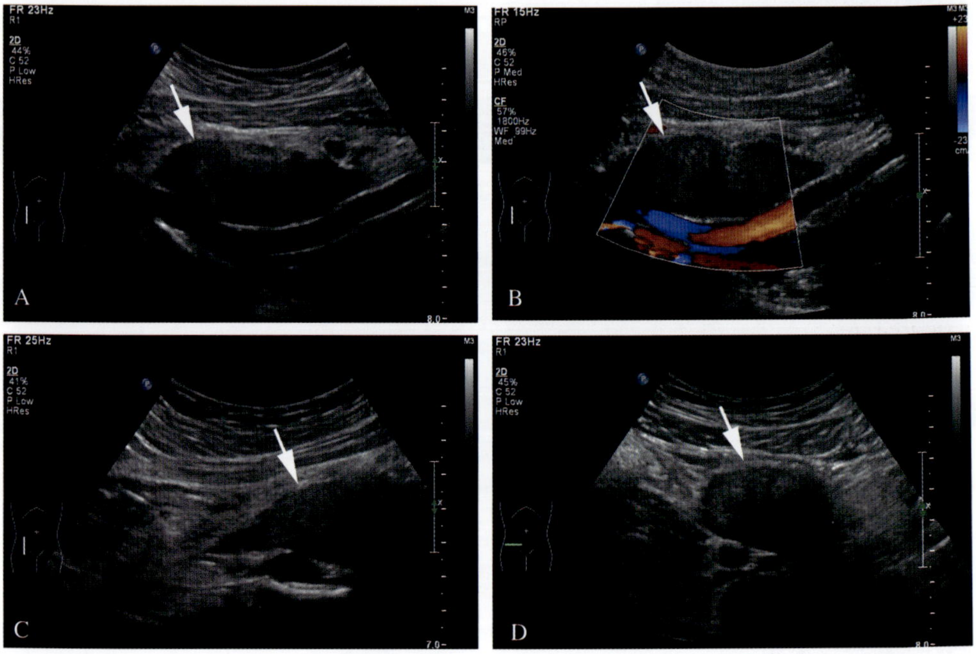

图 2 **纤维瘤病 US 图像。图 A，**右侧髂血管分叉前方可见一不规则低回声肿物（↑），边界清晰，形态欠规则。**图 B，**肿物（↑）内部未见明显血流信号。**图 C 和图 D，**肿物（↑）与右侧髂血管紧邻，粘连可能

手术所见

2018 年 8 月 13 日行腹腔镜肿瘤切除术：肿瘤位于右下腹回盲部，直径约 5 cm，与周围粘连紧密，考虑继续分离存在风险，遂中转开腹，取下方正中绕脐切口，长约 20 cm。游离并向上掀起回盲部，肿瘤与部分结肠系膜粘连，充分游离回盲部。肿瘤与右侧髂血管及输尿管粘连，沿瘤壁分离肿瘤，见肿瘤部分包绕输尿管，钝性分离并保留输尿管。分离过程中结肠系膜破损，探查见回盲部血供欠佳，遂切除回盲部并行侧侧吻合。

病理学表现

患者肿瘤病理学表现见图 3。

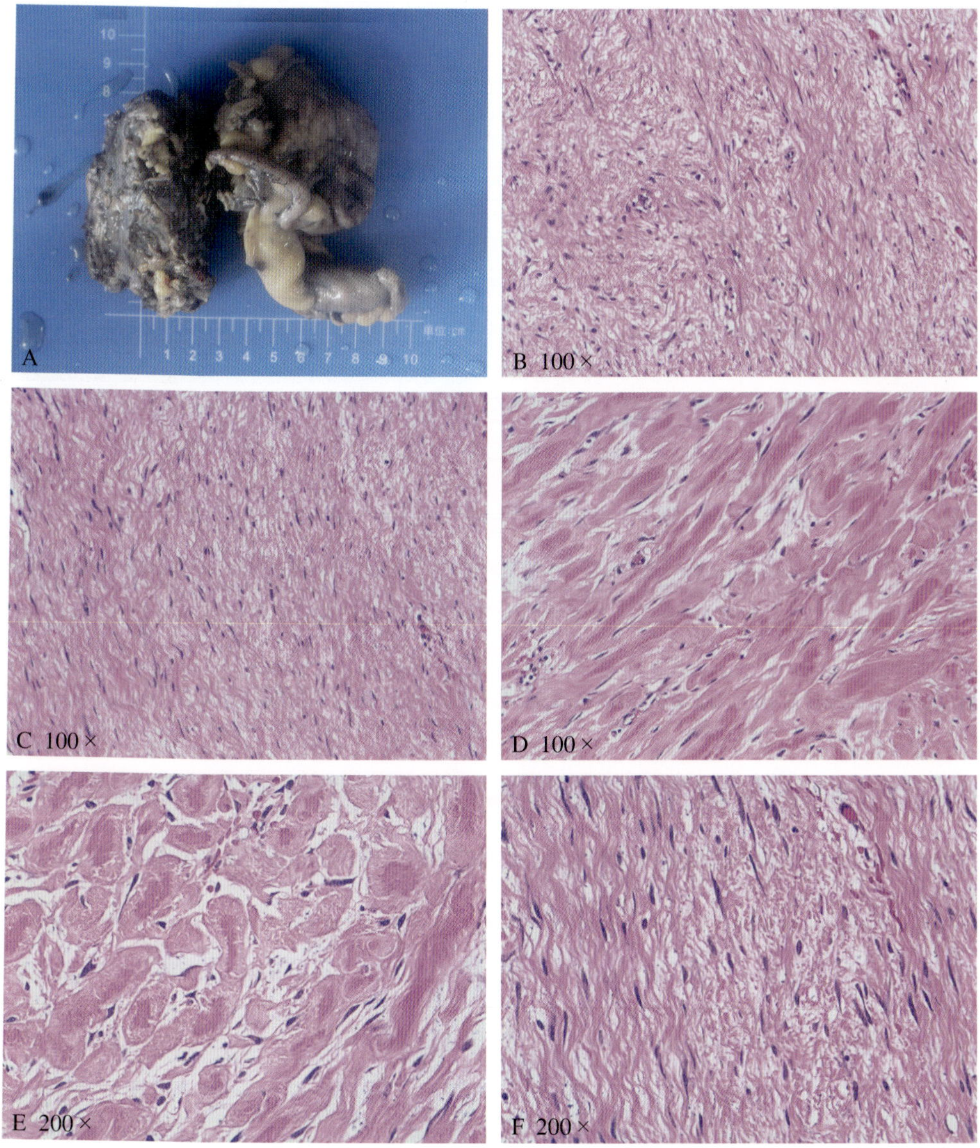

图 3　纤维瘤病病理图。图 A，灰褐色结节状肿瘤一枚，肿瘤大小约 7.5 cm×5 cm×4 cm，与结肠系膜粘连。**图 B 和图 C，**肿瘤细胞由增生的梭形细胞组成。细胞排列较稀疏。**图 D 和图 E，**间质胶原纤维增生，伴玻璃样变性。**图 F，**肿瘤细胞核呈梭形，波浪状排列，细胞无明显异型，核分裂象罕见，间质胶原纤维显著增生

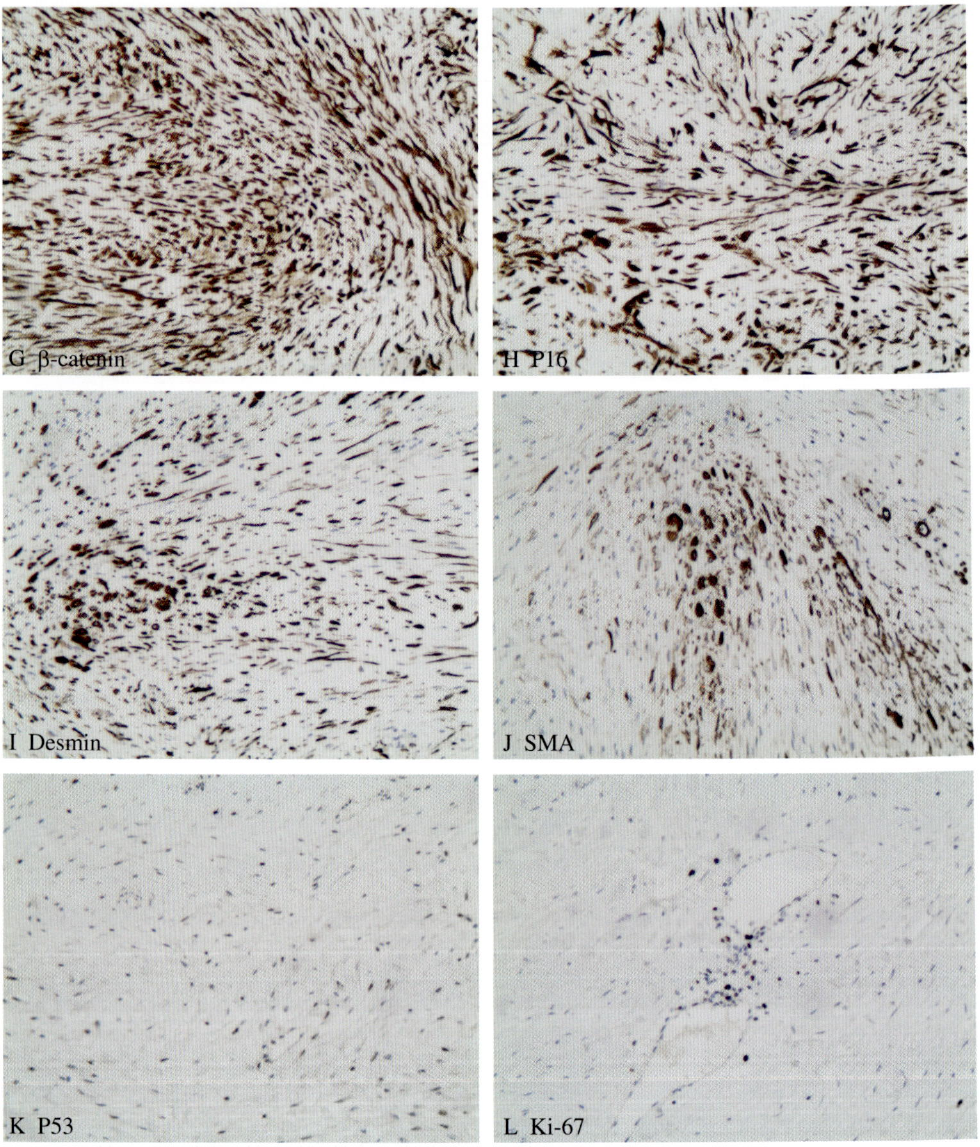

图 3（续） **图 G**，肿瘤细胞 β-catenin 核弥漫强阳性。**图 H**，肿瘤细胞 P16 核 / 质阳性。**图 I**，肿瘤细胞 Desmin 胞质阳性。**图 J**，肿瘤细胞 SMA 胞质局灶阳性。**图 K**，肿瘤细胞 P53 核弱阳性。**图 L**，肿瘤细胞 Ki-67 核少数阳性

免疫组化结果：β-catenin（核 +），S-100（少数 +），P16（+），CDK4（弱 +），MDM2（−），Desmin（部分 +），SMA（局灶 +），CD117（−），CD34（血管 +），DOG-1（−），P53（野生型表达），Ki-67（热点区约 1%+），CK（−）。

（腹膜后）肿瘤切除标本：纤维瘤病，肿瘤侵及周围脂肪组织；回肠、结肠黏膜及阑尾呈慢性炎症改变，未见肿瘤侵及；肠管断端均未见肿瘤。

讨论

纤维瘤病又称为侵袭性纤维瘤。“侵袭性”一词指其侵袭性生长，“纤维瘤”一词指成纤维细胞增生，无明确炎症反应。该肿瘤为介于良性和恶性之间的中间性生物学行为。

腹膜后纤维瘤病的主要临床表现为腹部包块，无症状或仅轻微疼痛伴邻近器官的机械性压迫症状。与其他部位的纤维瘤病特点一样，肿瘤质硬，无明显包膜，呈侵袭性生长，易累及周围脏器，术后易复发，不发生远处转移。

本例患者体检偶然发现腹膜后肿瘤。瘤体较小，CT 表现为均匀持续强化软组织肿块，超声表现为均匀性低回声，肿物在上述两种影像学上均表现为边界清晰，未发现侵袭性。术中表现为肿瘤与周围组织粘连明显，但尚可分离，侵袭性不明显。因此，纤维瘤病在肿瘤较小时侵袭性不明显，手术扩大切除有望减少复发。

本例患者术后 3 个月及半年复查未见复发征象。

病例 2-3 纤维瘤病

临床病史

患者女性，24 岁，2018 年 10 月无意中发现下腹部肿块就诊于当地医院，腹部 CT 检查提示巨大腹膜后肿物。2018 年 11 月穿刺活检提示纤维瘤病可能。患者精神、睡眠、饮食尚可，大小便正常，体重无明显变化，腰部偶有酸胀感。2018 年 11 月 20 日入我院诊治。

查体：腹部平坦，腹壁柔软，下腹部可触及质硬肿块，活动度尚可。

影像学表现

患者入我院后，行 CT 和 US 检查，其结果见图 1 和图 2。

CT 图像

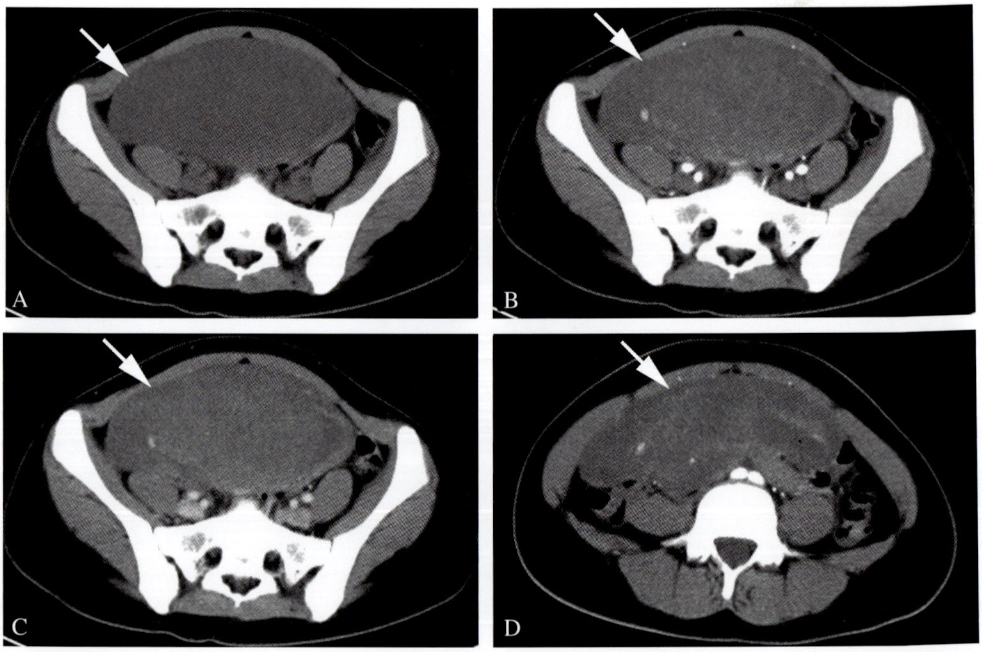

图 1　纤维瘤病 CT 图像。图 A（轴位，平扫）、图 B（轴位，动脉期）和图 C（轴位，静脉期），盆区腹膜后间隙巨大软组织密度肿物（↑），内部密度较均匀，边界较清晰，包膜完整，增强扫描呈稍不均匀强化，可见少许异常血管影。**图 D（轴位，动脉期）**，回盲部受压移位，与肿物（↑）分界不清，粘连可能

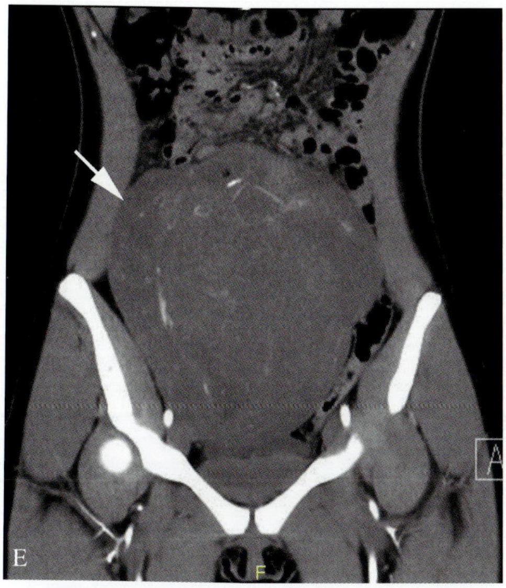

图 1（续） **图 E（冠状位，动脉期）**，小肠推压上移，肿物（↑）与肠系膜分界不清，粘连可能

US 图像

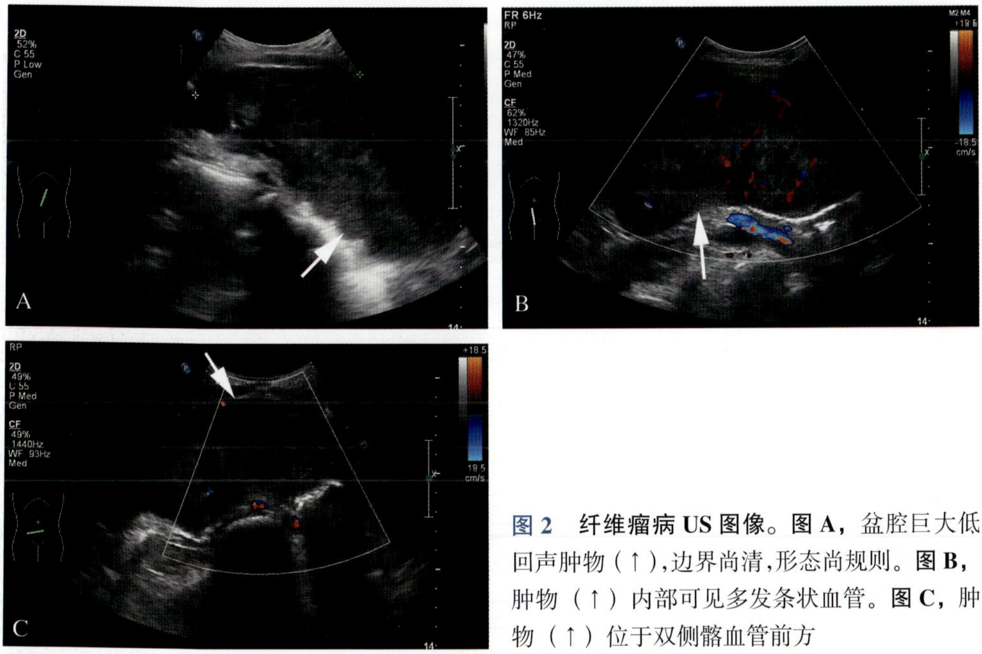

图 2　纤维瘤病 US 图像。图 A，盆腔巨大低回声肿物（↑），边界尚清，形态尚规则。**图 B，**肿物（↑）内部可见多发条状血管。**图 C，**肿物（↑）位于双侧髂血管前方

手术所见

2018 年 12 月 5 日行腹膜后肿瘤切除术：腹腔可见少量积液，腹膜及肝未见转移。肿瘤位于下腹部，直径约 15 cm，活动度可，与回盲部和系膜粘连并侵及。找到升结肠，打开系膜，肠钳夹闭远端，以电刀将肠管离断，同样方法离断回肠。游离肿瘤与肠

系膜粘连后，完整切除肿瘤；打开回肠肠腔，未见明显息肉样病变；打开结肠肠腔，可见多发扁平状和带蒂息肉。考虑到患者结肠息肉暂未恶变，行全结肠切除后生活质量较差，向患者家属交代病情，患者家属表示暂不行全结肠切除。行回肠和升结肠端侧吻合。

病理学表现

患者肿瘤病理学表现见图 3。

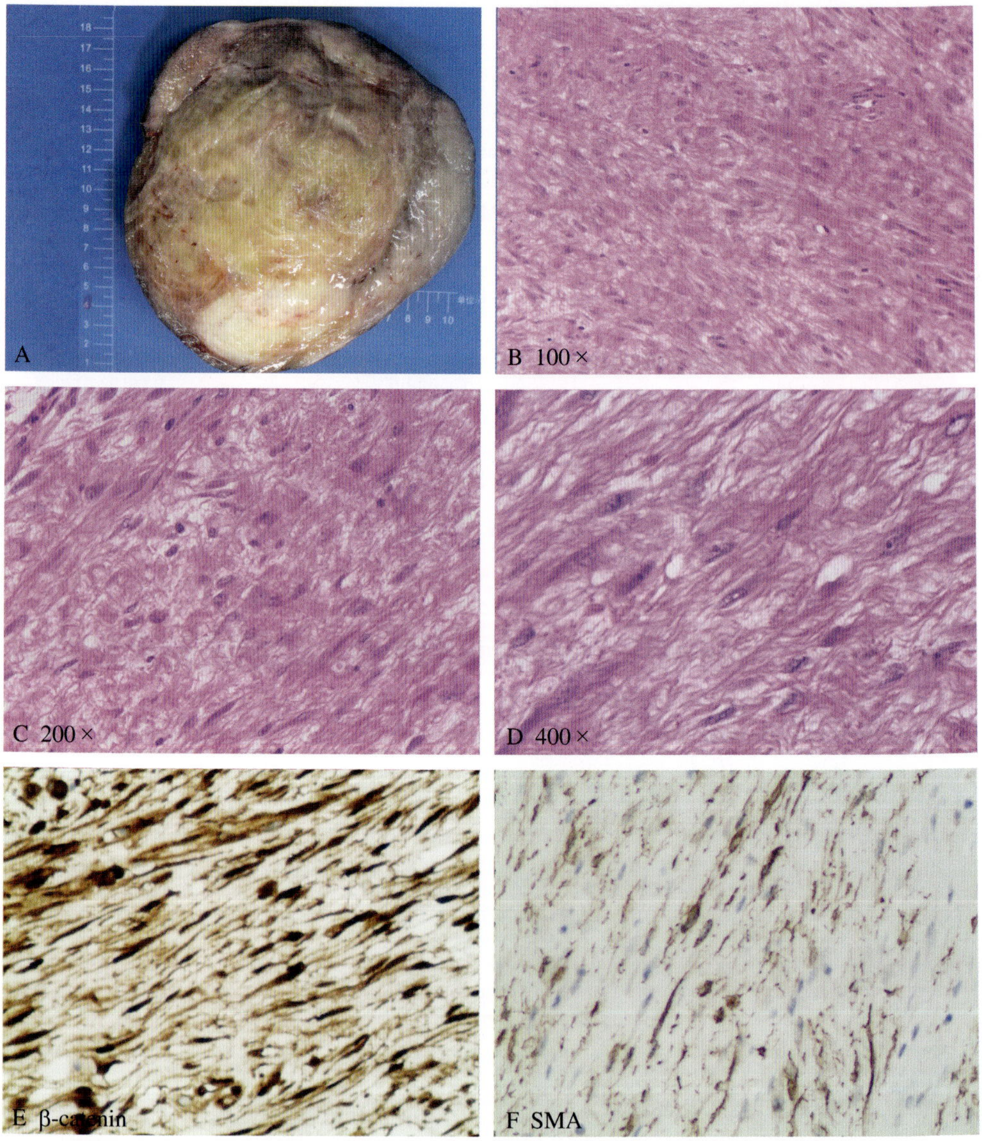

图 3 纤维瘤病病理图。**图 A**，腹膜后巨大肿瘤，大小约 18 cm × 17 cm × 9.5 cm，切面灰黄、灰白，质中。**图 B**，肿瘤细胞呈梭形，排列较稀疏。**图 C 和图 D**，肿瘤细胞轻度异型，未见明显核分裂象。**图 E**，肿瘤细胞 β-catenin 核弥漫强阳性。**图 F**，肿瘤细胞 SMA 胞质阳性

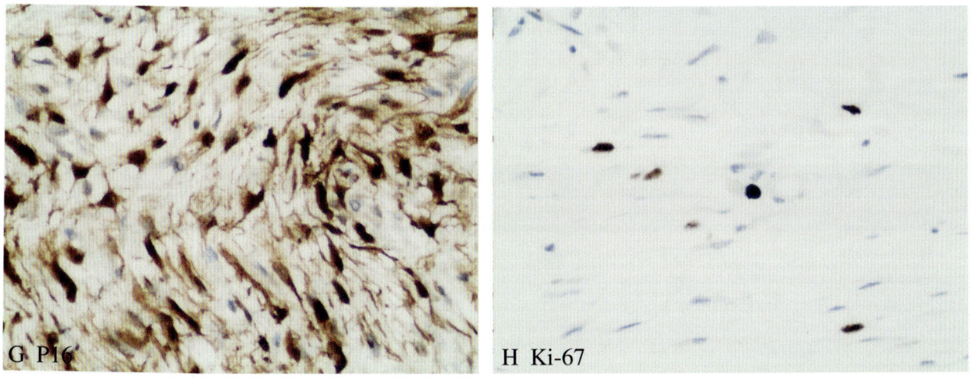

图 3（续） **图 G**，肿瘤细胞 P16 核 / 质阳性。**图 H**，肿瘤细胞 Ki-67 核少数阳性

免疫组化结果：β-catenin（核 +），S-100（−），P16（+），CDK4（部分 +），MDM2（−），Desmin（少数 +），SMA（部分 +），Myogenin（−），CD117（−），CD34（血管 +），DOG-1（−），P53（部分 +），Ki-67（热点区约 3%+）。

（腹膜后）肿瘤切除标本：纤维瘤病；肿瘤累及回肠浆膜层至黏膜下层，肿瘤累及结肠浆膜层至深肌层，回肠及结肠断端未见肿瘤累及；慢性阑尾炎，阑尾浆膜层至肌层可见肿瘤累及。注：患者结肠存在多发性息肉，提示 Gardner 综合征。

讨论

纤维瘤病可以是一种独立的疾病，也可以是 Gardner 综合征的一部分。这一综合征主要表现为多发性结肠息肉、外胚层及中胚层来源的肿瘤，与 *APC* 基因突变有关。

本例患者以腹部包块和压迫症状就诊，肿瘤巨大。影像学上表现为边界清晰，包膜完整，侵袭性不明显。术中瘤体活动度较好，仅在回盲部和肠系膜处有粘连和侵及。

在影像学方面，需与腹膜后其他软组织肿瘤鉴别：脂肪肉瘤常有较完整的包膜，周围肌肉常可见到水肿区，肿瘤内可见到脂肪成分。纤维肉瘤周边可见到水肿区，病灶边界不清，密度不均。未分化肉瘤老年人多见，青少年罕见，肿瘤边界不清，密度不均，周边有水肿区等。因此，纤维瘤病与这些软组织恶性病灶的鉴别要点在于病灶周围是否有水肿区，病灶内密度是否均匀以及是否均匀强化。而边界是否清楚，病灶周围组织是否受侵不是鉴别的要点。

本例患者术前外院病理穿刺结果提示纤维瘤病，术中发现结肠多发息肉，术前 PET-CT 未见骨肿瘤，需进行 APC 基因突变检测确诊 Gardner 综合征。术后 4 个月复查未见复发。

本组病例中，病例 2-1 肿瘤边界不清，体积巨大，有侵及周围组织征象；病例 2-2 肿瘤边界清晰，体积较小，侵袭性不明显；病例 2-3 肿瘤边界清晰，体积较大，但侵袭性不明显。因此，肿瘤大小与侵袭程度并非完全吻合。

病例 3　隆凸性皮肤纤维肉瘤

临床病史

患者男性，56 岁，1994 年发现右下腹壁无痛性肿物，未予重视。肿物逐渐增大。2012 年 10 月 7 日就诊于当地医院，行右下腹壁肿瘤切除术。术后病理提示：隆凸性皮肤纤维肉瘤。之后肿瘤在原处反复复发，先后于 2013 年 5 月 13 日、2014 年 7 月 29 日行手术切除，术后病理同前。2014 年行 6 周期 EIM 方案化疗。2016 年 3 月肿瘤再次复发，再次手术治疗。2016 年 9 月肿瘤又一次复发，予口服阿帕替尼治疗半年后肿瘤未见缩小，遂于 2017 年 4 月再次行手术治疗，术后病理同前。2017 年 9 月腹部 CT 检查提示：右下腹壁及盆腔肿物，盆腔淋巴结转移，侵袭膀胱不除外，右侧髂外静脉可疑受侵。2017 年 10 月 9 日入我院诊治。

查体：腹部平坦，下腹部可见手术瘢痕，腹壁柔软，下腹部触及直径约 10 cm 包块，活动度差，无压痛。右下肢肿胀。

影像学表现

患者入我院后，行 CT 和 US 检查，其结果见图 1 和图 2。

CT 图像

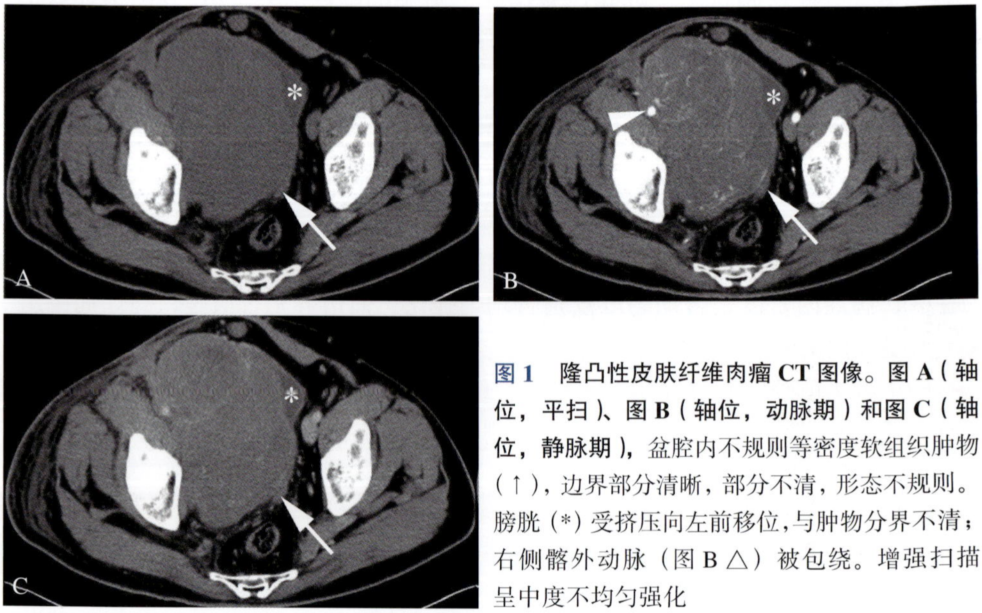

图 1　隆凸性皮肤纤维肉瘤 CT 图像。图 A（轴位，平扫）、图 B（轴位，动脉期）和图 C（轴位，静脉期），盆腔内不规则等密度软组织肿物（↑），边界部分清晰，部分不清，形态不规则。膀胱（*）受挤压向左前移位，与肿物分界不清；右侧髂外动脉（图 B △）被包绕。增强扫描呈中度不均匀强化

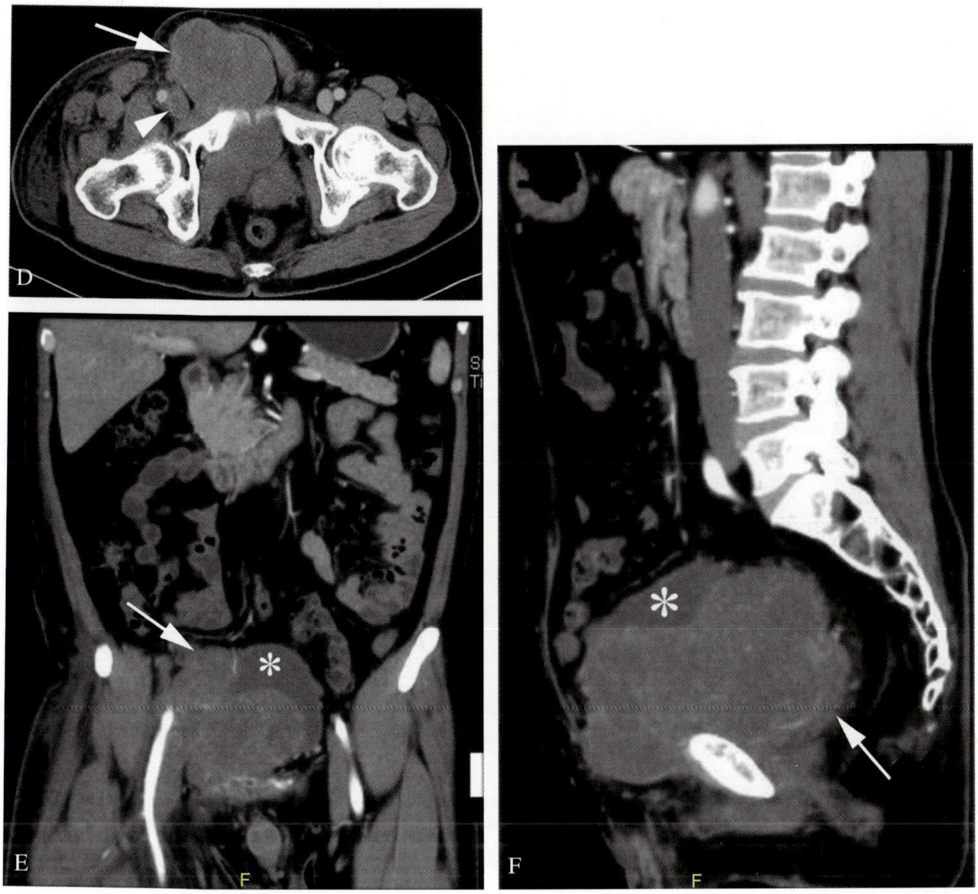

图 1（续）　图 D（轴位，静脉期），肿物（↑）位于耻骨联合前方及后方，右侧与盆壁紧邻，未见骨质破坏。右侧髂外静脉（△）呈充盈缺损，内血栓形成可能。**图 E（冠状位，动脉期）和图 F（矢状位，动脉期）**，肿物（↑）上平真骨盆入口，下达耻骨联合，右侧达右侧腹股沟，肿物包绕右侧髂外动脉及股动脉，与前腹壁分界不清，侵及可能

US 图像

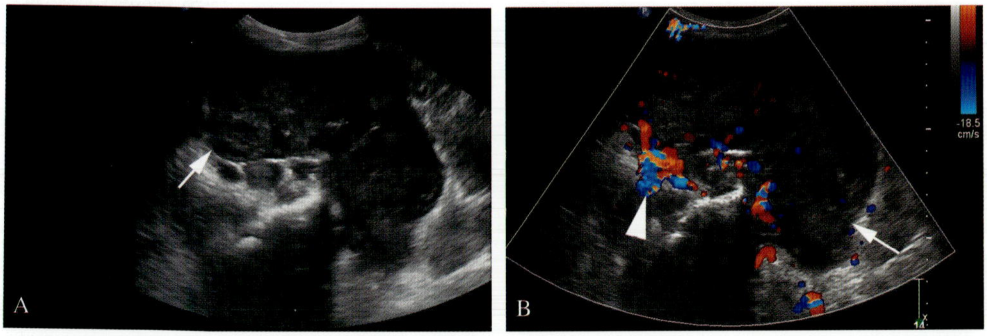

图 2　隆凸性皮肤纤维肉瘤 US 图像。图 A 和图 B，肿物（↑）为低回声，边界清晰，形态欠规整，内部和周边可见血流信号，肿物紧邻右侧髂外动脉（△）

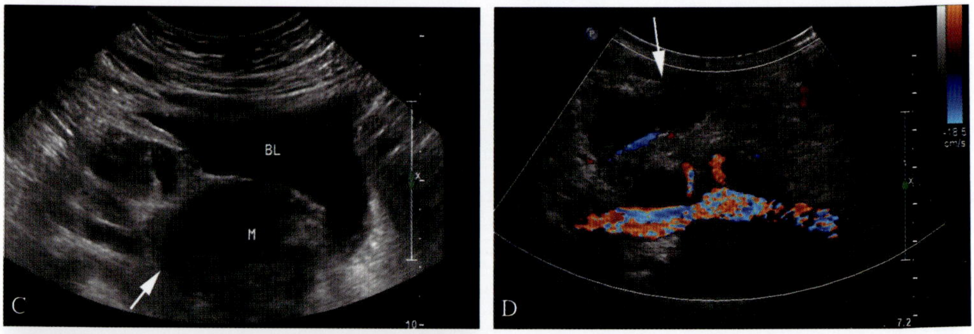

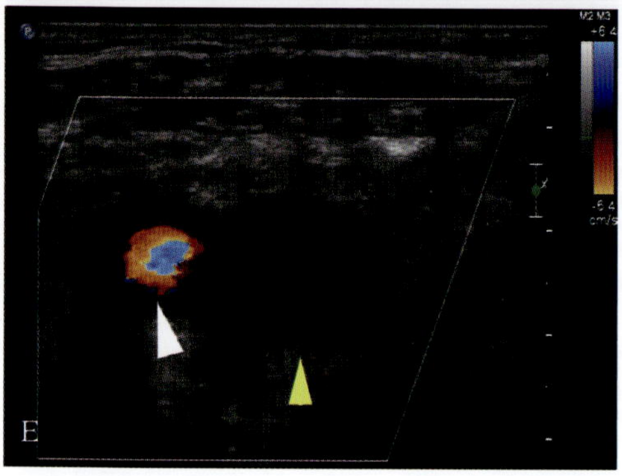

图 2（续） **图 C，**肿物（↑）推挤膀胱（BL）变形，膀胱黏膜面尚光滑。**图 D，**右侧髂外动脉侧支小动脉增多，肿物（↑）滋养血管来源于此。**图 E，**右侧髂外动脉（白色△）及右侧髂外静脉（黄色△），其中右侧髂外静脉管腔增宽，内部被低回声填充，无血流信号，提示静脉血栓形成

手术所见

2017 年 10 月 18 日行腹膜后肿瘤切除术 + 膀胱部分切除术：腹腔未见腹水，腹盆腔未见种植。肿瘤紧贴腹壁，与腹壁相连，下达右侧腹股沟区和耻骨联合前方，与膀胱粘连紧密，与肠管无明显粘连，肿瘤包绕右侧髂外动、静脉，肿瘤活动度差，且肿瘤持续出血。遂决定分块切除肿瘤，切除部分肿瘤后探查右侧髂外动、静脉，从肿瘤中剥离髂外动脉，缝扎离断髂外静脉，见静脉内血栓机化充满管腔。探查双侧输尿管及膀胱三角区，肿瘤未侵及三角区，遂切除部分侵犯膀胱并缝合膀胱。完全切除肿瘤。

病理学表现

患者肿瘤病理学表现见图 3。

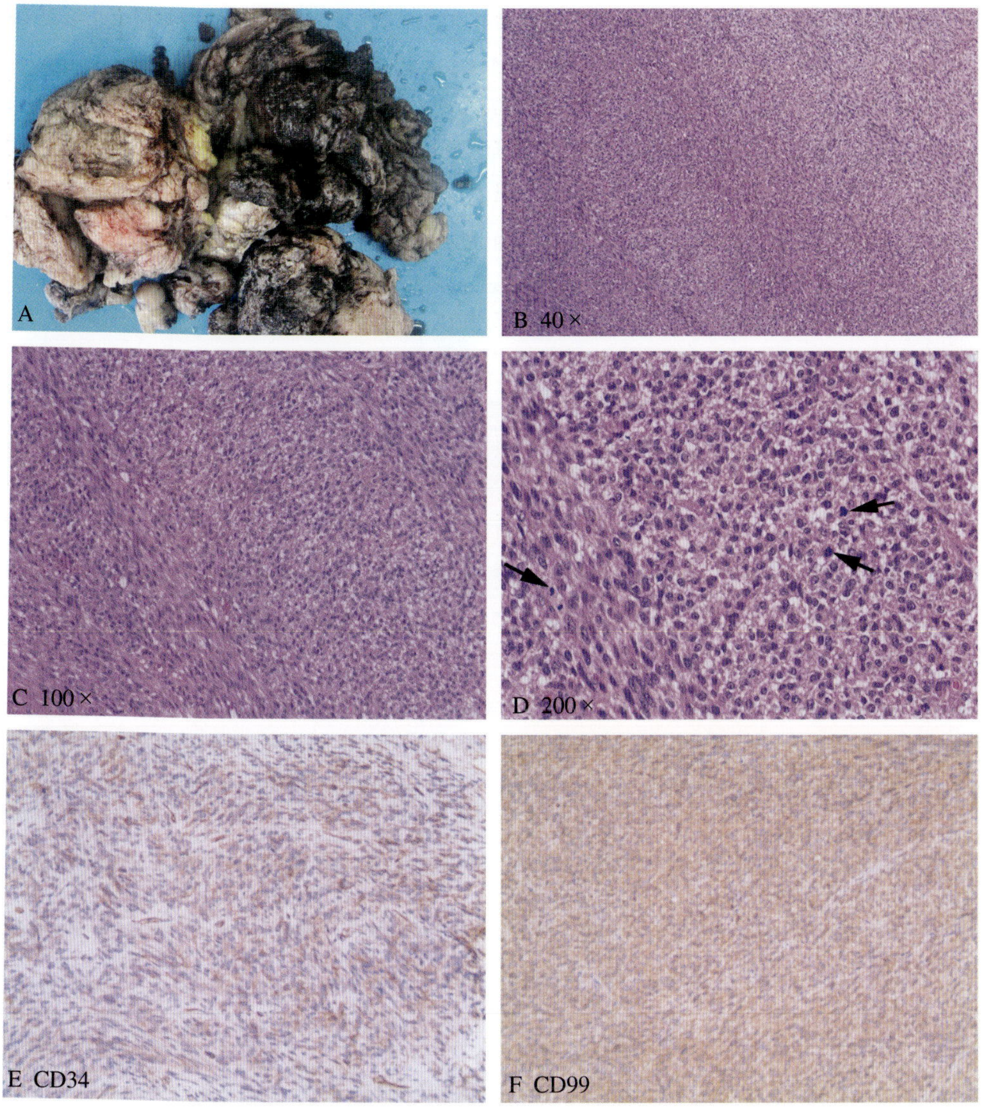

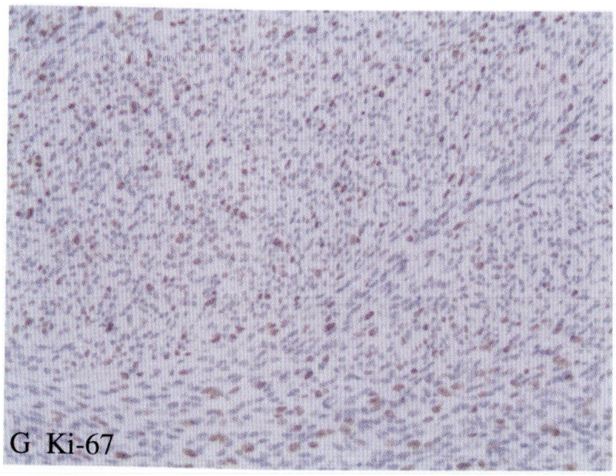

图 3　隆凸性皮肤纤维肉瘤病理图。图 A，灰白色不整形肿瘤多块，大小共约 19 cm×18 cm×8 cm，切面灰白、质韧，似编织状。**图 B 和图 C，**肿瘤细胞由形态一致的梭形细胞组成，细胞排列呈束状或鱼骨状。**图 D，**核分裂象多见（↑）。**图 E 和图 F，**肿瘤细胞 CD34、CD99 胞质阳性。**图 G，**肿瘤细胞 Ki-67 核大量阳性

免疫组化结果：CD34（部分+），CD99（+），S-100（−），P16（−），CDK4（−），MDM2（−），Desmin（−），SMA（−），MyoD1（−），CD117（−），DOG-1（−），BCL2（−），STAT6（−），P53（少数+），CK（−），Ki-67（热点区约30%+）。

（腹膜后）肿瘤切除标本：光镜下形态为梭形细胞肿瘤，肿瘤细胞呈束状排列，轻度异型，核分裂象多见（> 10个/10HPF），部分区域细胞较为稀疏，可见灶状坏死，结合免疫组化结果，符合纤维肉瘤，结合临床病史，符合隆凸性皮肤纤维肉瘤多次复发后进展。

讨论

隆凸性皮肤纤维肉瘤是一种低度恶性肿瘤，来源于纤维细胞，通常起源于皮肤真皮层。

肿瘤初期多为单发无痛性淡红色到蓝色硬性皮肤结节。按压肿物时，表面变白。因其起源于皮肤真皮层，故与皮肤固定，与皮下组织可滑动。该肿瘤生长缓慢，这一过程可长达数十年到几十年之久。肿块隆起后，生长加速，浸润周围组织。向深部生长突破筋膜侵犯深部组织，呈现多结节状，出现相应受累症状。结节融合形成大而不规则瘤块，并可出现皮肤溃疡及出血。

完整的手术切除是主要的治疗方法，若未做扩大切除，其复发率为50% ~ 60%。

本例患者发现皮肤结节到就诊大约是18年病史，因肿物增大行局部切除术。手术后反复原位复发，直到腹膜后形成巨大肿瘤。因此，肿瘤较小时因尽早扩大切除，有望减缓肿瘤复发可能。

病例 4 低度恶性纤维黏液样肉瘤

临床病史

患者女性，34 岁，2013 年剖宫产时发现右侧盆腔占位，直径约 3 cm，当时未治疗，仅自觉右下腹部轻度不适，定期复查，肿瘤增长缓慢。2017 年复查，肿瘤直径约 5 cm。2017 年 2 月 6 日入我院诊治。

查体：腹壁柔软，右下腹可触及肿物，界限不清，质地硬，活动度差。

影像学表现

患者入我院后，行 CT 检查，其结果见图 1。

CT 图像

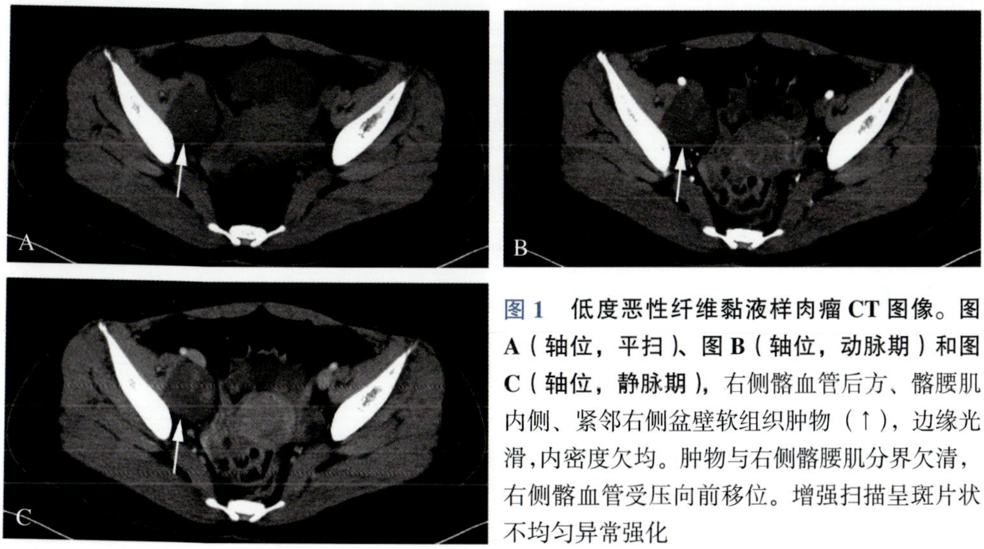

图 1　低度恶性纤维黏液样肉瘤 CT 图像。图 A（轴位，平扫）、图 B（轴位，动脉期）和图 C（轴位，静脉期），右侧髂血管后方、髂腰肌内侧、紧邻右侧盆壁软组织肿物（↑），边缘光滑，内密度欠均。肿物与右侧髂腰肌分界欠清，右侧髂血管受压向前移位。增强扫描呈斑片状不均匀异常强化

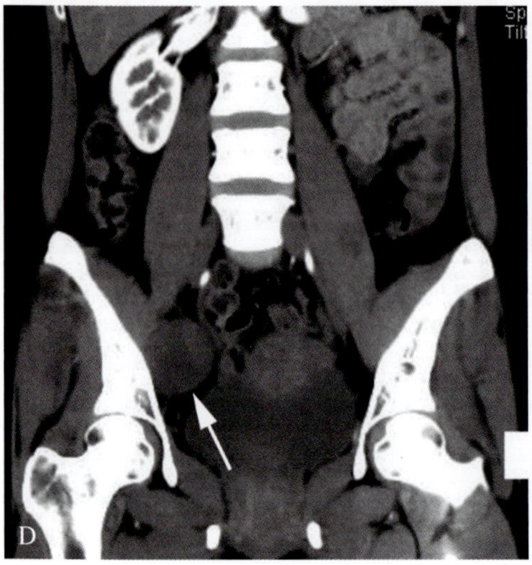

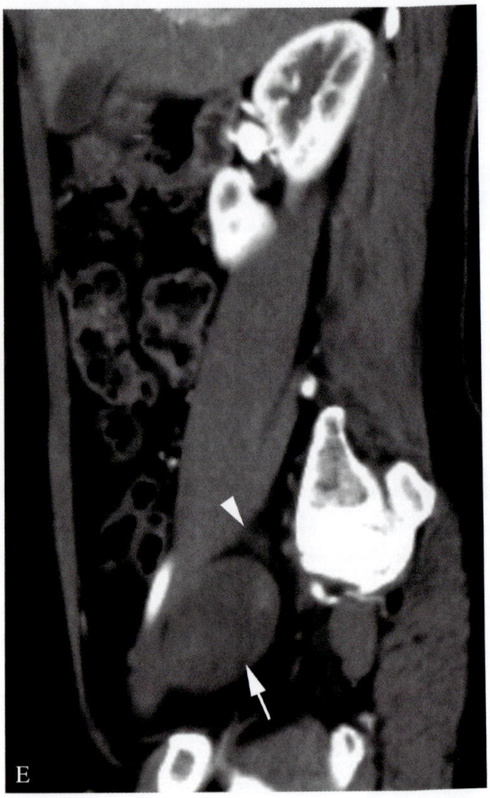

图 1（续） 图 D（冠状位，动脉期）和图 E（矢状位，动脉期），肿物（↑）位于右侧髂腰肌内后下、右侧髂外动脉的后方，边界较清晰，与腰大肌、髂外动脉关系紧密。图 E 肿物上方可见蒂（△）与腰大肌相连

手术所见

2017 年 2 月 9 日行腹膜后肿瘤切除术：腹腔未见腹水，腹盆腔未见种植。肿瘤位于右侧髂外血管后方，质硬，位置固定，大小约 7 cm × 5 cm × 5 cm。将肿瘤与右侧髂外血管、右侧输尿管分离，见肿瘤蒂位于右侧腰大肌，仔细分离腰大肌，将肿瘤完整切除。

病理学表现

患者肿瘤病理学表现见图 2。

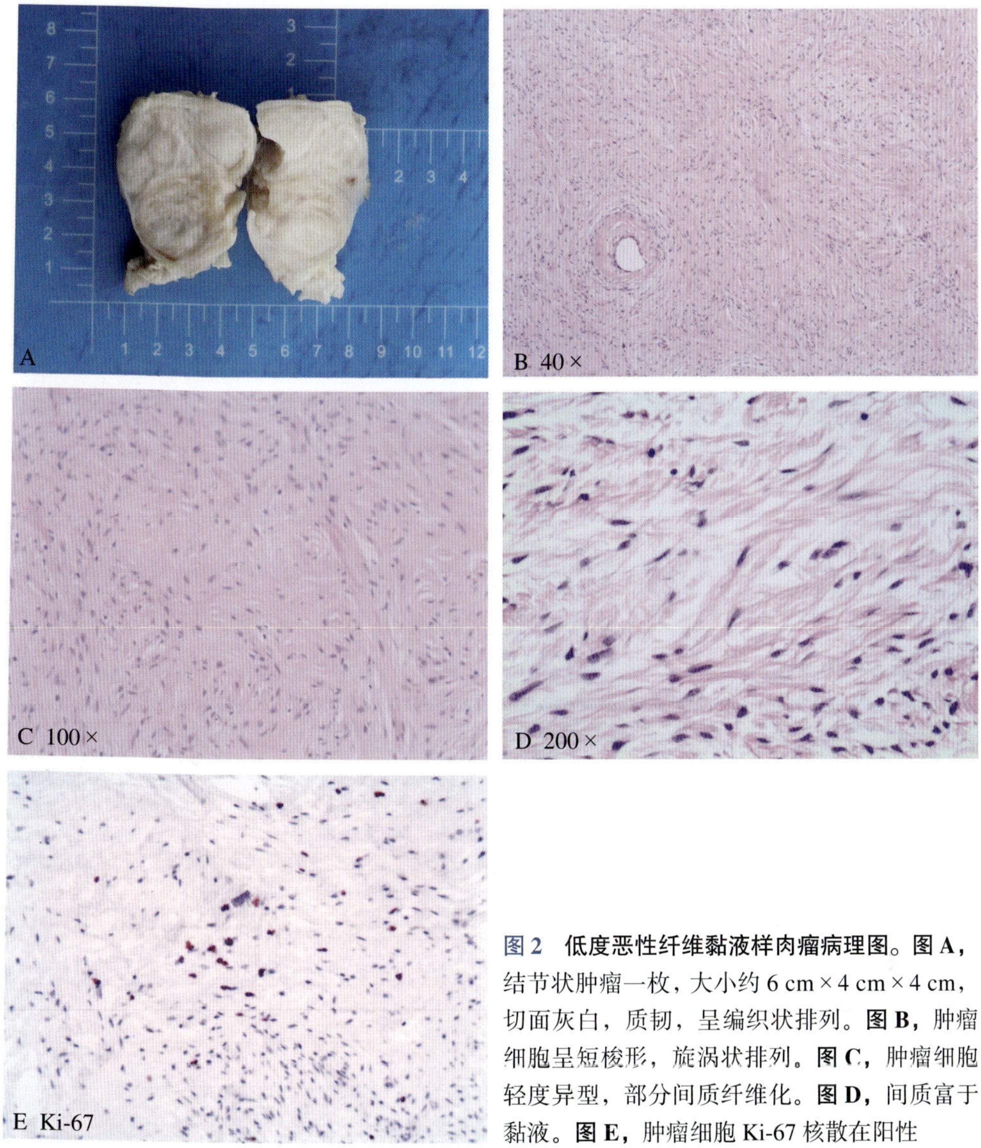

图 2　低度恶性纤维黏液样肉瘤病理图。图 A，结节状肿瘤一枚，大小约 6 cm × 4 cm × 4 cm，切面灰白，质韧，呈编织状排列。图 B，肿瘤细胞呈短梭形，旋涡状排列。图 C，肿瘤细胞轻度异型，部分间质纤维化。图 D，间质富于黏液。图 E，肿瘤细胞 Ki-67 核散在阳性

免疫组化结果：Vimentin（+），SMA（个别阳性），Caldesmon（局灶 +），Desmin（–），CD34（–），ALK（–），CK（–），β-catenin（少数细胞质 +），CD117（–），P53（–），Ki-67（热点区约 10%+），S-100（个别细胞 +），CD56（–），EMA（灶 +）。

（腹膜后）肿瘤切除标本：低度恶性纤维黏液样肉瘤。

讨论

低度恶性纤维黏液样肉瘤是一种特殊类型的纤维肉瘤，以明显胶原区域和黏液样区域混合存在为特征，并有看似良性的梭形细胞构成的旋涡结构和弓状曲线血管结构。

低度恶性黏液纤维肉瘤男女发病率相等，典型者累及年轻成人，患者平均年龄为 34 岁。肿瘤大小为 3.5 ～ 15 cm。组织学特点为肿瘤细胞小，梭形至星形，胞质淡嗜酸性，核卵圆浓染，常呈车轮状排列，基质为纤维性黏液样。

本例患者术后规律复查，术后 1 年半未见复发征象。

病例5 恶性孤立性纤维性肿瘤

临床病史

患者男性，77岁，2018年5月无明显诱因出现双下肢水肿，左腿较重，无跛行，后出现发热，最高体温为38.4℃，自行口服“退烧药”后缓解。20余天后就诊于当地医院。腹部CT检查提示腹膜后盆腔占位，穿刺活检病理提示血管外周细胞性肿瘤。2018年6月6日入我院诊治。

查体：下腹部局部膨隆，可触及直径约15 cm肿物，质硬，活动度差。

影像学表现

患者入我院后，行CT和US检查，其结果见图1和图2。

CT图像

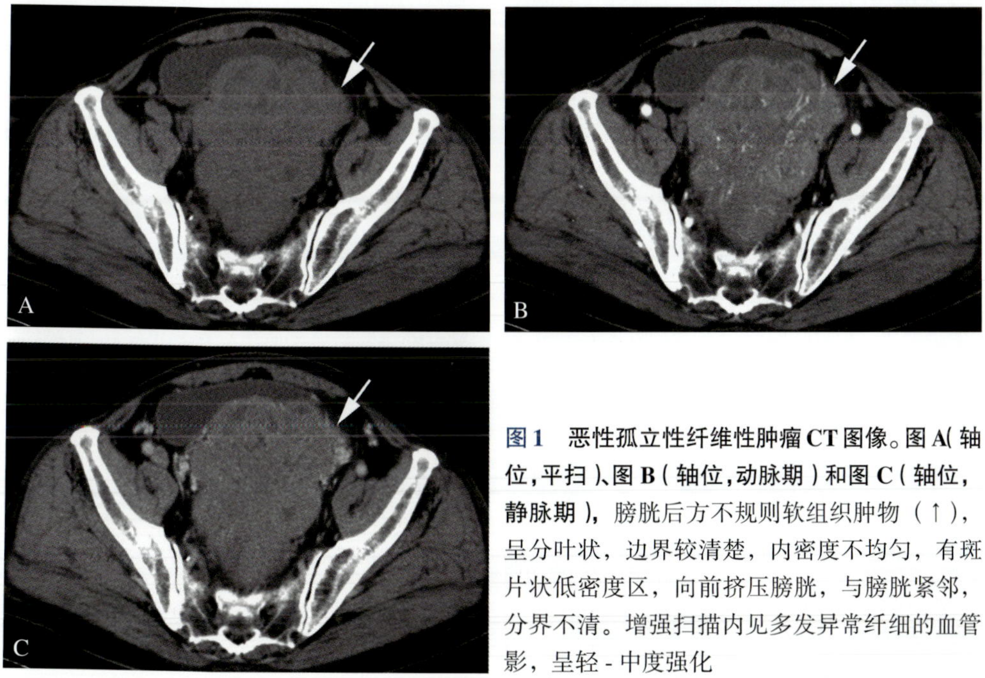

图1　恶性孤立性纤维性肿瘤CT图像。图A(轴位，平扫)、图B(轴位，动脉期)和图C(轴位，静脉期)，膀胱后方不规则软组织肿物（↑），呈分叶状，边界较清楚，内密度不均匀，有斑片状低密度区，向前挤压膀胱，与膀胱紧邻，分界不清。增强扫描内见多发异常纤细的血管影，呈轻-中度强化

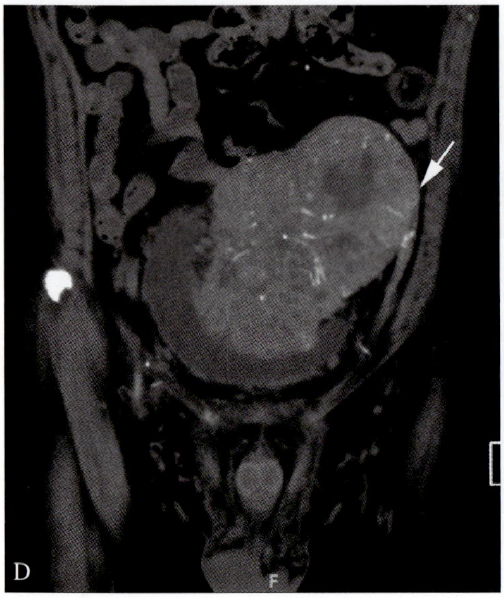

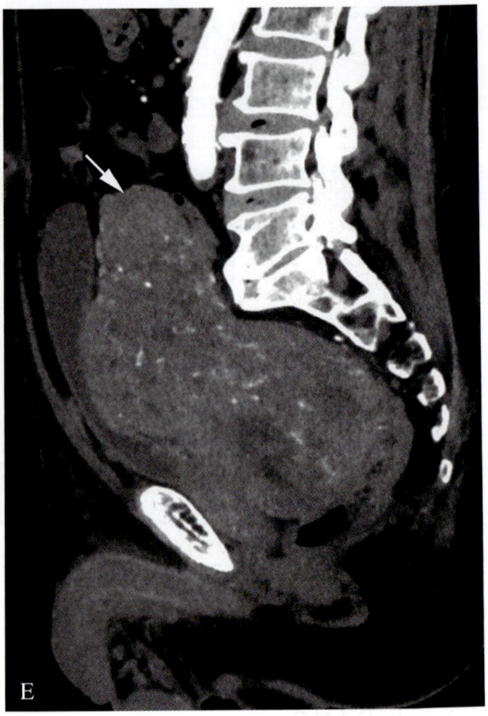

图 1（续） **图 D（冠状位，动脉期）**，肿物（↑）位于下腹部及盆腔，上方边缘较光整，下缘稍模糊，膀胱受压变形，分界不清。**图 E（矢状位，动脉期）**，肿物（↑）位于膀胱与直肠之间，与直肠紧邻，分界不清

US 图像

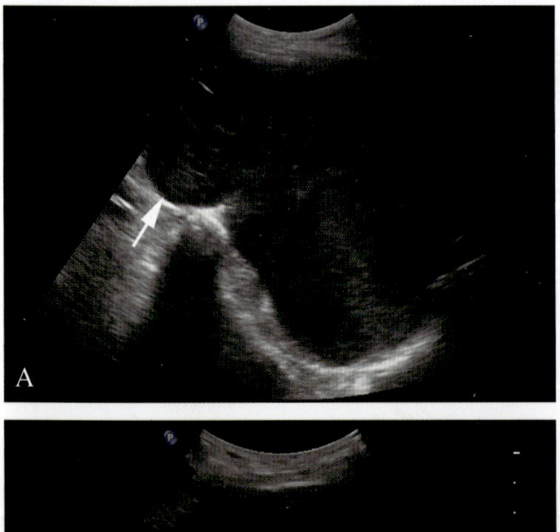

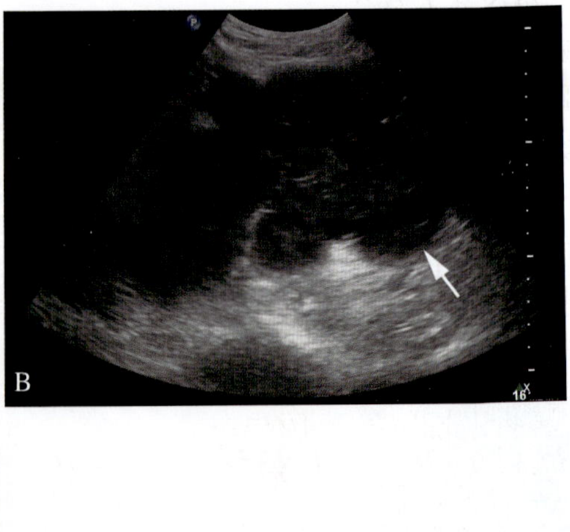

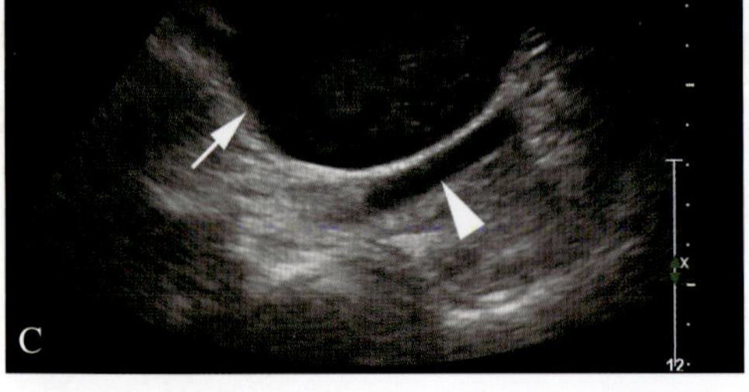

图 2 **恶性孤立性纤维性肿瘤 US 图像。图 A（纵切）和图 B（横切）**，骶骨前方巨大低回声肿物（↑），边界清晰，形态不规则，部分呈分叶状。**图 C**，肿物（↑）位于左侧髂血管（△）前方

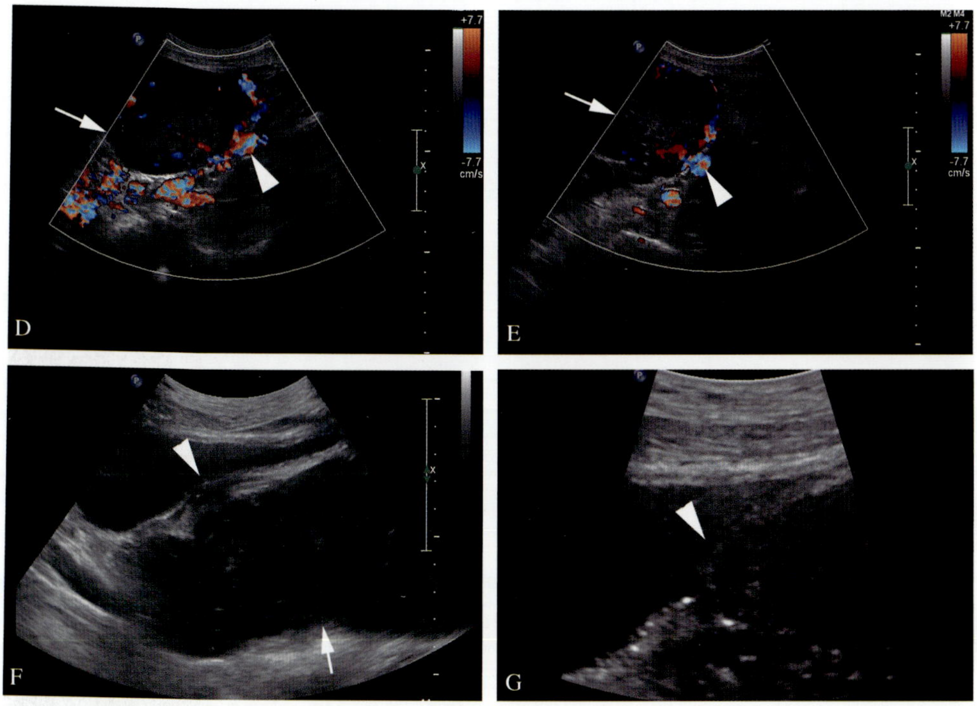

图 2（续） **图 D（纵切）和图 E（横切）**，肿瘤血管来源于左侧髂外动脉（△）分支。**图 F**，肿物（↑）位于膀胱左后方，膀胱壁结构不清（△），侵及可能。**图 G**，为图 F 局部侵及放大图

手术所见

2018 年 6 月 2 日行腹膜后肿瘤切除术：腹腔内弥漫粟粒样结节，取数个结节送冰冻病理检查，结果提示为梭形细胞肿瘤。大块肿瘤主要位于下腹部和盆腔，直径约 25 cm。沿肿瘤边缘分离，肿瘤侵犯膀胱后壁及直肠前壁，保护两侧输尿管，将肿瘤分块切除，切除过程中膀胱和直肠壁有破损，予以修补。

病理学表现

患者肿瘤病理学表现见图 3。

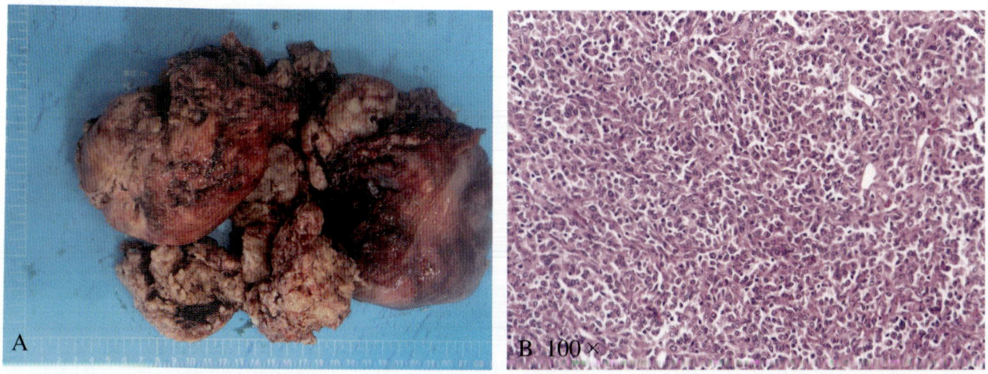

图 3　恶性孤立性纤维性肿瘤病理图。图 A，灰白结节状肿瘤多块，总体积约 20 cm × 19 cm × 8 cm。**图 B**，肿瘤细胞呈梭形，席纹状排列

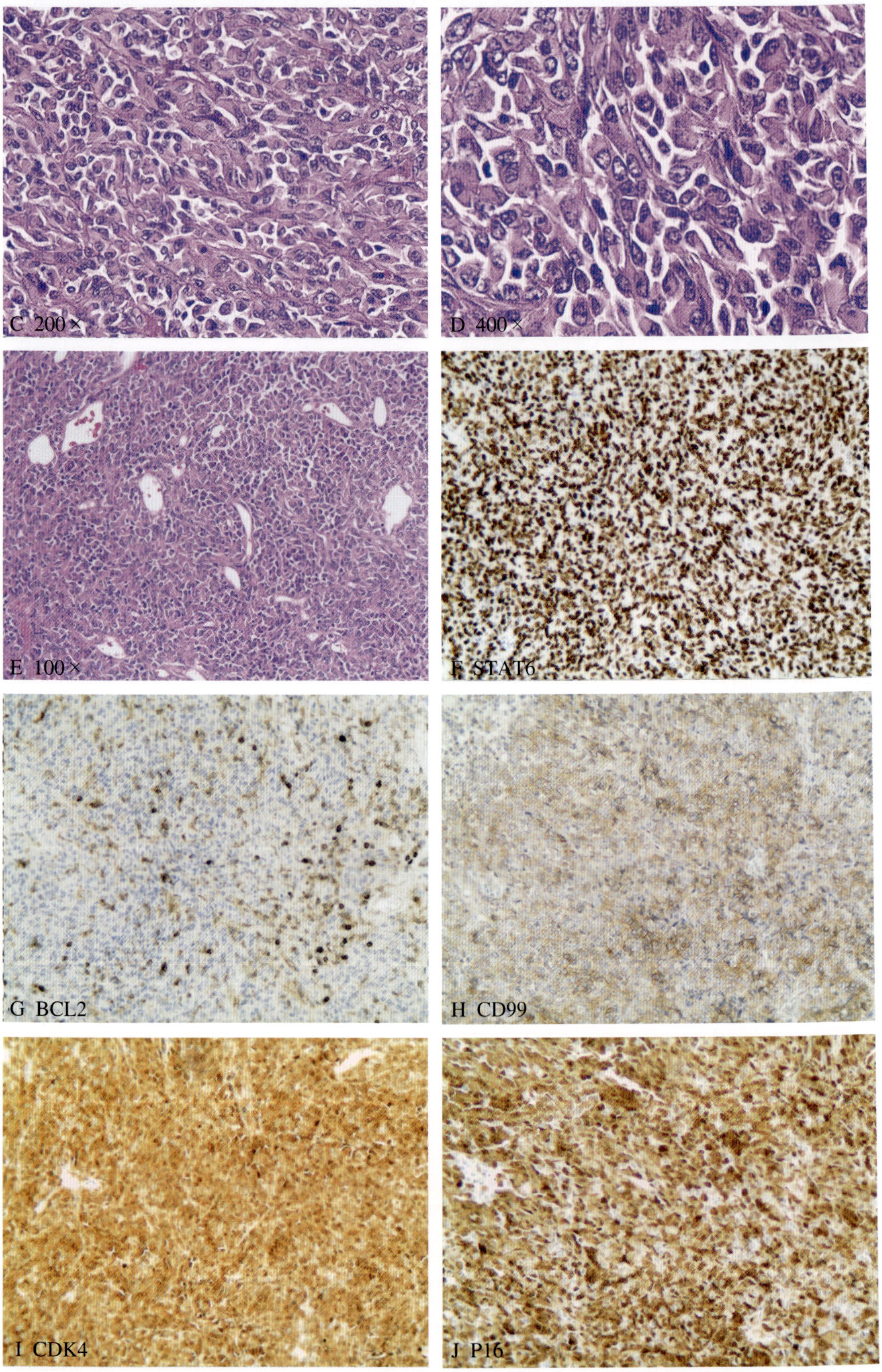

图 3（续） **图 C**，肿瘤细胞较丰富。**图 D**，肿瘤细胞中度异型。**图 E**，肿瘤间质富于鹿角状血管。**图 F**，肿瘤细胞 STAT6 核弥漫强阳性。**图 G**，肿瘤细胞 BCL2 阳性。**图 H**，肿瘤细胞 CD99 阳性。**图 I 和图 J**，肿瘤细胞 CDK4、P16 核 / 质中等强度阳性

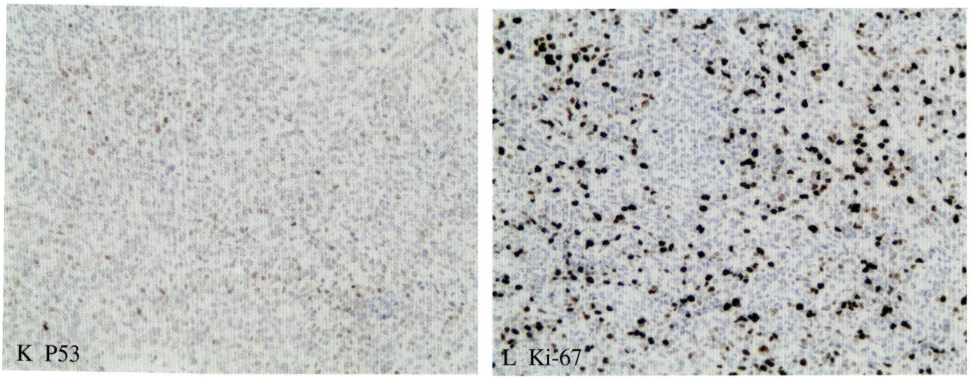

图 3（续） **图 K**，肿瘤细胞 P53 核弱阳性。**图 L**，肿瘤细胞 Ki-67 核大量阳性

免疫组化结果：STAT6（+），BCL2（+），CD99（+），S-100（少数 +），P16（+），CDK4（+），MDM2（–），Desmin（–），SMA（–），Myogenin（–），MyoD1（–），CD117（–），CD34（–），DOG-1（–），INI-1（+），P53（少数 +），Ki-67（热点区约 30%+），CK（个别 +）。

（腹膜后）肿瘤切除标本：间叶源性肿瘤，细胞中度异型，核分裂象＞ 5 个 /10HPF，肿瘤细胞分布疏密不一，间质富于扩张的血管，伴片状坏死，结合免疫组化结果，符合恶性孤立性纤维性肿瘤。

讨论

孤立性纤维性肿瘤是一种常见的间叶性肿瘤，目前认为孤立性纤维性肿瘤起源于表达 CD34 的树突状间质细胞，该细胞弥漫分布于人体的结缔组织中。肿瘤可发生于人体的任何部位，最常见于胸膜腔。

孤立性纤维性肿瘤可表现为良性也可表现为恶性，恶性相对少见。恶性常表现为肿瘤体积较大，瘤细胞密度增加，细胞排列紧密，细胞核异型性明显，核深染，核分裂象多见（＞ 4 个 /10 HPF），并可见坏死，呈浸润性生长，其形态类似未分化肉瘤、单相性滑膜肉瘤或纤维肉瘤。

血管外周细胞瘤与孤立性纤维性肿瘤同属于一种病变。在孤立性纤维性肿瘤中常可见血管外周细胞瘤样区域。在血管外周细胞瘤中也常可见到类似于孤立性纤维性肿瘤的瘤细胞区域。44% ～ 67% 的血管外周细胞瘤也可呈 CD34 阳性。本例患者在穿刺活检中诊断为血管外周细胞瘤，术后病理诊断为恶性孤立性纤维性肿瘤。

本例患者术后 3 个月复查未见复发。

第三章

脂肪细胞肿瘤

病例 6 髓脂肪瘤

临床病史

患者男性，32 岁，2018 年 10 月 3 日因交通事故就诊于外院，行胸部及上腹部 CT 检查，发现腹腔内肿物，遂进一步行腹盆腔增强 CT 检查，提示腹膜后多发占位，大者约 21 cm × 10 cm，考虑脂肪肉瘤可能。2018 年 10 月 18 日入我院诊治。

查体：腹部膨隆，腹壁柔软，左上腹可触及巨大肿物，范围约 20 cm × 20 cm，质韧，张力高。

影像学表现

患者入我院后，行 CT 和 US 检查，其结果见图 1 和图 2。

CT 图像

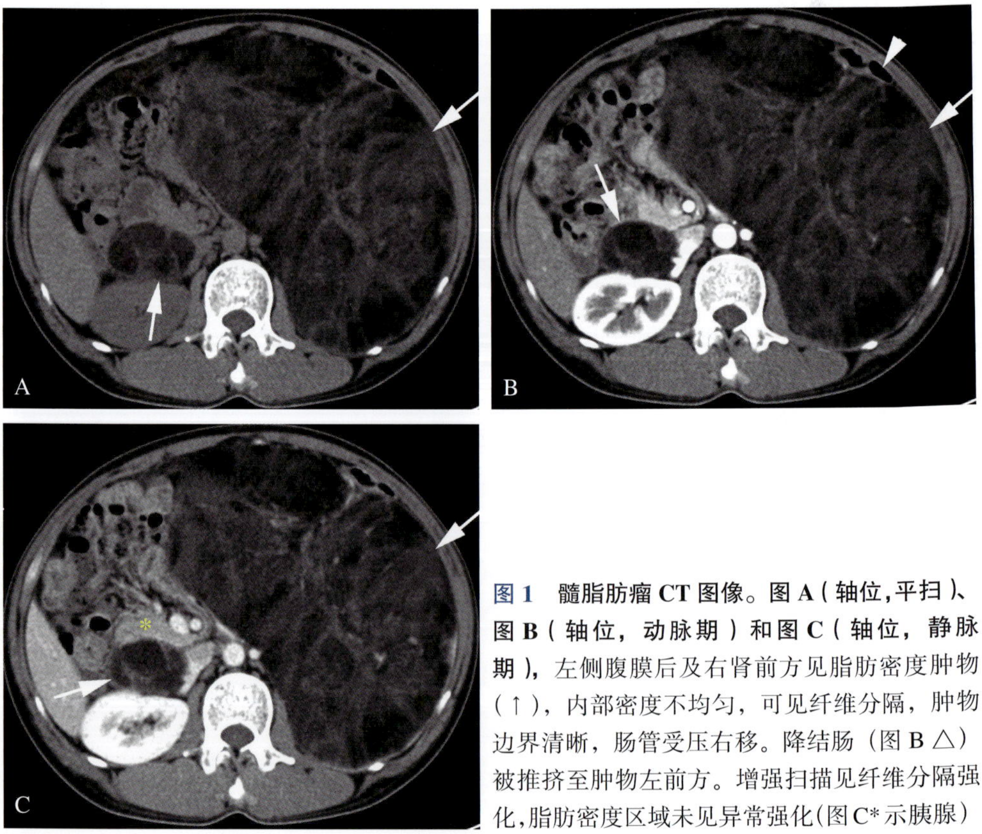

图 1 髓脂肪瘤 CT 图像。图 A（轴位，平扫）、图 B（轴位，动脉期）和图 C（轴位，静脉期），左侧腹膜后及右肾前方见脂肪密度肿物（↑），内部密度不均匀，可见纤维分隔，肿物边界清晰，肠管受压右移。降结肠（图 B △）被推挤至肿物左前方。增强扫描见纤维分隔强化，脂肪密度区域未见异常强化(图 C* 示胰腺)

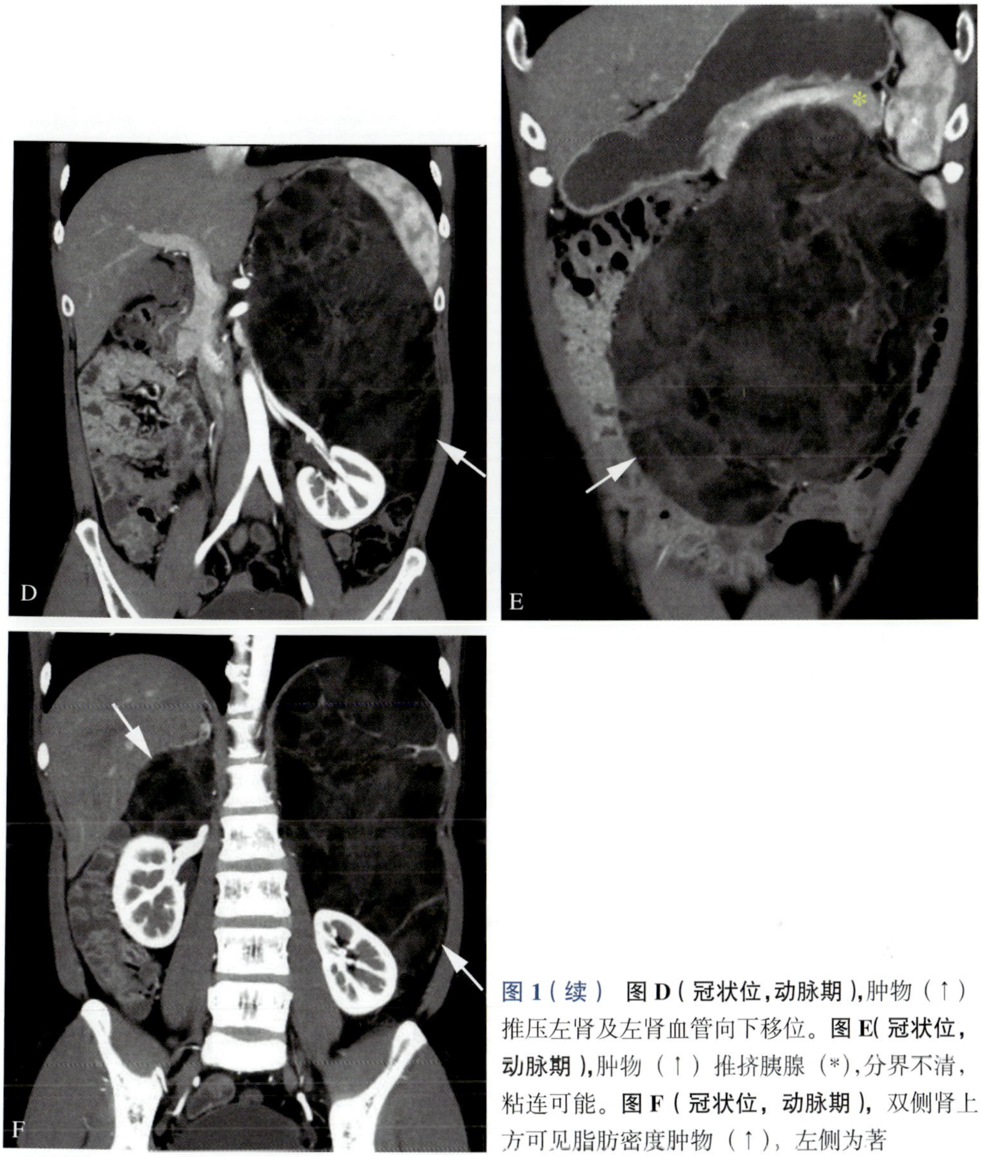

图 1（续） 图 D（冠状位，动脉期），肿物（↑）推压左肾及左肾血管向下移位。图 E（冠状位，动脉期），肿物（↑）推挤胰腺（*），分界不清，粘连可能。图 F（冠状位，动脉期），双侧肾上方可见脂肪密度肿物（↑），左侧为著

US 图像

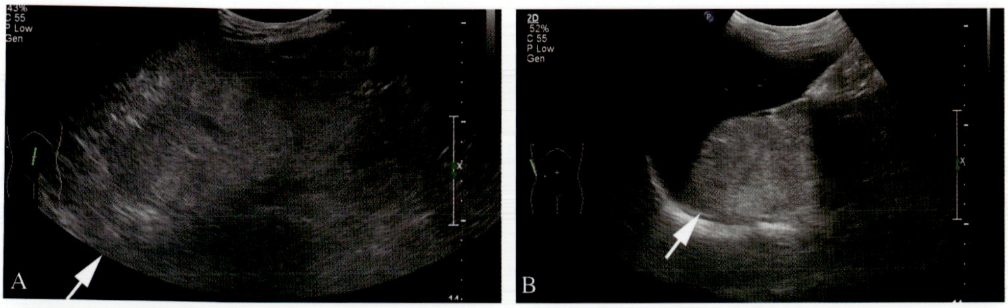

图 2　髓脂肪瘤 US 图像。图 A，腹膜后巨大高回声肿物（↑），内部回声较均匀。图 B，肿物（↑）与肝紧邻，边界清晰

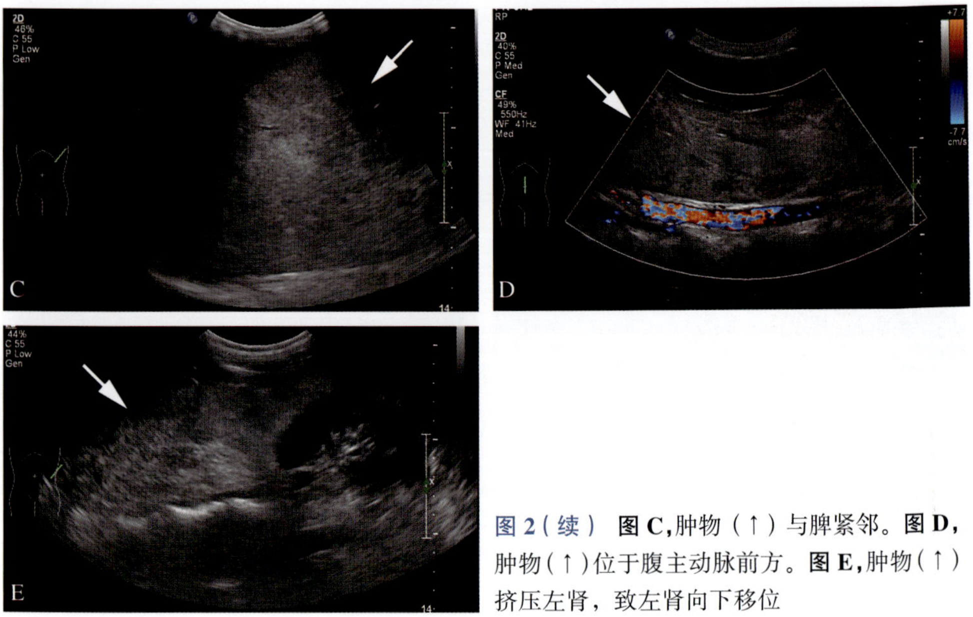

图 2（续） **图 C**，肿物（↑）与脾紧邻。**图 D**，肿物（↑）位于腹主动脉前方。**图 E**，肿物（↑）挤压左肾，致左肾向下移位

手术所见

2018 年 10 月 25 日行腹膜后肿瘤切除术：未见腹水，腹盆腔无种植，腹腔内可见巨大肿瘤，上极达左侧膈肌，下极达盆腔，小肠受压位于右侧腹腔，横结肠及其系膜位于肿瘤表面，由肿瘤表面打开横结肠系膜远端，游离横结肠系膜及横结肠，注意保护结肠及其血管。将肿瘤自横结肠下方翻出，显露肿瘤根部，可见肿瘤根部位于左肾上方。掀起肿瘤瘤体，游离至根部，注意保护左肾、左侧输尿管及左肾动、静脉；发现肿瘤压迫侵犯胰腺，切除部分胰腺组织，于根部结扎离断肿瘤，完整取出瘤体，充分止血后，清扫左侧腹膜后脂肪；查无活动出血，再将小肠及系膜牵拉至左侧腹腔，显露、分离右侧肿瘤，完整切除右侧肿瘤，清扫右侧腹膜后脂肪。于左侧脾窝、左侧盆腔、右侧肝下、右侧盆腔留置四根腹腔热灌注化疗管路。将洛铂 60 mg 溶于 3000 ml 0.9% 氯化钠注射液中，43℃下循环灌注，1 h 后清除腹腔化疗液体。

病理学表现

患者肿瘤病理学表现见图 3。

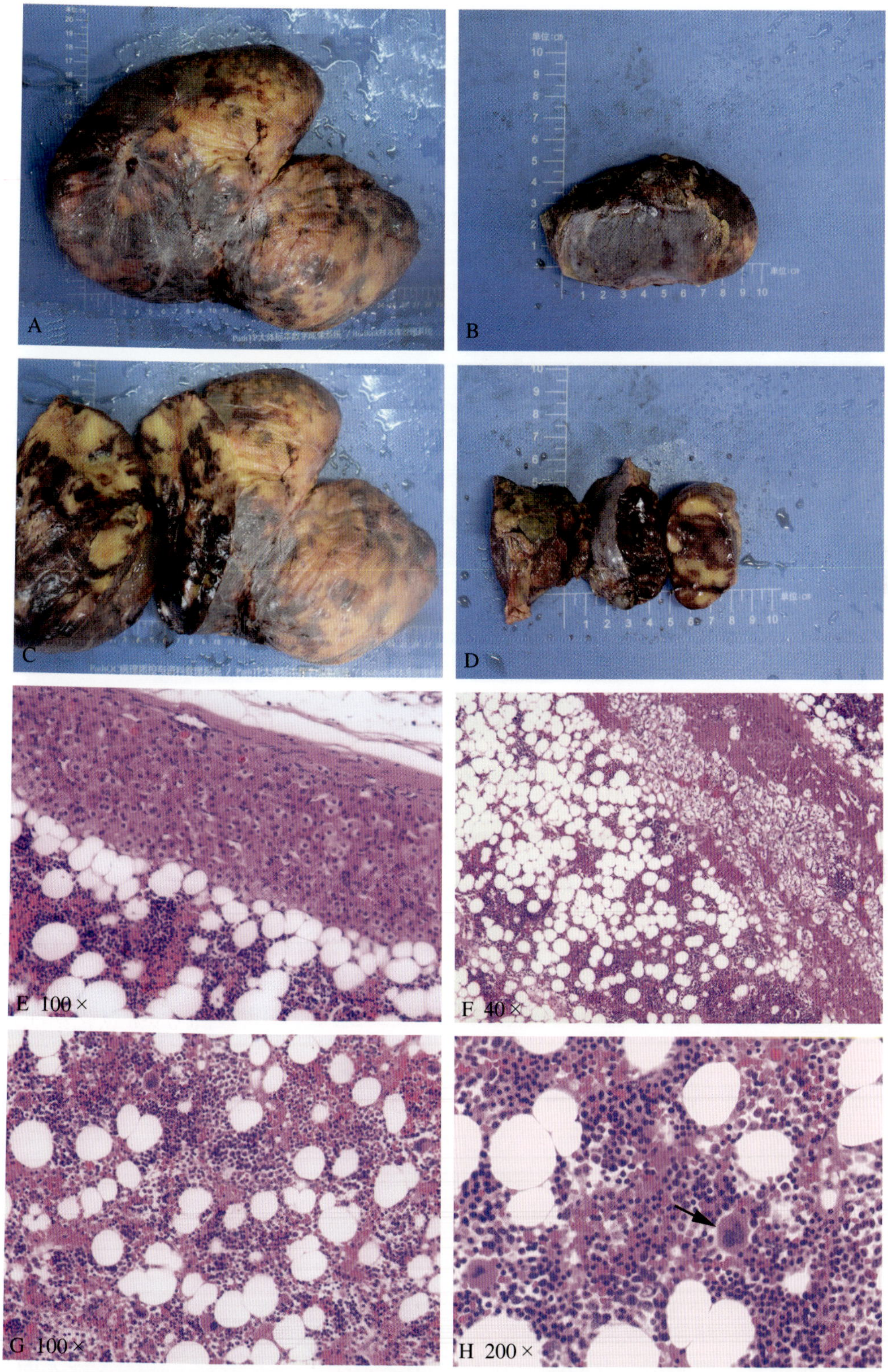

图 3　髓脂肪瘤病理图。图 A 和图 B，分叶状肿瘤及结节状肿瘤两枚，大小分别约 28 cm × 18 cm × 9 cm、11 cm × 5.5 cm × 2.5 cm，包膜完整。**图 C 和图 D，**切面灰黄兼灰红色，质软。**图 E，**肾上腺皮质和髓脂肪瘤细胞。**图 F，**肿瘤由成熟的脂肪和骨髓成分构成。**图 G，**骨髓成分。**图 H，**红系、髓系和巨核细胞（↑）

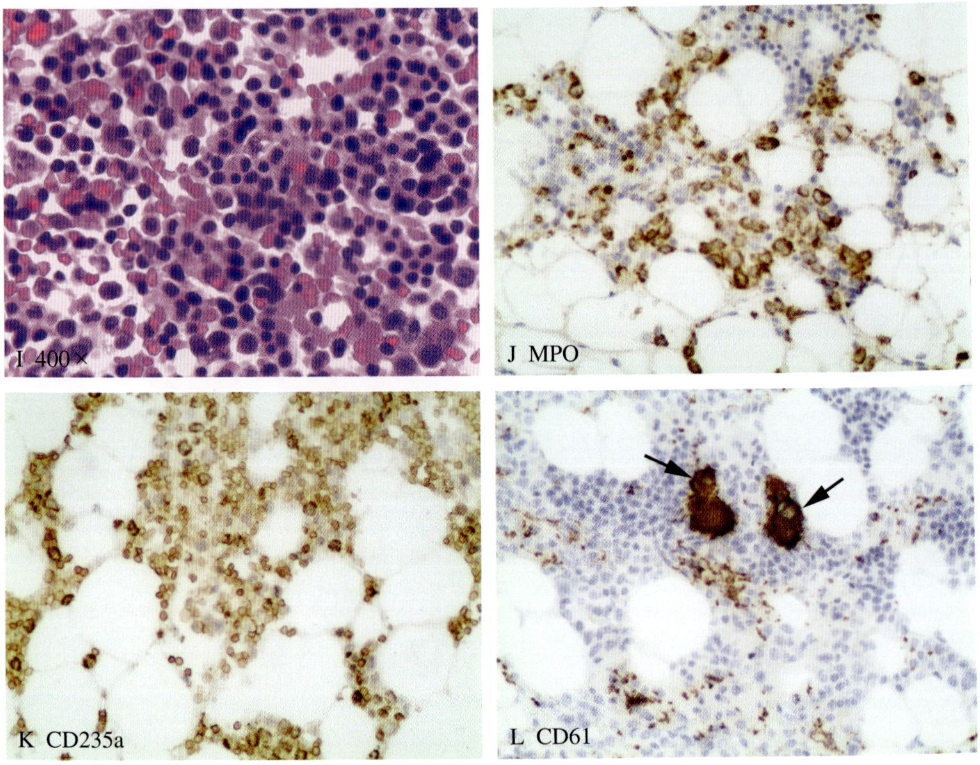

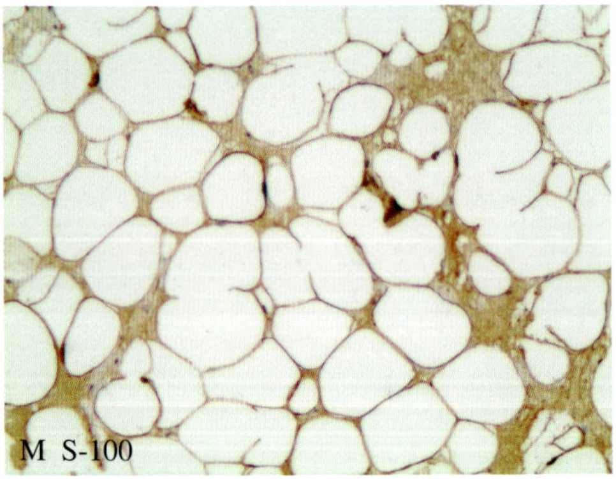

图 3（续） **图 I，**为图 H 高倍镜图像。**图 J，**髓系细胞 MPO 阳性。**图 K，**红系细胞 CD235a 阳性。**图 L，**巨核细胞（↑）CD61 阳性。**图 M，**脂肪细胞 S-100 核阳性

免疫组化结果：S-100（+），MPO（髓系 +），CD235a（红系 +），CD61（巨核 +），P16（−），CDK4（局灶弱 +），MDM2（部分弱 +），P53（野生型表达），Ki-67（热点区＜ 1%+）。

（腹膜后）肿瘤切除标本：肾上腺髓脂肪瘤。

讨论

髓脂肪瘤是一种含有成熟脂肪细胞及骨髓造血组织的良性肿瘤。常见于单侧或双侧肾上腺，也可见于腹膜后、盆腔等。好发于 40 岁以上的中老年人。临床大多无明显症状，少数因肿瘤体积大而产生压迫症状。

髓脂肪瘤由造血组织与成熟脂肪组织构成，两者成分多少不等，有时显著地以一种

成分为主。若以成熟脂肪为主，易忽略造血组织；若以造血组织为主，易误诊为淋巴造血组织肿瘤。造血系统成分包括红细胞系统、粒细胞系统以及巨核细胞，还可见成熟的淋巴细胞和浆细胞。髓脂肪瘤与造血系统疾病无关，其他器官也无髓外造血现象。

本病例肿瘤来源于双侧肾上腺，肿瘤边界清晰，形态规则，质地较软。肿瘤巨大，临床上也无症状，为偶然发现。CT 与 US 影像上与高分化脂肪肉瘤表现类似，但肿瘤不包裹周围脏器，属于膨胀性生长，推挤组织脏器程度不及高分化脂肪肉瘤明显。

病例 7-1 高分化脂肪肉瘤

临床病史

患者女性，38 岁。2017 年 9 月 20 日，US 检查发现腹膜后占位，病灶位于右上腹，包绕右肾。CT 检查考虑来源于肾周脂肪囊内的脂肪性肿瘤。2017 年 10 月 1 日就诊于北京大学第三医院，腹部 MRI 检查提示右肾周脂肪囊来源脂肪性肿瘤，恶性待除外。2017 年 10 月 10 日入我院诊治。

查体：腹部平坦，腹壁柔软，腹部未触及包块，无阳性体征。

影像学表现

患者入我院后，行 CT 和 US 检查，其结果见图 1 和图 2。

CT 图像

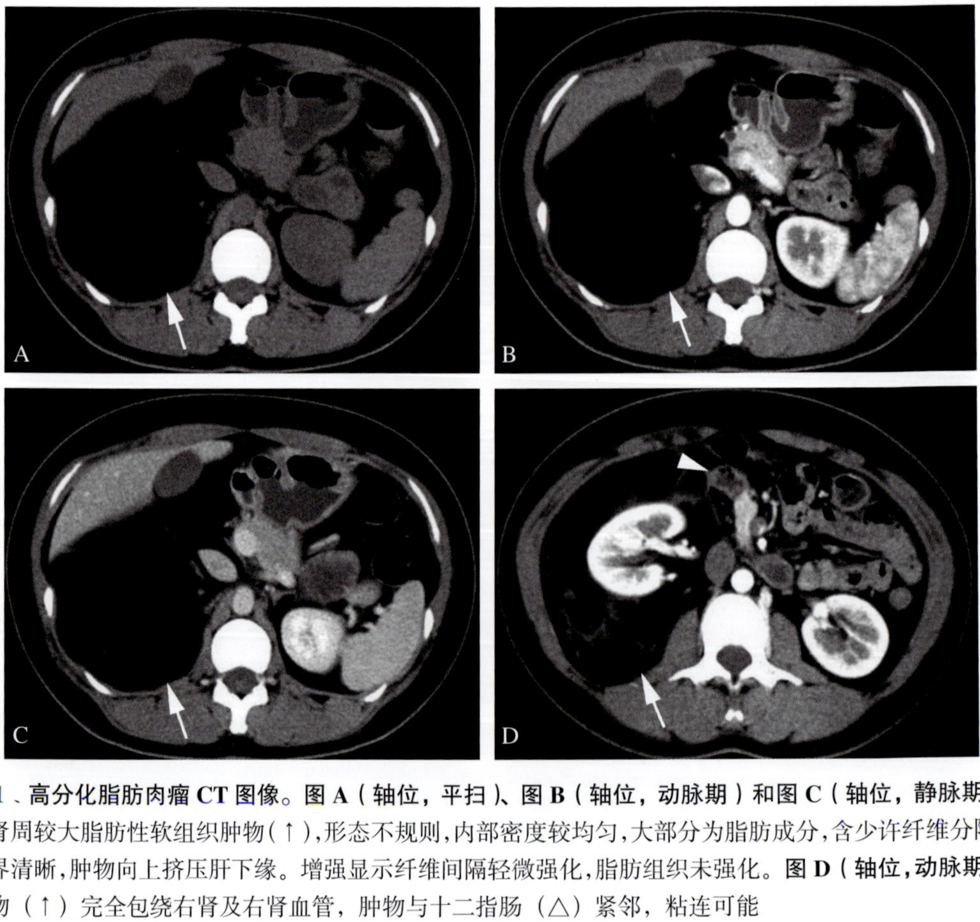

图 1、**高分化脂肪肉瘤 CT 图像。图 A（轴位，平扫）、图 B（轴位，动脉期）和图 C（轴位，静脉期）**，右肾周较大脂肪性软组织肿物（↑），形态不规则，内部密度较均匀，大部分为脂肪成分，含少许纤维分隔，边界清晰，肿物向上挤压肝下缘。增强显示纤维间隔轻微强化，脂肪组织未强化。**图 D（轴位，动脉期）**，肿物（↑）完全包绕右肾及右肾血管，肿物与十二指肠（△）紧邻，粘连可能

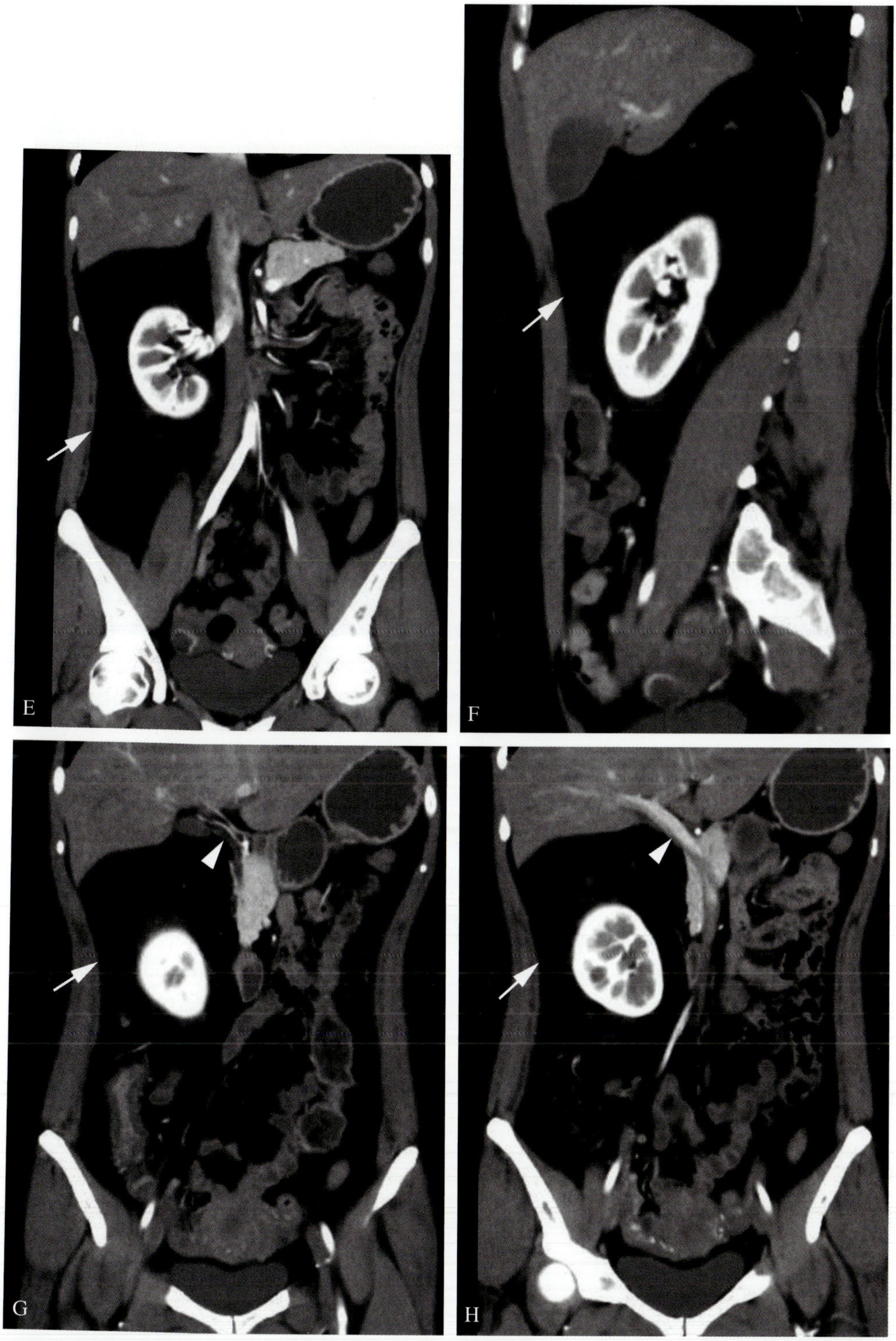

图 1（续） **图 E（冠状位，动脉期）**，肿物（↑）与下腔静脉紧邻，粘连可能。**图 F（矢状位，动脉期）**，肿物（↑）与右侧膈肌紧邻，粘连可能。**图 G（冠状位，动脉期）**，肿物（↑）向上推挤胆总管（△），粘连可能。**图 H（冠状位，动脉期）**，肿物（↑）向上推挤门静脉（△），粘连可能

US 图像

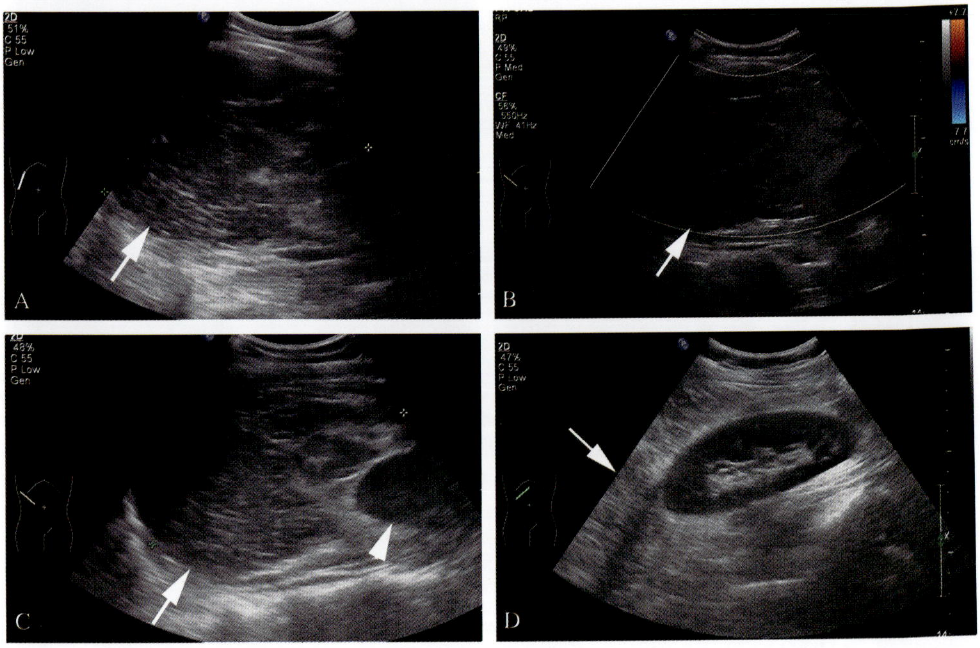

图 2 **高分化脂肪肉瘤 US 图像。图 A，**右侧腹巨大中等回声肿物（↑），内见多发高回声分隔。**图 B，**肿物（↑）内部未见明显血流信号。**图 C 和图 D，**肿物（↑）包绕右肾（图 C △为右肾上极）

手术所见

2017 年 10 月 16 日行腹膜后肿瘤切除术：未见腹水，腹盆腔未见种植。充分暴露肿瘤，可见分块状、质韧肿瘤，总范围约 20 cm × 15 cm。用超声刀沿肿瘤边缘分离与侧腹壁粘连，见肿瘤完全包裹右肾。沿右侧输尿管中段逐渐分离，逐步将右肾、右侧输尿管和右肾门血管分离。分离肿瘤与十二指肠、下腔静脉粘连，分块切除肿瘤。继续分离残余肿瘤与门静脉、胆总管、膈肌粘连，分离过程顺利，完整切除肿瘤。

病理学表现

患者肿瘤病理学表现见图 3。

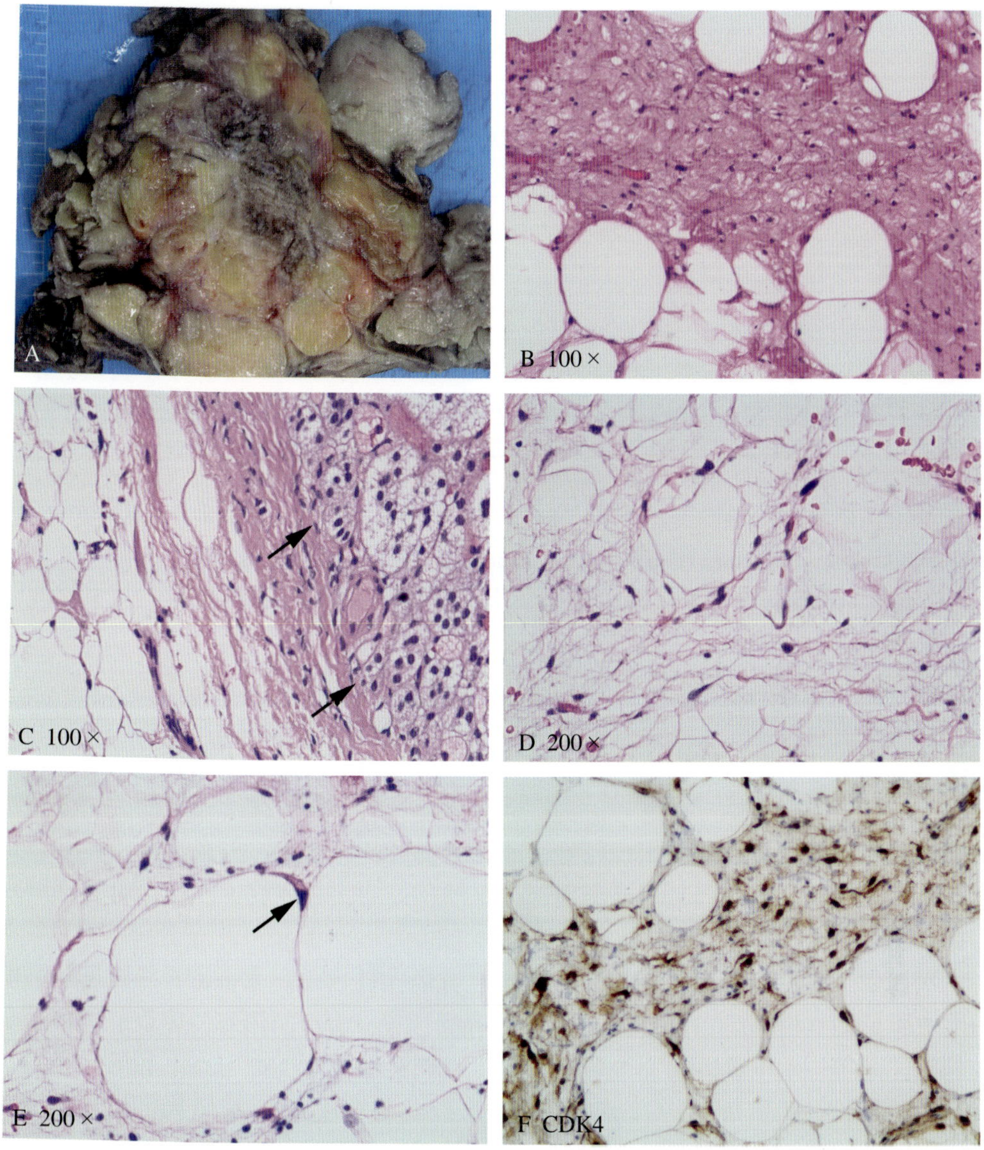

图 3　高分化脂肪肉瘤病理图。**图 A，**肿瘤由多个大小不等的结节组成，大小约 27 cm × 16 cm × 7 cm，切面部分区域灰黄、质软，部分区域灰白、质韧。**图 B，**肿瘤包含脂肪瘤样区域及胶原纤维化区域，纤维化区域内可见核深染的不规则细胞。**图 C，**肿瘤包围肾上腺（↑）。**图 D，**肿瘤性脂肪细胞大小不一。**图 E，**成脂肪细胞（↑）。**图 F，**肿瘤细胞 CDK4 核阳性

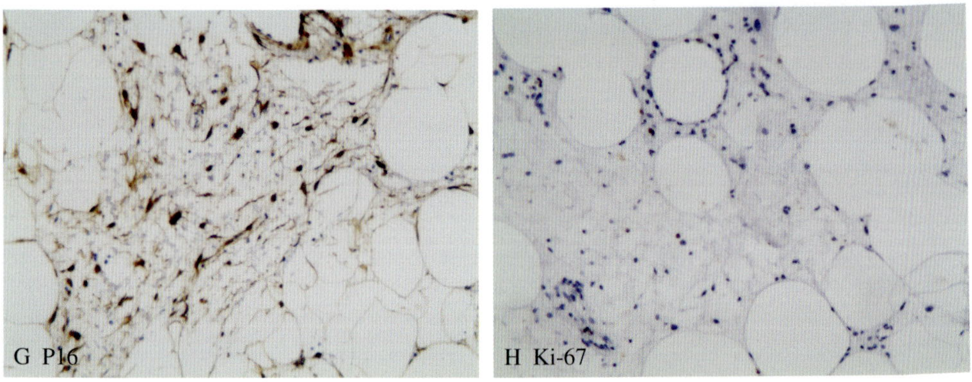

图 3（续） 图 G，肿瘤细胞 P16 核阳性。图 H，肿瘤细胞 Ki-67 核少量阳性

免疫组化结果： S-100（+），P16（+），CDK4（+），MDM2（个别+），Desmin（−），SMA（−），CD34（部分+），HMB45（−），MelanA（−），P53（−），Ki-67（热点区约 3%+）。

（右肾周）肿瘤切除标本： 高分化脂肪肉瘤（脂肪瘤样型及硬化性），肾上腺周围可见肿瘤累及。

（下腔静脉）肿瘤切除标本： 脂肪组织中可见高分化脂肪肉瘤累及。

讨论

腹膜后脂肪肉瘤患者症状出现较晚，通常腹部进行性增大，患者不给予重视，误认为肥胖所致，直到触及腹部肿块或出现邻近脏器压迫症状时才就诊。初诊时腹部肿块巨大而症状轻微是本病一个突出的临床特点。

本例患者无症状及体征，超声体检发现右肾周实性占位。术前 CT 扫描显示肿瘤诊断与术中所见基本相符，CT 能够很好地反映肿瘤位置、大小、形态、密度、大体成分以及与周围关系等。术中见肿瘤完全包裹右肾，与侧腹壁、十二指肠、下腔静脉粘连，与门静脉、胆总管、膈肌粘连。CT 难以区分轻微侵及与粘连，US 显示局部病灶的分辨力高于 CT（依赖于患者体型、肿瘤部位及操作者经验）。但当肿瘤巨大时，US 空间分辨力较差。

病例 7-2　高分化脂肪肉瘤

临床病史

患者女性，68 岁，2016 年 1 月自行触及腹部肿物，就诊于当地医院行 US 检查未发现明显肿物。2017 年 7 月 12 日患者自诉仍能触及肿物，就诊于当地医院行腹部 CT 检查发现腹膜后占位，考虑来源于脂肪组织。2017 年 7 月 19 日入我院诊治。

查体：腹部膨隆，上腹部可触及包块，界限不清，质地韧，活动度可。

既往史：类风湿病史 40 年，40 年前行阑尾切除，20 年前行甲状腺结节切除。6 年前行胆囊切除。4 年前因子宫内膜增厚行子宫切除。

影像学表现

患者入我院后，行 CT 检查，其结果见图 1。

CT 图像

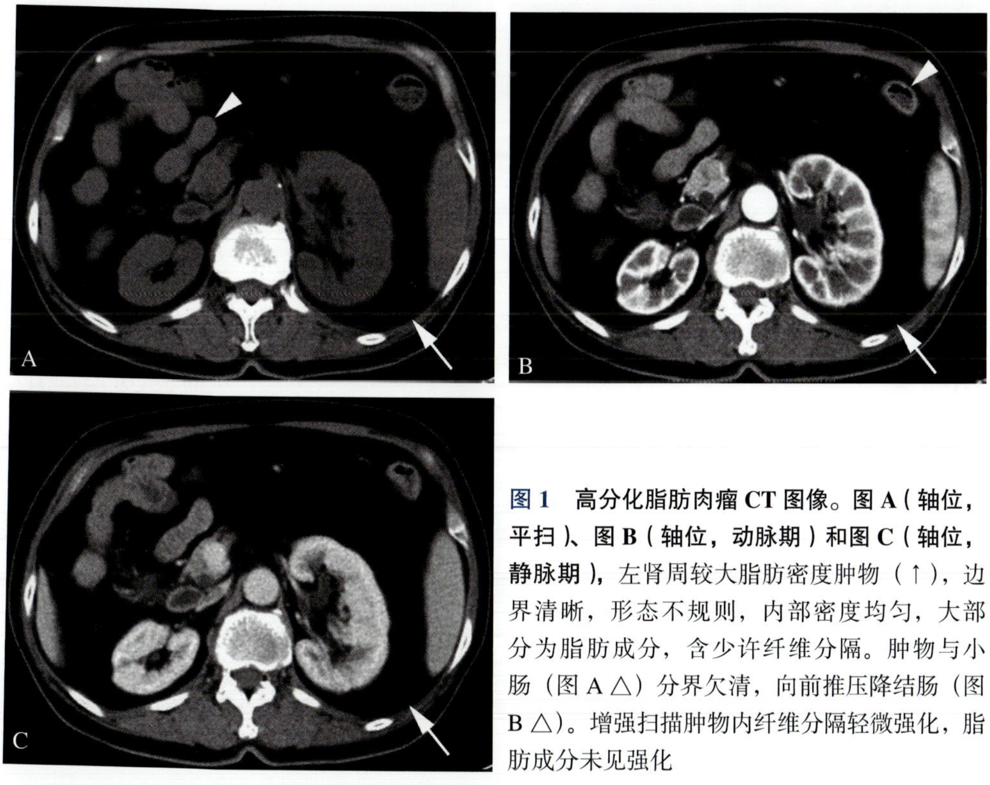

图 1　高分化脂肪肉瘤 CT 图像。图 A（轴位，平扫）、图 B（轴位，动脉期）和图 C（轴位，静脉期），左肾周较大脂肪密度肿物（↑），边界清晰，形态不规则，内部密度均匀，大部分为脂肪成分，含少许纤维分隔。肿物与小肠（图 A △）分界欠清，向前推压降结肠（图 B △）。增强扫描肿物内纤维分隔轻微强化，脂肪成分未见强化

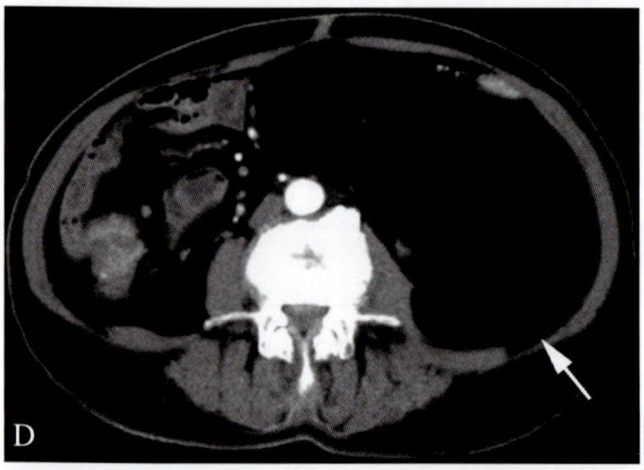

图 1（续） **图 D（轴位，动脉期）**，肠系膜血管受压右移。肿物（↑）包绕腹主动脉。**图 E（冠状位，动脉期）和图 F（冠状位，动脉期）**，肿物（↑）包膜清晰，降结肠（图 E △）及肠系膜受压移位

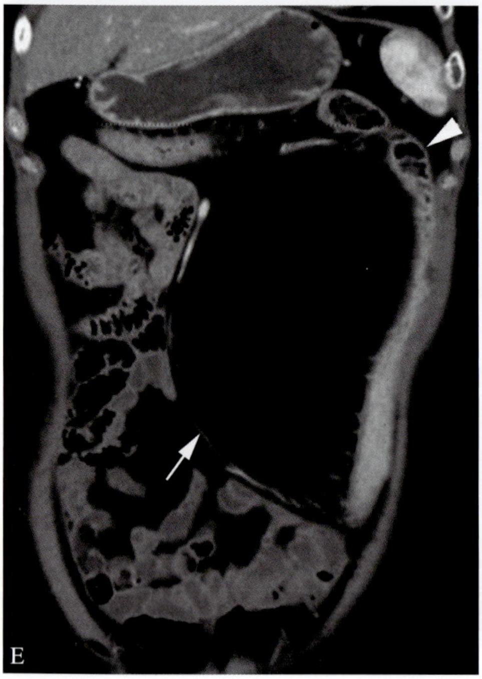

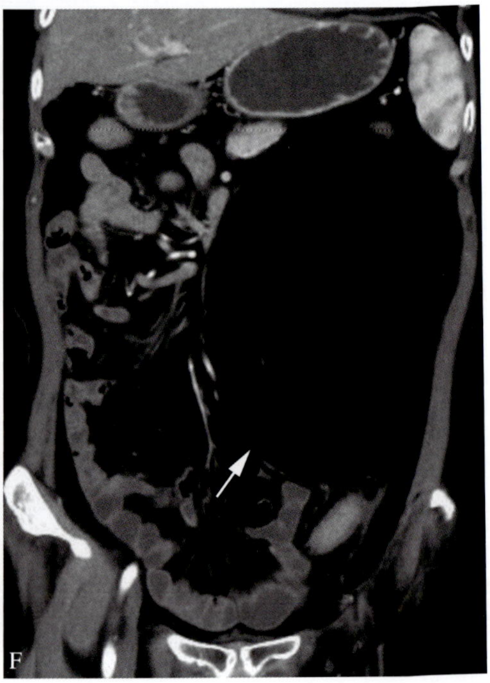

手术所见

2017 年 7 月 26 日行腹膜后肿瘤切除术：未见腹水，腹盆腔未见种植，肿瘤位于左侧腹膜后，上达左膈下，下至盆腔入口，内侧包绕腹主动脉，包膜不完整，直径约 20 cm，脂肪样，质地软。降结肠位于肿瘤表面，与肿瘤紧密粘连。肿瘤与左肾脂肪囊无明显分界，将左侧肾脂肪囊及腹膜后脂肪连同肿瘤一并切除。

病理学表现

患者肿瘤病理学表现见图 2。

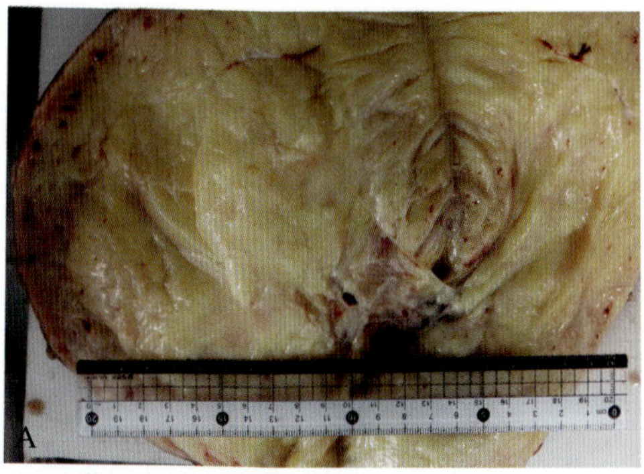

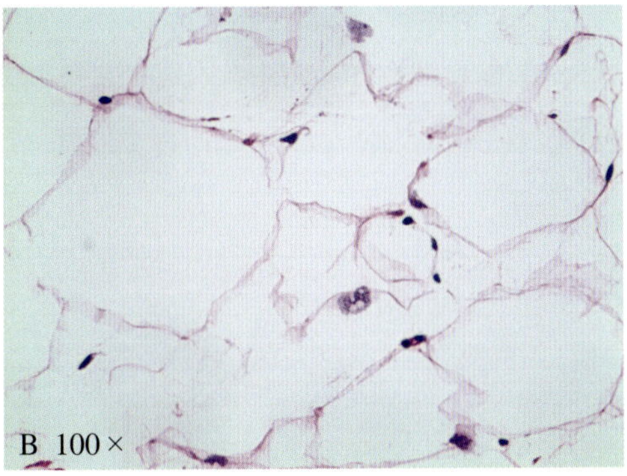

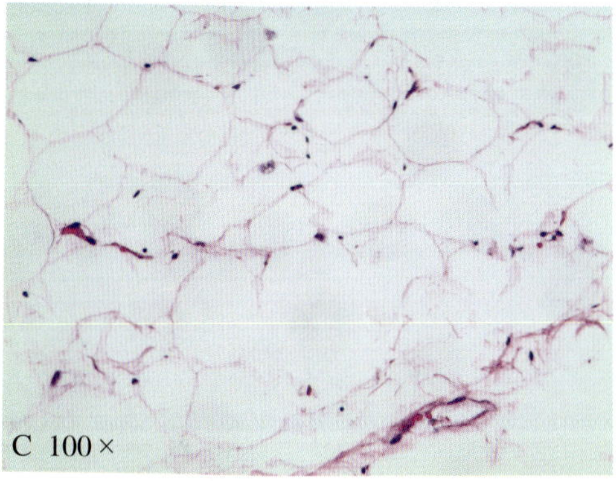

图 2　高分化脂肪肉瘤病理图。图 A，肿瘤切面灰黄、质软。**图 B 和图 C，**脂肪细胞大小不一，可见核深染的异型细胞

免疫组化结果：MDM2（少数 +），CDK4（少数 +），P16（少数 +），SMA（−），HMB45（−），MelanA（−）、S-100（+），Ki-67（热点区约 1%+）。

FISH 检测结果：*MDM2* 基因可见扩增，支持高分化 / 去分化脂肪肉瘤。

（左侧肾脂肪囊）肿瘤切除标本：结合免疫组化及 FISH *MDM2* 基因检测结果符合高分化脂肪肉瘤。

讨论

本例患者一年半前自觉触及腹部肿物，US 检查未发现肿物，可能是受当时超声仪器和超声科医生技术水平所限未发现肿物。同时也说明超声科医生对该病变认识不足，难以发现异常征象，存在视而不见的问题。这也提醒我们临床医生，当患者有明显体征或临床高度怀疑有病变时，检查结果未果，应考虑加做其他检查，或再次复查超声，患者的症状和体征永远是最重要的线索。

CT 检查具有很好的空间分辨力，被认为是腹膜后脂肪肉瘤最有效的诊断方法，表现为含有类似脂肪样组织密度的低密度病灶。CT 图像能清晰显示肿物部位、范围、边界，以及与周围脏器关系，并可根据瘤体内密度特点预估脂肪肉瘤的病理分型。这对术前评估手术难度，制订手术方案具有重要意义。有学者探讨 CT 特征与腹膜后脂肪肉瘤病理类型的关系，认为高分化脂肪肉瘤病灶密度与正常脂肪类似；黏液样脂肪肉瘤边界最清楚，内有囊性液化样密度的病灶；多形性脂肪肉瘤与去分化脂肪肉瘤均表现为软组织样

密度。

US图像上高分化脂肪肉瘤表现为等回声或稍高回声包块；黏液样脂肪肉瘤表现为边界清晰，有包膜，内为低-无回声包块；去分化及多形性脂肪肉瘤表现为低回声或混合回声包块。

病例7-3 高分化脂肪肉瘤（硬化性与炎症性）

临床病史

患者女性，46岁，2016年12月无明显诱因出现间断发热，体温最高38℃，就诊于当地医院，考虑泌尿系统感染，给予抗生素治疗，效果不明显。后行中药治疗，效果不佳。发热逐渐频繁，每日中午发作，体温最高39℃，伴食欲差，无腹痛、腹胀、恶心、呕吐。4天前在保定第二中心医院就诊，CT检查考虑腹膜后脂肪肉瘤。发病以来，体重减轻约5 kg。2017年3月28日入我院诊治。

查体：腹部平坦，腹壁柔软，左上腹饱满，未触及明确包块。

影像学表现

患者入我院后，行CT检查，其结果见图1。

CT图像

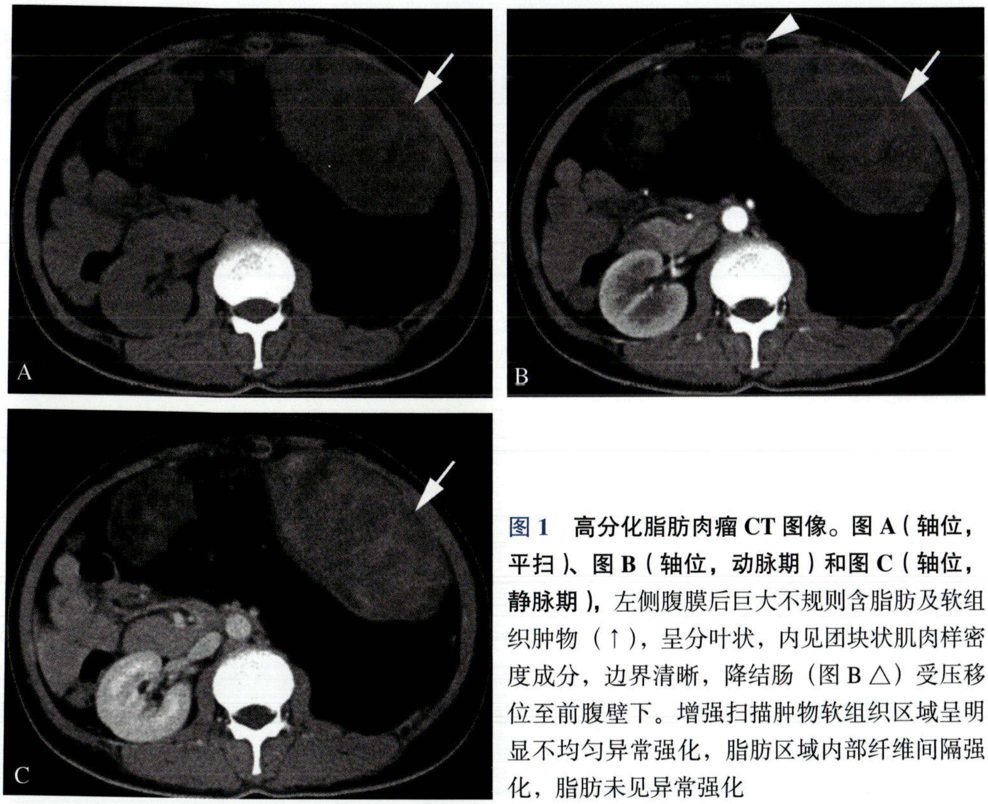

图1　高分化脂肪肉瘤CT图像。图A（轴位，平扫）、图B（轴位，动脉期）和图C（轴位，静脉期），左侧腹膜后巨大不规则含脂肪及软组织肿物（↑），呈分叶状，内见团块状肌肉样密度成分，边界清晰，降结肠（图B△）受压移位至前腹壁下。增强扫描肿物软组织区域呈明显不均匀异常强化，脂肪区域内部纤维间隔强化，脂肪未见异常强化

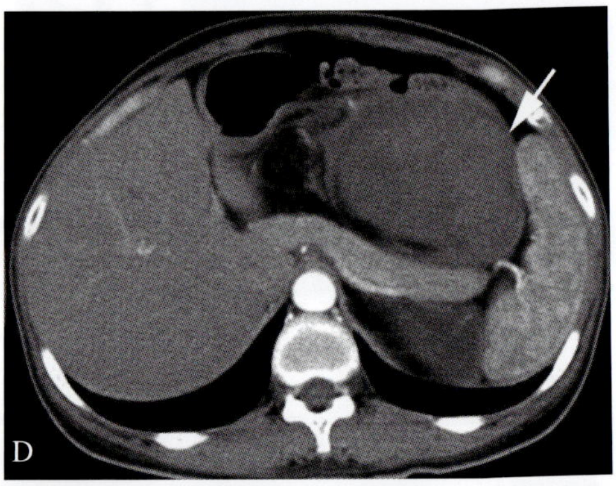

图 1（续） **图 D（轴位，动脉期）**，肿物（↑）包绕胰腺体尾部，胰腺受压移位变形；肿物与脾紧邻。**图 E（冠状位，动脉期）**，肿物（↑）包绕左肾及左肾门结构，与脾下极粘连。**图 F（矢状位，动脉期）**，肿物（↑）与膈肌紧邻，膈肌明显变薄，包绕胰腺尾部（△）。**图 G（矢状位，动脉期）**，降结肠受压移位至腹中线腹壁下，肿物（↑）与降结肠粘连可能

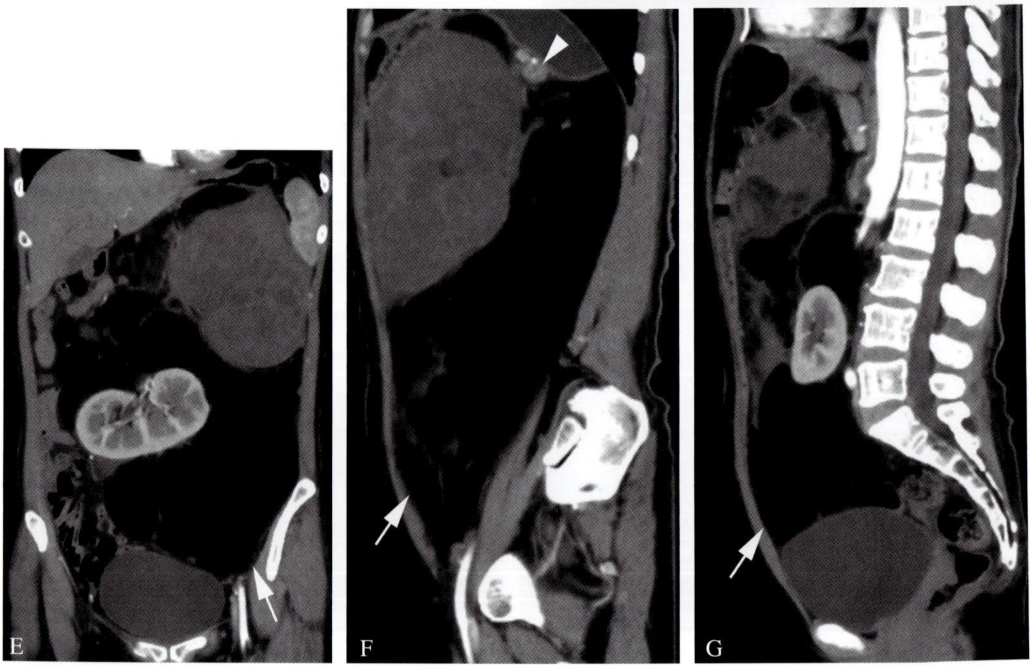

手术所见

2017 年 4 月 1 日行腹膜后肿瘤切除术：腹腔内少量淡黄色清亮腹水，肝未探及转移灶，腹、盆腔无种植，肝十二指肠韧带水肿明显，未及肿瘤，肿瘤自降结肠后方膨出，大小约 30 cm × 20 cm × 20 cm，质中，边界尚清，包绕左肾，与脾下极、降结肠、胰腺体尾部、左侧输尿管粘连，侵及结肠脾曲及膈肌。沿肿瘤边缘分离，解剖降结肠、左侧输尿管，分离肿瘤与脾及胰腺粘连。近结肠脾曲离断横结肠、降结肠及其系膜。分离肿瘤与膈肌粘连，修补膈肌破损。解剖下腔静脉及腹主动脉，寻找左肾动、静脉，解剖至肾门。分离左肾与肿瘤粘连，切除肿瘤。缝扎左肾创面，清除左侧腹膜后残余脂肪组织。

病理学表现

患者肿瘤病理学表现见图 2。

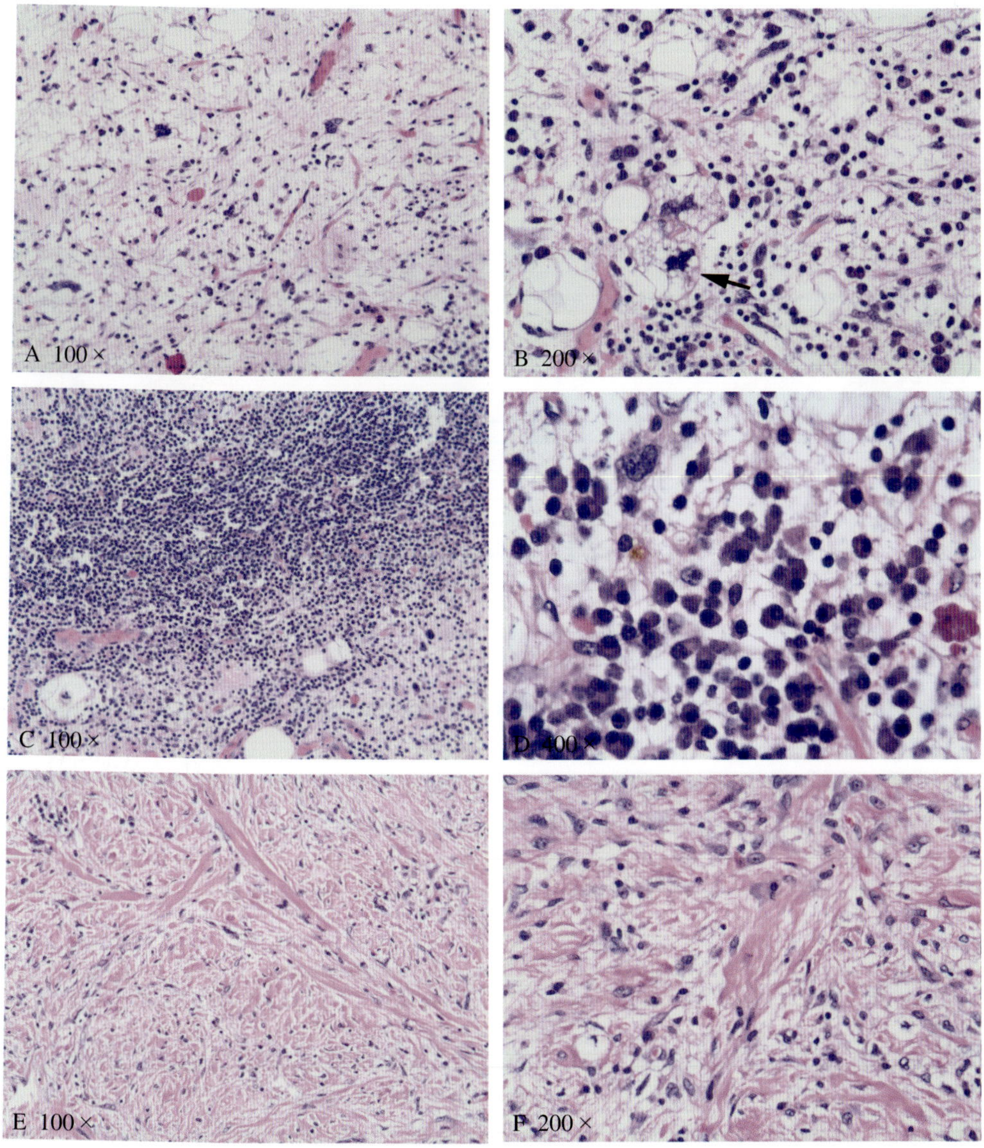

图 2　**高分化脂肪肉瘤病理图。图 A，**肿瘤脂肪组织中可见核大深染的异型细胞。**图 B，**泡沫状成脂肪细胞（↑）。**图 C 和图 D，**肿瘤组织中可见大量淋巴细胞、浆细胞弥漫性浸润。**图 E，**肿瘤硬化区域。**图 F 和图 G，**为图 E 高倍镜图像，硬化区域可见核深染异型细胞

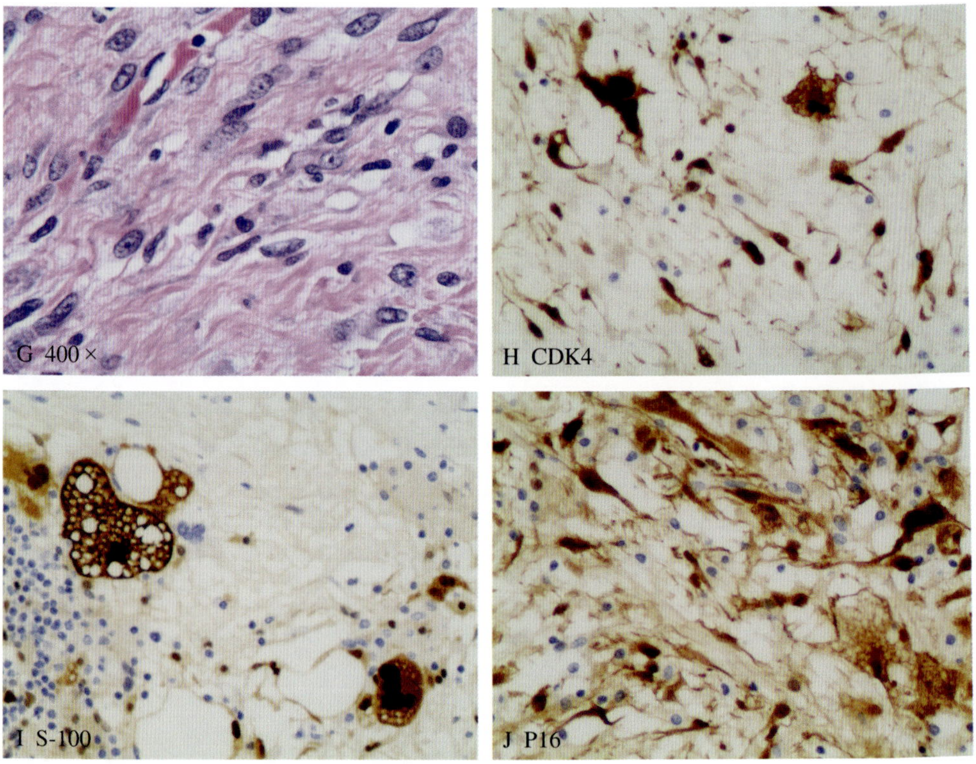

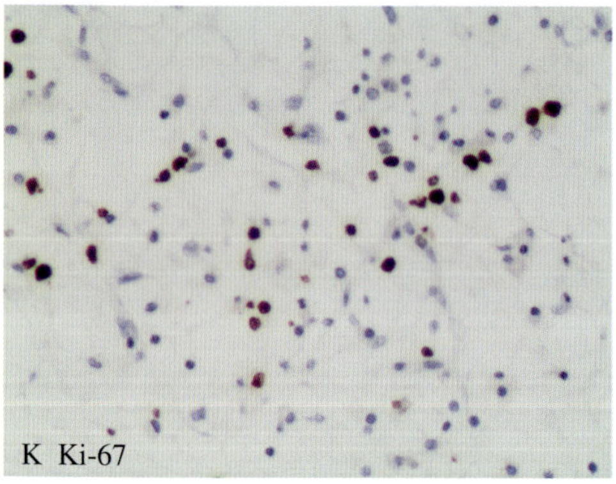

图 2（续） **图 H，**肿瘤细胞 CDK4 核 / 质阳性。**图 I，**成脂肪细胞 S-100 核 / 质阳性。**图 J，**肿瘤细胞 P16 核 / 质阳性。**图 K，**肿瘤细胞 Ki-67 核散在阳性

免疫组化结果：S-100（+），P16（+），CDK4（+），MDM2（个别+），Desmin（−），SMA（−），MyoD1（−），CD117（−），CD34（血管+），P53（个别+），Ki-67（热点区约5%+）。

（腹膜后）肿瘤及左半结肠切除标本：高分化脂肪肉瘤（硬化性与炎症性），肿瘤大小约 30 cm × 25 cm × 11 cm，肿瘤累及结肠系膜，肠壁及两断端均未见瘤组织累及。

讨论

高分化脂肪肉瘤恶性程度相对较低，呈膨胀性生长，生长缓慢，有时可保持“静止”

状态数月或数年，然后由于某种原因刺激突然长大。随肿瘤增大，压迫推挤周围邻近器官。一般情况下，肿瘤不浸润周围脏器。发生在四肢的分化良好的高分化脂肪肉瘤亦被称为非典型性脂肪瘤样肿瘤，包括脂肪细胞性（脂肪瘤样）、硬化性、炎症性和梭形细胞型脂肪肉瘤。

硬化性脂肪肉瘤由间质细胞及成脂肪细胞构成，间质有大量纤维性胶原。由于肿瘤大部分由纤维成分构成，因此穿刺活检有时会只取到纤维组织成分而未取到脂肪成分，导致误诊是常见的现象。

脂肪细胞性脂肪肉瘤，或称脂肪瘤样脂肪肉瘤，其组织学形态类似脂肪瘤，但脂肪细胞大小不等，脂肪细胞之间可见成脂肪细胞，炎症常不明显。

炎症性脂肪肉瘤是罕见的类型，大部分见于腹膜后，内含大量聚集的淋巴细胞和浆细胞，甚至可掩盖其中的脂肪成分，因此少量取材易误诊为炎性肌成纤维细胞瘤、Castleman 病、霍奇金和非霍奇金淋巴瘤、慢性炎症等。

本病例中，肿瘤含有炎症性和硬化性成分，患者以持续发热就诊，体重下降。文献报道脂肪肉瘤患者的发热原因几乎都是由于泌尿系统感染或肿瘤坏死所致。但本例患者没有泌尿系统感染的症状，抗生素治疗效果也不好，病理结果也没有发现明显的肿瘤坏死区域。本例患者的发热与脂肪肉瘤的炎症性有关还是与肿瘤本身的生物学特性有关，值得我们进一步探讨。

病例 8 高分化脂肪肉瘤与去分化脂肪肉瘤

临床病史

患者男性，44 岁。2011 年因腹胀不适，就诊于当地医院，超声检查提示腹膜后肿物，后就诊于南京鼓楼医院，行腹膜后肿瘤切除术，术后病理诊断为脂肪肉瘤（未见报告）。3 年前患者因肿瘤复发再次于南京鼓楼医院行手术治疗，术后病理诊断为脂肪肉瘤。2 年前，患者术后随访发现肿瘤再次复发，2017 年在南京鼓楼医院行射频消融治疗，后复查肿瘤较前稍缩小。近 1 个月患者自觉右上腹腹胀明显，影响睡眠。2018 年 11 月 22 日入我院诊治。

查体：腹部平坦，腹壁柔软，右上腹肋弓下可见弧形手术瘢痕，右侧腹部可触及肿物，活动度可，无压痛，界限不清。

影像学表现

患者入我院后，行 CT 和 US 检查，其结果见图 1 和图 2。

CT 图像

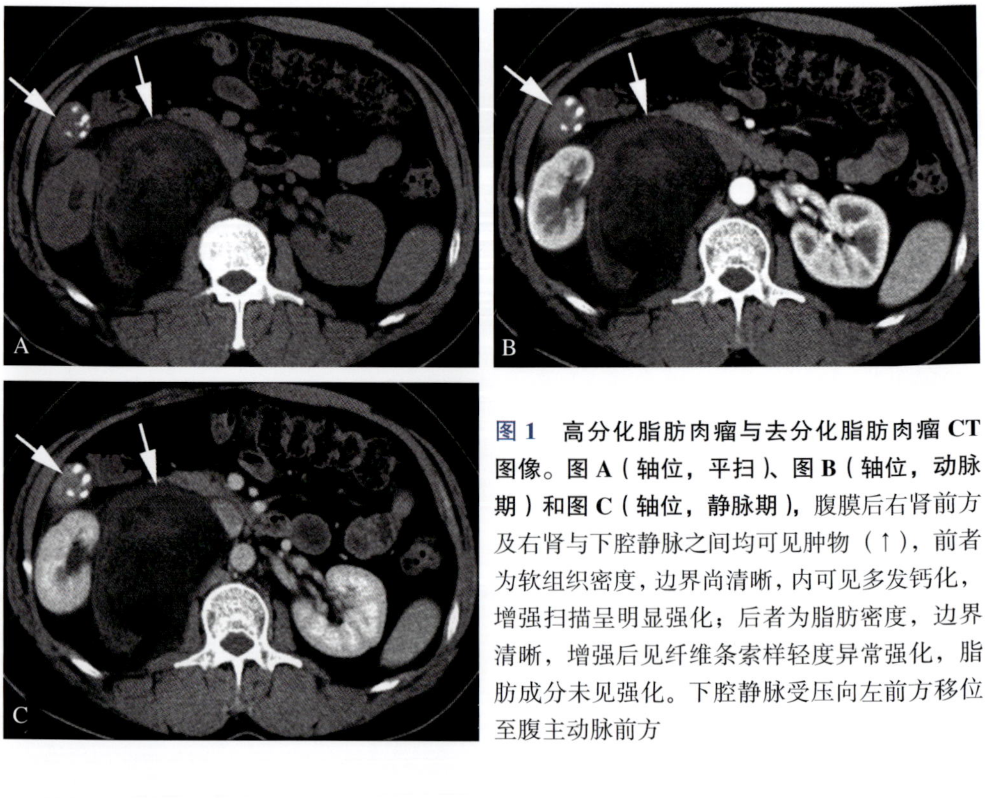

图 1 高分化脂肪肉瘤与去分化脂肪肉瘤 CT 图像。图 A（轴位，平扫）、图 B（轴位，动脉期）和图 C（轴位，静脉期），腹膜后右肾前方及右肾与下腔静脉之间均可见肿物（↑），前者为软组织密度，边界尚清晰，内可见多发钙化，增强扫描呈明显强化；后者为脂肪密度，边界清晰，增强后见纤维条索样轻度异常强化，脂肪成分未见强化。下腔静脉受压向左前方移位至腹主动脉前方

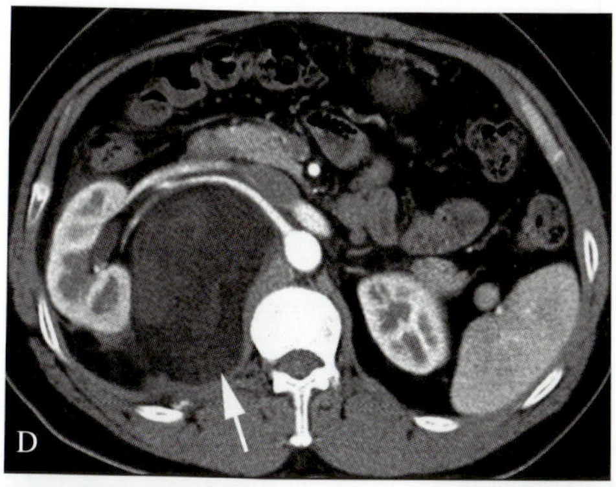

图 1（续）　**图 D（轴位，动脉期）**，右肾门结构受压明显，右肾血管受压移位，右肾轻度积水。**图 E（冠状位，动脉期）**，肿物（↑）与下腔静脉（*）紧邻，包绕右肾血管。**图 F（冠状位，动脉期）**，肿物（↑）与肝紧邻，粘连侵及不除外

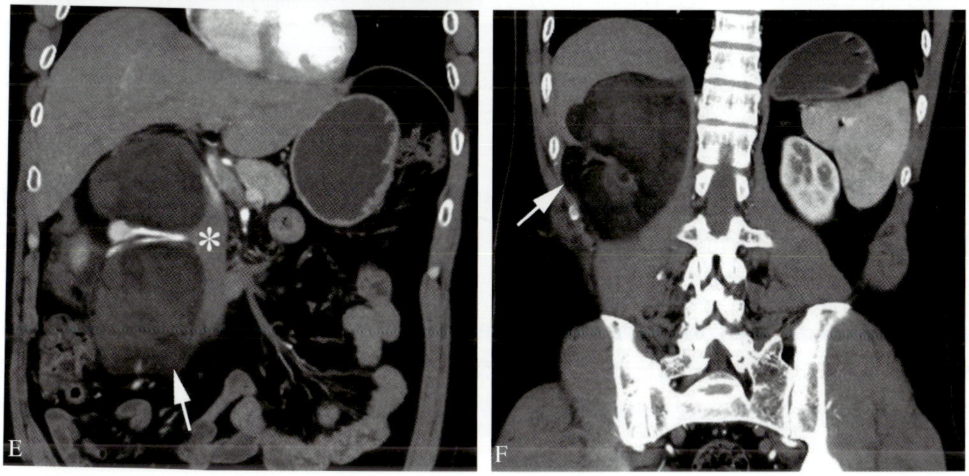

US 图像

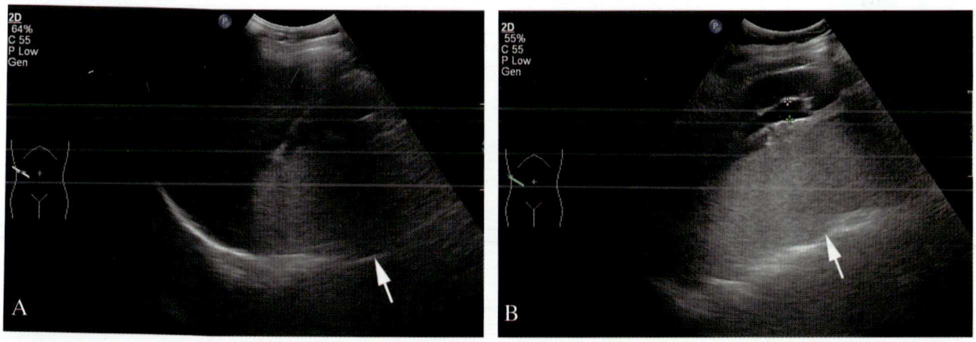

图 2　**高分化脂肪肉瘤与去分化脂肪肉瘤 US 图像**。**图 A**，肝下方巨大高回声肿物，边界尚清。**图 B**，右肾受肿物挤压向外移位并轻度积水

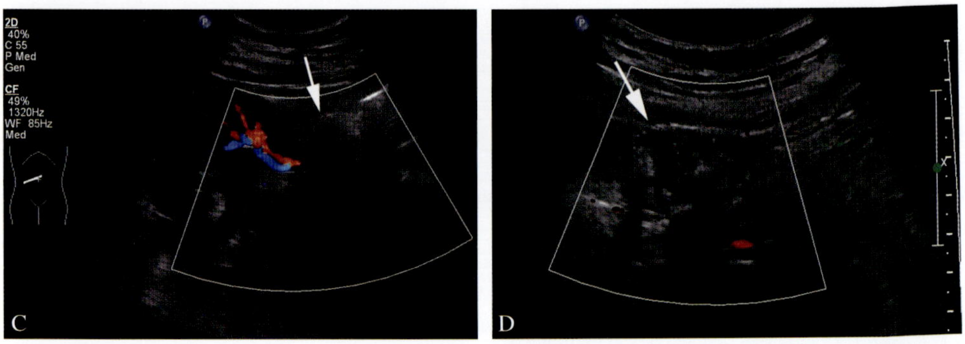

图 2（续） **图 C**，肿物（↑）包绕右肾动、静脉。**图 D**，右肾前方另见一混合回声结节（↑），边界欠清，内可见多发钙化

手术所见

2018 年 12 月 3 日行腹膜后肿瘤切除术：未见腹水，肿瘤位于右侧腹膜后，剪开升结肠外侧腹膜，游离结肠肝曲及十二指肠。将升结肠及十二指肠向左侧掀起，显露下腔静脉，可见肿瘤左侧紧贴下腔静脉，与下腔静脉之间尚存间隙。小心分离肿瘤与下腔静脉，至肾静脉水平可见右肾动、静脉均被肿瘤紧密包绕。从肿瘤上极游离，见肿瘤上极与肝右叶下缘完全粘连，无明显间隙，将肿瘤自肝右叶分离，缝扎止血肝创面。肿瘤包绕右肾及右肾门，与肾实质之间无明显间隙，为保留右肾及切除肿瘤，切除部分右肾组织后游离瘤体。右侧输尿管跨越瘤体，张力大，无法整块切除、取出肿瘤，遂自肿瘤包绕肾门血管处将肿瘤一分为二，分块取出，过程中一并清扫右侧腹膜后及右肾周脂肪组织。

病理学表现

患者肿瘤病理学表现见图 3。

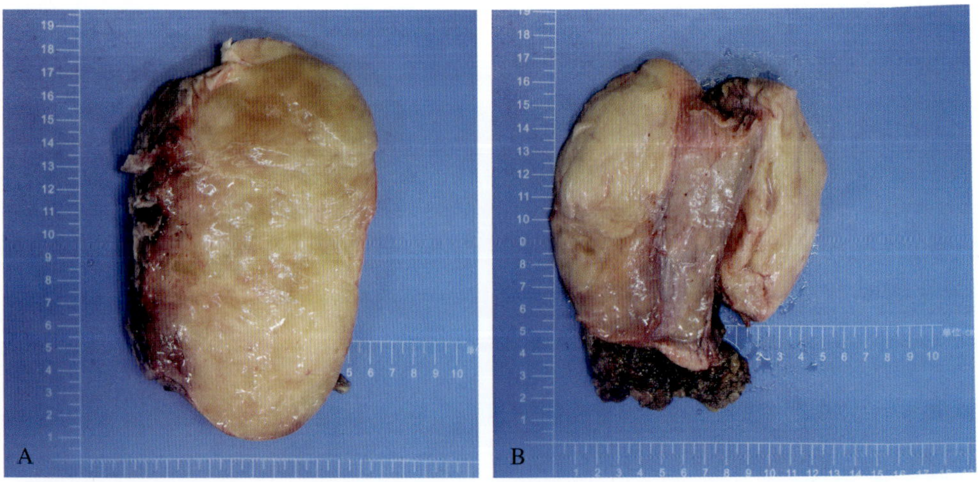

图 3　高分化脂肪肉瘤与去分化脂肪肉瘤病理图。图 A 和图 B，肿瘤部分切面灰黄兼灰白，质软。肿瘤大小分别约 15 cm × 12 cm × 5 cm 和 16 cm × 10 cm × 6.5 cm

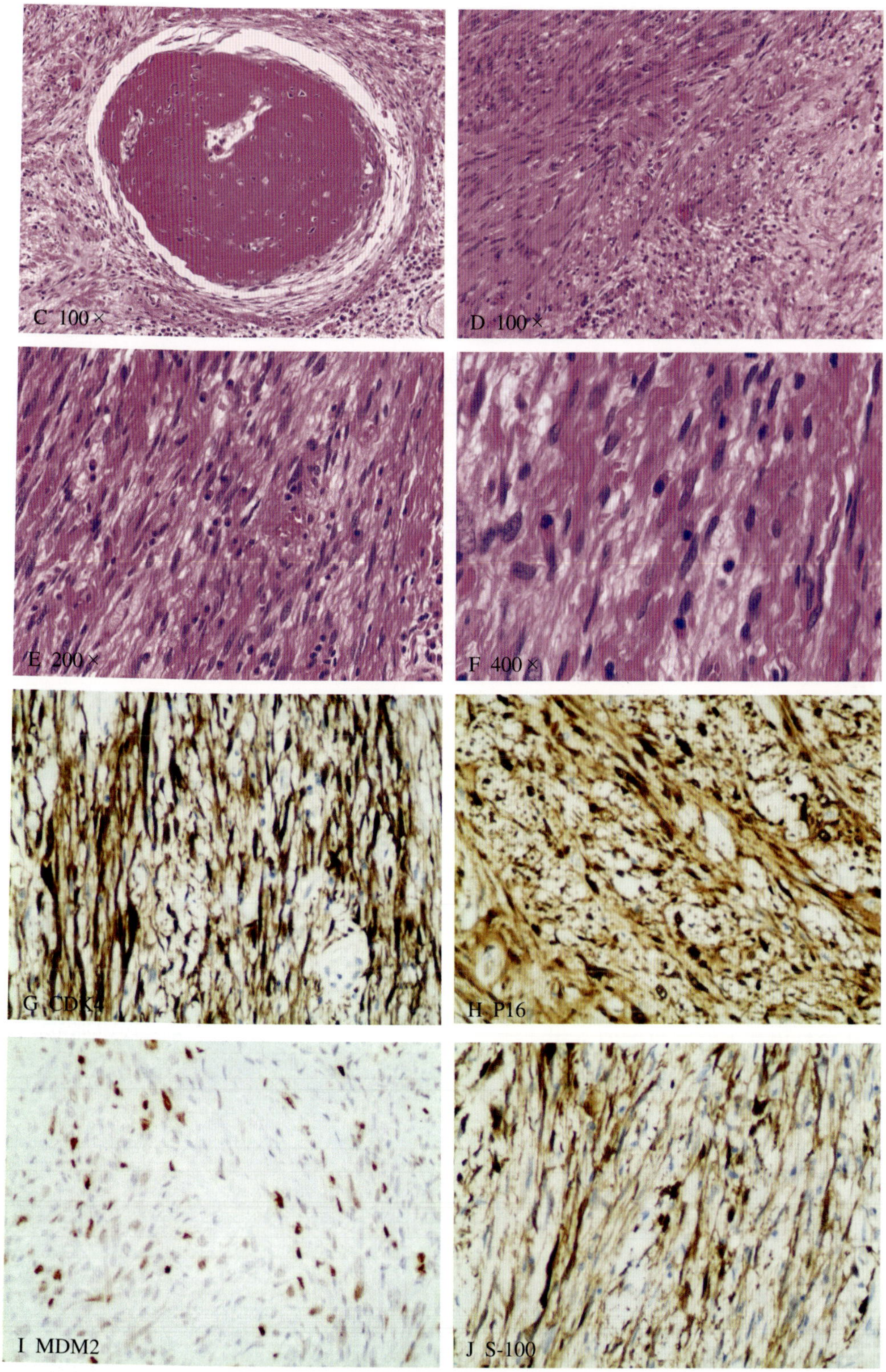

图 3（续） **图 C**，肿瘤区域伴有骨化。**图 D**，去分化区域肿瘤细胞呈梭形，编织状排列。**图 E 和图 F**，为图 D 高倍镜图像。**图 G 和图 H**，肿瘤细胞 CDK4、P16 核 / 质弥漫强阳性。**图 I**，肿瘤细胞 MDM2 核阳性。**图 J**，肿瘤细胞 S-100 核 / 质阳性

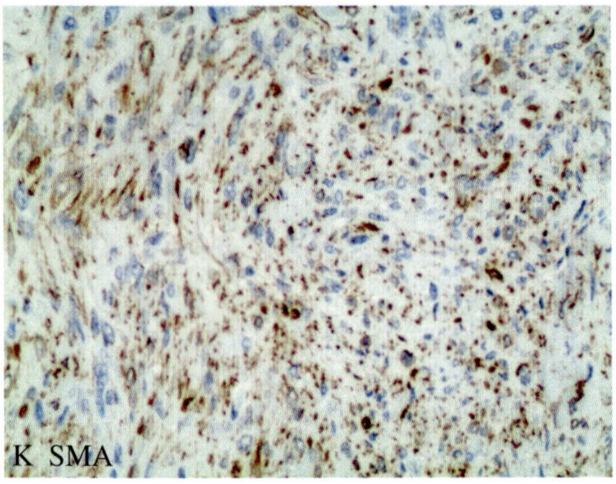

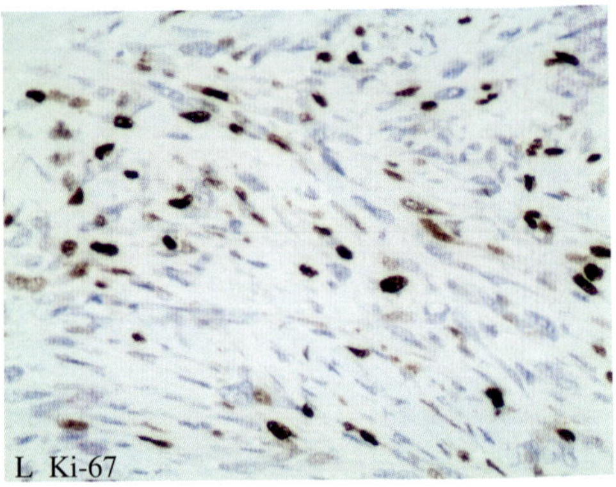

图 3（续） **图 K**，肿瘤细胞 SMA 胞质散在阳性。**图 L**，肿瘤细胞 Ki-67 核散在阳性

免疫组化结果：S-100（部分+），P16（+），CDK4（+），MDM2（部分+），Desmin（–），SMA（部分+），Myogenin（–），CD34（血管+），DOG-1（–），CD117（–），P53（部分+），Ki-67（热点区约 20%+），MSH6（+），MSH2（+），MLH1（+），PMS2（部分弱+）。

（腹膜后）肿瘤切除标本：①右肾前方肿瘤切除标本：去分化脂肪肉瘤，去分化成分为纤维肉瘤，伴骨化；②肾周脂肪肿瘤切除标本：高分化脂肪肉瘤。

讨论

去分化脂肪肉瘤是原发性或继发性恶性脂肪细胞性肿瘤，常常由高分化脂肪肉瘤术后反复复发转变。其去分化可有多种组织学表现，包括纤维肉瘤、恶性纤维组织细胞瘤和血管外周细胞瘤；异向分化主要为平滑肌肉瘤和横纹肌肉瘤，包括胚胎横纹肌肉瘤。去分化型较单纯高分化型的恶性程度更高，生长速度更快。腹膜后脂肪肉瘤以高分化脂肪肉瘤和去分化脂肪肉瘤多见，多边界清楚，包膜完整。肿瘤包膜实际上为肿瘤生长压迫周围组织所形成的假纤维组织包膜。瘤体通常呈明显分叶状，分叶呈圆形或椭圆形，周围也可有卫星灶。腹膜后脂肪肉瘤沿筋膜生长，可在腹膜后形成相同病理类型的多发病灶。少数情况下肿瘤可同时发生于多个部位，称为多中心脂肪肉瘤。腹膜后脂肪肉瘤局部容易复发，术后需要密切观察随访。腹膜后高分化脂肪肉瘤复发后的病理组织学类型可单纯为高分化，也可分化变差，变为去分化与高分化并存或以单纯去分化为主。复发可在术后 5 ~ 10 年出现，即使术后 5 年以上未见复发，也不能确保已经完全治愈。基于腹膜后脂肪肉瘤容易复发，术中又很难发现其他部位散在小病灶的理论基础，我院罗成华教授提出了全腹膜后脂肪组织切除的理念。

本病例为腹膜后脂肪肉瘤术后三次复发。病理提示其内并存高分化及去分化成分，去分化成分为纤维肉瘤伴骨化。CT 显示病灶内高于脂肪密度的区域为去分化成分，边界模糊不清，增强扫描呈明显强化。

病例 9 去分化脂肪肉瘤

临床病史

患者女性，62 岁。2018 年 2 月无明显诱因出现发热，无寒战。每日午后出现，最高 38.7℃，伴头晕、食欲差。自行口服布洛芬后，发热缓解。为求诊治，患者就诊于当地医院，腹部增强 CT 检查提示腹膜后占位。为求进一步诊治，患者遂就诊于中国人民解放军 307 医院，行穿刺活检，病理提示梭形细胞肿瘤。PET-CT 检查提示：左侧腹盆腔巨大混合密度肿物，代谢活性不均匀增高。骨髓穿刺示：造血增生活跃，血小板增多可能。1 年内体重下降约 5 kg。2018 年 3 月 28 日入我院诊治。

查体：腹部平坦，腹壁柔软，左侧腹部有轻度压痛，触及直径约 15 cm 质硬肿块，活动度尚可。

既往史：40 年前行卵巢囊肿切除术，30 年前行阑尾切除术，20 年前行扁桃体切除术，15 年前行胆囊切除术。

影像学表现

患者入我院后，行 CT 和 US 检查，其结果见图 1 和图 2。

CT 图像

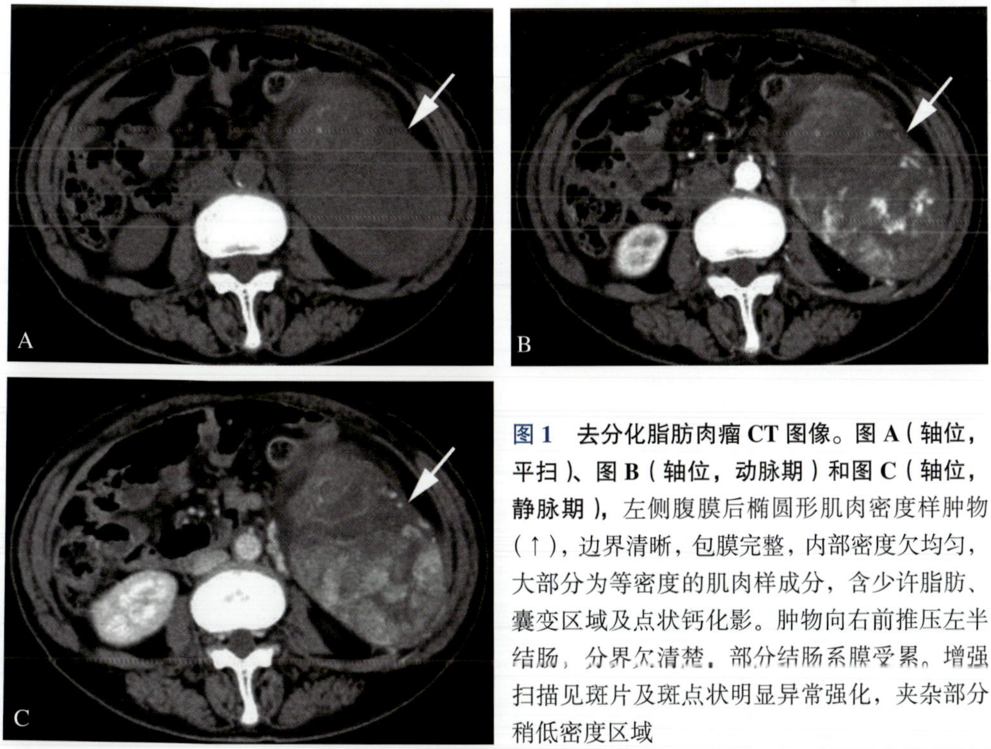

图 1　去分化脂肪肉瘤 CT 图像。图 A（轴位，平扫）、图 B（轴位，动脉期）和图 C（轴位，静脉期），左侧腹膜后椭圆形肌肉密度样肿物（↑），边界清晰，包膜完整，内部密度欠均匀，大部分为等密度的肌肉样成分，含少许脂肪、囊变区域及点状钙化影。肿物向右前推压左半结肠，分界欠清楚，部分结肠系膜受累。增强扫描见斑片及斑点状明显异常强化，夹杂部分稍低密度区域

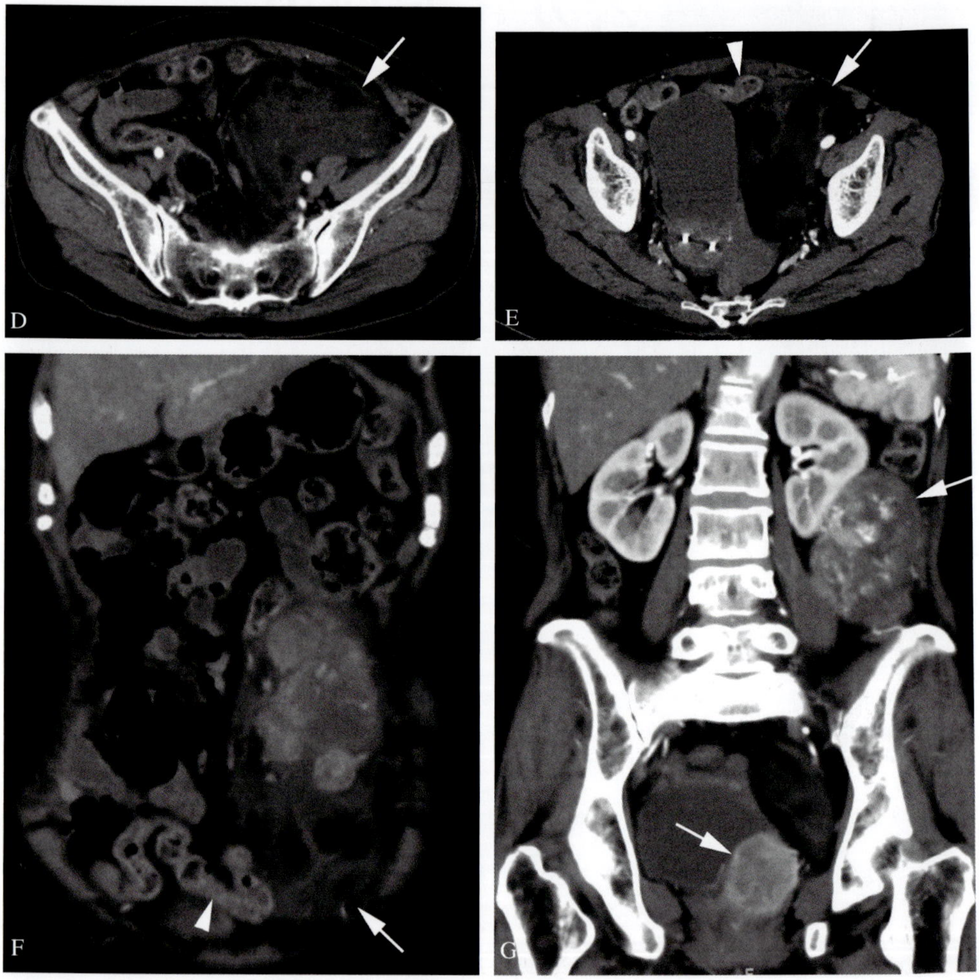

图 1（续） **图 D（轴位，动脉期）**，肿物（↑）与左侧髂血管紧邻，粘连可能。**图 E（轴位，动脉期）和图 F（冠状位，动脉期）**，肿物（↑）与膀胱、乙状结肠（△）紧邻。**图 G（冠状位，动脉期）**，腹膜后左肾下外侧肿物（上方↑）与左肾紧邻，左肾受压变形。盆部左侧、膀胱左下方另见一类圆形肿物（下方↑），边界欠光滑，与膀胱左下壁紧邻，粘连可能

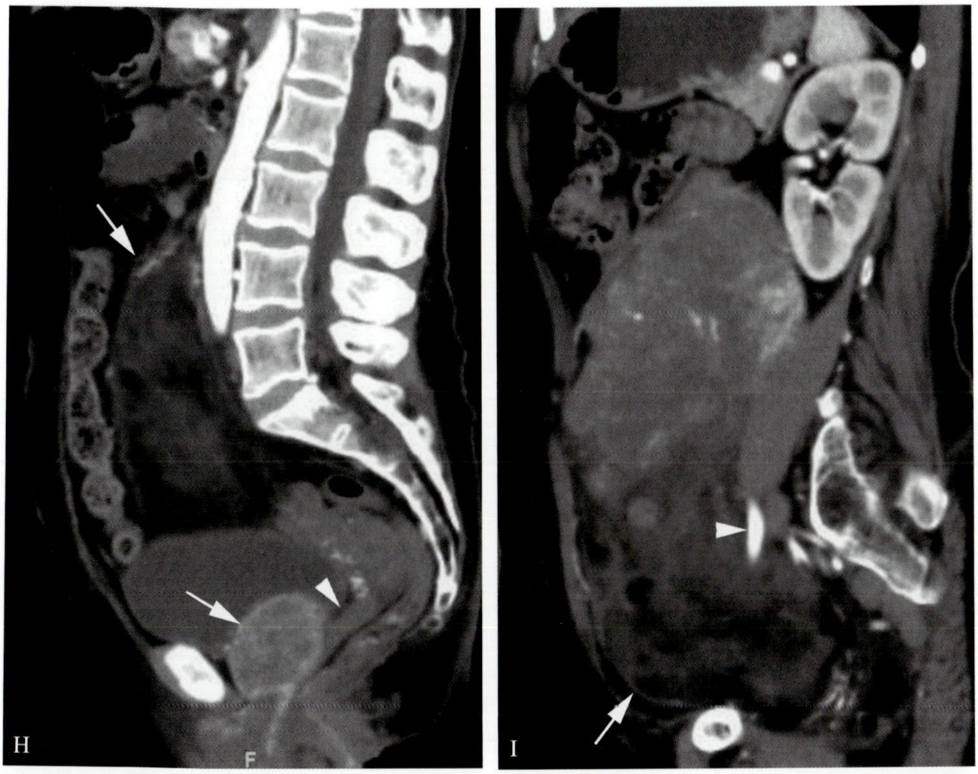

图 1（续）　图 H（矢状位，动脉期），膀胱下方类圆形肿物（下方↑）后下缘与阴道（△）分界模糊。图 I（矢状位，动脉期），肿物（↑）上达左肾中部水平，下至盆腔底，上方密度较下方密度偏高，与左侧腰大肌紧邻，包绕左侧髂外动脉（△）

US 图像

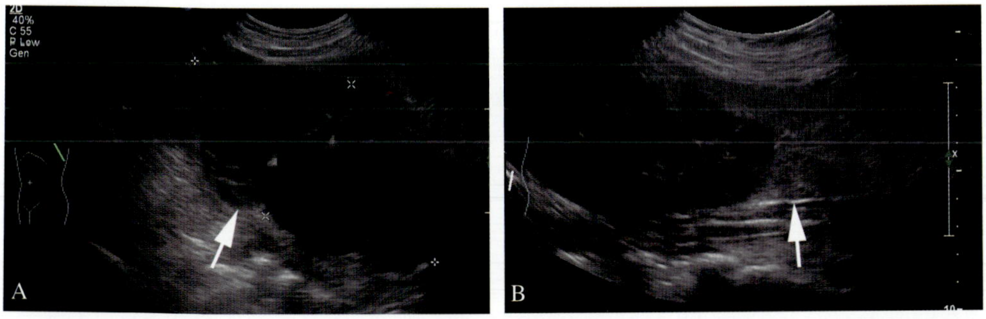

图 2　去分化脂肪肉瘤 US 图像。图 A，左侧腹巨大低回声肿物（↑），边界不清，形态不规则。图 B，肿物（↑）内部回声不均匀

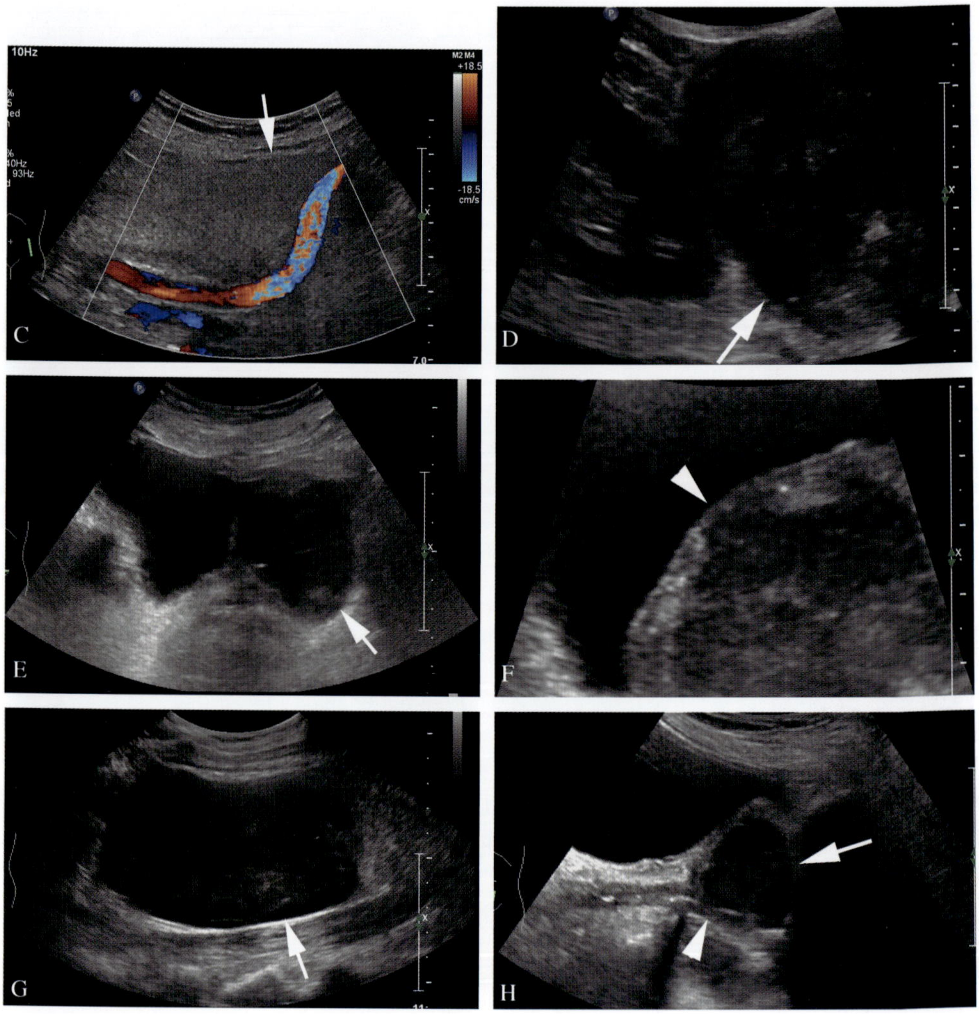

图 2（续） **图 C**，肿物（↑）与左侧髂血管紧邻，动态观察尚未粘连。**图 D**，肿物（↑）与左肾下极粘连。**图 E 和图 F**，肿物（↑）与膀胱左侧壁紧邻，膀胱壁显示欠清，连续性差（图 F △）。**图 G**，肿物（↑）紧邻左侧腰大肌，分界清晰。**图 H**，肿物（↑）与阴道下方（△）关系密切，侵及可能

手术所见

2018 年 4 月 8 日行腹膜后肿瘤切除术：肿瘤位于左下腹及盆腔，呈分块状。首先游离较大的肿瘤，直径约 25 cm。肿瘤下极与乙状结肠系膜粘连，予以分离，游离左侧输尿管和髂血管后，连同腹膜后脂肪继续向上分离，见肿瘤与左肾周脂肪囊关系密切，联合切除左侧肾周脂肪囊，予以完整切除。继续分离盆腔肿瘤，见其与膀胱壁紧密粘连，注意保护膀胱三角区及输尿管，联合切除部分膀胱壁，继续分离肿瘤与阴道前壁粘连，分离过程中稍有破损，完整切除肿瘤。送术中冰冻病理检查，结果提示为恶性梭形细胞肿瘤。

病理学表现

患者肿瘤病理学表现见图 3。

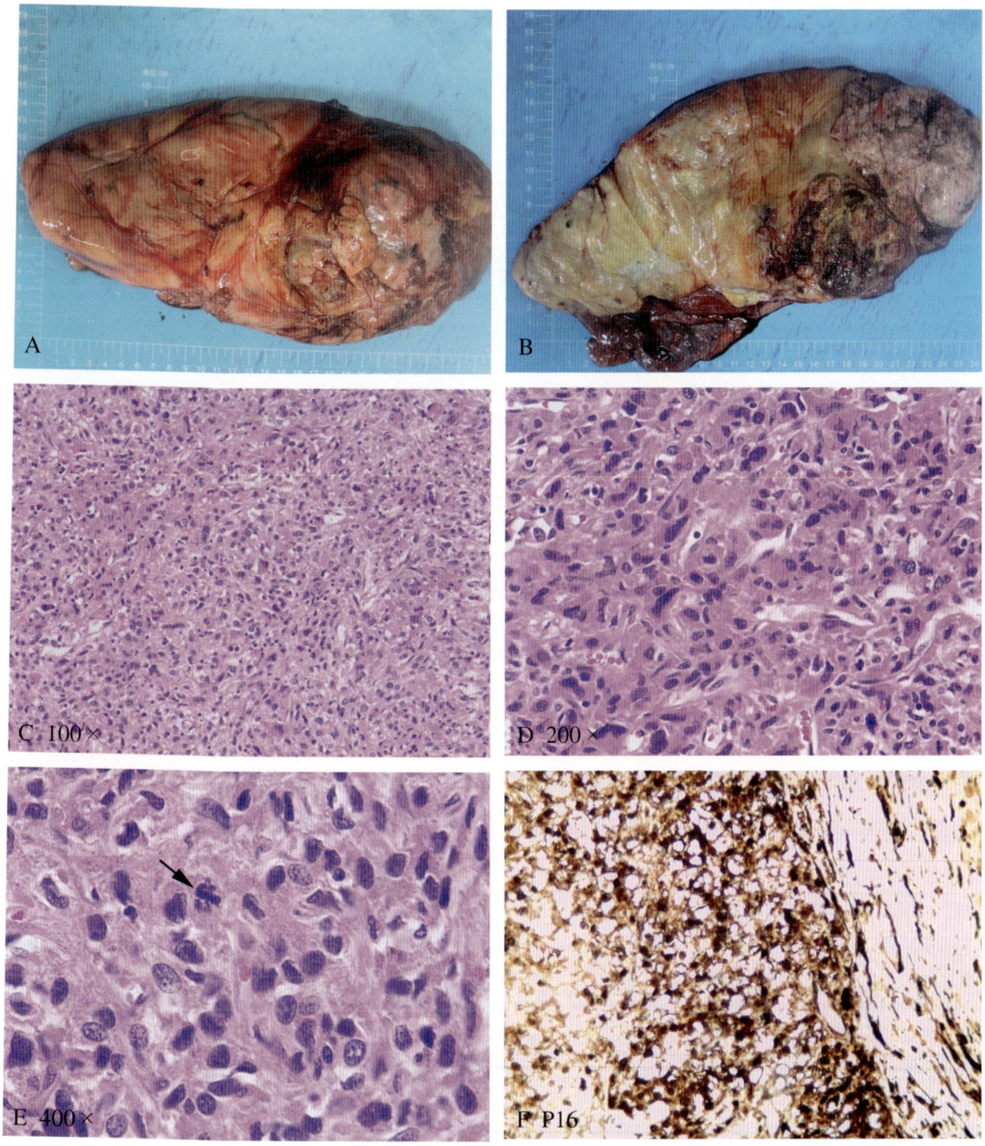

图 3 **去分化脂肪肉瘤病理图**。**图 A**，肿瘤外可见假包膜。**图 B**，肿瘤切面大部分灰黄，质软，部分灰红，质糟脆，另见片状出血、坏死区。**图 C**，肿瘤由密集的短梭形细胞组成。**图 D**，肿瘤细胞明显异型，核大小不一，胞质粉染，间质血管丰富。**图 E**，核分裂象（↑）。**图 F**，肿瘤细胞 P16 核 / 质弥漫强阳性

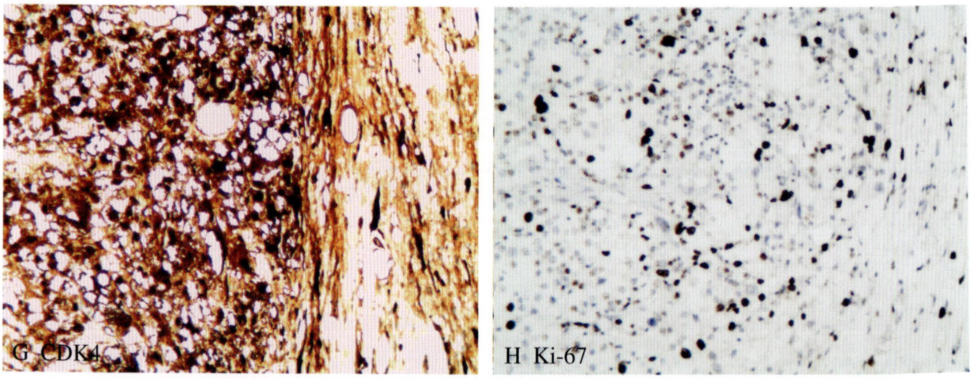

图 3（续） **图 G**，肿瘤细胞 CDK4 核 / 质弥漫强阳性。**图 H**，肿瘤细胞 Ki-67 核散在阳性

免疫组化结果：S-100（少数 +），P16（弥漫强 +），CDK4（弥漫强 +），MDM2（少数 +），Desmin（−），SMA（局灶 +），MyoD1（−），CD117（部分 +），CD34（−），P53（野生型表达），Ki-67（热点区约 40%+）。

（腹膜后）肿瘤切除标本：去分化脂肪肉瘤，去分化成分主要为纤维肉瘤，伴片状出血、坏死，FNCLCC Ⅲ级。

（膀胱）肿瘤切除标本：平滑肌组织中可见去分化脂肪肉瘤累及。

讨论

本例患者也因发热就诊，与前述病例（病例 7-3）比较，术后标本未发现炎性坏死区，考虑发热与巨大肿瘤生物学特性有关。

手术分离过程中，肿瘤与肾周脂肪囊关系密切，术后病理未见肿瘤细胞。肿瘤与膀胱壁紧密粘连。肿瘤难与膀胱壁分离，并发生破损，病理汇报有侵犯。我们体会，在分离肿瘤过程中，若难分离，易破损，则侵犯的可能性大，应予以重视。

本例患者因发热就诊，CT 检查已明确为腹膜后肿瘤，术前穿刺活检未得到病理确诊，与去分化脂肪肉瘤的脂肪分化不明显有关。一般来讲，术前穿刺不作为腹膜后肿瘤术前常规检查，若需要穿刺，则选用 16G 穿刺针为好。

脂肪肉瘤发生去分化时，脂肪细胞分化可以较局限，或者完全没有脂肪细胞分化，活检诊断在病理医师经验不足时困难，可能误诊断为梭形细胞肿瘤或其他类型肉瘤。

病例 10 黏液样脂肪肉瘤

临床病史

患者男性，50 岁。2008 年体检发现右大腿外侧肿块，约鸡蛋大小，质软，活动度差，未予重视，未进行诊治。2013 年 3 月发现腹部占位，直径约 8 cm，在当地医院以直肠黏液瘤行手术，术后病理为黏液样脂肪肉瘤。2013 年 4 月患者右大腿肿块逐渐增大至 20 cm × 20 cm，在当地医院行手术切除，术后病理为黏液样脂肪肉瘤。2014 年 10 月患者术后复查，发现腹部肿瘤复发。2016 年 3 月 17 日入我院诊治。

查体：腹部膨隆，腹壁柔软，腹壁右侧可见手术瘢痕，腹部巨大包块，边界不清，活动度差。

既往史：糖尿病史 10 年，胆囊切除术后 2 年。

影像学表现

患者入我院后，行 CT 检查，其结果见图 1。

CT 图像

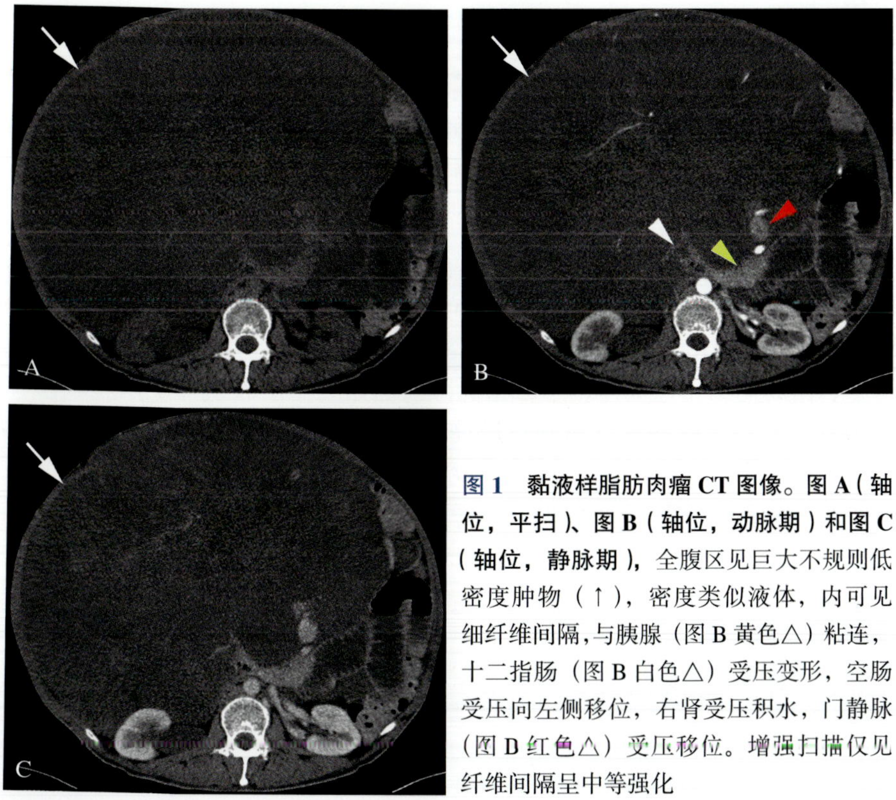

图 1 **黏液样脂肪肉瘤 CT 图像。图 A（轴位，平扫）、图 B（轴位，动脉期）和图 C（轴位，静脉期）**，全腹区见巨大不规则低密度肿物（↑），密度类似液体，内可见细纤维间隔，与胰腺（图 B 黄色△）粘连，十二指肠（图 B 白色△）受压变形，空肠受压向左侧移位，右肾受压积水，门静脉（图 B 红色△）受压移位。增强扫描仅见纤维间隔呈中等强化

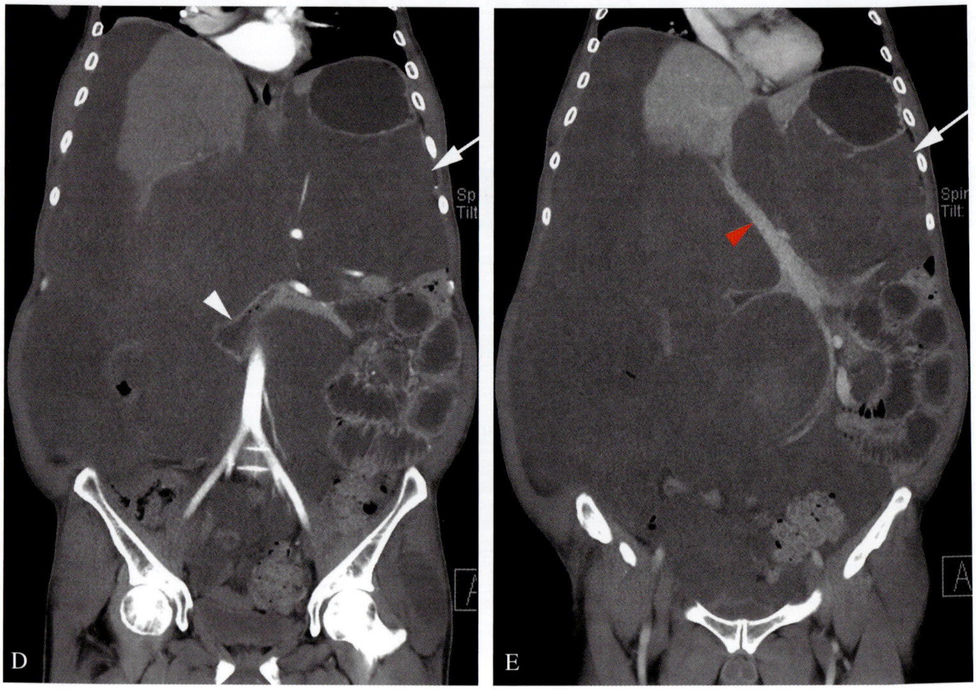

图 1（续） **图 D（冠状位，动脉期）**，肿物（↑）挤压十二指肠（白色△）变形，空肠受压向左侧移位。右膈肌部分粘连可能。**图 E（冠状位，静脉期）**，肿物（↑）挤压门静脉（红色△）移位

手术所见

2016 年 3 月 30 日行腹膜后肿瘤切除术：腹腔内可见广泛种植转移，肠系膜、结直肠及小肠肠壁多发转移结节，大量淡黄色腹水，约 3000 ml。肿瘤呈分叶状、胶冻样，有包膜，大小约 30 cm × 30 cm，与周围组织器官分界尚清。肿瘤上界位于肝下，下界位于盆腔，十二指肠及胰腺受压向左下腹移位，与右上腹腹膜粘连严重。回盲部可见大量种植结节与肠壁紧密粘连，无法逐一分离，决定行右半结肠切除术，行回肠结肠吻合。

探查盆腔，可见乙状结肠前壁一直径 4 cm 种植结节，予以剔除，丝线修补。空肠及左半结肠可见数个种植结节，予以剔除。

松解十二指肠周围粘连瘤体，十二指肠降段起始处全层破损，予以丝线修补。胰腺前方及后方均可见胶冻样瘤体，胰腺尾部受侵，脾静脉位于瘤体内，均无法完整游离，行姑息清扫。瘤体出血较多，患者逐渐出现失血性休克，凝血功能障碍，无法逐一剔除。术中出血约 21 000 ml，术后转 ICU 继续治疗。

病理学表现

患者肿瘤病理学表现见图 2。

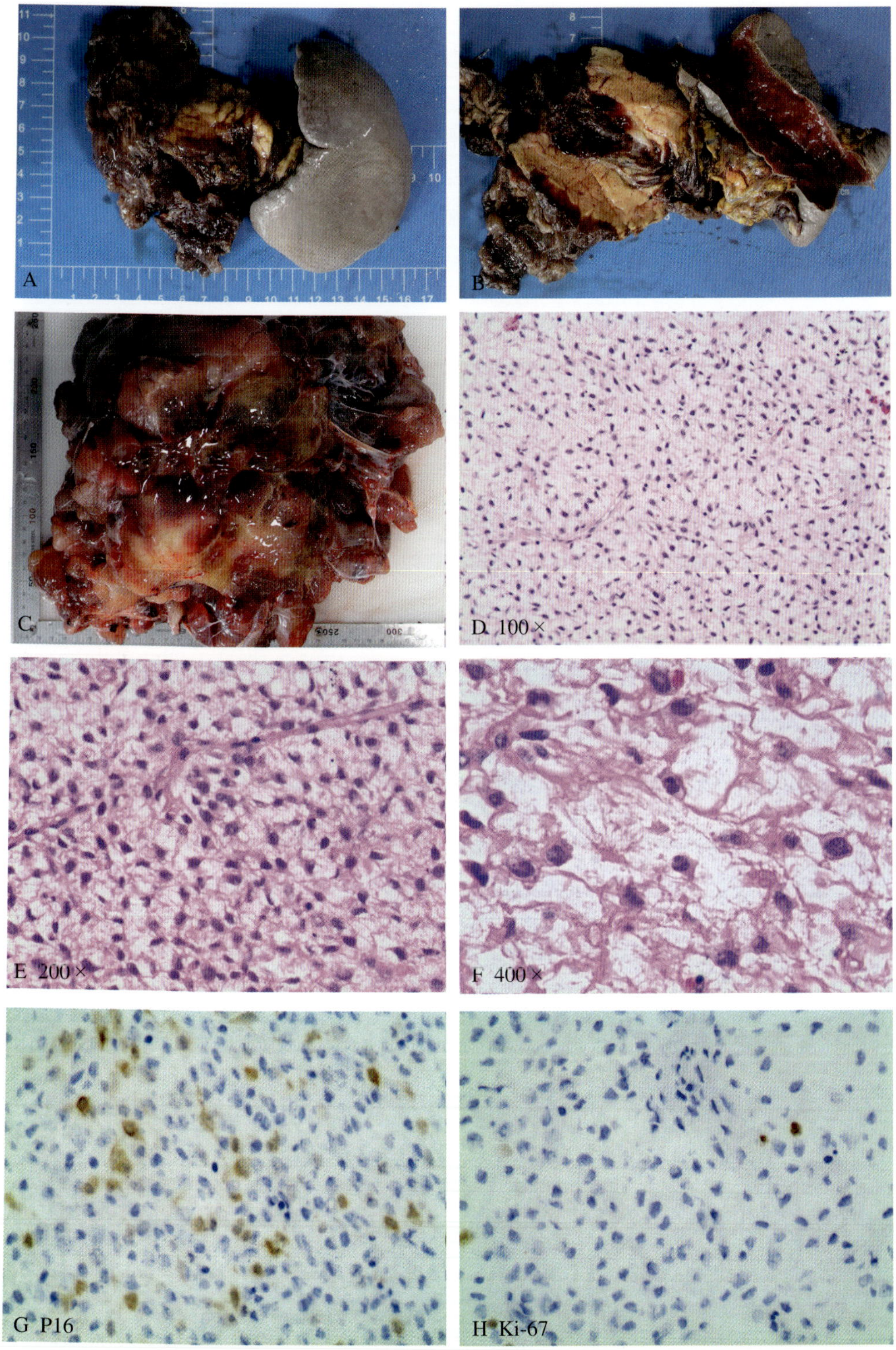

图 2　黏液样脂肪肉瘤病理图。图 A 和图 B， 肿瘤累及胰腺表面及脾门血管周。**图 C，** 结节状肿瘤切面灰黄、灰褐色，呈胶冻状。**图 D，** 肿瘤细胞由幼稚间叶细胞组成，间质富于黏液。**图 E 和图 F，** 为图 D 高倍镜图像。**图 G，** 肿瘤细胞 P16 核部分阳性。**图 H，** 肿瘤细胞 Ki-67 核散在阳性

免疫组化结果： S-100（+），P16（部分+），CDK4（−），Desmin（−），SMA（−），Myogenin（−），MyoD1（−），CD117（−），CD34（−），DOG-1（−），P53（−），Ki-67（热点区约1%+），CK（−），Caldesmon（+）。

（腹膜后）肿瘤、右结肠、脾、胰尾切除标本： 黏液样脂肪肉瘤。肿瘤累及胰腺及脾门血管，其周淋巴结未见肿瘤累及（0/5）；肿瘤侵及小肠壁肌层和结肠浆膜层，小肠及结肠黏膜未见肿瘤累及；小肠和结肠断端均未见肿瘤；肠系膜淋巴结未见肿瘤累及（0/15）；阑尾未见肿瘤侵及。

讨论

脂肪肉瘤发生部位与其组织类型有一定的相关性。黏液样/圆细胞脂肪肉瘤和多形性脂肪肉瘤好发于肢体，高分化脂肪肉瘤好发于肢体和腹膜后，去分化脂肪肉瘤最常见于腹膜后。

腹膜后脂肪肉瘤以高分化和去分化为主，少见多形性脂肪肉瘤。黏液样脂肪肉瘤多发生于四肢，腹膜后病例几乎全部为四肢原发肿瘤转移所致。如本病例所示，黏液样脂肪肉瘤原发于大腿，多灶转移至腹膜后，全身治疗应作为术后治疗方案。

病例 11-1 多形性脂肪肉瘤复发

临床病史

患者男性，62 岁，2016 年 12 月因消瘦及恶心呕吐就诊于当地医院，腹部 CT 检查提示腹膜后肿物，行腹膜后肿物切除 + 脾切除，术后病理为多形性脂肪肉瘤。术后 3 个月复查，未见复发征象。术后 6 个月复查，肿瘤复发。2017 年 6 月 16 日入我院诊治。

查体：腹部膨隆，有手术瘢痕，腹壁柔软，左侧腹部可触及肿物，无压痛，界限不清。

影像学表现

患者入我院后，行 CT 和 US 检查，其结果见图 1 和图 2。

CT 图像

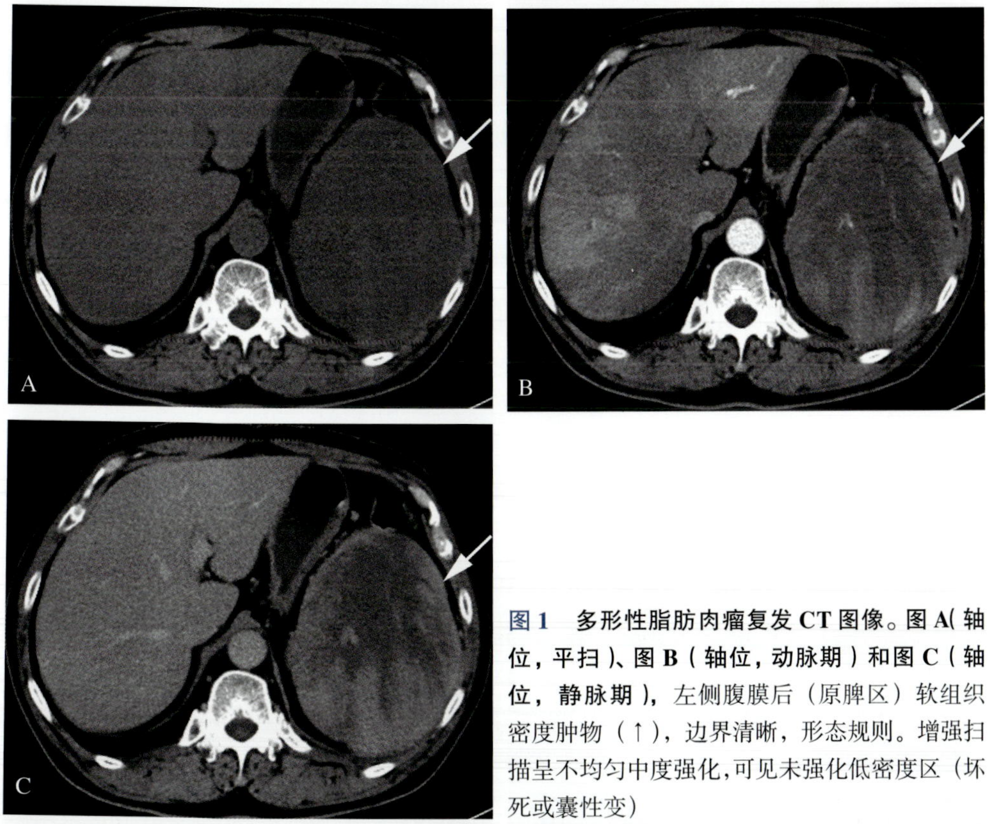

图 1　多形性脂肪肉瘤复发 CT 图像。图 A（轴位，平扫）、图 B（轴位，动脉期）和图 C（轴位，静脉期）， 左侧腹膜后（原脾区）软组织密度肿物（↑），边界清晰，形态规则。增强扫描呈不均匀中度强化，可见未强化低密度区（坏死或囊性变）

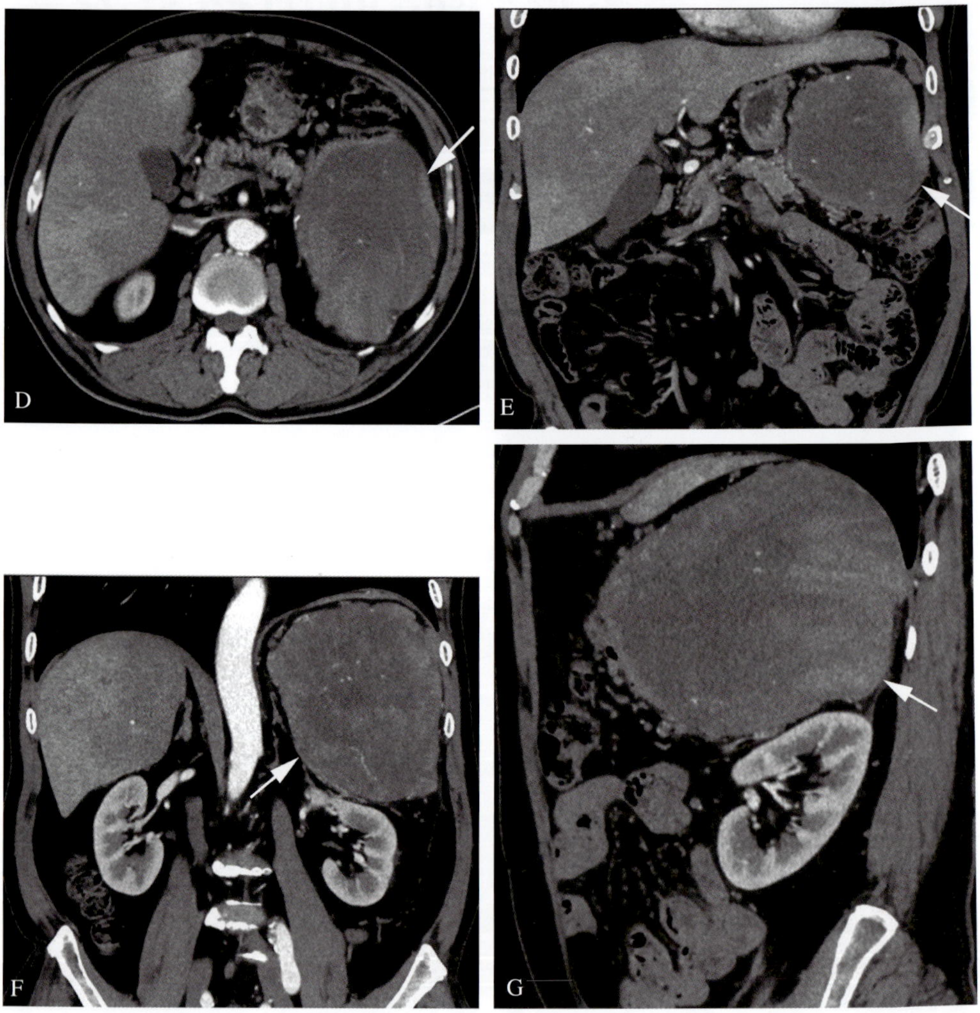

图 1（续） **图 D（轴位，动脉期）和图 E（冠状位，动脉期）**，胰尾部受压，肿物（↑）与胰腺尾部粘连可能。**图 F（冠状位，动脉期）**，肿物（↑）位于膈肌下方，左肾受挤压向下移位。**图 G（矢状位，动脉期）**，肿物（↑）位于左肾上方，与左侧膈肌粘连紧密

US 图像

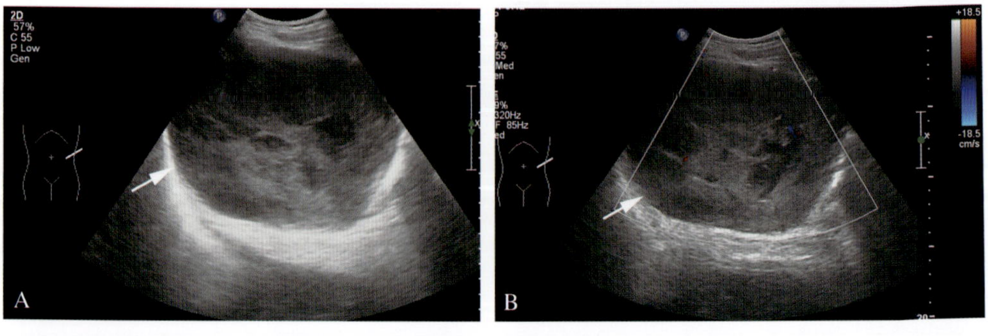

图 2 **多形性脂肪肉瘤复发 US 图像。图 A**，脾区巨大以低回声为主的混合回声性肿物（↑），边界清晰，形态规则，包膜完整。**图 B**，肿物（↑）内部未见明显血流信号

手术所见

2017 年 6 月 28 日行腹膜后肿瘤切除术：未见腹水，腹盆腔未见种植，肿瘤位于脾区，直径约 16 cm，剪开降结肠外侧腹膜，游离结肠脾曲，将降结肠向右侧掀起，暴露腹主动脉，可见肿瘤位于膈肌下方、胃体左侧、胰腺左侧、包绕左肾，考虑肿瘤为脂肪肉瘤。决定行腹膜后全脂肪清扫＋腹膜后肿瘤切除术。腹膜后全脂肪清扫范围：下界为髂血管，外侧为腋中线，上界为膈肌，内侧为腹主动脉或下腔静脉。沿肾周剔除肾周全部脂肪，裸化左肾、输尿管及肾血管，将肿瘤连同腹膜后脂肪组织全部切除。

病理学表现

患者肿瘤病理学表现见图 3。

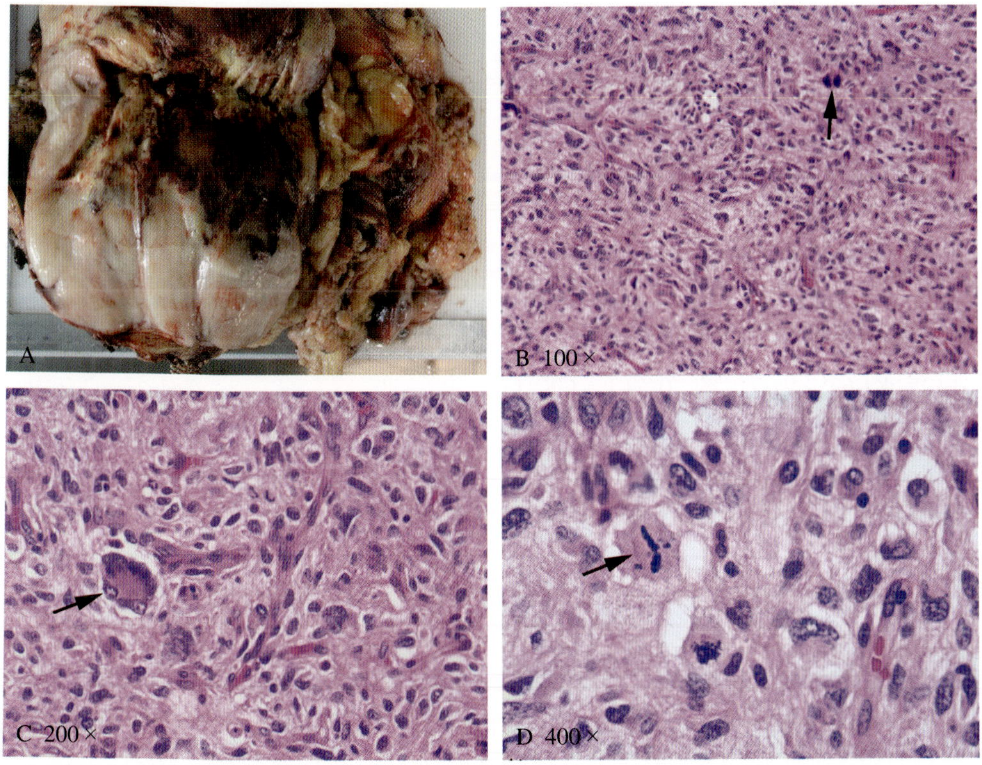

图 3　多形性脂肪肉瘤复发病理图。图 A，肿瘤切面灰白、质软，呈鱼肉状，部分区域可见坏死和出血区，大小约 25 cm × 16 cm × 10 cm。**图 B 和图 C，**肿瘤由高度异型的梭形细胞和瘤巨细胞（↑）组成。**图 D，**核分裂象（↑）

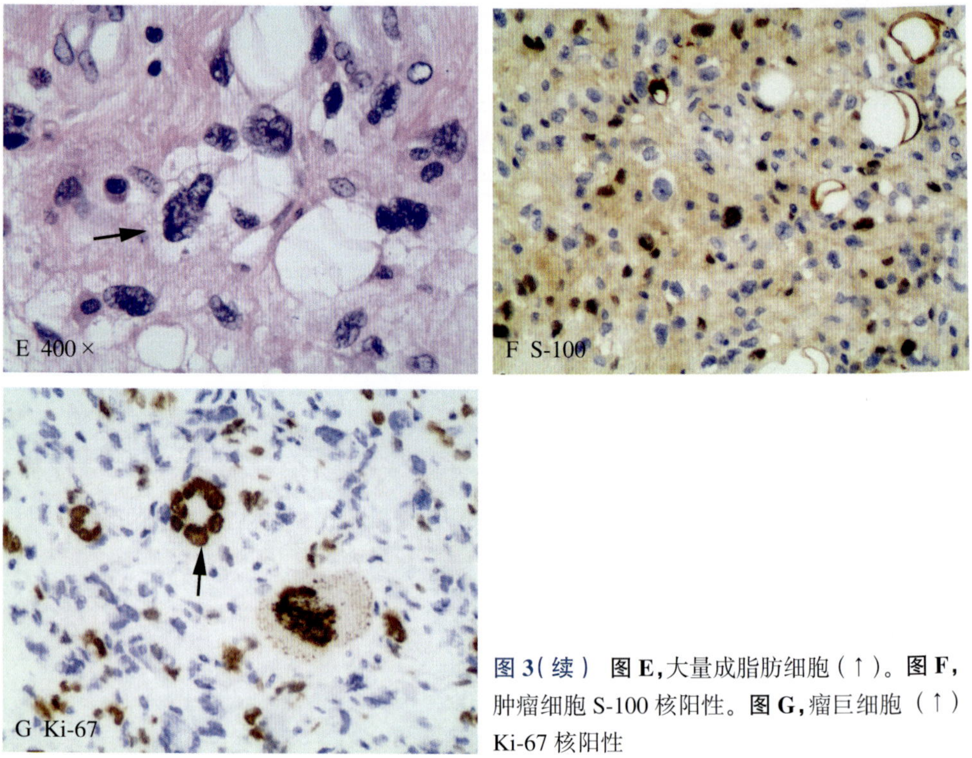

图 3(续) **图 E**,大量成脂肪细胞(↑)。**图 F**,肿瘤细胞 S-100 核阳性。**图 G**,瘤巨细胞(↑)Ki-67 核阳性

免疫组化结果: S-100(少数+),P16(−),CDK4(部分+),MDM2(−),Desmin(少数+),SMA(−),Myogenin(−),MyoD1(−),CD117(弱+),CD34(−),DOG-1(−),P53(+),Ki-67(热点区约 30%+),CK(−)。

FISH 检测结果: *MDM2* 基因未见扩增,不支持高分化 / 去分化脂肪肉瘤。

(腹膜后)肿瘤切除标本: 多形性肉瘤,伴片状坏死,结合临床病史、免疫组化及 FISH *MDM2* 基因检测结果,考虑多形性脂肪肉瘤复发。另见少许胰腺及肾上腺组织,未见肿瘤累及。

讨论

多形性脂肪肉瘤是一种多形性的高度恶性肉瘤,含有数量不等的多形性成脂肪细胞。是一种具有侵袭性的间叶性肿瘤,转移率 30% ~ 50%,死亡率 40% ~ 50%。

多形性脂肪肉瘤细胞异型性明显,可见瘤巨细胞,胞质丰富,可见脂肪空泡。腹膜后脂肪肉瘤大部分为高分化脂肪肉瘤,多形性脂肪肉瘤少见。

本例多形性脂肪肉瘤患者术后 3 个月复查未见复发,6 个月复查发现肿瘤复发,此时肿瘤已经很大。说明多形性脂肪肉瘤生长速度快、恶性程度高。

病例 11-2 多形性脂肪肉瘤复发

临床病史

患者男性，75 岁，2015 年 8 月无明显诱因发现右侧腰背部包块，在北京协和医院行手术切除术，术后病理诊断为多形性脂肪肉瘤。2015 年 12 月患者出现右下肢疼痛，程度轻，尚能忍受，伴右下肢轻度肿胀，无间歇性跛行。腹部 CT 检查提示右侧腹膜后占位，考虑肿瘤复发。2016 年 4 月 26 日入我院诊治。

查体：腹部平坦，腹壁柔软，右侧腹部可触及一肿块，边界不清，活动度差。

既往史：高血压病史 9 年。前列腺增生病史 10 余年。10 年前行胃大部切除。2 年前行腹腔镜下阑尾切除 + 胆囊切除。

第一次复发影像学表现

2016 年 4 月 26 日患者行 CT 检查，发现肿瘤复发，其结果见图 1。

第一次复发 CT 图像

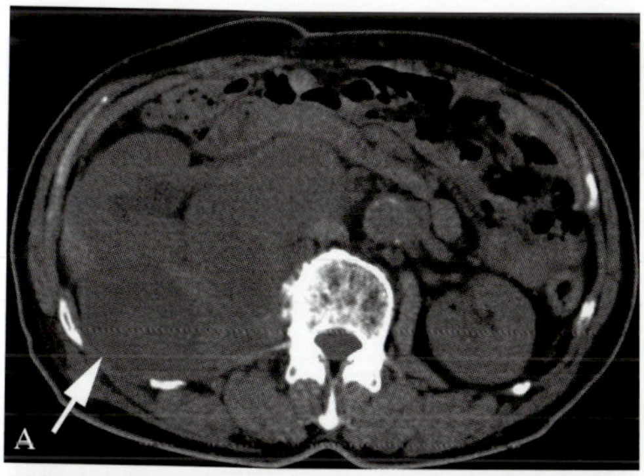

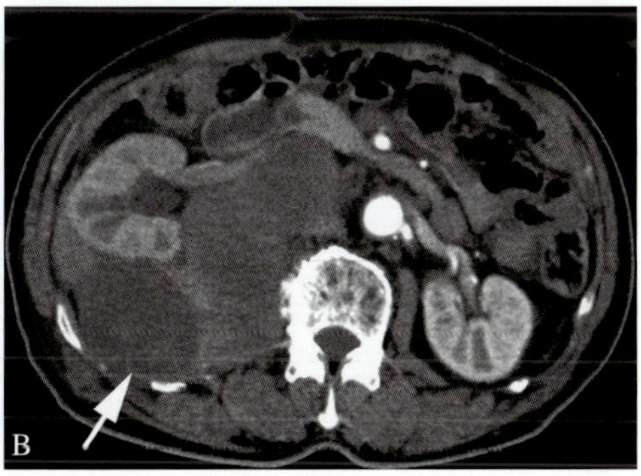

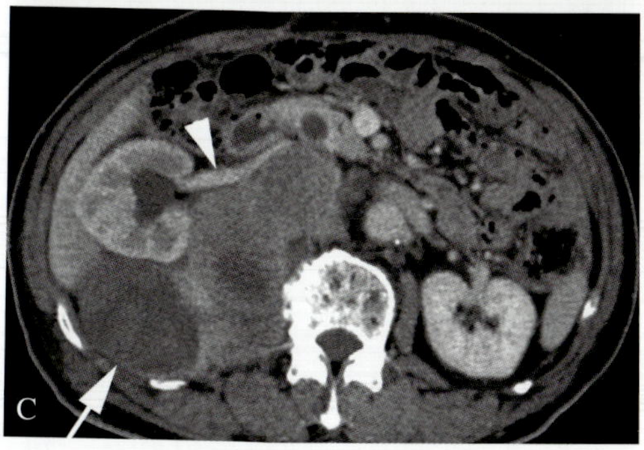

图 1 多形性脂肪肉瘤第一次复发 CT 图像。图 A（轴位，平扫）、图 B（轴位，动脉期）和图 C（轴位，静脉期），右肾与脊柱间分叶状软组织密度肿物（↑），边界不清，形态不规则，包绕右肾及右肾静脉（图 C △），与下腔静脉后壁紧邻，粘连可能，右侧腰大肌显示不清，受侵及可能。增强扫描呈不均匀中等程度强化

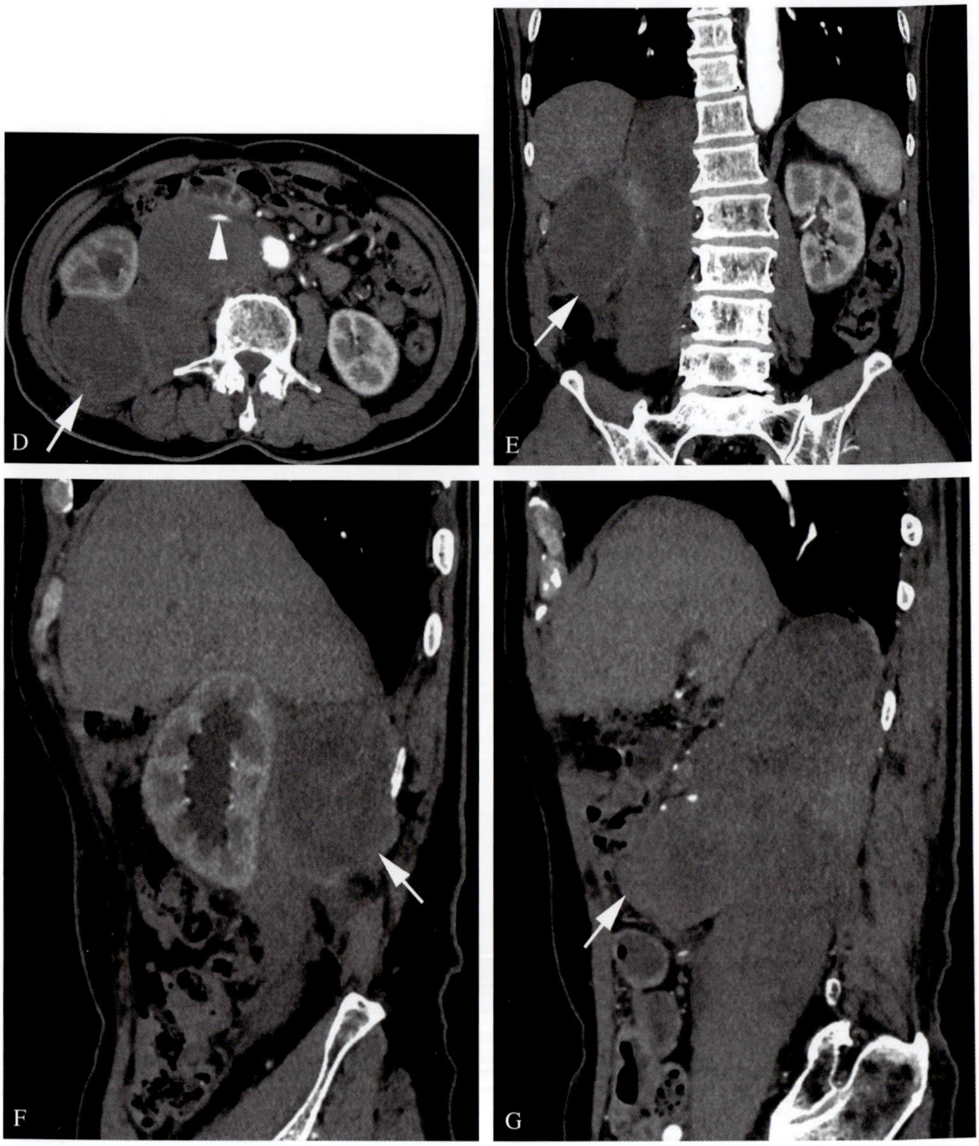

图 1（续） 图 D（轴位，动脉期），肿物（↑）包绕右肾动脉（△），肿物与腹主动脉右侧粘连。图 E（冠状位，动脉期），肿物（↑）与肝及膈肌粘连。图 F（矢状位，动脉期），肿物（↑）与右肾及肝粘连。图 G（矢状位，动脉期），肿物（↑）与右侧腰大肌分界不清，侵及可能

第一次复发手术所见

2016 年 5 月 4 日行腹膜后肿瘤切除术：肠管广泛粘连，予以松解。结肠肝曲与肝紧密粘连，切开右侧 Toldt′s 筋膜，游离右半结肠，回盲部与肿瘤紧密粘连，无法完整分离，离断回肠，将肠系膜翻向左侧腹部，暴露右侧腹膜后间隙。肿瘤呈分叶状，位于右侧腰大肌前缘，上达肝下，下达髂血管分叉水平，左侧位于下腔静脉及脊柱之间，与下腔静脉后壁紧密粘连，右侧与右肾周脂肪无明显分界，右肾位于肿瘤右上方，右肾动、

静脉、输尿管及右侧睾丸静脉被肿瘤包绕，无法分离，逐一结扎离断。分离肿瘤与肝右叶粘连，肝表面破损，予以电凝止血，彻底游离肝与肿瘤上界，肿瘤侵犯右侧膈肌，切除肋膈隐窝部分膈肌，长约 4 cm，予以丝线修补。分离肿瘤与右侧腹壁粘连，向肿瘤背侧游离，分离肿瘤与背部肌肉粘连。沿腰大肌前缘分离肿瘤与腰大肌，切除部分腰大肌，肿瘤与股神经起始部粘连。沿神经表面游离肿瘤。由于肿瘤右侧部分与下腔静脉关系密切，决定分块切除，切除肿瘤右侧部分（约占瘤体 80%）与右肾。肿瘤左侧部分与腹主动脉右侧壁粘连，尚可分离，沿下腔静脉壁与肿瘤之间游离，游离下腔静脉后完整切除肿瘤左侧部分，下腔静脉壁部分破损，予以修补。剔除脊柱右侧腰大肌内侧残余瘤体，创面止血，行右半结肠切除，行回结肠吻合。

第一次复发病理学表现

患者肿瘤病理学表现见图 2。

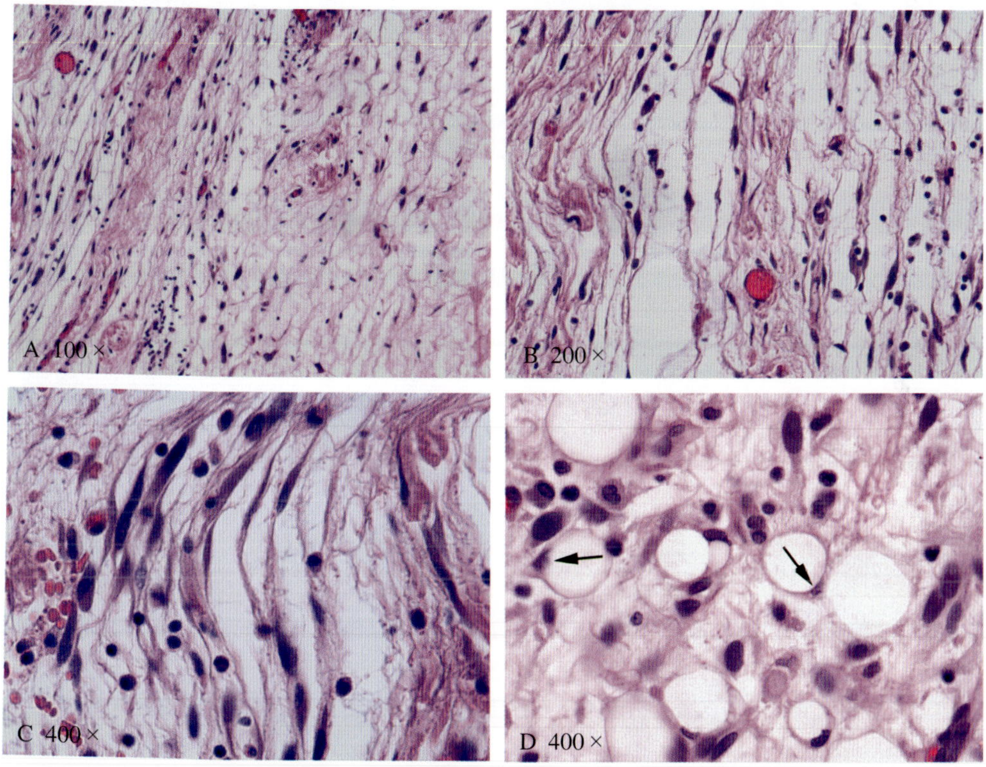

图 2　**多形性脂肪肉瘤第一次复发病理图。图 A，**脂肪组织内可见散在异型梭形细胞分布。**图 B，**梭形细胞核大深染。**图 C，**肿瘤由高度异型梭形细胞组成，呈平行状排列。**图 D，**成脂肪细胞（↑）

免疫组化结果：S-100（+），P16（−），CDK4（+），Desmin（−），SMA（−），Myogenin（−），MyoD1（−），CD117（−），CD34（−），DOG-1（−），P53（个别+），Ki-67（热点区约 10%+），CK（−）。

FISH 检测结果：*MDM2* 基因未见扩增，不支持高分化 / 去分化脂肪肉瘤。

（腹膜后）肿瘤切除标本：多形性肉瘤，结合临床病史、免疫组化及 FISH 检测结果符合多形性脂肪肉瘤；肿瘤多发，共有 10 枚结节，肿瘤直径 3 ~ 7 cm，部分有包膜；肿瘤侵及肾周围脂肪囊；肾门脉管和输尿管切缘未见肿瘤；淋巴结未见肿瘤累及（0/7）。

第二次复发影像学表现

患者于 2017 年 5 月 4 日再次行 CT 检查，发现肿瘤第二次复发，其结果见图 3。

第二次复发 CT 图像

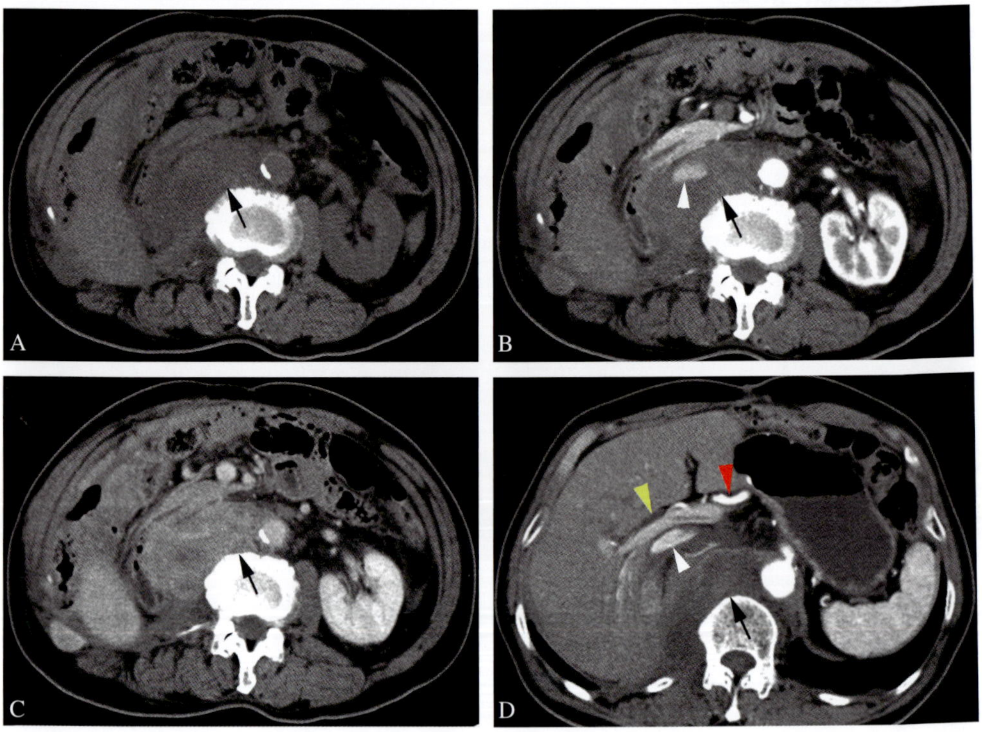

图 3 多形性脂肪肉瘤第二次复发 CT 图像。**图 A（轴位，平扫）、图 B（轴位，动脉期）和图 C（轴位，静脉期），**十二指肠左侧、胰头后方软组织密度肿物（↑），内部密度稍欠均匀，边界不清，形态不规则。胰头、十二指肠降段受压右移，紧密粘连。肿物包绕下腔静脉（图 B △），与腹主动脉右侧壁紧邻，粘连可能。增强扫描呈明显不均匀强化。**图 D（轴位，动脉期），**肿物（↑）包绕下腔静脉（白色△）、门静脉（黄色△）、肝动脉（红色△）、腹主动脉，与肝分界不清，侵及可能

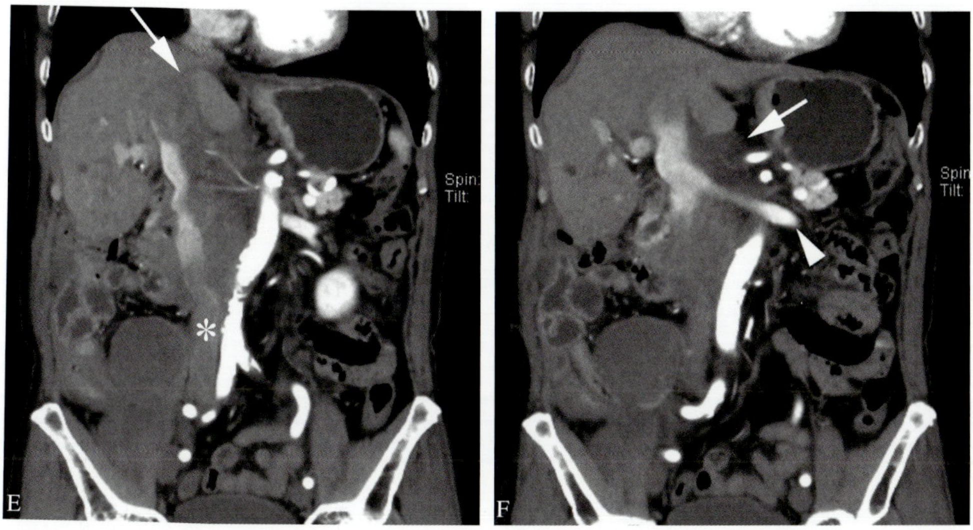

图 3（续）　**图 E（冠状位，动脉期）**，肿物（↑）包绕下腔静脉（*），腹主动脉走行迂曲，边界不清，侵及可能。肿物包绕肝门部，与肝分界不清，侵及可能。图 **F（冠状位，动脉期）**，肿物（↑）包绕左肾静脉（△）

讨论

本例患者为多形性脂肪肉瘤，术后 4 个月发现肿瘤复发，术后 8 个月来我院就诊，术中发现肿瘤与周围组织脏器粘连明显，很难切除干净。1 年后 CT 显示肿瘤再次复发，肿瘤包绕腹主动脉、下腔静脉、左肾静脉、门静脉、肝动脉，侵及周围脏器，已失去手术机会。对于此类患者，给予我们的思考是，第一次手术该如何做才能获得最佳效果？是否需要联合其他手段例如放射治疗、新辅助化疗、免疫治疗、基因靶向治疗等？

第四章

平滑肌肿瘤

病例 12-1 平滑肌瘤

临床病史

患者男性，50 岁，2017 年 8 月体检行超声检查发现盆腔占位。增强 CT 检查提示盆腔左侧巨大肿物。2017 年 9 月 21 日入我院诊治。

影像学表现

患者入我院后，行 CT、MRI 和 US 检查，其结果见图 1 ～ 3。

CT 图像

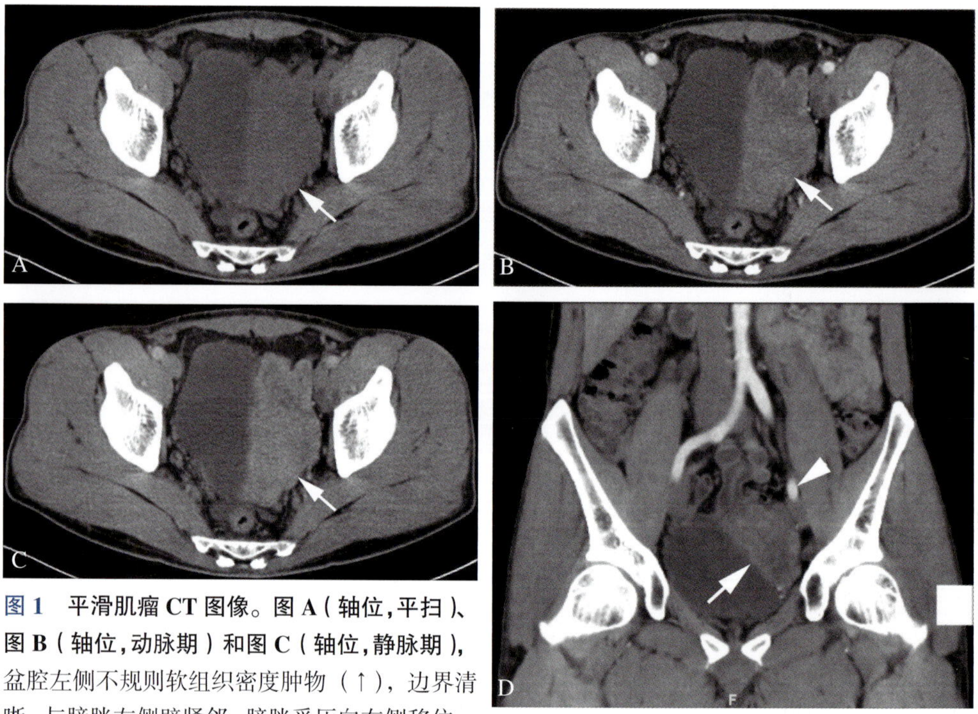

图 1　平滑肌瘤 CT 图像。图 A（轴位，平扫）、图 B（轴位，动脉期）和图 C（轴位，静脉期），盆腔左侧不规则软组织密度肿物（↑），边界清晰，与膀胱左侧壁紧邻，膀胱受压向右侧移位。增强扫描呈不均匀中度强化。**图 D（冠状位，动脉期），**肿物（↑）位于膀胱左上方，挤压膀胱；左侧髂外动脉（△）未见受累

MRI 图像

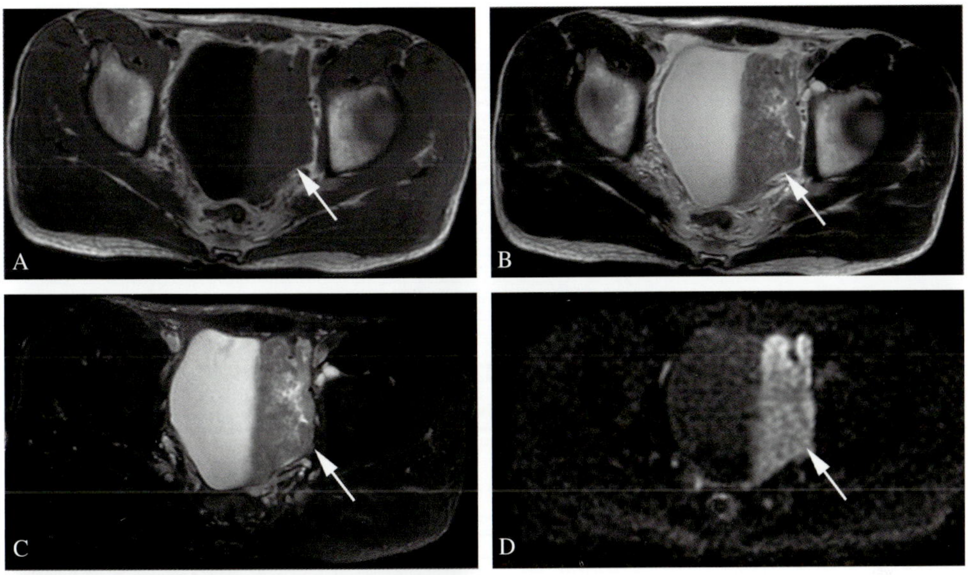

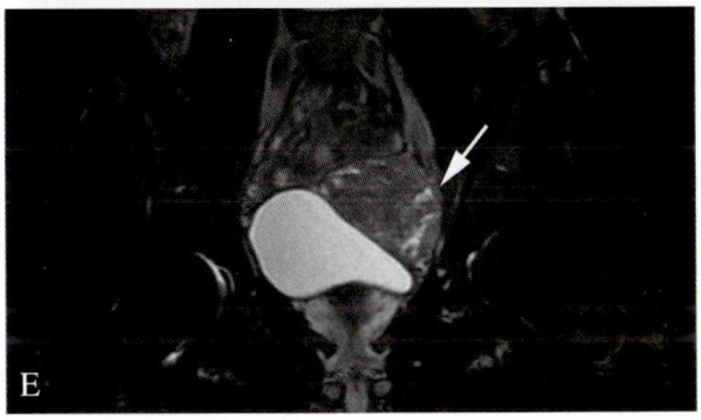

图 2 平滑肌瘤 MRI 图像。盆腔偏左侧可见不规则形肿物（↑），**图 A（轴位，T1WI）**，呈等信号。**图 B（轴位，T2WI）**，呈混杂稍高信号。**图 C（轴位，压脂 T2WI）**，肿物（↑）信号未见明显减低。**图 D（轴位，DWI）**，呈高信号。**图 E（冠状位，压脂 T2WI）**，肿物（↑）位于膀胱左上方，挤压膀胱，与膀胱壁分界不清

US 图像

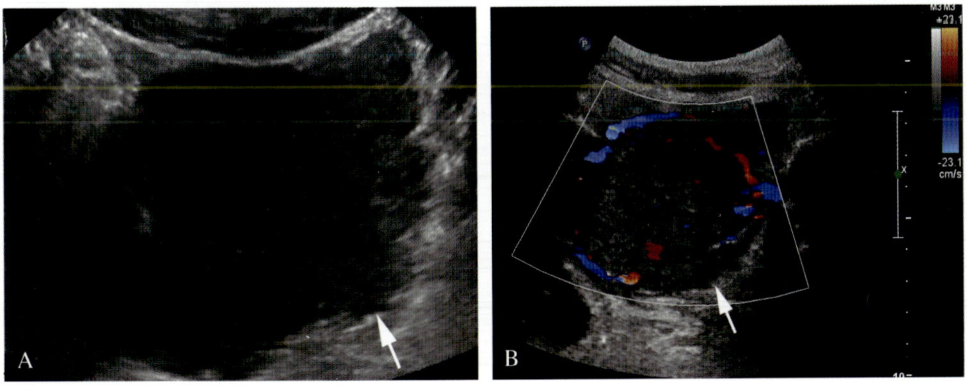

图 3 平滑肌瘤 US 图像。图 A 和图 B，盆腔巨大低回声肿物（↑），边界不清，形态不规则，内部及周边见血流信号

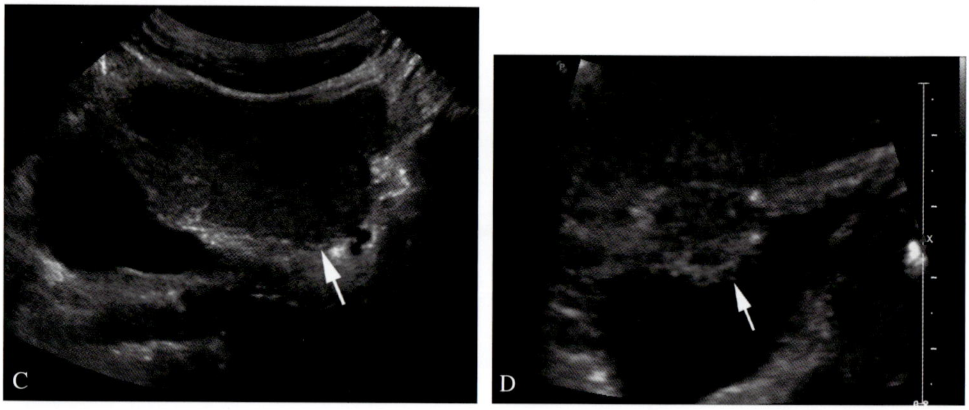

图 3（续） 图 C，肿物（↑）位于膀胱左上方，膀胱受压向右移位。图 D，膀胱壁间等回声结节（↑），考虑肿物来源于膀胱可能，为外生性肿物

手术所见

2017 年 9 月 28 日行盆腔肿瘤切除术：未见盆腔积液，未见腹壁转移结节。肿瘤位于盆底左侧，大小约 10 cm × 8 cm × 9 cm，质韧，右侧与膀胱左侧壁紧密粘连，左侧壁与乙状结肠侧腹膜粘连。肿瘤侵犯膀胱左侧三角及左侧输尿管下段，分离肿瘤与膀胱粘连，病理提示：梭形细胞肿瘤，膀胱来源可能。予以切除被侵犯膀胱壁，见膀胱黏膜良好，左侧输尿管入膀胱处部分被肿瘤侵犯。

病理学表现

患者肿物病理学表现见图 4。

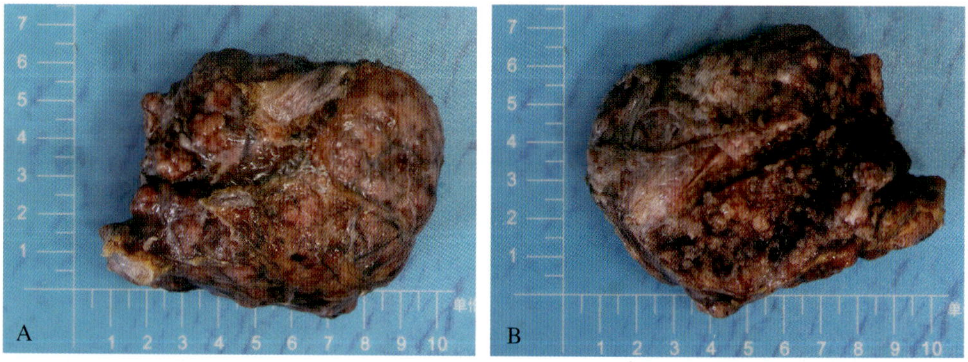

图 4 平滑肌瘤病理图。图 A，巨大肿瘤一枚，表面被覆假包膜。图 B，肿瘤切面灰红、灰白，质中

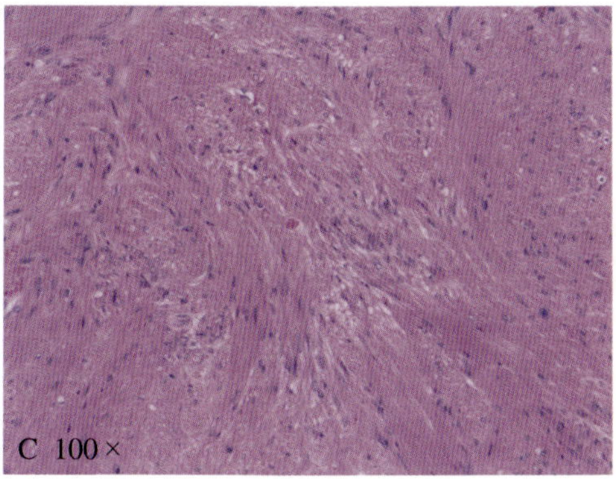

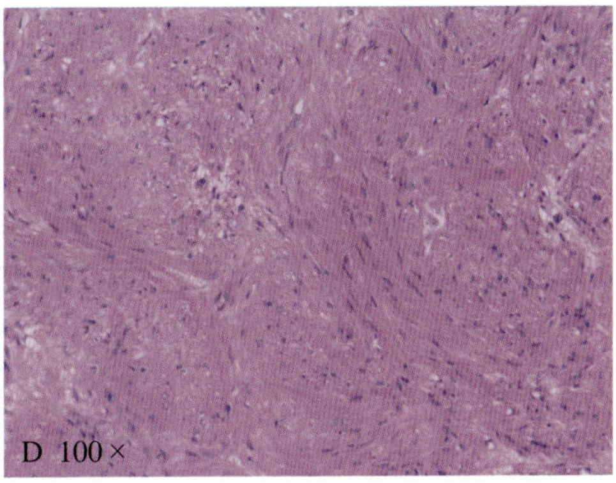

图 4（续） **图 C**，肿瘤细胞呈梭形编织状排列，胞质红染。**图 D**，细胞轻度异型，未见明显核分裂象

免疫组化结果：Desmin（+），SMA（+），S-100（−），P16（−），CDK4（−），MyoD1（−），CD117（−），CD34（部分 +），DOG-1（−），P53（−），Ki-67（热点区＜ 1%+）。

（盆腔）肿瘤切除标本：平滑肌瘤，考虑肿瘤来源于膀胱。

讨论

膀胱平滑肌瘤在膀胱各个部位均可发生，但多发于膀胱三角区和两侧壁。肿块多向膀胱腔内凸起，表面覆有完整的膀胱黏膜上皮。肿瘤由分化良好的平滑肌细胞组成。可分为黏膜下、壁间和浆膜下。浆膜下以盆腔肿块为主要表现，黏膜下以凸入膀胱为主要表现。组织学上与子宫肌瘤类似，由分化良好的平滑肌细胞构成。

US 图像（图 3-D）显示肿瘤来源于膀胱壁内，其浆膜面和黏膜面连续性好，提示为良性病灶。但由于肿瘤巨大，US 很难全方位完整显示肿瘤与周围组织之间的关系。CT 与 MRI 对于显示巨大肿瘤与周围组织关系具有非常好的优势。多种影像结合能更清晰显示肿瘤位置与特征。

病例 12-2 平滑肌瘤伴间质黏液变性

临床病史

患者女性，51 岁，2016 年无明显诱因出现腹胀不适，未予重视。之后类似症状反复出现。2017 年 8 月就诊于当地医院，行肠镜、胃镜检查未见明显异常。腹部超声检查提示腹腔内囊实性包块，大小约 36.7 cm × 16.4 cm × 8.9 cm。2017 年 9 月 15 日入我院诊治。

查体：腹部膨隆，右中腹触及包块，质软，活动度可，无压痛。

影像学表现

患者入我院后，行 CT 和 US 检查，其结果见图 1 和图 2。

CT 图像

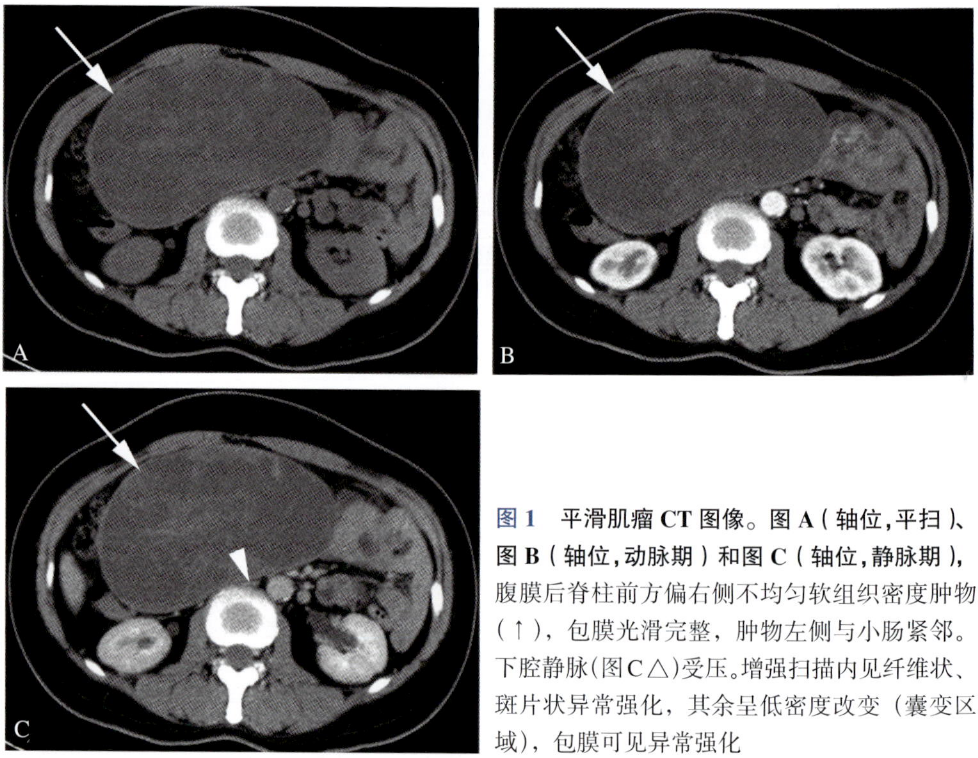

图 1　平滑肌瘤 CT 图像。图 A（轴位，平扫）、图 B（轴位，动脉期）和图 C（轴位，静脉期）， 腹膜后脊柱前方偏右侧不均匀软组织密度肿物（↑），包膜光滑完整，肿物左侧与小肠紧邻。下腔静脉（图 C △）受压。增强扫描内见纤维状、斑片状异常强化，其余呈低密度改变（囊变区域），包膜可见异常强化

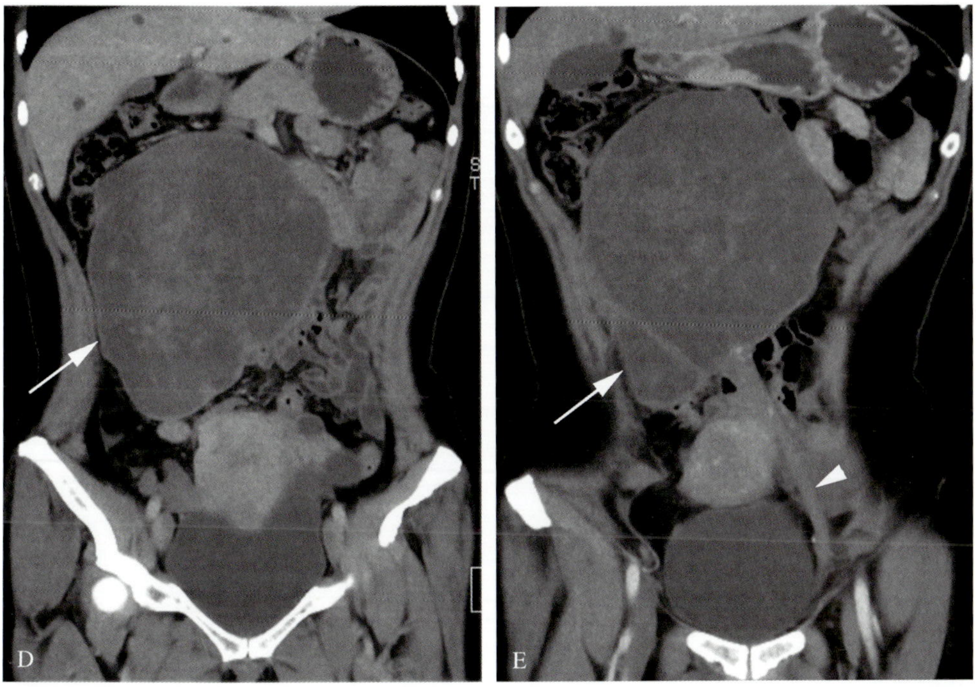

图 1（续） **图 D（冠状位，动脉期）**，肿物（↑）边界清晰，包膜完整，内部纤维轻度强化。**图 E（冠状位，动脉期）**，肿物（↑）下方可见一长约 13 cm 带状结构（△示子宫圆韧带）延伸至盆腔左侧

US 图像

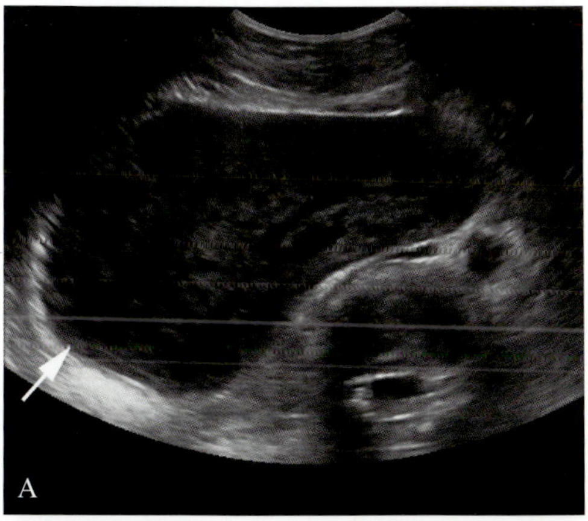

图 2　平滑肌瘤 US 图像。图 A，脊柱偏右侧一巨大低回声肿物（↑），边界清晰，形态规则，包膜完整。**图 B**，肿物（↑）位于腹主动脉及下腔静脉前方，下腔静脉向左侧移位。**图 C**，肿物（↑）挤压下腔静脉，下腔静脉管腔变瘪，但血流通畅

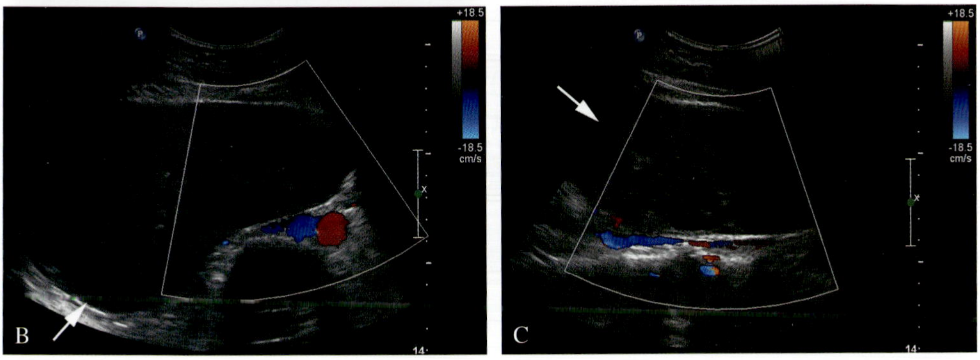

手术所见

2017 年 9 月 22 日行腹腔肿瘤切除术：未见腹水，未见腹盆腔种植。肿瘤位于下腹部，包膜完整，与周围组织疏松粘连，肿瘤血管蒂连接于左侧子宫圆韧带，血管钳夹闭肿瘤蒂，完整取出肿瘤。请妇科医师台上会诊，根据妇科会诊意见，考虑肿瘤来源于附件区，建议切除双侧输卵管，经与家属谈话沟通同意后。游离并切除双侧输卵管。

病理学表现

患者肿瘤病理学表现见图 3。

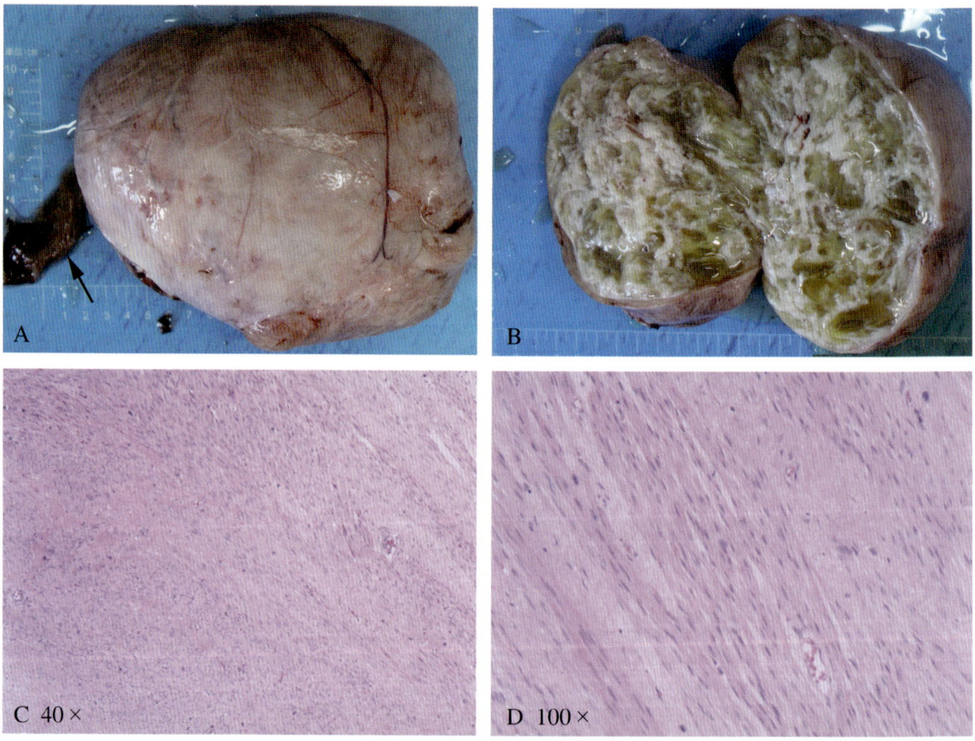

图 3 **平滑肌瘤病理图。图 A，**巨大椭圆形肿瘤一枚，表面光滑，大小约 20 cm × 16 cm × 7 cm，可见血管蒂（↑）。**图 B，**肿瘤切面灰白、质韧，富于黏液。**图 C，**肿瘤细胞呈梭形，胞质红染，编织状排列。**图 D，**为图 C 高倍镜图像，间质富于黏液

免疫组化结果：Desmin（+），SMA（+），S-100（−），MyoD1（−），CD117（+/−），CD34（−），CK（−），P53（−），Ki-67（热点区约 1%+）。

（子宫圆韧带）肿瘤切除标本：平滑肌瘤伴间质黏液变性。

讨论

子宫圆韧带起自子宫双角，向前下方伸展达两侧盆壁，再穿过腹股沟而终止于大阴唇前端。因此，子宫圆韧带肌瘤分为腹腔内和腹腔外。腹腔内圆韧带肌瘤与有蒂的子宫浆膜下肌瘤或卵巢实性肿瘤很难区分。在病理组织学上，与子宫肌瘤类似，也可发生各种变性，如玻璃样变、红色变性、囊性变等。

本病例为来源于左侧子宫圆韧带的平滑肌瘤，圆韧带受牵拉变长，肿瘤向上生长位于中上腹部偏右侧。术前未考虑到肿瘤来源于子宫圆韧带的原因为忽视了子宫圆韧带的辨认。回顾性分析 CT，发现有子宫圆韧带与肿瘤相连。

本病例 CT 图像显示下腔静脉与肿物紧邻，难以确认是否粘连。US 的优势是可实时动态显示肿物与下腔静脉之间的关系。

病例 12-3 腹膜播散性平滑肌瘤病

临床病史

患者女性，59 岁，2003 年、2009 年因平滑肌瘤在当地医院行子宫附件及肿瘤切除术。2015 年发现腹壁及盆腔多发肿物，在当地医院手术切除，术后病理诊断为平滑肌瘤。2016 年 6 月因盆腔多发占位就诊于当地医院，行放射治疗（DT5600cGy/28f）。患者自觉左侧腰腹及左大腿部疼痛，2017 年 9 月 21 日入我院诊治。

查体：未见明显阳性体征。

影像学表现

患者入我院后，行 CT 和 US 检查，其结果见图 1 和图 2。

CT 图像

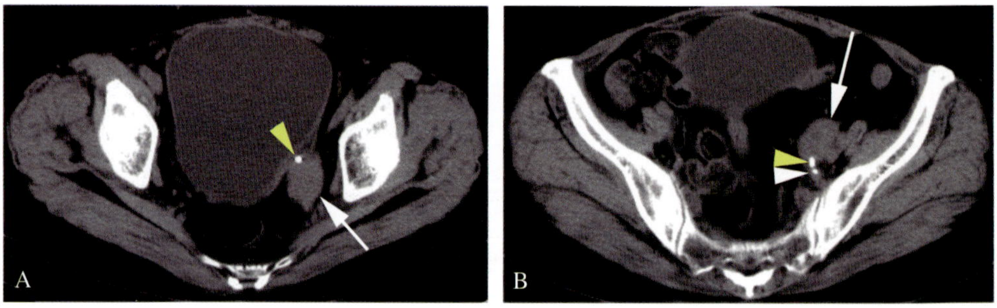

图 1　腹膜播散性平滑肌瘤病 CT 图像。图 A（轴位，平扫），膀胱左后方、左侧输尿管下方不规则软组织肿物（↑），左侧输尿管（黄色△）内可见 D-J 管，并被肿物包绕。**图 B（轴位，平扫）**，左侧输尿管（黄色△）及髂血管（图 B 及图 E 白色△）前方见软组织肿物（↑）

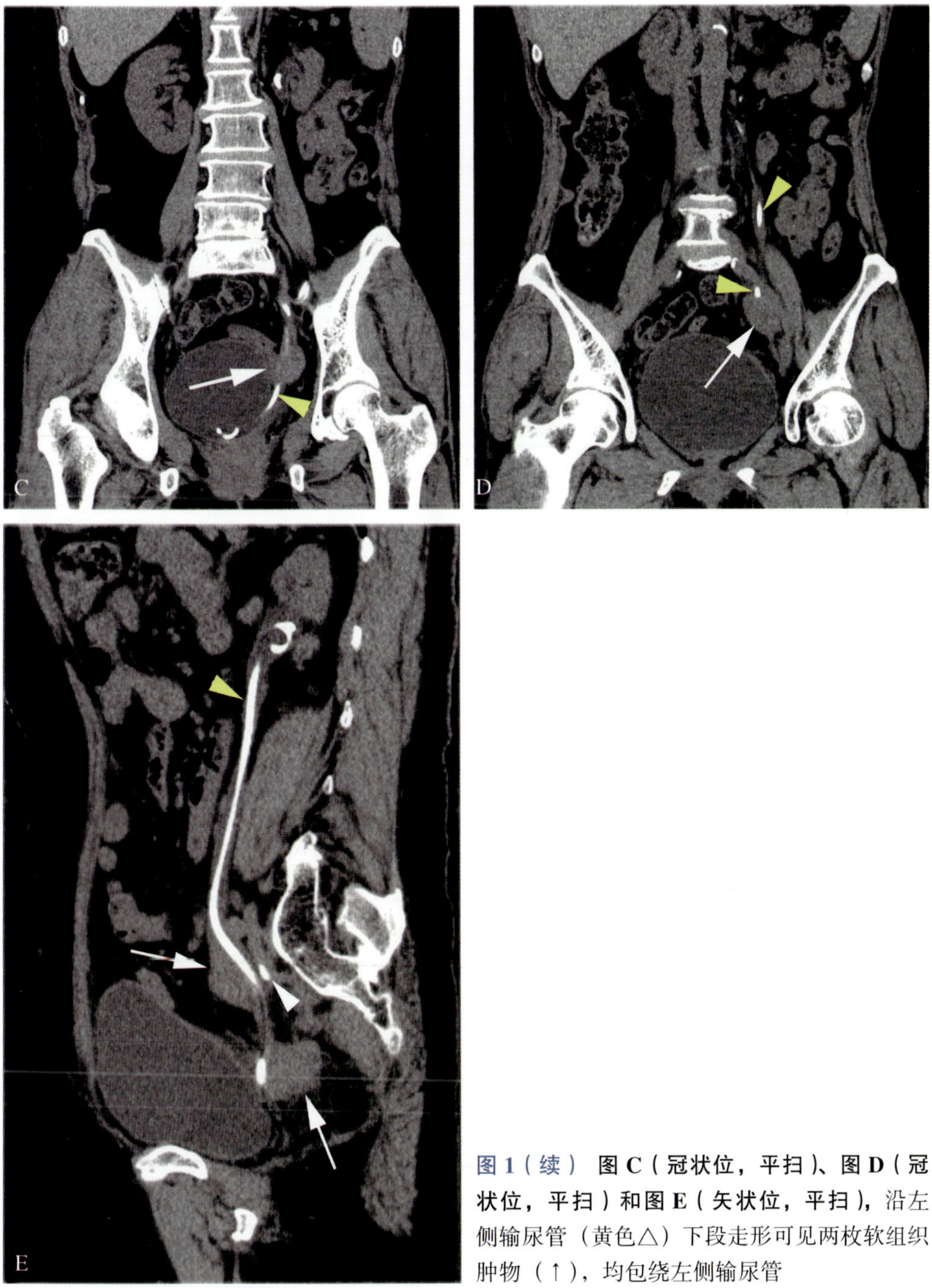

图 1（续） **图 C（冠状位，平扫）、图 D（冠状位，平扫）和图 E（矢状位，平扫），**沿左侧输尿管（黄色△）下段走形可见两枚软组织肿物（↑），均包绕左侧输尿管

US 图像

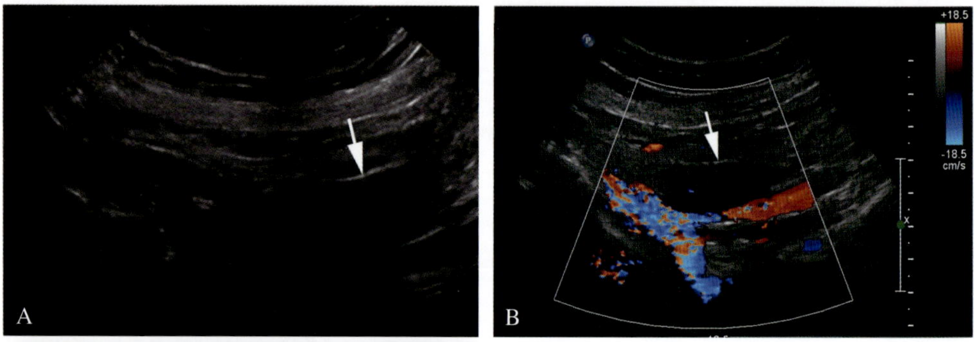

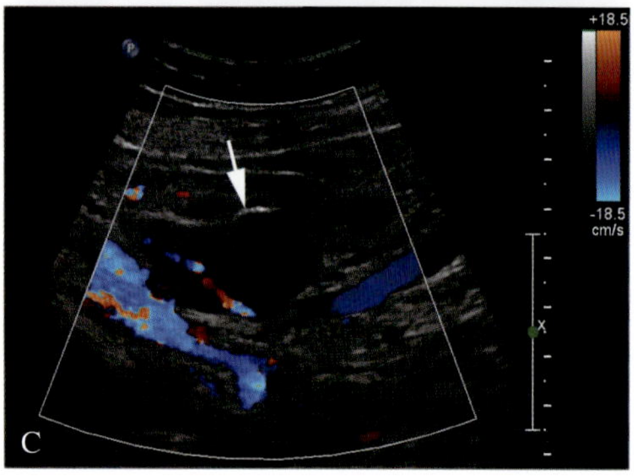

图 2 腹膜播散性平滑肌瘤病 US 图像。图 A 和图 B，左侧髂血管前方低回声肿物（↑），边界清晰，形态规则，包膜完整。**图 C，**肿物（↑）内部可见左侧髂动脉分支血管穿行

手术所见

2017 年 9 月 29 日行腹膜后肿瘤切除术：未见腹水，未见腹盆腔种植，腹腔内粘连严重。剪开降结肠外侧腹膜，见两枚肿瘤分别位于左侧输尿管下端及近膀胱处，肿瘤包绕左侧输尿管，质硬，位置较固定，与输尿管壁粘连紧密。取部分肿瘤送冰冻病理检查，结果提示平滑肌瘤。沿肿瘤壁分离肿瘤与输尿管及膀胱粘连，将肿瘤分块切除。肿瘤与左侧髂血管关系密切，但可分离，切除进入瘤体的分支。

病理学表现

患者肿瘤病理学表现见图 3。

免疫组化结果：Desmin（+），SMA（+），Caldesmon（+），ER（+），PR（+），Myogenin（–），S-100（–），SOX10（–），CD117（–），CD34（–），DOG-1（–），P16（局灶 +），CDK4（–），MDM2（–），CK（–），P53（部分 +），Ki-67（热点区约 2%+）。

（腹膜后）肿瘤切除标本：梭形细胞肿瘤，部分区域细胞稍丰富，轻度异型，核分裂象＜ 1 个 /50HPF，Ki-67 约 2% 阳性，间质部分黏液变性及灶性钙化，未见明确肿瘤性坏死，肿瘤部分区域延伸至周围脂肪组织，综合形态学、免疫组化结果及临床病史（多次平滑肌瘤及子宫平滑肌瘤切除病史），并且子宫及盆腹壁平滑肌肿瘤均呈良性表现，考虑为腹膜播散性平滑肌瘤病。

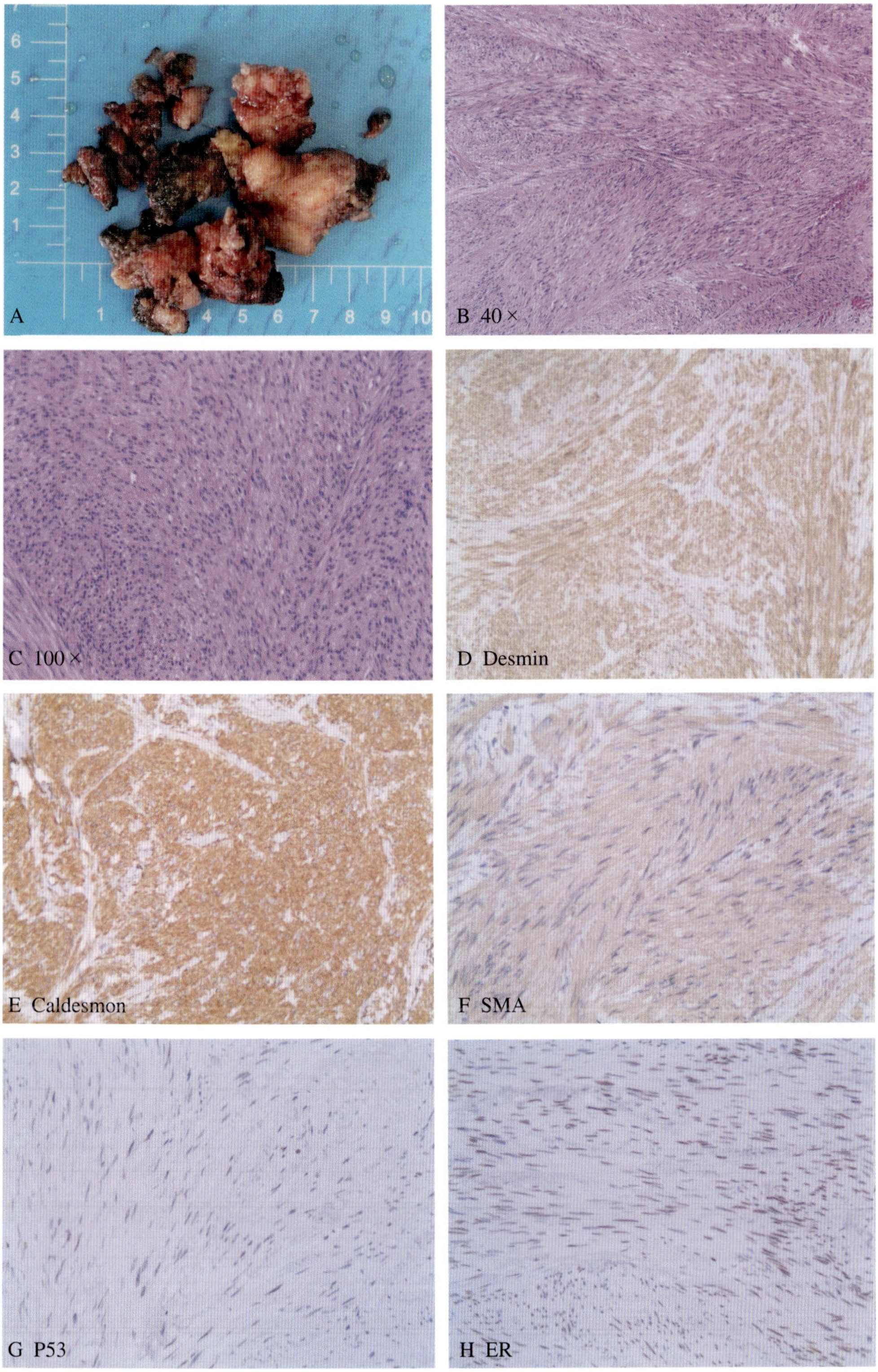

图 3 腹膜播散性平滑肌瘤病病理图。**图 A**，肿瘤呈多结节状，切面灰白、质韧，肿瘤总体积约 7 cm × 5.5 cm × 2 cm。**图 B**，肿瘤细胞呈梭形，胞质红染，编织状排列。**图 C**，肿瘤细胞轻度异型，未见明显核分裂象。**图 D**、**图 E** 和**图 F**，肿瘤细胞 Desmin、Caldesmon、SMA 胞质阳性。**图 G**，仅见个别细胞 P53 核阳性。**图 H**，肿瘤细胞 ER 核阳性

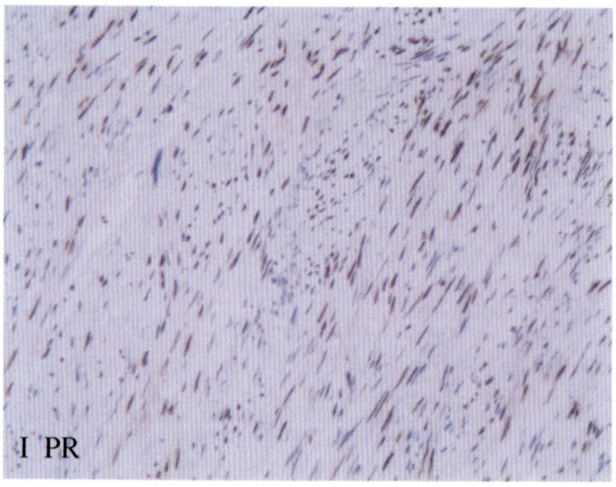

图 3（续） **图 I，**肿瘤细胞 PR 核阳性

讨论

腹膜后平滑肌瘤好发于女性，发病年龄在 20 ~ 50 岁，40% 合并子宫肌瘤或既往有子宫肌瘤切除术病史。肿瘤较小时，一般无症状。肿瘤较大时，可出现腹痛、腹胀、恶心、呕吐或乏力等症状。位于盆腔的肿瘤，可压迫膀胱或尿道，引起小便次数增多、尿频、尿急等症状；压迫输尿管，可导致肾积水，出现尿路梗阻的症状如腰背部疼痛，进行性加重者可出现下肢水肿等；肿瘤压迫直肠或乙状结肠，可导致大便变形、便秘或排便困难。

腹膜后平滑肌瘤是一种腹膜后较为少见的良性肿瘤，好发于女性盆部的腹膜外间隙，很少累及肾门水平以上的腹膜后间隙，与第二苗勒系统有关。多数肿瘤为单发，亦可多发，多发者称为平滑肌瘤病。

本病例 US 检查漏诊一枚肿瘤，表明 US 的空间分辨力差，提示临床在肿瘤分期和全面评估时须加做 CT 或 MRI。

三个病例（病例 12-1 ~ 12-3）术前均未成功诊断，均以腹膜后肿瘤收入院接受治疗。病例 12-1 肿瘤来源于膀胱，病例 12-2 肿瘤来源于子宫圆韧带。由于肿瘤体积较大，与周围组织粘连，难以区分是来源还是粘连，也就是说当肿瘤巨大时，有时会误判肿瘤来源。但是回顾性分析影像图，发现在病例 12-1 中 US 图像清晰显示肿瘤来源于膀胱壁间，而且膀胱黏膜清晰显示，未见破坏断裂现象。病例 12-2 中 CT 冠状位显示肿瘤蒂与子宫圆韧带相连。病例 12-3 患者有多次平滑肌瘤手术和子宫肌瘤手术病史，形态学为良性，从病理角度考虑腹膜播散性平滑肌瘤病，临床上可能被误诊为转移性平滑肌肉瘤。

病例 13-1 平滑肌肉瘤

临床病史

患者男性，62 岁，2016 年无明显诱因出现上腹不适，疼痛性质描述不清，按压上腹部疼痛可缓解，胃镜检查未见异常，与进食排便无明显相关，伴有食欲差、精神差，无恶心、呕吐，无发热、寒战，无呕血、便血，无烦躁、意识障碍，未给予重视。2017 年 3 月因腹痛再次就诊，腹部 CT 检查提示腹膜后占位，穿刺活检病理检查提示：平滑肌肉瘤。当地医院考虑切除肿瘤风险大，建议转诊。2017 年 4 月 14 日入我院诊治。

查体：未见阳性体征。

影像学表现

患者入我院后，行 CT 检查，其结果见图 1。

CT 图像

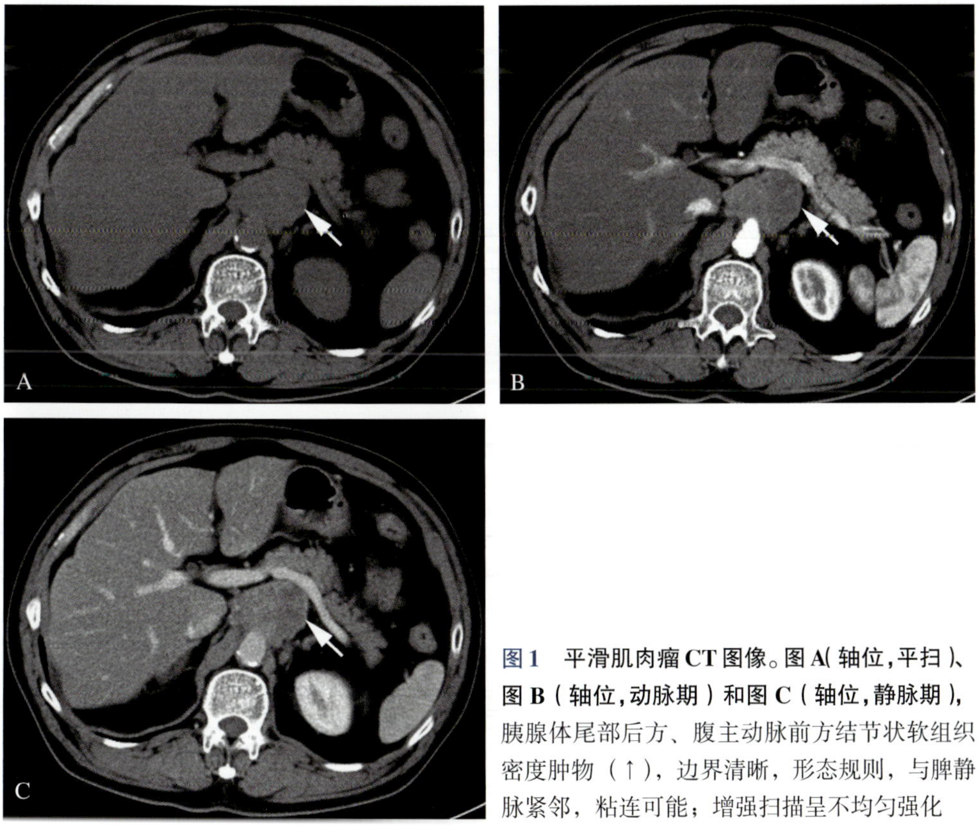

图 1　平滑肌肉瘤 CT 图像。图 A（轴位，平扫）、图 B（轴位，动脉期）和图 C（轴位，静脉期）， 胰腺体尾部后方、腹主动脉前方结节状软组织密度肿物（↑），边界清晰，形态规则，与脾静脉紧邻，粘连可能；增强扫描呈不均匀强化

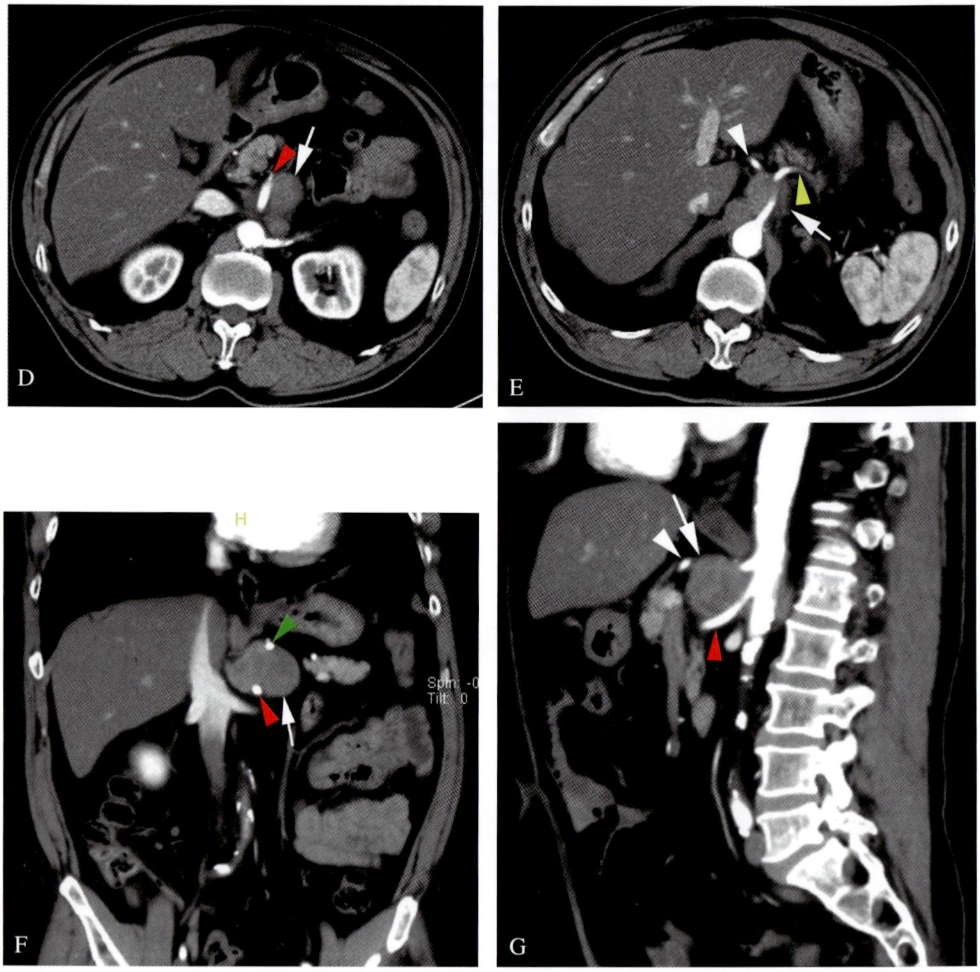

图 1（续） **图 D（轴位，动脉期）和图 E（轴位，动脉期）**，肿物（↑）紧邻腹主动脉，包绕腹腔干动脉、肝总动脉近端（白色△）、脾动脉近端（黄色△）和肠系膜上动脉（红色△）。**图 E（冠状位，动脉期）和图 F（矢状位，动脉期）**，肿物（↑）包绕腹腔干动脉（绿色△）、肝总动脉近端（白色△）和肠系膜上动脉（红色△）

手术所见

2017 年 4 月 24 日行腹膜后肿瘤切除术：未见腹水，盆腔未见种植，肝未探及转移灶。肿瘤位于胰腺后方、腹主动脉前方，包绕腹腔干动脉及肠系膜上动脉。将胰腺后缘与肿瘤分离，保护脾动、静脉。游离脾，将脾及胃向右侧掀起，充分暴露视野，逐步分离腹腔干动脉及肠系膜上动脉，将肿瘤分块切除。

病理学表现

患者肿瘤病理学表现见图 2。

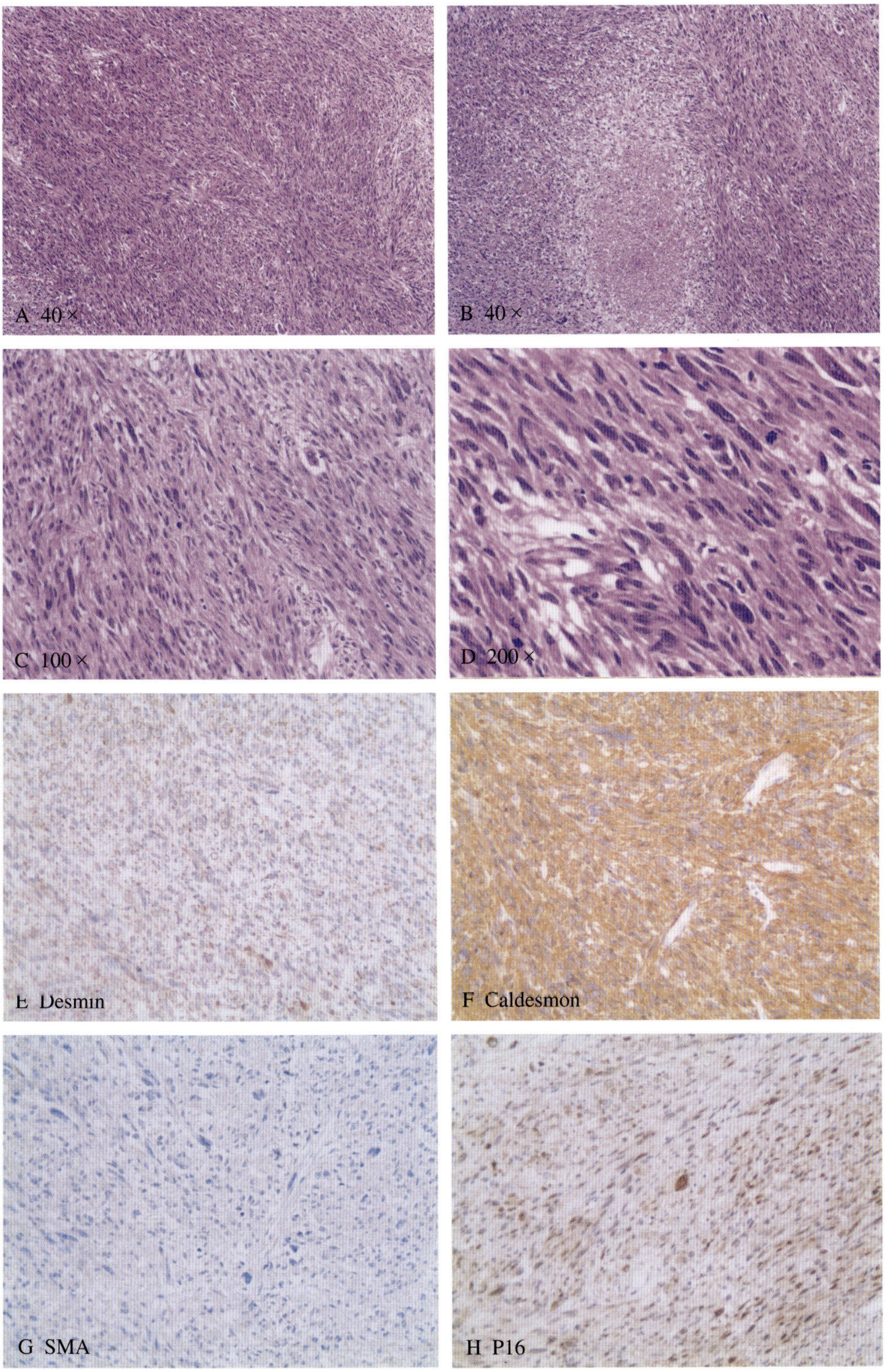

图 2 **平滑肌肉瘤病理图。图 A，**肿瘤细胞呈梭形，呈束状密集交织排列。**图 B，**肿瘤中央区域可见粉染坏死区。**图 C，**肿瘤细胞核呈长梭型，两端钝，核显著深染并有多形性，胞质明显嗜酸性。**图 D，**肿瘤核分裂象易见。**图 E 和图 F，**肿瘤细胞 Desmin、Caldesmon 胞质阳性。**图 G，**肿瘤细胞 SMA 胞质弱阳性。**图 H，**肿瘤细胞 P16 核阳性

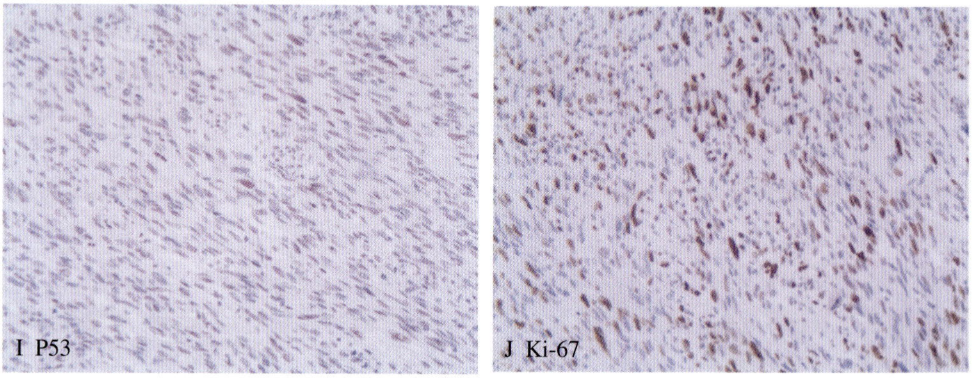

图 2（续） **图 I**，肿瘤细胞 P53 核阳性（突变型表达）。**图 J**，肿瘤细胞 Ki-67 核大量阳性

免疫组化结果： Desmin（+），SMA（弱 +），Caldesmon（+），S-100（−），P16（+），CDK4（−），Myogenin（−），CD117（−），CD34（血管 +），DOG-1（−），P53（+），Ki-67（热点区约 30%+），CK（−）。

（腹膜后）肿瘤切除标本： 平滑肌肉瘤，肿瘤 2 个，大小分别约 7 cm × 4 cm × 3 cm 和 1.2 cm × 1 cm × 0.8 cm。

讨论

平滑肌肉瘤是腹膜后较为常见的原发性肿瘤，发病率仅次于脂肪肉瘤，约占腹膜后软组织肉瘤的 11% ~ 21%。其病因及发病机制尚不明确，内脏器官发生的平滑肌肉瘤可能与 EB 病毒有关。有学者研究发现器官移植后发生的平滑肌肉瘤内含有 EB 病毒 DNA。放射线在肿瘤的发生发展中亦有一定的作用，有学者发现腹膜后平滑肌肉瘤发生于恶性肿瘤放射治疗之后，也有学者发现在平滑肌肉瘤发病过程中常有染色体 13q14、q21 丢失。

腹膜后平滑肌肉瘤起源于腹膜后的平滑肌组织，包括血管平滑肌、潜在间隙平滑肌、胚胎残留平滑肌等。由于腹膜后平滑肌肉瘤就诊时多巨大，临床上难以确定肿瘤实际来源处。起源于下腔静脉的平滑肌肉瘤尚可因症状出现较早，而被早期发现并确定其起源。但腹膜后其他血管来源的平滑肌肉瘤多发现较晚，与其他平滑肌交互受累，起源于腹膜后软组织平滑肌者常侵犯静脉，而难以判断其来源。

腹膜后平滑肌肉瘤多见于女性，临床表现与其他腹膜后肿瘤类似，症状与肿瘤部位有关。位于胰腺后方者，因胰腺受压，患者症状出现较早。肿瘤累及髂总动脉、静脉或髂外动脉、静脉，患者可出现患侧下肢水肿，下肢动脉搏动减弱。肿瘤位于盆腔压迫直肠或后尿道，可引起直肠刺激症状或排尿困难。肿瘤压迫骶尾部神经组织可以引起疼痛感觉，肿瘤侵及腰大肌，可引起腰部疼痛。

大体上平滑肌肉瘤呈边界清楚的鱼肉样肿块，切面呈灰白色，组织病理学平滑肌肉瘤富含于细胞，由成束状排列的梭形细胞构成，常常可见玻璃样变性或者坏死区域。

肿瘤生长迅速，但引起的临床症状发生较晚，就诊时大多已是晚期，70% 病例以腹部包块为首诊症状。重要血管受累是限制肿瘤完全切除的常见原因。切除后复发率较高，患者大多预后不良。

腹膜后平滑肌肉瘤可能来源于血管壁平滑肌，本病例肿瘤位于脾静脉后方、腹主动脉前方，与大血管关系密切，并包绕部分血管。由于肿瘤位于脏器与血管周围，因此，临床症状出现较早。患者以腹部不适、腹痛就诊。

虽然肿瘤较小，但也很难判断肿瘤来源。该部位肿瘤需与神经源性肿瘤鉴别。恶性神经鞘瘤倾向于沿神经走行生长，呈上下径长、前后径短的形态特征。恶性神经鞘瘤相对于平滑肌肉瘤恶性程度较低，生长速度也较后者缓慢。神经源性肿瘤对附近血管以推压为主，而平滑肌肉瘤以包绕为主。

病例 13-2 平滑肌肉瘤

临床病史

患者女性，30 岁，2016 年 12 月出现上腹部不适，自以为是"胃病"，未予以重视。2017 年 3 月因不适感加重，就诊于当地医院。US 检查提示腹膜后占位。腹部 CT 检查提示腹膜后占位，侵及下腔静脉及十二指肠。穿刺活检病理诊断为平滑肌肉瘤。考虑手术难以切除肿块，建议化疗，2017 年 4 月 1 日行化疗，具体方案：异环磷酰胺 2 g（第 1 ～ 3 天），吡柔比星 25 mg（第 1 ～ 3 天），顺铂 25 mg（第 1 ～ 3 天），疗效差。2017 年 5 月 15 日入我院诊治。

查体：未见阳性体征。

影像学表现

患者入我院后，行 CT 和 US 检查，其结果见图 1 和图 2。

CT 图像

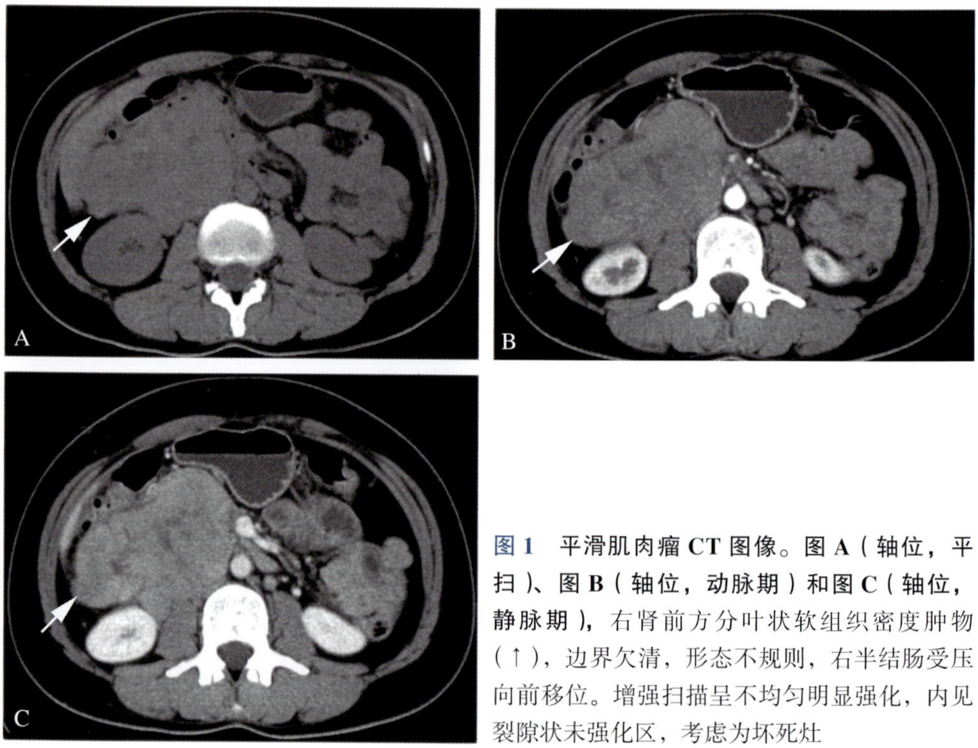

图 1　平滑肌肉瘤 CT 图像。图 A（轴位，平扫）、图 B（轴位，动脉期）和图 C（轴位，静脉期），右肾前方分叶状软组织密度肿物（↑），边界欠清，形态不规则，右半结肠受压向前移位。增强扫描呈不均匀明显强化，内见裂隙状未强化区，考虑为坏死灶

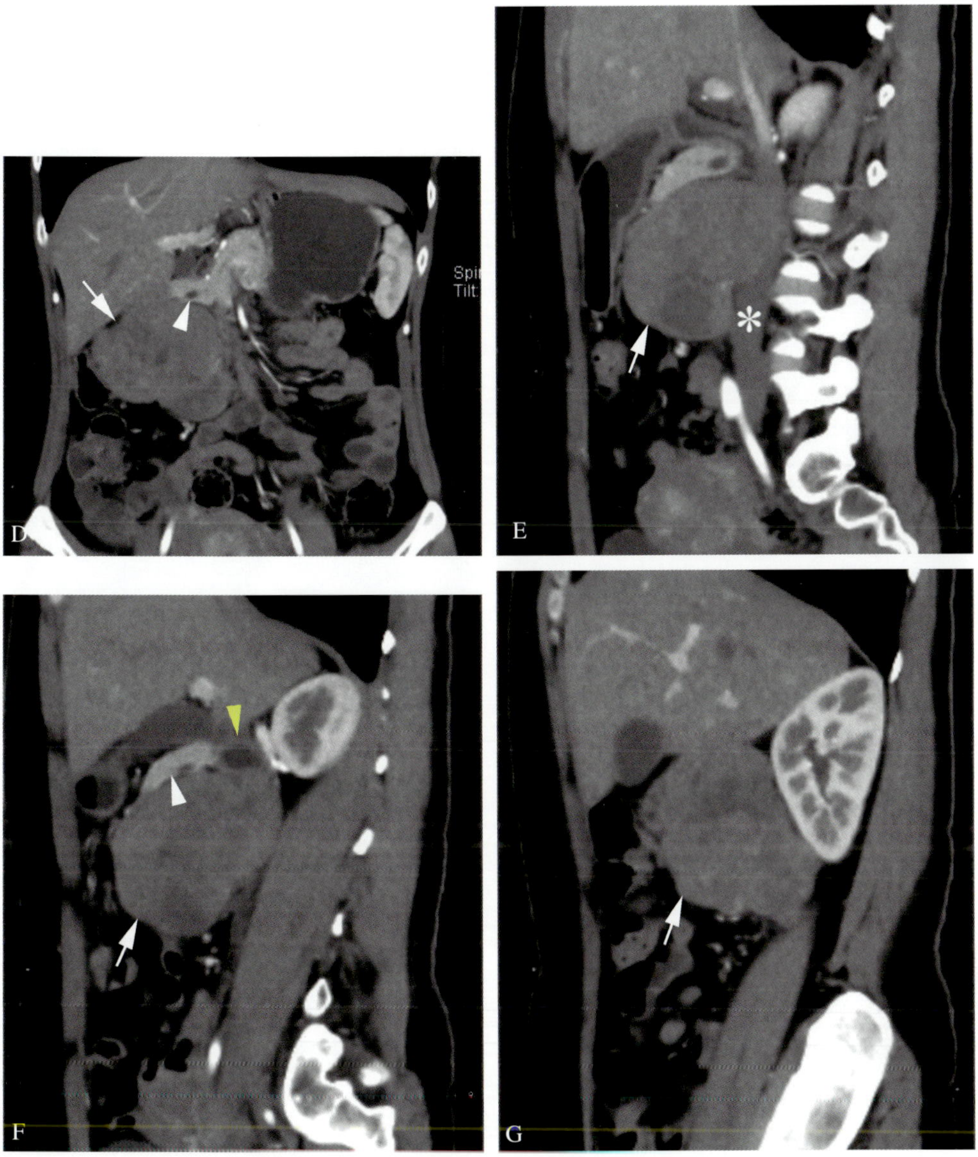

图 1（续） 图 D（冠状位，动脉期）和图 E（矢状位，动脉期），肿物（↑）位于胰头部下方，胰头受压，胆总管下端（图 D △）轻度扩张；图 E 肿物位于下腔静脉（*）前方。**图 F（矢状位，动脉期）**，肿物（↑）推挤胰腺（白色△）与十二指肠（黄色△）。**图 G（矢状位，动脉期）**，肿物（↑）位于右肾前下方

US 图像

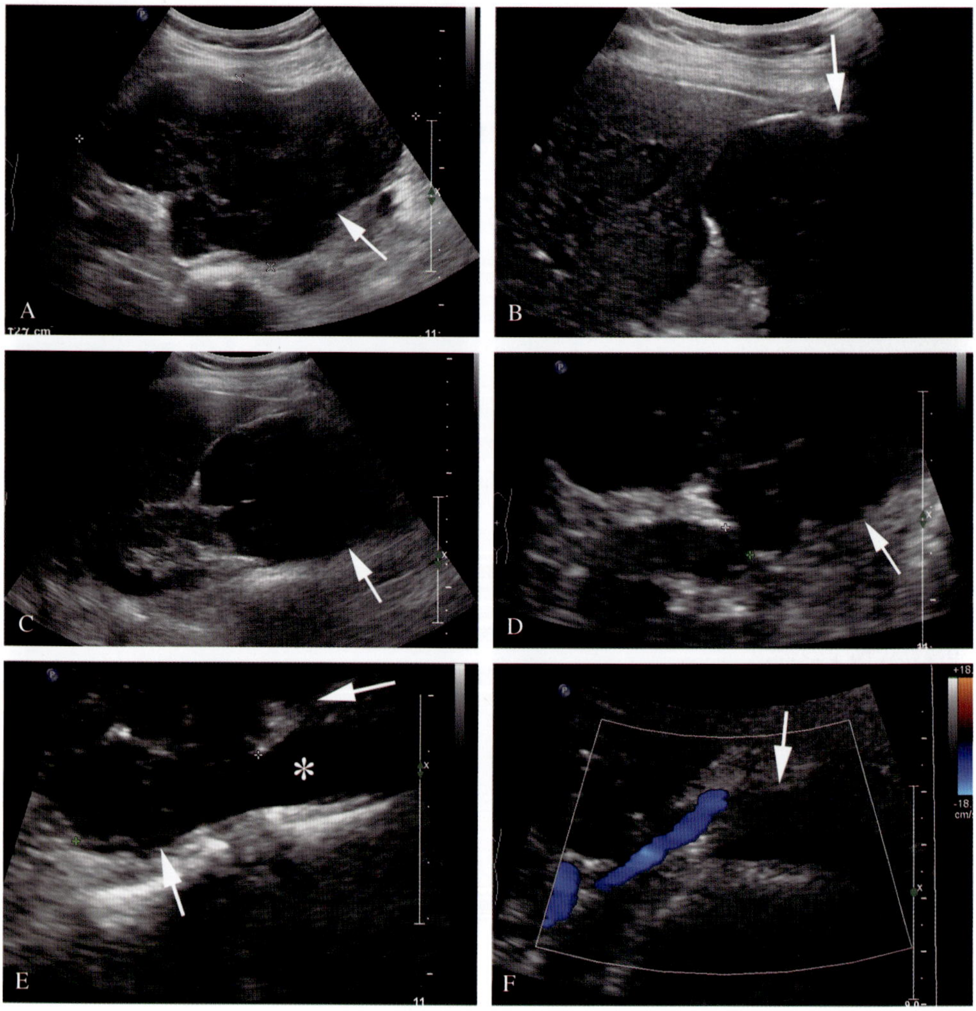

图 2 **平滑肌肉瘤 US 图像。图 A**，腹膜后巨大低回声肿物（↑），边界清晰，形态欠规则。**图 B**，肿物（↑）紧邻肝。**图 C**，肿物（↑）紧邻右肾。**图 D**，肿物（↑）紧邻右肾，相邻处被膜显示不清。**图 E**，肿物（↑）挤压下腔静脉（*），下腔静脉管腔变瘪。**图 F**，下腔静脉虽受压，但管腔血流通畅。动态观察肿物（↑）与下腔静脉未见粘连征象

手术所见

2017 年 5 月 25 日行腹膜后肿瘤切除术：未见腹水，未见盆腔种植，肿瘤位于右上腹、右肾前下方、十二指肠及下腔静脉右前方，大小约 10 cm × 8 cm × 7 cm，质硬，活动尚可，与周围组织粘连。将肿瘤从右肾前方分离，游离出右侧输尿管；再分离与其粘连的十二指肠、胰腺；分离下腔静脉，发现肿瘤包绕右侧卵巢静脉，与下腔静脉尚有间隔，考虑肿瘤起源于卵巢静脉。结扎离断肿瘤远端卵巢静脉，钳夹卵巢静脉入下腔静脉

处，将肿瘤完整切除。

腹腔热灌注化学治疗：腹腔留置 4 根引流管，配置化疗药物，热疗仪加热至 43℃，持续循环灌注，“顺铂 - 多西他赛”各 30 min。

病理学表现

患者肿瘤病理学表现见图 3。

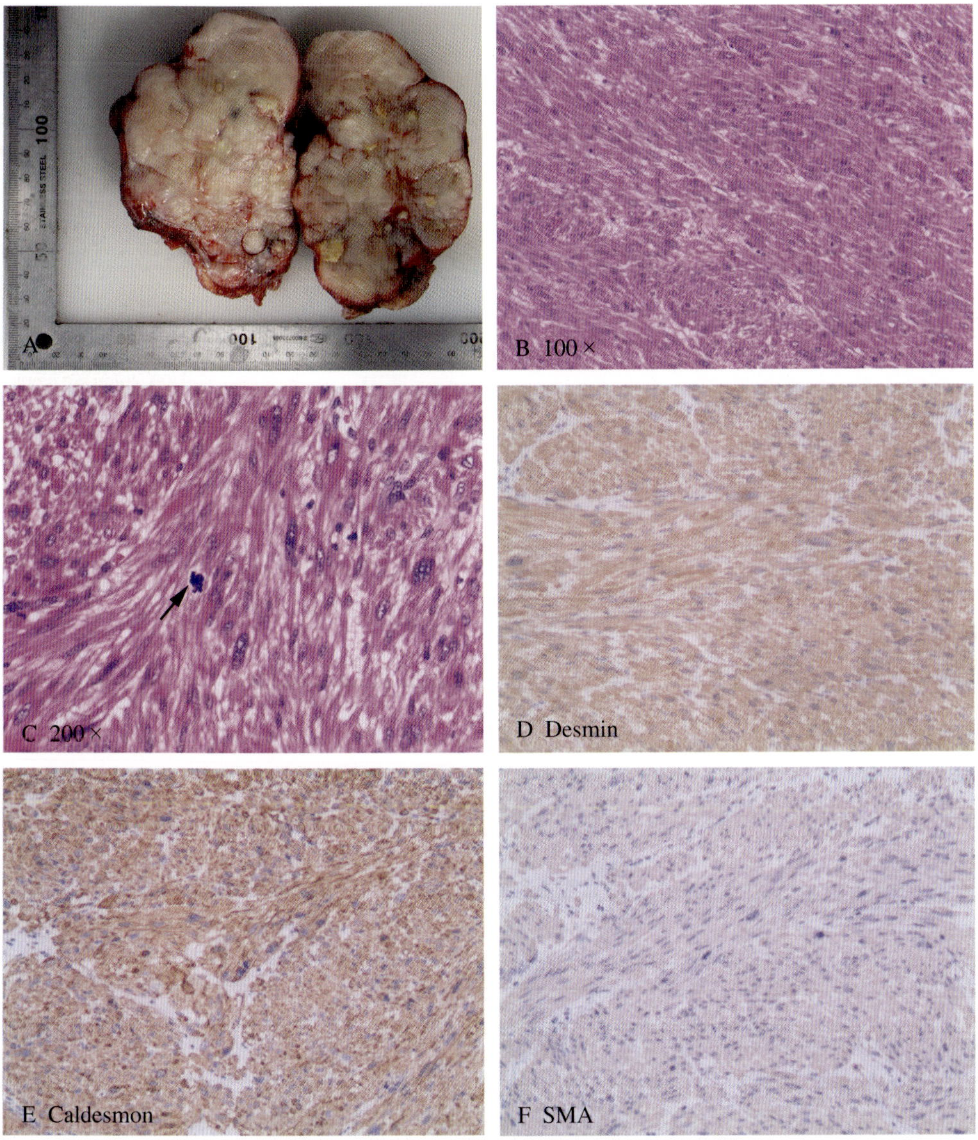

图 3 平滑肌肉瘤病理图。图 **A**，肿瘤切面灰白、质软，呈鱼肉状，肿瘤大小约 10 cm × 7 cm × 7 cm。图 **B**，肿瘤细胞呈梭形，呈交织条束状密集排列。图 **C**，肿瘤细胞核大，明显异型，可见核分裂象（↑），胞质红染。图 **D** 和图 **E**，肿瘤细胞 Desmin、Caldesmon 胞质阳性。图 **F**，肿瘤细胞 SMA 胞质弱阳性

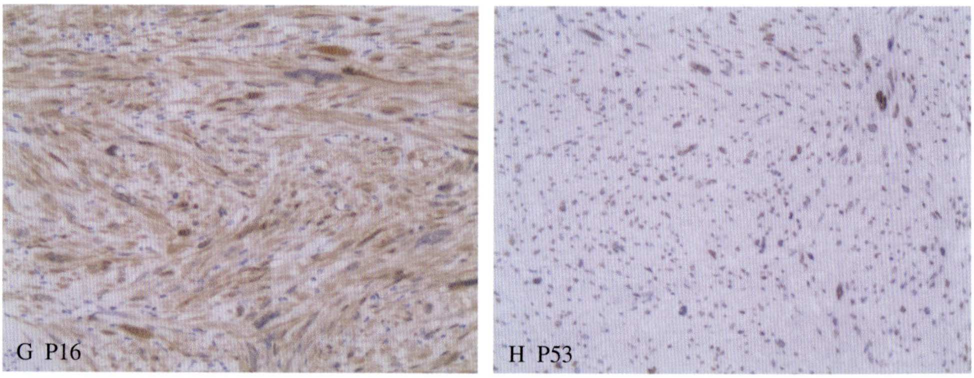

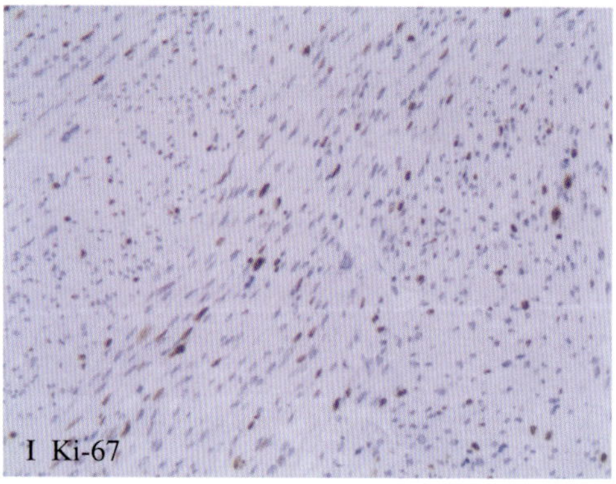

图 3（续） **图 G**，肿瘤细胞 P16 细胞核 / 质阳性。**图 H**，肿瘤细胞 P53 核阳性。**图 I**，肿瘤细胞 Ki-67 核散在阳性

免疫组化结果：Desmin（+），SMA（弱 +），Caldesmon（+），S-100（−），P16（+），CDK4（+/−），MDM2（−），Myogenin（−），MyoD1（−），CD117（个别阳性），CD34（−），DOG-1（−），CK（−），P53（突变型），Ki-67（热点区约 20%+）。

（腹膜后）肿瘤切除标本：平滑肌肉瘤。

讨论

本例患者以腹部不适就诊，外院影像学检查发现腹膜后肿瘤，认为肿瘤侵及下腔静脉及十二指肠，给予化学治疗，效果不佳，遂来我院诊治。US 检查能够很好地显示肿物与下腔静脉的关系，下腔静脉受肿物挤压部分变瘪，动态观察二者相对运动明显，说明二者未粘连，有一定间隙，并得到手术证实。术前 US 图像显示肿瘤与肝紧邻，肝被膜显示清晰，与肾紧邻，肾被膜显示不清，考虑肾被侵及。术中显示肿瘤与肝、肾粘连，尚可分离，未发现侵及征象。术中发现肿瘤包绕卵巢静脉，考虑肿瘤来源于卵巢静脉，但术前很难诊断。

该肿瘤在大小、形态、边缘与其他腹膜后原发性恶性肿瘤鉴别有一定困难。但与原发性腹膜后脂肪肉瘤相比，脂肪肉瘤边界相对更清晰，似有包膜，侵袭性也不及平滑肌肉瘤，以推挤周围脏器为主，CT 图像显示有不同程度脂肪组织密度。与恶性淋巴瘤比较，恶性淋巴瘤多发生在腹膜后大血管旁或间隙内，成串珠状或片状生长，密度相对更低。

病例 13-3 平滑肌肉瘤

临床病史

患者女性，47 岁，2017 年 10 月自觉下腹隆起，停经 2 个月，就诊于当地医院，发现腹膜后肿物。随后就诊于中国医学科学院肿瘤医院，穿刺活检病理诊断为梭形细胞肿瘤，未行免疫组化，肿瘤标记物提示 CA125、CA153 增高。随后患者腹部隆起加重，并出现胸腔积液，行右侧胸腔穿刺引流，引流液未送病理检查。2017 年 11 月 14 日入我院诊治。

查体：腹部膨隆，腹壁静脉有曲张，腹壁柔软，无压痛，腹肌无紧张，无反跳痛。腹部触及巨大包块，边界欠清，质韧，活动度差。

影像学表现

2017 年 11 月 14 日，患者入我院后，行 CT 检查，其结果见图 1。

CT 图像

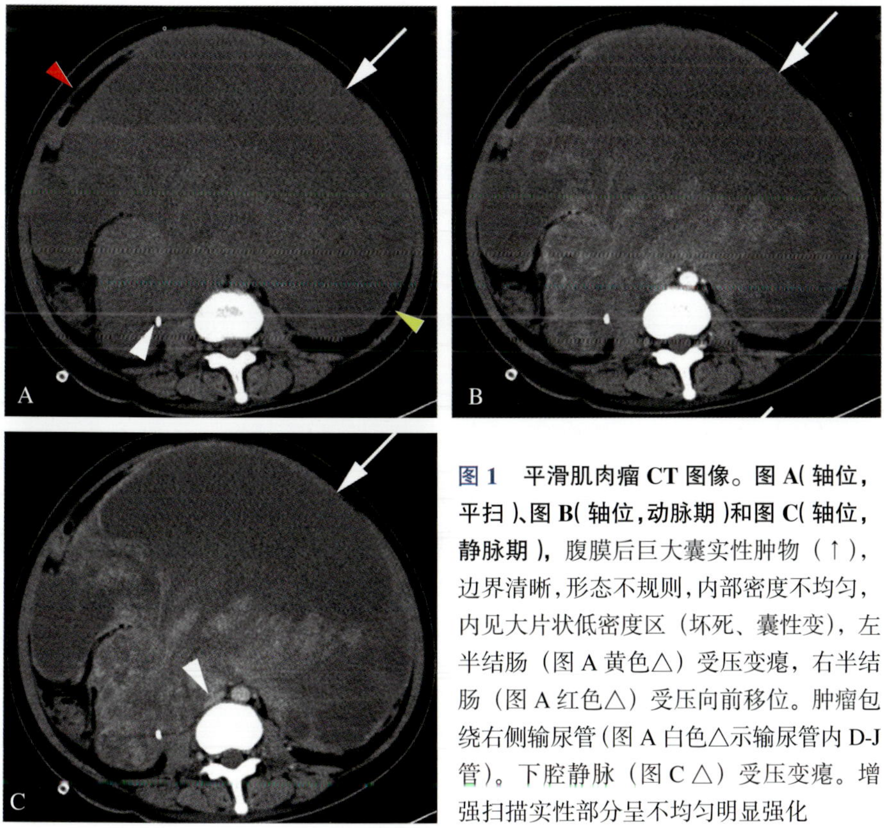

图 1　平滑肌肉瘤 CT 图像。图 A(轴位，平扫)、图 B(轴位，动脉期)和图 C(轴位，静脉期)，腹膜后巨大囊实性肿物（↑），边界清晰，形态不规则，内部密度不均匀，内见大片状低密度区（坏死、囊性变），左半结肠（图 A 黄色△）受压变瘪，右半结肠（图 A 红色△）受压向前移位。肿瘤包绕右侧输尿管（图 A 白色△示输尿管内 D-J 管）。下腔静脉（图 C △）受压变瘪。增强扫描实性部分呈不均匀明显强化

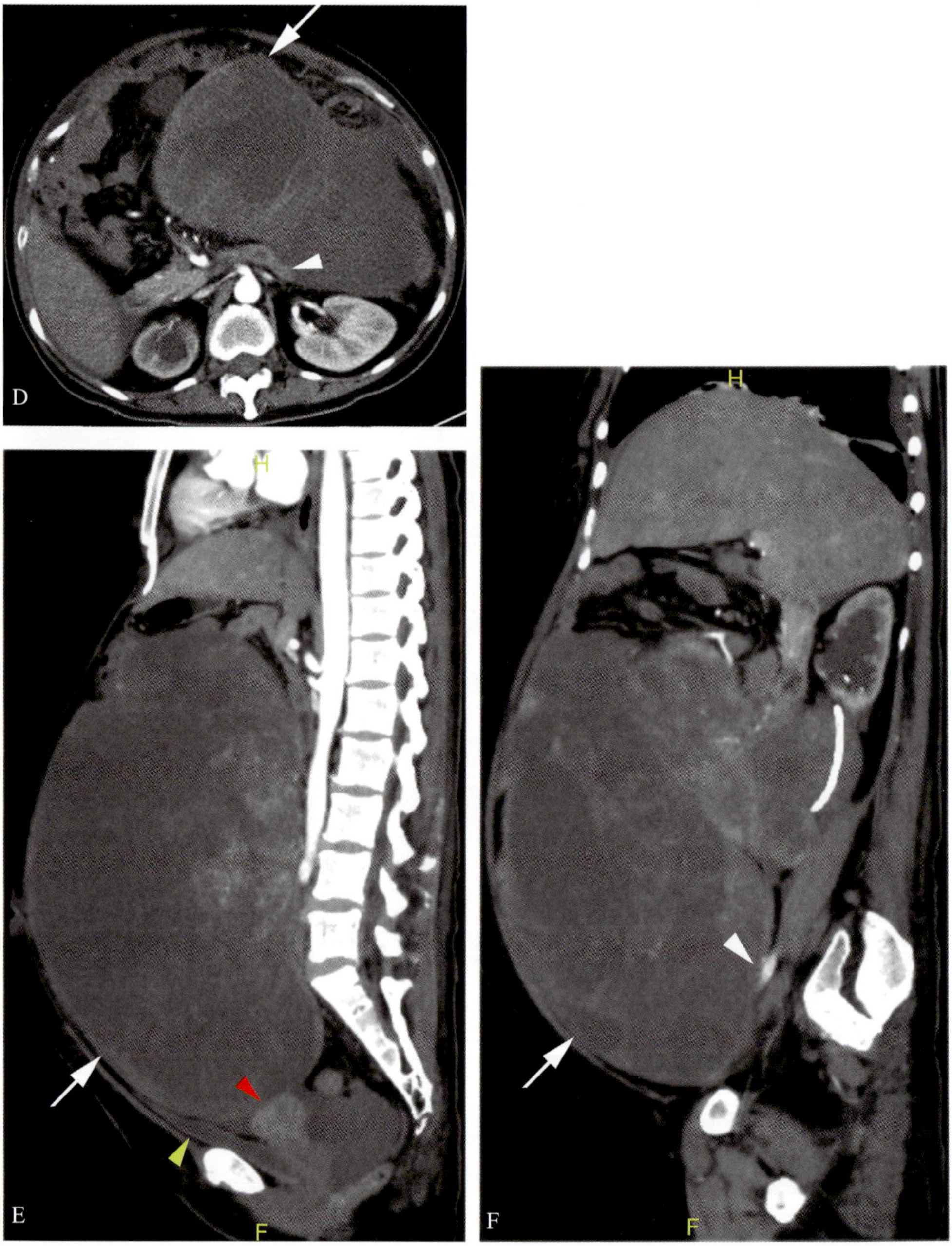

图 1（续） **图 D（轴位，动脉期）**，肿物（↑）与十二指肠水平段（△）紧邻，粘连可能。**图 E（矢状位，动脉期）**，肿物（↑）挤压子宫（红色△）和膀胱（黄色△）。**图 F（矢状位，动脉期）**，肿物（↑）包绕右侧输尿管，右肾积水。肿物后下方见右侧髂总动脉（△）

手术所见

2017 年 11 月 20 日行腹膜后肿瘤及右半结肠切除术：肿瘤上达胃下方，下至盆腔底部，充满腹腔。肿瘤包膜完整，呈囊实性，抽取囊液后荷包缝合防止囊液流出，囊液为黄色清亮液体。部分瘤体侵犯右半结肠系膜，肿瘤基底位于下腔静脉及腹主动脉前方，肾动脉至髂总动脉分叉前水平。肿瘤与十二指肠水平段及部分末段回肠粘连，行右半结肠切除，回结肠吻合。右侧输尿管被肿瘤包绕无法分离，将右侧输尿管内支架拔除，行右侧输尿管结扎离断，留置右侧肝下。

病理学表现

患者肿瘤病理学表现见图 2。

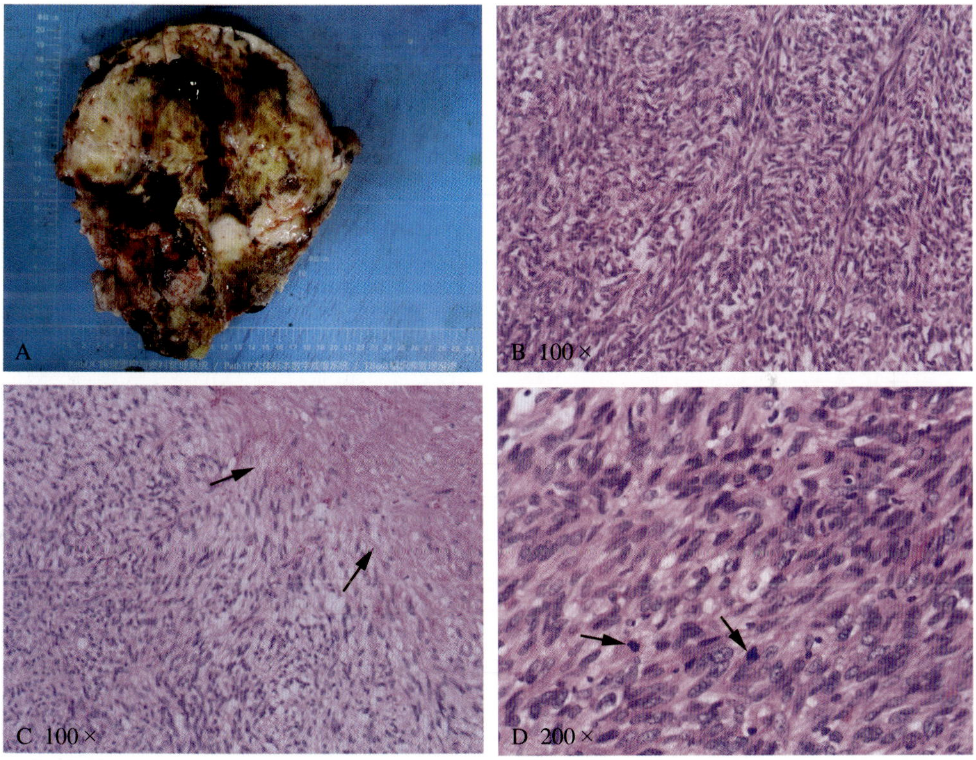

图 2 平滑肌肉瘤病理图。图 A，肿瘤切面灰白兼灰黄色，质中，可见出血、坏死区域，肿瘤大小约 14 cm × 11 cm × 8 cm。**图 B，**胞质红染的梭形细胞呈编织状排列。**图 C，**变性坏死区（↑）。**图 D，**肿瘤细胞核大深染，可见较多核分裂象（↑）

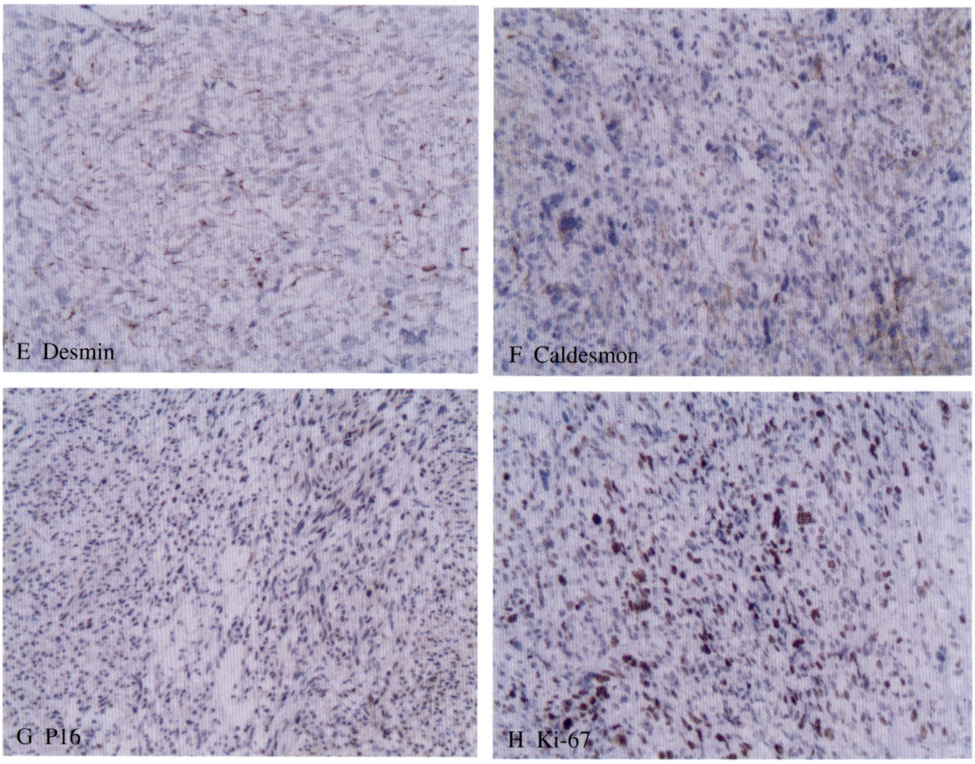

图 2（续） **图 E 和图 F**，肿瘤细胞 Desmin、Caldesmon 胞质弱阳性。**图 G**，肿瘤细胞 P16 细胞核弱阳性。**图 H**，肿瘤细胞 Ki-67 核大量表达

免疫组化结果：Desmin（少数 +），SMA（+），Caldesmon（+），Myogenin（–），MyoD1（–），S-100（–），P16（部分 +），CDK4（+/–），MDM2（–），CD117（–），CD34（–），DOG-1（–），CK（–），P53（–），Ki-67（热点区约 40%+）。

（右半结肠及腹膜后）肿瘤切除标本：平滑肌肉瘤，肿瘤侵及结肠系膜，回肠及阑尾未见肿瘤累及，结肠及回肠断端未见肿瘤累及。

复发影像学表现

患者于 2018 年 3 月 13 日再次行 CT 检查，发现肿瘤复发，其结果见图 3。

复发 CT 图像

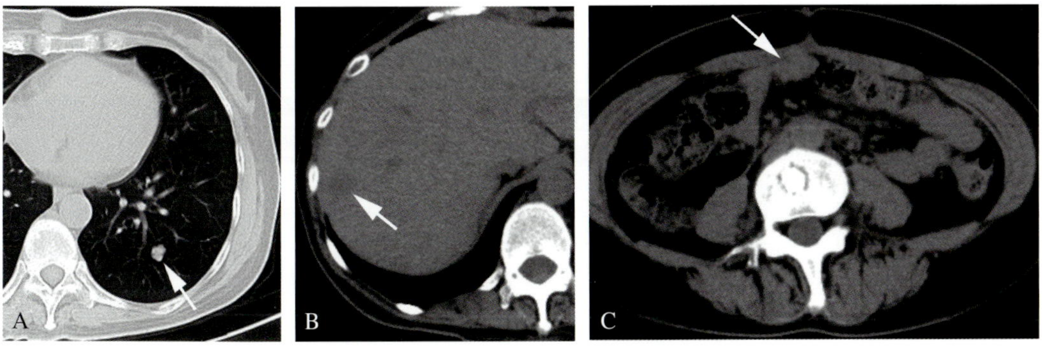

图 3 平滑肌肉瘤复发 CT 图像。肺部（图 A）、肝（图 B）、腹腔（图 C）可见复发灶（↑）

讨论

腹膜后平滑肌肉瘤临床症状主要取决于病变发生部位，多为邻近脏器受压症状，可表现为腹部肿块、腹胀、腹部不适及腹痛、体重下降等非特异性临床症状。本例患者肿瘤巨大，肿瘤基底位于下腔静脉与腹主动脉前方，未包绕大血管及实质脏器（如肝、胰腺），因此临床症状出现晚，以腹部包块就诊。

在本例患者确诊为腹膜后巨大肿瘤且包膜完整时给予穿刺活检后，肿瘤增长迅速，且出现胸腔积液。笔者认为术前评估可行手术治疗者，应避免穿刺活检，特别是包膜完整合并囊性液化坏死的肿瘤。穿刺活检应建立在病理结果对治疗方案有帮助的前提下，若考虑手术，且术前或术中不会依据病理结果改变治疗方案者，不建议穿刺活检。该建议望读者根据具体情况考虑。

大多数腹膜后平滑肌肉瘤导致患者死亡的原因是：肿瘤直径一般大于 10 cm，界限不清，切除困难或不能完整切除，易于局部复发和转移。局部复发和转移一般出现在诊断后的几年，也可发生在诊断 10 年之后。腹膜后平滑肌肉瘤最常见的转移部位是肺和肝。本例患者术后 4 个月发现肝、肺、骨转移，门诊给予口服帕唑帕尼 400 mg，每日一次，服药 20 余日。9 个月后复查上述转移灶明显进展，且腹腔新发多个结节。

病例 13-4 平滑肌肉瘤

临床病史

患者男性，65 岁，2017 年 9 月右上腹疼痛，症状间断发作。就诊于当地医院，CT 检查提示腹膜后占位。后就诊于北京协和医院，复查腹部 CT 提示腹膜后巨大占位（约 8.8 cm×8.6 cm），伴出血及坏死，考虑恶性病变，间质来源可能。2017 年 10 月 26 日入我院诊治。

查体：腹部平坦，右上腹触及肿物，质韧，活动度差。

影像学表现

患者入我院后，行 CT 检查，其结果见图 1。

CT 图像

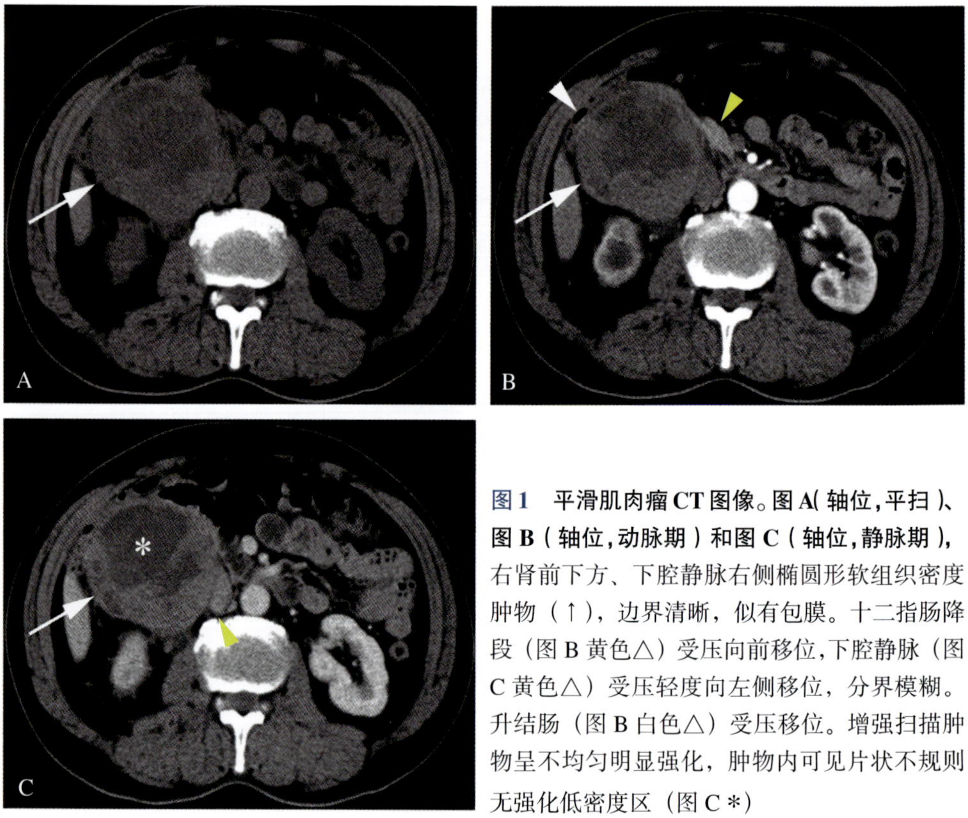

图 1　平滑肌肉瘤 CT 图像。图 A（轴位，平扫）、图 B（轴位，动脉期）和图 C（轴位，静脉期），右肾前下方、下腔静脉右侧椭圆形软组织密度肿物（↑），边界清晰，似有包膜。十二指肠降段（图 B 黄色△）受压向前移位，下腔静脉（图 C 黄色△）受压轻度向左侧移位，分界模糊。升结肠（图 B 白色△）受压移位。增强扫描肿物呈不均匀明显强化，肿物内可见片状不规则无强化低密度区（图 C *）

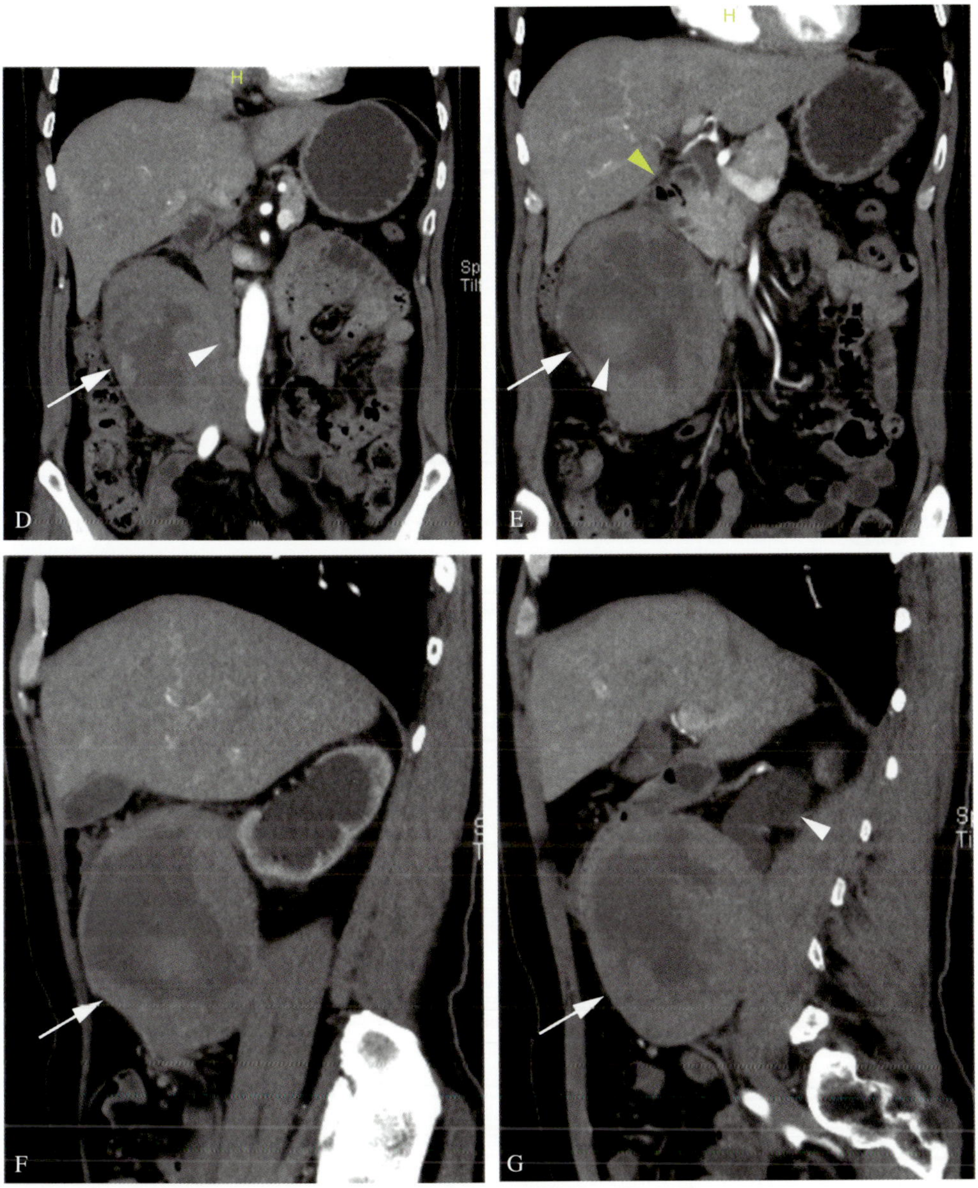

图 1（续） **图 D（冠状位，动脉期）**，肿物（↑）与下腔静脉（△）粘连。**图 E（冠状位，动脉期）**，肿物（↑）内部见岛状稍高密度（白色△，术后证实为出血），上方与十二指肠（黄色△）紧邻，分界不清。**图 F（矢状位，动脉期）和图 G（矢状位，动脉期）**，肿物（↑）位于右肾前下方，挤压右侧输尿管（图 G △）中段导致右输尿管扩张、右肾积水，实质变薄；与右侧腰大肌分界不清

手术所见

2017 年 11 月 3 日行腹膜后肿瘤切除术： 未见腹水，未见腹盆腔种植。肿瘤位于右肾下极、升结肠及下腔静脉之间，大小约 10 cm × 15 cm，与周围脏器、部分结肠系膜粘连。无法分离，遂决定切除右半结肠。肿瘤与十二指肠粘连紧密，分离导致部分十二指肠壁破损，缝合修补十二指肠破损处。继续沿瘤壁分离，见肿瘤包绕右侧输尿管，为完全切除肿瘤，决定行右肾切除术。术中与家属沟通，家属表示理解并同意行右肾切除，遂低位结扎右侧输尿管。继续分离显露下腔静脉，见肿瘤与部分下腔静脉壁紧密粘连，难以分离。肿瘤位置较深，暴露困难，决定先切除部分肿瘤，下腔静脉处残留少量瘤组织。继续分离瘤体与腰大肌粘连。游离肾，钳夹并离断右肾动、静脉，切断横结肠，取出标本。缝扎右肾血管断端。提起下腔静脉壁及残余肿瘤。吻合横结肠及末端回肠。

病理学表现

患者肿瘤病理学表现见图 2。

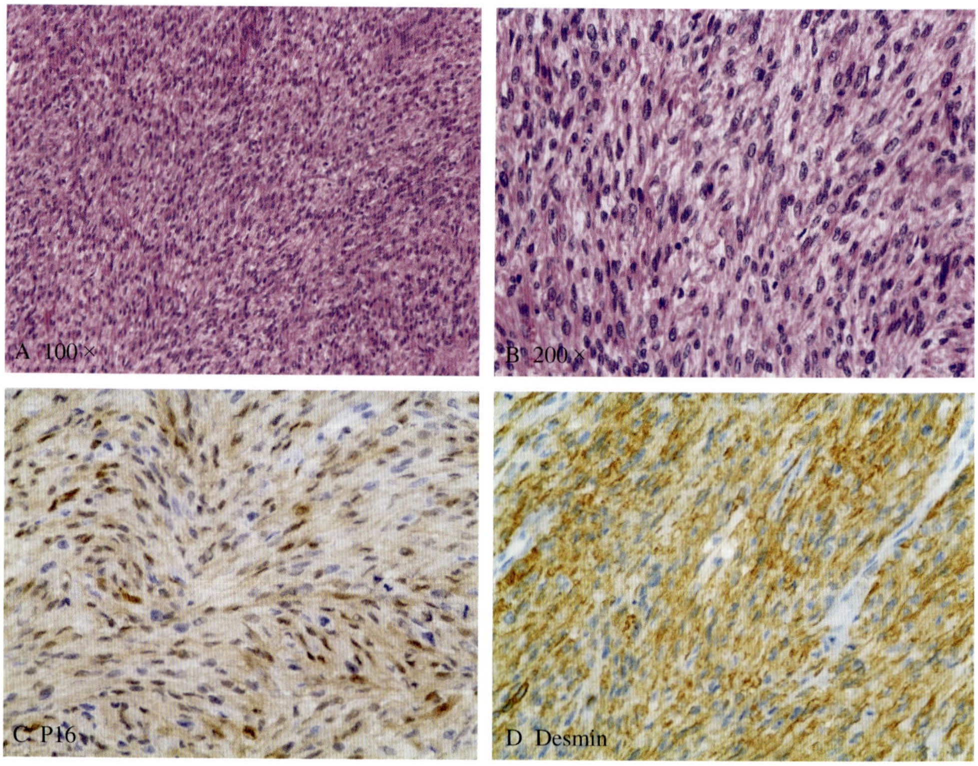

图 2 平滑肌肉瘤病理图。**图 A**，肿瘤细胞呈梭形，交织束状密集排列。**图 B**，肿瘤细胞核大深染，可见核分裂象。**图 C**，肿瘤细胞 P16 核阳性。**图 D**，肿瘤细胞 Desmin 胞质弥漫阳性

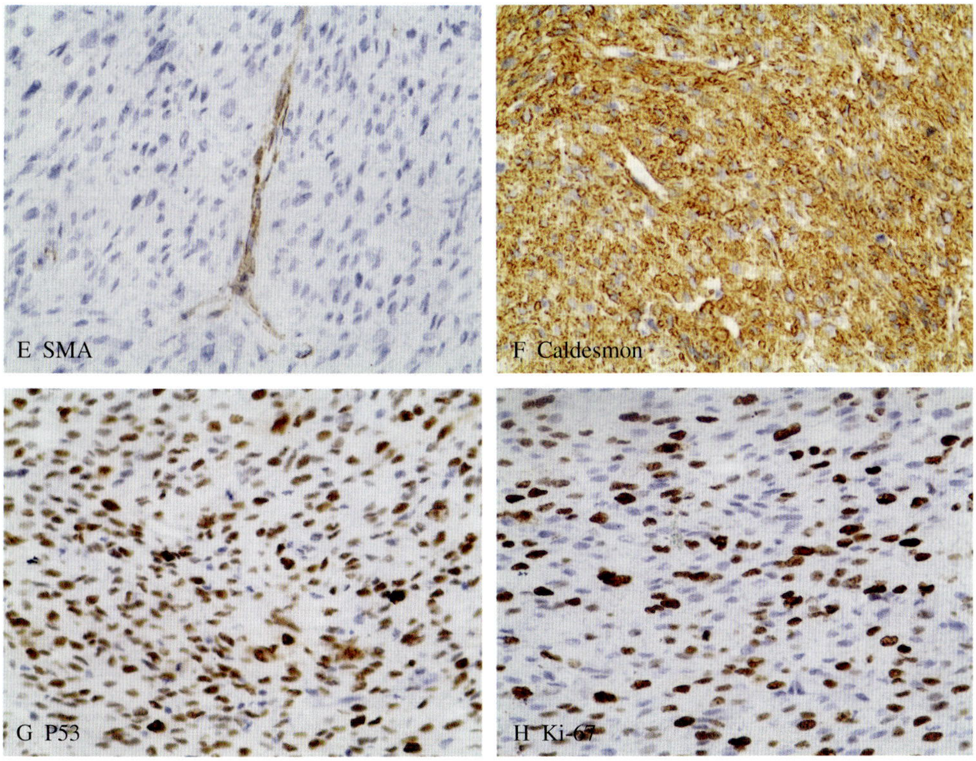

图 2（续） **图 E**，肿瘤细胞 SMA 胞质局灶阳性。**图 F**，肿瘤细胞 Caldesmon 胞质弥漫阳性。**图 G**，肿瘤细胞 P53 核弥漫阳性。**图 H**，肿瘤细胞 Ki-67 核大量阳性

免疫组化结果： Desmin（部分 +），SMA（局灶 +），Caldesmon（+），MyoD1（−），S-100（个别 +），P16（+），CDK4（−），MDM2（−），CD117（−），CD34（−），DOG-1（−），CK（−），P53（+），Ki-67（热点区＞50%+）。

（腹膜后）肿瘤、（右侧）肾及部分输尿管、部分回肠、部分结肠及阑尾切除标本： 平滑肌肉瘤伴大片坏死，肿瘤大小约 13 cm × 9 cm × 8 cm。肿瘤累及肾周围脂肪囊、结肠浆膜层；肾及输尿管断端、回肠及回肠断端、结肠断端及阑尾均未见肿瘤累及。下腔静脉壁可见肿瘤侵及。

讨论

本病例肿瘤位于右肾前下方，下腔静脉右侧，与周围脏器粘连，虽然瘤体相对不大，但本例患者症状出现较早，以腹痛就诊。术中发现肿瘤与右侧输尿管、升结肠、十二指肠及下腔静脉粘连并侵及，手术过程艰难，难以完全切除，残余部分瘤体组织。本例患者于术后 8 个月原位复发伴肝转移。

病例 13-5 平滑肌肉瘤

临床病史

患者女性，59 岁，8 个月前因双下肢肿胀、食欲差就诊于当地县医院，对症处理后症状缓解，未明确病因。6 个月前自行触及腹部肿物，就诊于河北医科大学第二医院，影像学检查考虑腹膜后肿瘤，行剖腹探查术。术中发现切除风险大，未切除，行术中活检及术中介入治疗（具体情况不详）。术后病理诊断为腹膜后平滑肌肉瘤。手术切口愈合后，行化学治疗（方案不详），因患者耐受性差，停止化学治疗。2015 年 4 月 20 日入我院诊治。

查体：腹部平坦，脐右侧可见手术瘢痕，腹壁柔软，腹肌无紧张，右侧腹部可触及肿物，质硬，边界不清，活动度差，压痛不明显。

既往史：6 个月前行剖腹探查术。

影像学表现

患者入我院后，行 CT 检查，其结果见图 1。

CT 图像

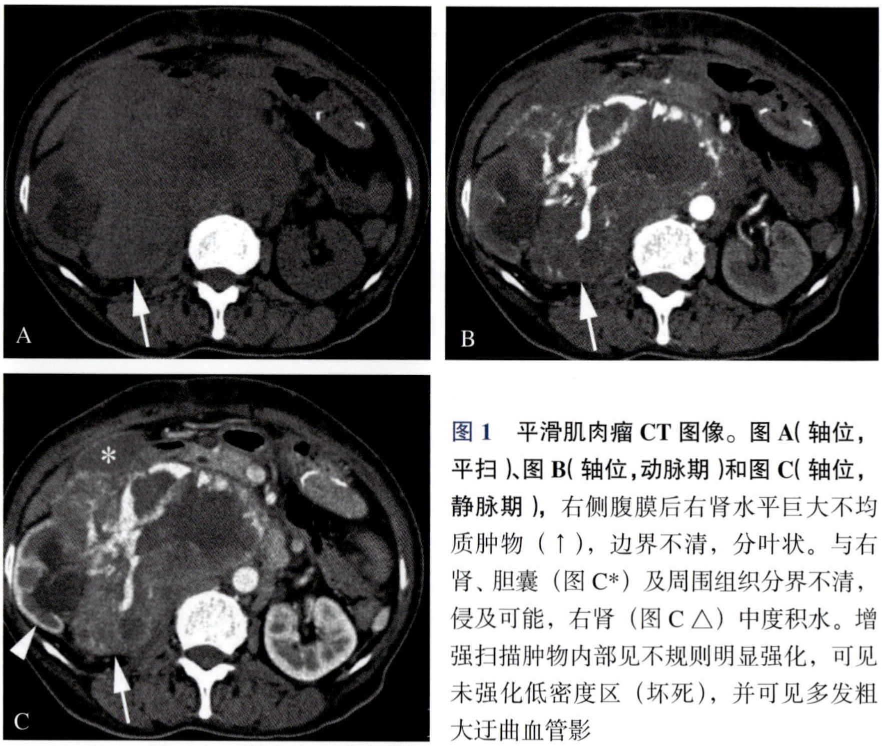

图 1 平滑肌肉瘤 CT 图像。图 A(轴位，平扫)、图 B(轴位，动脉期)和图 C(轴位，静脉期)，右侧腹膜后右肾水平巨大不均质肿物（↑），边界不清，分叶状。与右肾、胆囊（图 C*）及周围组织分界不清，侵及可能，右肾（图 C △）中度积水。增强扫描肿物内部见不规则明显强化，可见未强化低密度区（坏死），并可见多发粗大迂曲血管影

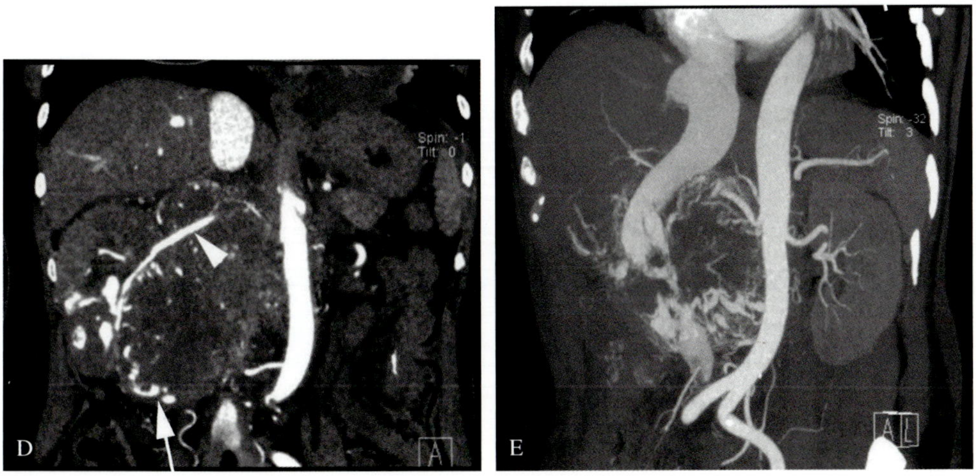

图 1（续）　**图 D（冠状位，动脉期）**，肿物（↑）包绕右肾动脉（△）。**图 E（MIP）**，肿物（↑）包绕并侵及下腔静脉，下腔静脉管腔形态不规则，呈充盈缺损改变，见大量异常肿瘤血管

手术所见

2015 年 4 月 29 日行腹膜后肿瘤切除术： 腹腔内可见淡黄色少量积液，未见转移病症。右侧肝下可触及肿物，侵及胆囊，行胆囊切除术。将右半结肠及十二指肠游离，显露肿瘤。从肿瘤右下方逐级分离，肝下下腔静脉中下段被肿瘤侵及，肿瘤包绕右肾及右肾上腺，游离出肿瘤上、下缘，显露肿瘤上、下方的下腔静脉，用两根套扎带分别固定，再将肿瘤右侧连同右肾及右肾上腺一并游离，结扎右肾动、静脉及左肾静脉分支，术中清空尿袋并计量，嘱给予呋塞米（速尿）20 mg 入壶，观察尿量变化（见患者 40 min 尿量约 100 ml，每小时尿量大于 50 ml），收紧肿瘤下方下腔静脉套扎带，套扎带近、远端分别用止血钳钳夹，切断后近心端丝线缝扎，远心端用 3-0 proline 线缝扎后，将肿瘤向前上方抬起，游离肿瘤下方组织至肿瘤上方下腔静脉后方，收紧肿瘤上方下腔静脉套扎带，套扎带近、远端分别用止血钳钳夹，切断后移去标本，远心端丝线缝扎，近心端用 3-0 proline 线缝扎后，检查十二指肠浆膜层破裂，予以缝合，将胃管置入十二指肠水平部。术后患者未清醒，返回 ICU 病房。

病理学表现

患者肿瘤病理学表现见图 2。

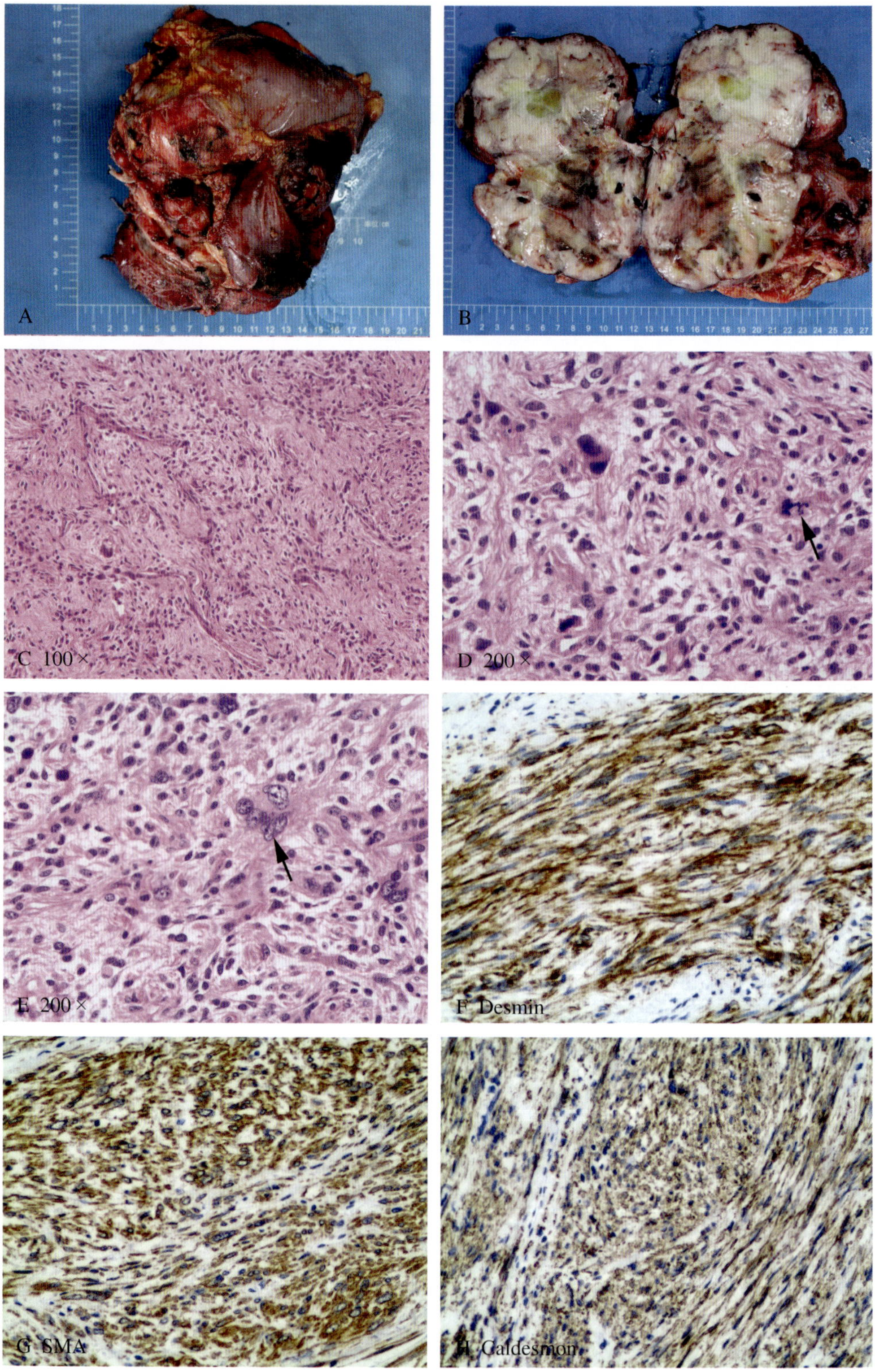

图2 平滑肌肉瘤病理图。图 **A**，巨大结节状肿瘤一枚。图 **B**，切面灰白兼灰黄色、鱼肉状，可见出血坏死。图 **C**，肿瘤细胞呈梭形、平行束状或交织状排列。图 **D**，肿瘤细胞明显异型，可见核分裂象（↑）。图 **E**，可见多核巨细胞（↑）。图 **F**、图 **G** 和图 **H**，肿瘤细胞 Desmin、SMA 和 Caldesmon 胞质弥漫阳性

免疫组化结果： Desmin（+），Caldesmin（+），CK 混（−），CK5/6（−），SMA（个别 +），Myogenin（−），MyoD1（−），S-100（部分 +），CD117（−），DOG-1（−），CD34（血管 +），HMB45（−），MelanA（−），SDHB（+）。

（腹膜后）肿瘤切除标本： 平滑肌肉瘤，肿瘤广泛累及肾实质。肾盂、输尿管断端、肾上腺未见肿瘤累及。胆囊壁可见肿瘤累及，胆囊断端未见累及。

（下腔静脉内）栓塞物切除标本： 肿瘤组织，伴大片坏死，血管壁外侧见肿瘤累及。

复发影像学表现

患者于 2016 年 3 月 30 日再次行 CT 检查，发现肿瘤复发，其结果见图 3。

复发 CT 图像（2016 年 3 月 30 日）

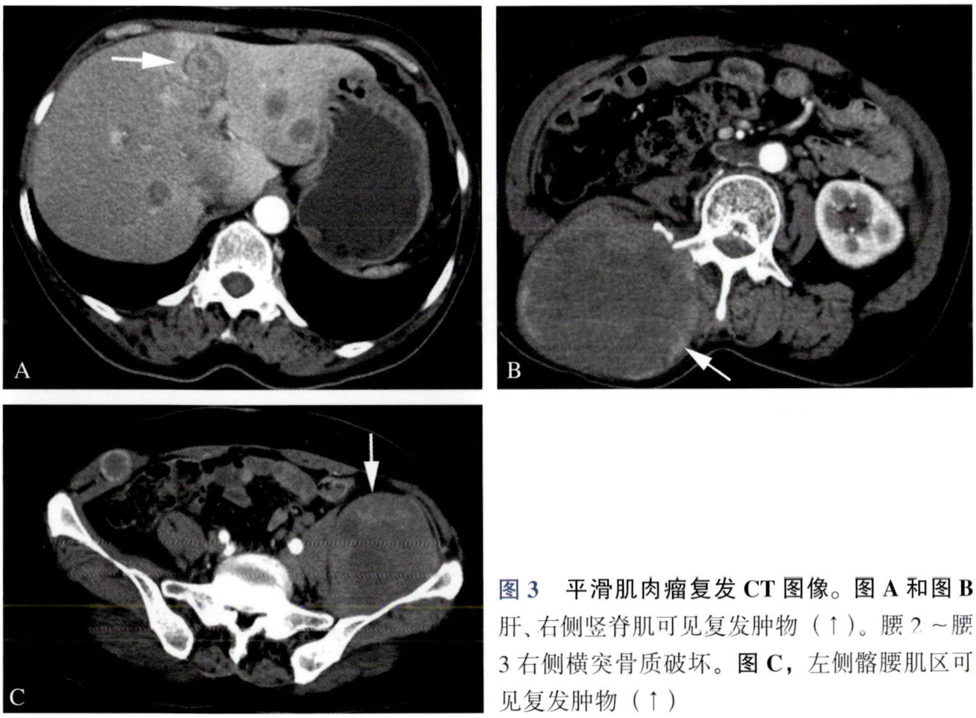

图 3　平滑肌肉瘤复发 CT 图像。图 A 和图 B 肝、右侧竖脊肌可见复发肿物（↑）。腰 2 ~腰 3 右侧横突骨质破坏。**图 C，** 左侧髂腰肌区可见复发肿物（↑）

讨论

本例患者以下肢水肿就诊，因下腔静脉受肿瘤侵及而导致下肢静脉回流受阻所致。肿瘤较小时，有时可以确定肿瘤来源；较大时肿瘤侵犯周围组织脏器，难以确定肿瘤来源。本例患者肿瘤累及胆囊、肾、下腔静脉等组织结构。由于肿瘤巨大，侵及组织多，很难确定肿瘤来源。

起源于下腔静脉的平滑肌肉瘤，有 3 种生长方式：完全血管外生长、完全血管内生长、腔内及腔外混合型生长，也有肿瘤有带与下腔静脉相连。本例不除外下腔静脉来源。

来源于血管的以下肢为最常见，主要累及静脉，极少累及动脉。脉管型平滑肌肉瘤由于较早侵及血管，临床症状出现较早，易早期发现。下腔静脉上段平滑肌肉瘤主要症状与体征表现为恶心、呕吐、体重减轻或 Budd-Chiari 综合征等。下腔静脉中段平滑肌肉瘤主要表现为上腹部不适，类似胆道疾病的症状或肾病综合征等。下腔静脉下段平滑肌肉瘤主要表现为右下腹或后背部疼痛和下肢水肿等。

患者于 2016 年 2 月自觉腰背部肿胀，可触及皮下包块，质硬，活动度差。2016 年 3 月 30 日复查 CT 发现肝及肺、骨及腹膜后原位多处复发，侵及右侧竖脊肌、臀大肌、腹外斜肌及左侧闭孔内肌。多学科会诊团队认为患者手术效果差，建议使用阿帕替尼靶向抗肿瘤治疗。

病例 14-1 平滑肌肉瘤伴肝转移

临床病史

患者男性，55 岁，半年前出现脐周隐痛，无恶心、呕吐，无心慌、气短，未予治疗。近 1 个月出现腰背部及腹部疼痛，伴有食欲减退、反酸、贫血。就诊于当地医院，腹部 CT 检查提示腹膜后占位。穿刺活检病理提示：考虑纤维肉瘤。2017 年 2 月 3 日入我院诊治。

查体：腹部平坦，腹壁柔软，左侧腹部可触及包块，边界不清。

影像学表现

患者入我院后，行 CT 检查，其结果见图 1。

CT 图像

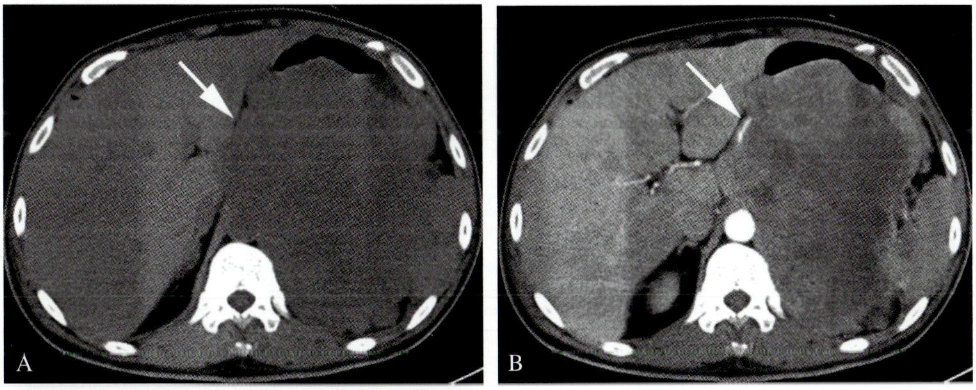

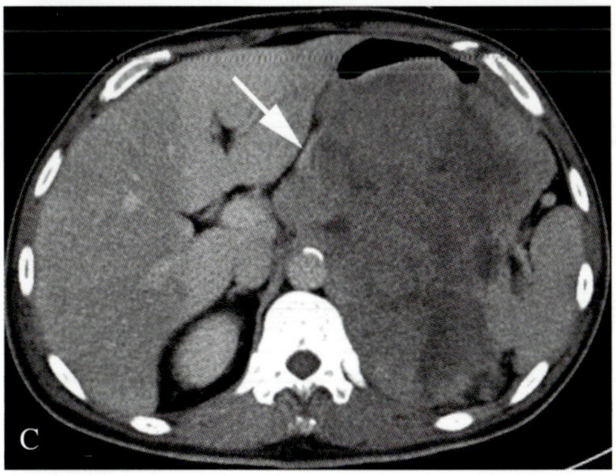

图 1　平滑肌肉瘤伴肝转移 CT 图像。图 A（轴位，平扫）、图 B（轴位，动脉期）和图 C（轴位，静脉期），左侧腹膜后胃后部巨大软组织密度肿物（↑），内部密度不均匀，呈分叶状，边界不清，与胃壁、脾分界不清。增强扫描呈不均匀较明显强化，伴不规则未强化低密度区（坏死或囊性变）

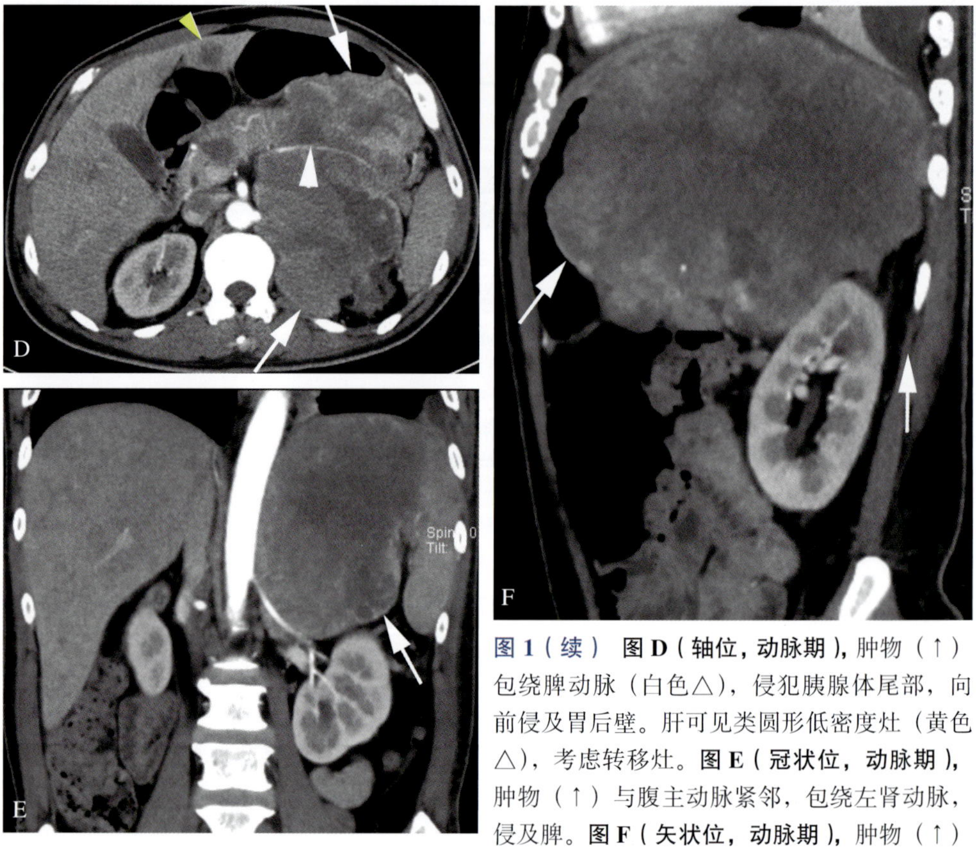

图 1（续） **图 D（轴位，动脉期）**，肿物（↑）包绕脾动脉（白色△），侵犯胰腺体尾部，向前侵及胃后壁。肝可见类圆形低密度灶（黄色△），考虑转移灶。**图 E（冠状位，动脉期）**，肿物（↑）与腹主动脉紧邻，包绕左肾动脉，侵及脾。**图 F（矢状位，动脉期）**，肿物（↑）与膈肌紧邻，侵及可能，左肾受挤压向下移位

手术所见

2017 年 2 月 15 日行腹膜后肿瘤切除术：见少量暗红色腹水（考虑肿瘤坏死所致），腹盆腔无种植，肝左、右叶膈面见多个转移灶，直径大小 1 ~ 3 cm。剪开降结肠外侧腹膜，小网膜囊（见大量陈旧性坏死物质排出，约 500 ml）。游离结肠脾曲，将降结肠向右侧掀起，暴露腹主动脉，可见肿瘤位于腹主动脉左侧、膈下、左肾上方。肿瘤侵透胃大弯，侵及部分膈肌，与脾及其血管关系密切无法分离，下方肿瘤侵犯胰腺体尾部，肿瘤包绕左肾动脉。将腹主动脉与瘤体分开，解剖腹腔干动脉，结扎并离断脾动脉，将肿瘤侵透胃大弯处切除，将肿瘤从膈肌上分离，切除部分膈肌，下方肿瘤侵及胰腺体尾部，切断体尾部并缝合包扎胰腺断端，将左肾动脉从瘤体中分离出来。将肿瘤连脾一并完整切除。再次探查肝，并行肝肿瘤局部切除术。

病理学表现

患者肿瘤病理学表现见图 2。

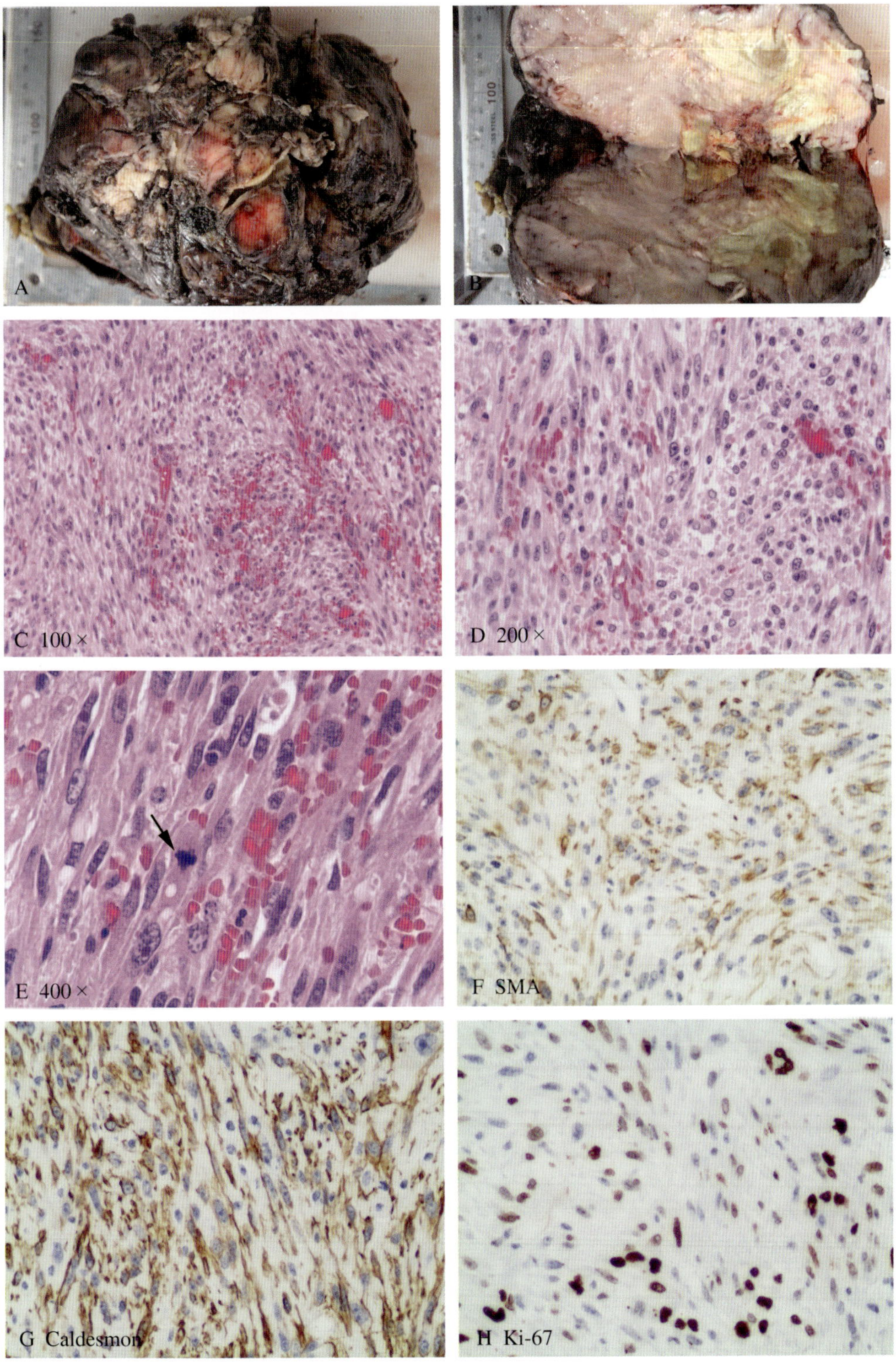

图 2 **平滑肌肉瘤伴肝转移病理图**。**图 A**，巨大结节状肿瘤一枚，大小约 20 cm × 15 cm × 10 cm。**图 B**，切面灰白兼灰黄色、鱼肉状，可见片状坏死。**图 C**，肿瘤细胞呈梭形、平行束状或交织状排列。**图 D**，肿瘤细胞明显异型。**图 E**，肿瘤细胞核大，居中，可见核仁及核分裂象（↑）。**图 F 和图 G**，肿瘤细胞 SMA、Caldesmon 胞质阳性。**图 H**，肿瘤细胞 Ki-67 核大量阳性

免疫组化结果：Desmin（−），SMA（部分+），Caldesmon（+），Myogenin（−），MyoD1（−），S-100（−），P16（−），CDK4（少数+），MDM2（−），CD117（−），CD34（−），DOG-1（−），CK（个别阳性），Ki-67（热点区约 50%+），P53（−）。

（腹膜后）肿瘤、部分胃、肝、胰腺及脾切除标本：高度恶性梭形细胞肿瘤，细胞异型明显，核分裂象多见（> 10 个 /10HPF），可见大片坏死，结合免疫组化结果，符合平滑肌肉瘤，肿瘤组织侵及胰腺、肾上腺及脾；肝可见多个转移结节；胃黏膜层及局灶浆膜层见瘤组织侵及；胰腺及胃断端未见肿瘤组织。

讨论

临床上平滑肌肉瘤好发于中老年人，一般在 40 ～ 70 岁，平均年龄约 60 岁，女性略多于男性。由于腹膜后间隙位置深在、隐蔽，肿瘤体积较小时缺乏特异性症状，多表现为后背痛、体重减轻、乏力等；肿瘤体积较大时，腹部出现包块和（或）由于肿瘤侵犯、压迫邻近器官导致的相应症状。平滑肌肉瘤可经血行转移，最常转移部位为肺，其次为肝、纵隔、心包、肾等。恶性程度高的平滑肌肉瘤手术后易复发，复发率为 40% ～ 77%，80% ～ 87% 血管外生长的平滑肌肉瘤在 5 年内死亡。平滑肌肉瘤很少经淋巴转移。

本例患者以疼痛、贫血就诊，肿瘤累及周围多脏器并发生肝多发转移，范围从腹膜后到腹腔内脏器广泛侵犯。术后 1 个月发现肝多发转移灶，2 个月发现肺多发转移并原位复发，肝转移较前进展。

病例 14-2 平滑肌肉瘤伴肝转移

临床病史

患者男性，42 岁，2017 年 9 月体检发现腹膜后肿瘤及肝占位，无腹痛、腹胀、恶心、呕吐、发热等不适症状，当地医院细针穿刺活检病理检查提示：考虑平滑肌肉瘤肝转移。患者一般状况尚可。2017 年 10 月 27 日入我院诊治。

查体：腹部外形膨隆，腹壁韧，触及肿瘤，上达剑突下 3 cm，下达脐下 4 cm，左右边界可达锁骨中线，移动性差。

影像学表现

患者入我院后，行 CT 检查，其结果见图 1。

CT 图像

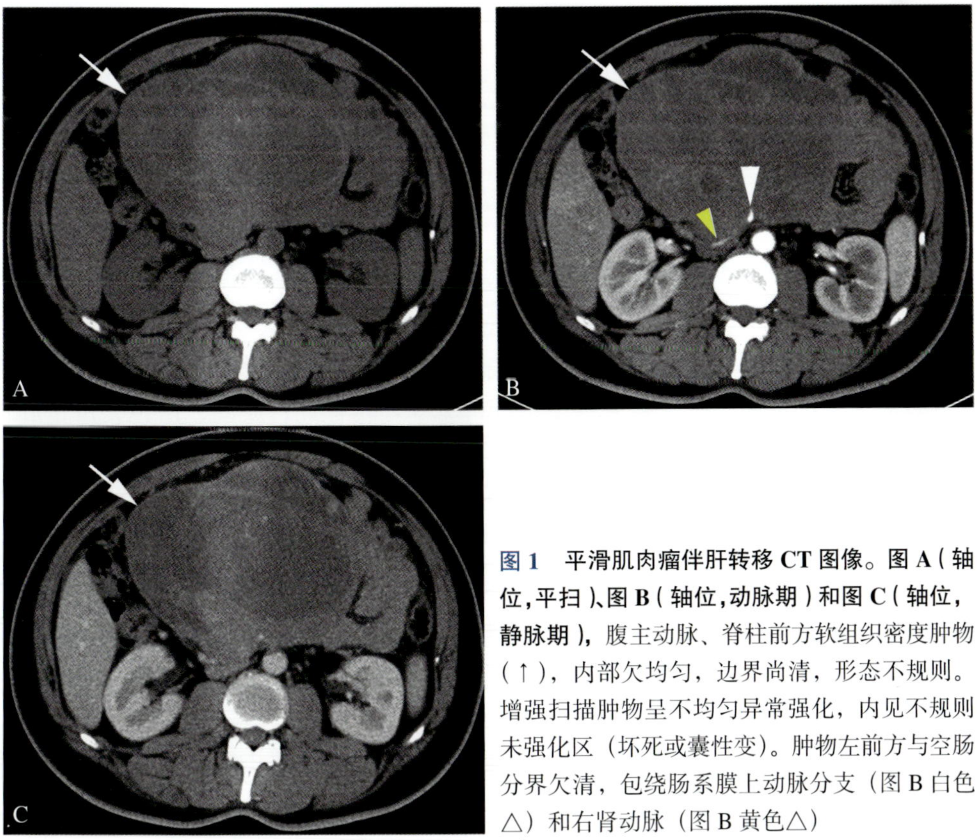

图 1　平滑肌肉瘤伴肝转移 CT 图像。图 A（轴位，平扫）、图 B（轴位，动脉期）和图 C（轴位，静脉期），腹主动脉、脊柱前方软组织密度肿物（↑），内部欠均匀，边界尚清，形态不规则。增强扫描肿物呈不均匀异常强化，内见不规则未强化区（坏死或囊性变）。肿物左前方与空肠分界欠清，包绕肠系膜上动脉分支（图 B 白色△）和右肾动脉（图 B 黄色△）

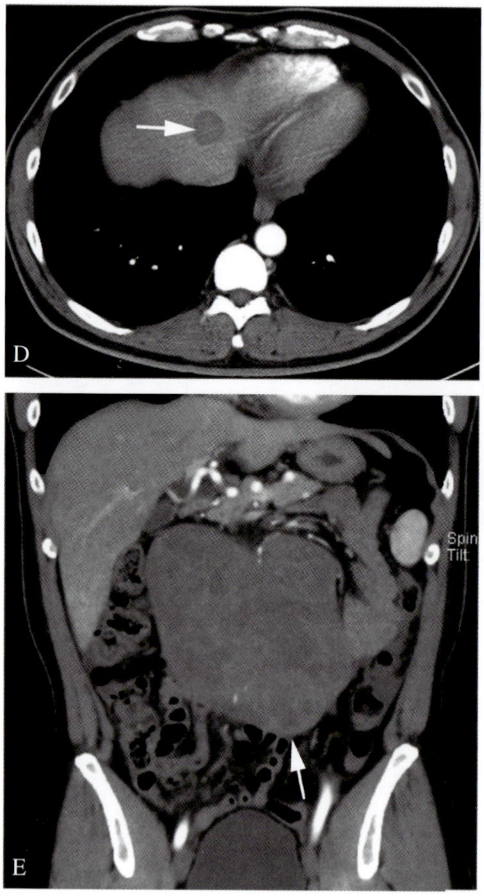

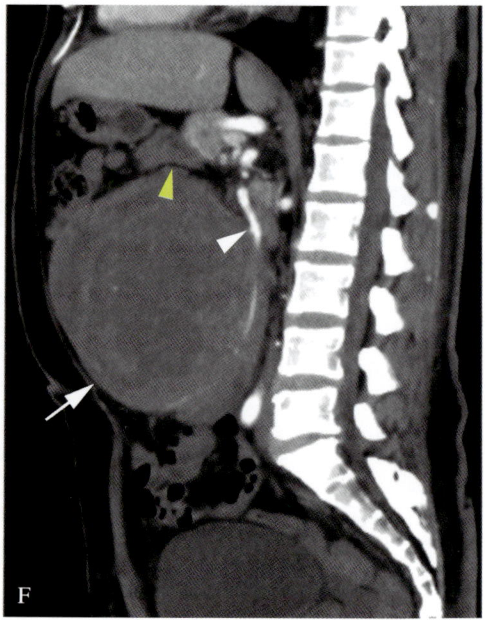

图 1（续） **图 D（轴位，动脉期）**，肝左内叶可见圆形低密度灶（↑），考虑为转移灶。**图 E（冠状位，动脉期）和图 F（矢状位，动脉期）**，肿物（↑）包绕肠系膜上动脉分支（图 F 白色△），与肠系膜分界不清。十二指肠（图 F 黄色△）位于肿物上方，分界清晰

手术所见

2017 年 11 月 1 日行腹膜后肿瘤切除术、肝转移瘤切除、小肠切除、断端吻合术、微波消融术：未见腹水，腹盆腔无种植，肝可见 3 处转移灶，质硬，白色，位于肝左内叶、肝右后叶下段、肝右前叶上段，直径分别约 1.5 cm、1.5 cm 和 3 cm。余脏器未探及转移灶。探查肿瘤，大小约 15 cm × 12 cm，上达小网膜囊，下达第 5 腰椎平面，两侧达腋中线，质韧，灰白色，移动性差。分离小肠系膜与肿瘤之间粘连组织，肿瘤侵袭小肠系膜，该段系膜无法与肿瘤分离，遂决定切除该系膜供血区域小肠。由于肿瘤包绕肠系膜上动脉分支，结扎该分支，肿瘤远端自回盲部约 70 cm 处切断肠管，将远端断端与肿瘤近端距离 Treiz 韧带约 110 cm 处小肠行侧侧吻合。完整切除肿瘤。再次探查肝，并行肝转移肿瘤局部切除术。术中超声发现肝左内叶与肝右前叶下段交界处可见直径约 1 cm 结节，予微波消融治疗。

病理学表现

患者肿瘤病理学表现见图 2。

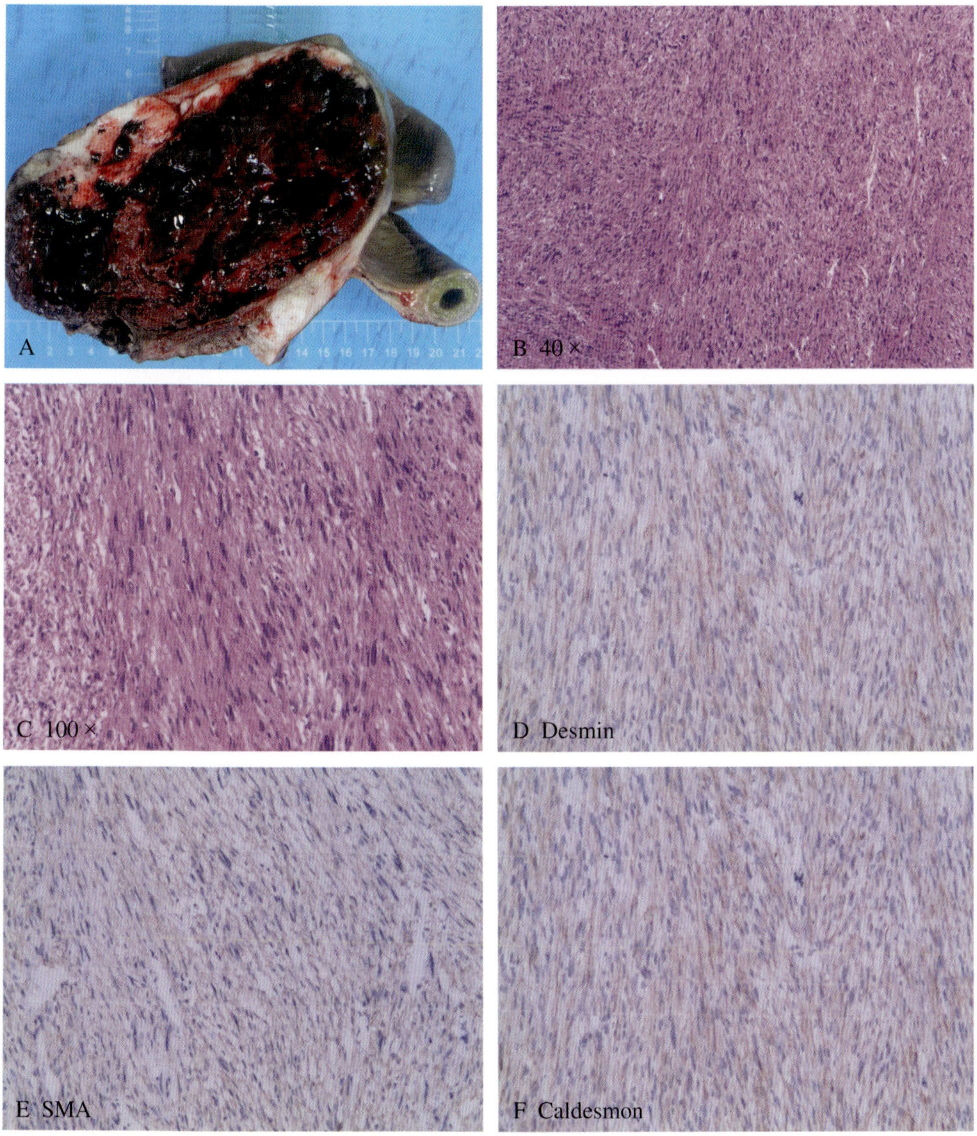

图 2 平滑肌肉瘤伴肝转移病理图。图 A， 巨大结节状肿瘤一枚，大小约 20 cm×16 cm×11 cm，包膜完整，与小肠系膜粘连。切面大部分区域出血、坏死，残留部分肿瘤组织灰白，质软、鱼肉状。**图 B，** 肿瘤细胞呈梭形，平行、束状或交织状密集排列。**图 C，** 为图 B 高倍镜图像，肿瘤细胞呈梭形，胞质红染，核明显异型。**图 D、图 E 和图 F，** 肿瘤细胞 Desmin、SMA、Caldesmon 胞质阳性

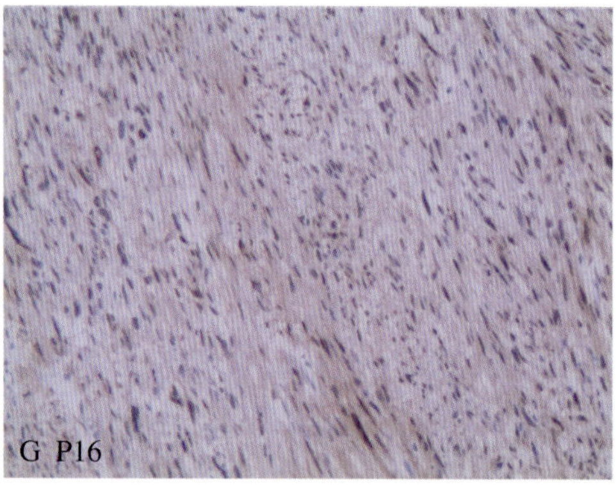

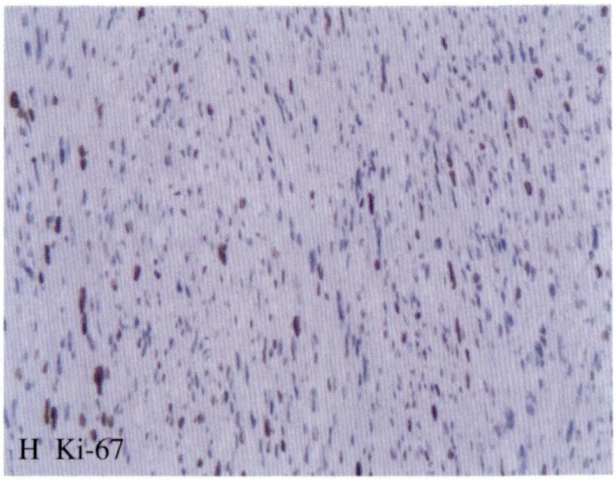

图 2（续） **图 G**，肿瘤细胞 P16 核阳性。**图 H**，肿瘤细胞 Ki-67 核部分阳性

免疫组化结果： Desmin（+），SMA（+），Caldesmon（+），Myogenin（−），MyoD1（−），S-100（−），P16（+），CDK4（−），MDM2（−），CD117（−），CD34（−），DOG-1（−），CK（−），P53（−），Ki-67（热点区约 30%+）。

（腹膜后）肿瘤及部分小肠切除标本： 平滑肌肉瘤伴出血、坏死，肿瘤侵及小肠系膜。

肝切除标本： 送检肝组织内可见 3 处平滑肌肉瘤转移，转移灶大小分别约 2.5 cm × 2 cm × 2 cm、1.5 cm × 1.5 cm × 1 cm 和 1.5 cm × 1.2 cm × 1.2 cm。

讨论

本例患者体检发现腹膜后肿物及肝转移灶，行细针穿刺活检诊断为平滑肌肉瘤。该例患者肿瘤侵及肠系膜，包绕肠系膜上动脉分支，未侵及其他脏器及周围组织，手术切除较为彻底，术后 1 个月开始口服甲磺酸伊马替尼片 0.375 g，每日一次，术后 4 个月改为 0.25 g，每日一次，复查 CT 发现肝内不规则低密度区，术后 7 个月再次复查 CT 发现肝内低密度区体积缩小，术后 10 个月 CT 提示肝内病灶进一步缩小。

病例 15 子宫平滑肌肉瘤复发伴腹膜后转移

临床病史

患者女性，55 岁，2014 年 7 月 1 日因“子宫肌瘤”在当地医院行腹腔镜下子宫肌瘤剔除术，术后病理回报“子宫平滑肌肉瘤”。2014 年 7 月 31 日在北京大学第一医院行腹腔镜下子宫附件全切术，术后病理提示子宫平滑肌肉瘤。术后 3 个月，患者因“下腹部不适伴发热”在当地医院行腹部超声检查，提示肿瘤复发，遂再次就诊于北京大学第一医院，行腹部 CT 检查提示肿瘤复发伴腹膜多发转移。2014 年 11 月行多柔比星（吡喃阿霉素）80 mg+ 异环磷酰胺 2 g，静脉化疗 5 次。因患者胃肠道反应较大，遂更改方案为吡喃阿霉素 + 卡铂静脉化疗 7 次。复查腹部超声检查，提示肿瘤明显缩小。约半年后，患者再次复查腹部超声，提示肿瘤较前明显增大，再次予以上述化疗方案 8 次，化疗期间曾出现Ⅲ度骨髓抑制、肝功能异常，予以对症处理后好转。再次间隔约 6 个月后，患者复查腹部超声，提示肿瘤再次增大，遂再次予以上述化疗方案 4 次，复查腹部超声提示化疗效果欠佳，遂改用达卡巴嗪 + 奈达铂化疗 7 次。约 3 个月前，复查发现 CA125 明显增高。腹部超声提示阴道残端可见多发囊实性肿块，考虑肿瘤再次复发。再次就诊于北京大学第一医院，行达卡巴嗪 + 奈达铂化疗 1 次。2018 年 3 月 12 日入我院诊治。

查体：腹部膨隆，下腹可触及质硬包块，直径约 12 cm，活动度差。

既往史：高血压病史 7 年，自服药物控制，效果尚可；扩张型心肌病，心功能不全史半年，自服药物控制；糖尿病 3 年，自服药物控制，效果尚可。

影像学表现

患者入我院后，行 CT、PET-CT 和 US 检查，其结果见图 1 ~ 3。

CT 图像

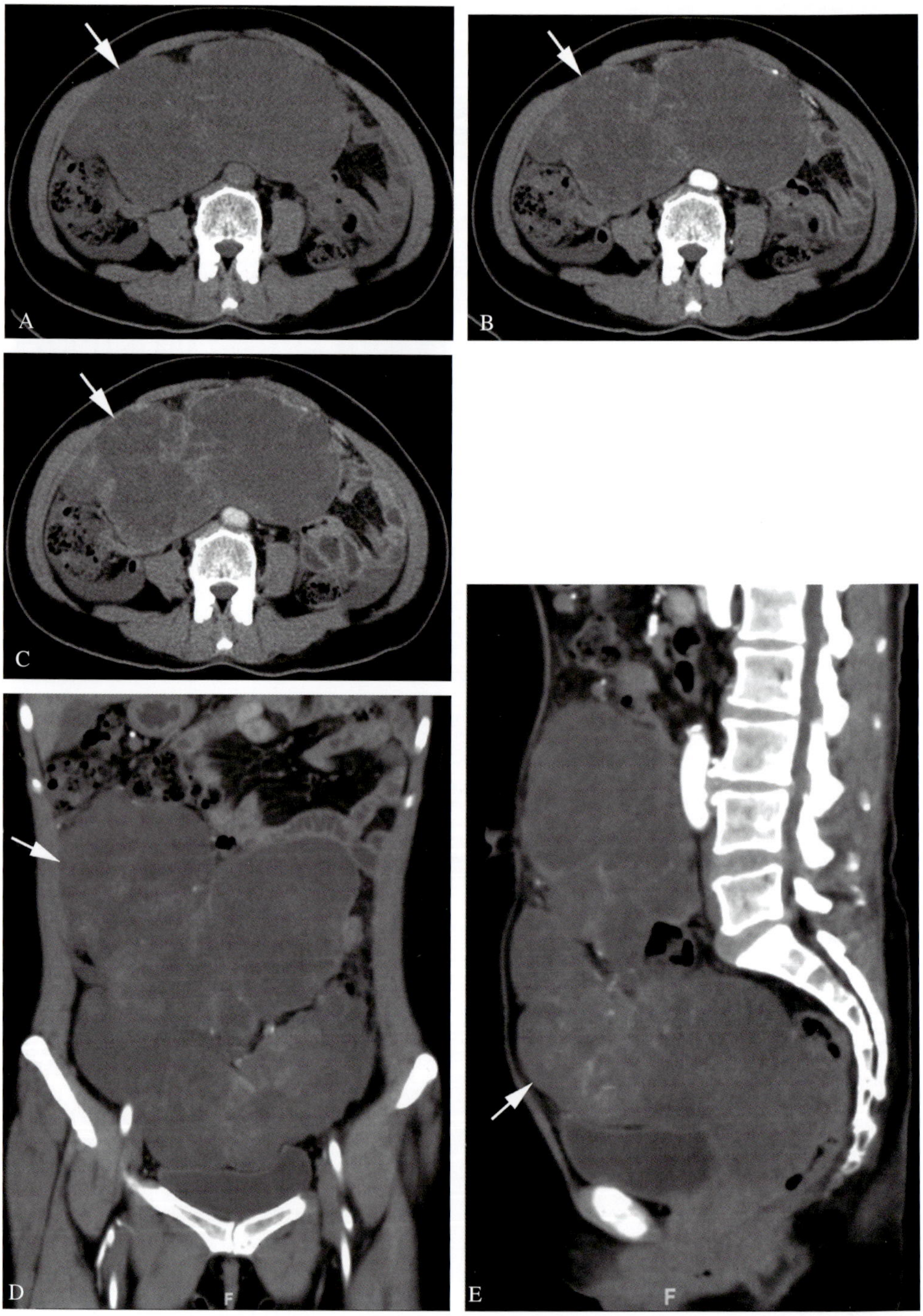

图 1 子宫平滑肌肉瘤复发伴腹膜后转移 CT 图像。图 **A**（轴位，平扫）、图 **B**（轴位，动脉期）和图 **C**（轴位，静脉期），腹主动脉、脊柱前方软组织肿物（↑），边界尚光滑，形态不规则，内部密度不均匀。增强扫描实性成分中等程度强化，可见低密度未强化区（坏死或囊性变）。图 **D**（冠状位，动脉期），肿物（↑）位于膀胱上方，与膀胱紧邻，分界尚清。图 **E**（矢状位，动脉期），肿物（↑）与膀胱后壁、直肠、阴道分界不清，粘连侵及可能

PET-CT 图像

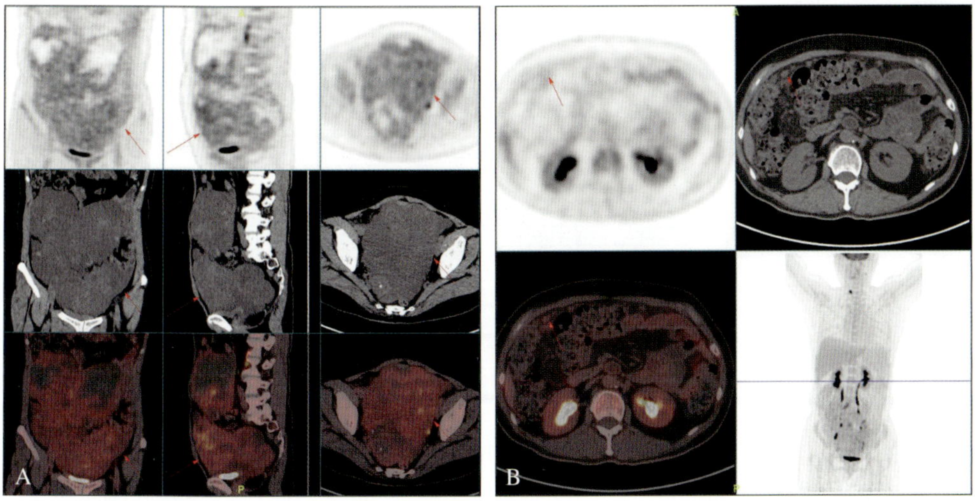

图 2　子宫平滑肌肉瘤复发伴腹膜后转移 PET-CT 图像。图 A，肿物（↑）位于肠系膜间隙区域，实性部分区域 FDG 摄取增高。**图 B，**中腹区前壁下大网膜呈小结节样增厚并轻度异常 FDG 摄取增高改变，怀疑腹膜种植转移灶（↑）

US 图像

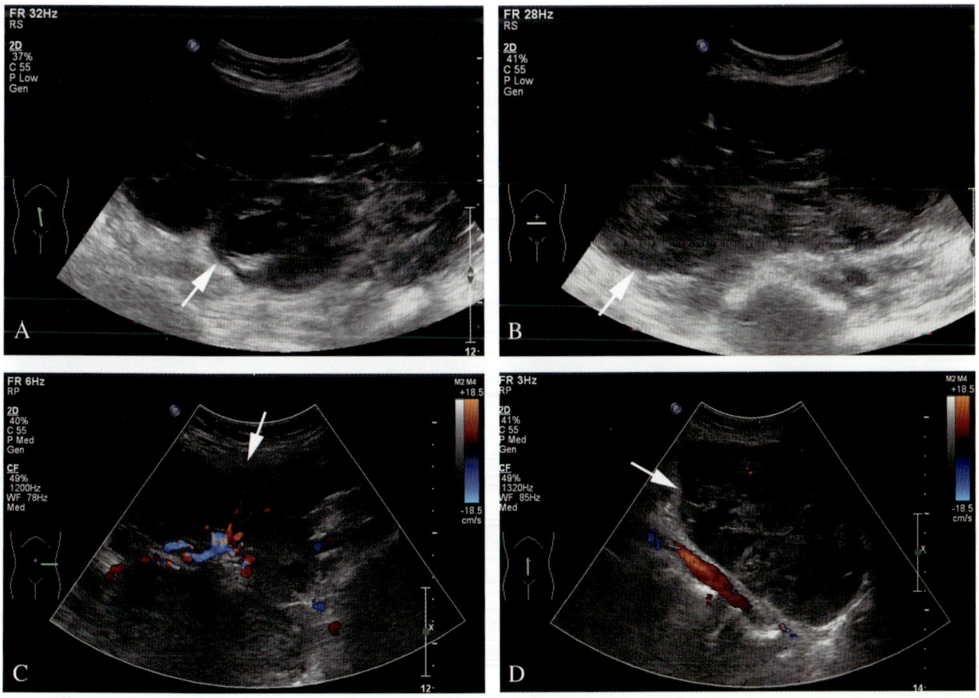

图 3　子宫平滑肌肉瘤复发伴腹膜后转移 US 图像。图 A（纵切）和图 B（横切），脊柱前方巨大囊实性肿物（↑），边界尚清，形态不规则，跨越脊柱。**图 C，**肿物（↑）内部可见丰富的血流信号。**图 D，**肿物（↑）位于腹主动脉前方

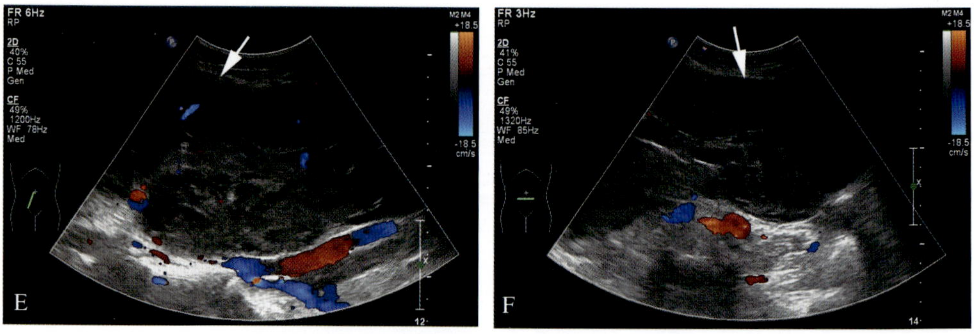

图 3（续） 图 E（纵切）和图 F（横切），肿物（↑）位于髂血管分叉前方，分界清晰

手术所见

2018 年 3 月 21 日行肿瘤切除术：肿瘤位于下腹部及盆腔，呈分块状，与大网膜和膀胱关系密切，逐步分离肿瘤与大网膜粘连，切除大部分肿瘤，继续分离剩余肿瘤与膀胱粘连，分离过程中膀胱壁破损，以可吸收缝线修补，继续分离肿瘤与周围组织粘连，见肿瘤包绕阴道残端，遂联合切除部分阴道残端，断端予以丝线缝扎，肿瘤底部与直肠前壁关系密切，予以分离后完整切除肿瘤，丝线加固直肠前壁浆膜破损。

病理学表现

患者肿瘤病理学表现见图 4。

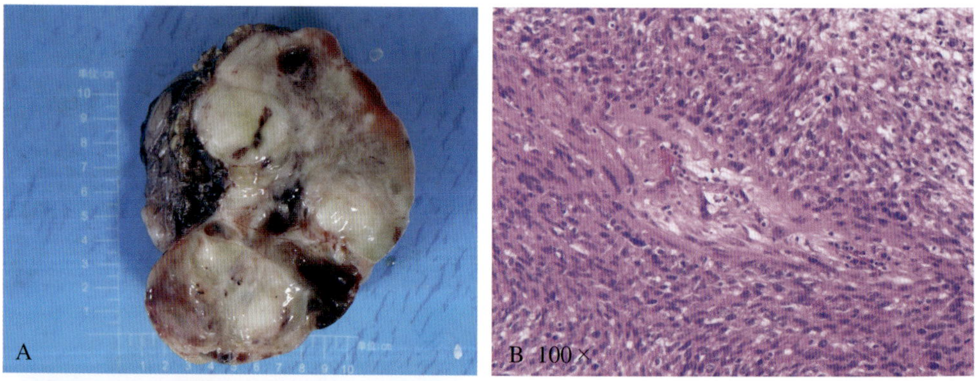

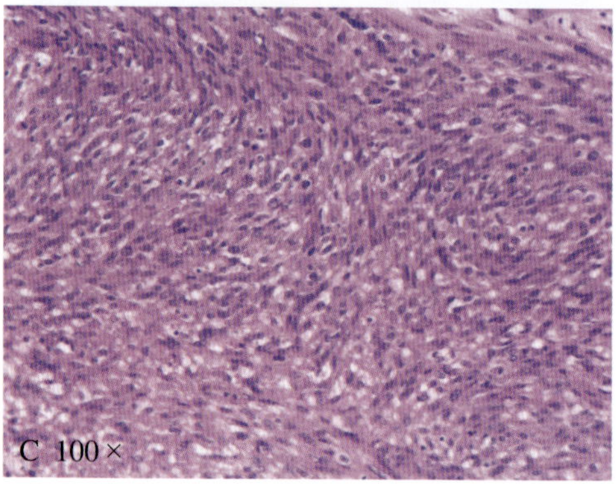

图 4 子宫平滑肌肉瘤复发伴腹膜后转移病理图。图 A，巨大结节状肿瘤一枚。图 B 和图 C，肿瘤细胞呈梭形，平行、束状或交织状密集排列

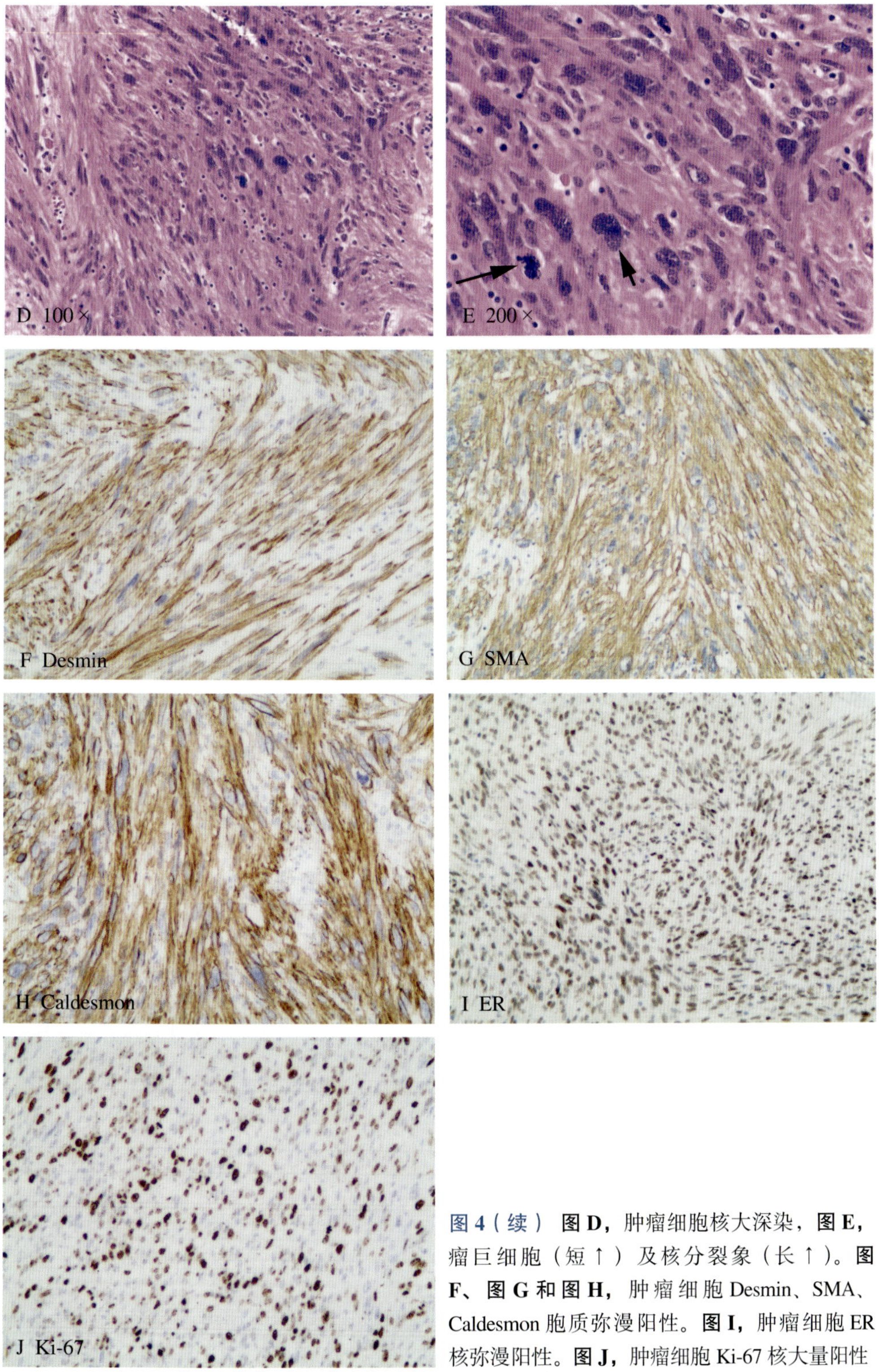

图 4（续）　**图 D**，肿瘤细胞核大深染，**图 E**，瘤巨细胞（短↑）及核分裂象（长↑）。**图 F**、**图 G** 和 **图 H**，肿瘤细胞 Desmin、SMA、Caldesmon 胞质弥漫阳性。**图 I**，肿瘤细胞 ER 核弥漫阳性。**图 J**，肿瘤细胞 Ki-67 核大量阳性

免疫组化结果：Desmin（+），SMA（+），Caldesmon（+），CD10（−），ER（+），PR（个别 +），Myogenin（−），MyoD1（−），S-100（−），P16（部分 +），CDK4（−），CD117（−），CD34（−），DOG-1（−），P53（部分 +），Ki-67（热点区约 40%+）。

（腹膜后）肿瘤切除标本：梭形细胞肉瘤，伴大片出血、坏死，结合临床病史，符合子宫平滑肌肉瘤复发伴腹膜后转移，部分区域呈多形性平滑肌肉瘤改变；肿瘤多枚，大小约 3 cm × 2.5 cm × 2 cm ～ 21 cm × 17 cm × 10 cm；肿瘤侵及网膜组织及阴道残端。

讨论

本例患者因子宫肌瘤手术行腹腔镜肌瘤剔除术，术后病理诊断为平滑肌肉瘤，二次行腹腔镜子宫及附件切除术，3 个月后复发，化疗效果不佳，至肿瘤巨大再次手术。腹膜后、网膜及阴道残端有多个肿瘤，符合转移。术后行异环磷酰胺静脉化疗，每天用药 2.9 g，连用 5 天（21 天一个周期），用药 4 个周期。术后规律复查 1 年，未发现复发征象，目前患者状况良好。

病例 16 平滑肌肉瘤复发

临床病史

患者女性，62 岁，2016 年 8 月因绝经后不规则阴道流血就诊于北京世纪坛医院，行宫腔镜检查 + 诊刮术，病理检查提示子宫平滑肌瘤。后患者症状加重，2016 年 11 月行子宫 + 双侧附件切除术，术后病理检查提示子宫平滑肌肉瘤。于 2016 年 12 月 23 日，2017 年 1 月 13 日、2 月 9 日、3 月 8 日、3 月 29 日和 4 月 19 日行静脉化疗 6 个周期，具体方案不详，化疗过程中胃肠道反应较重，予以对症处理后缓解。

3 个多月前，患者自觉活动后右下腹部隐痛。超声检查提示阴道残端低回声包块，右侧盆腔混合回声包块，胸部 CT 检查提示右肺新发小结节；PET-CT 检查提示肿瘤复发，伴多发淋巴结转移、右肺转移。2018 年 3 月 9 日就诊于中国人民解放军 307 医院，行髂内动脉栓塞 + 腹腔动脉置管化疗术。患者半个月前出现恶心、呕吐等症状，再次就诊于中国人民解放军 307 医院，考虑不全性小肠梗阻，保守治疗后缓解。于 2018 年 4 月 4 日和 4 月 8 日行超声引导下盆腔肿物穿刺抽液 + 化疗药注射治疗。2018 年 4 月 11 日入我院诊治。

查体：下腹部稍膨隆，腹壁柔软，右下腹可触及一直径约 8 cm 肿物。

既往史：高血压 6 年，自行口服药物控制，效果尚可；糖尿病 4 年，自行以胰岛素控制，效果尚可。2010 年行阑尾切除术。2012 年出现轻度脑梗死，保守治疗后好转。

影像学表现

患者入我院后，行 CT 和 US 检查，其结果见图 1 和图 2。

CT 图像

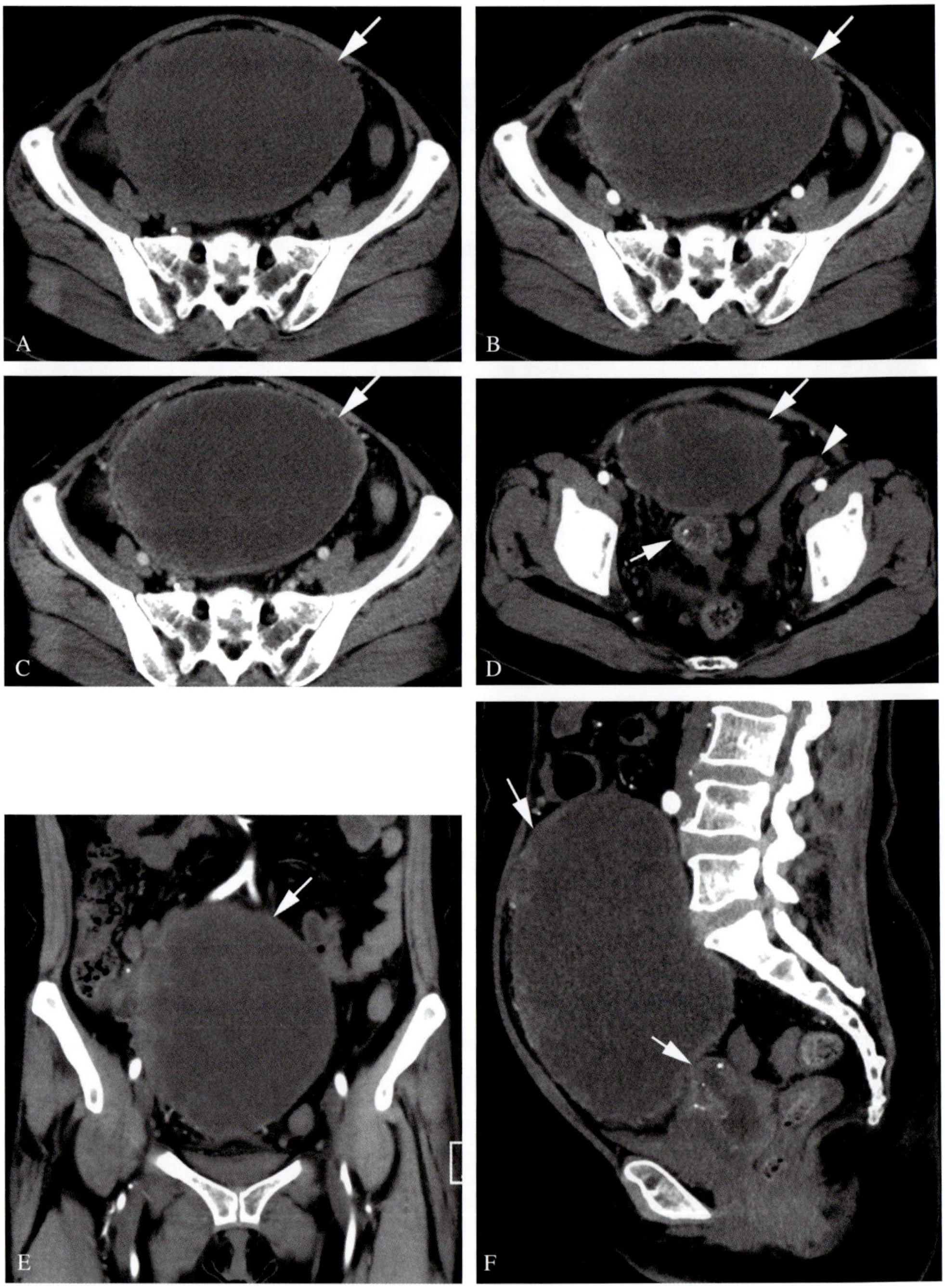

图 1　平滑肌肉瘤复发 CT 图像。图 A（轴位，平扫）、图 B（轴位，动脉期）和图 C（轴位，静脉期），骶骨前方椭圆形软组织肿物（↑），边界清晰，形态规则，内部大部分区域为低密度。增强扫描周边呈中度强化，低密度区未见强化。**图 D（轴位，动脉期），**阴道残端肿物（短↑）位于较大肿瘤后方，后者与乙状结肠（△）分界不清，粘连可能。**图 E（冠状位，动脉期），**肿物（↑）右侧与回盲部分界不清，粘连可能。**图 F（矢状位，动脉期），**阴道残端肿物（短↑）与膀胱后壁分界不清，粘连可能。后方与直肠紧邻，分界清晰

US 图像

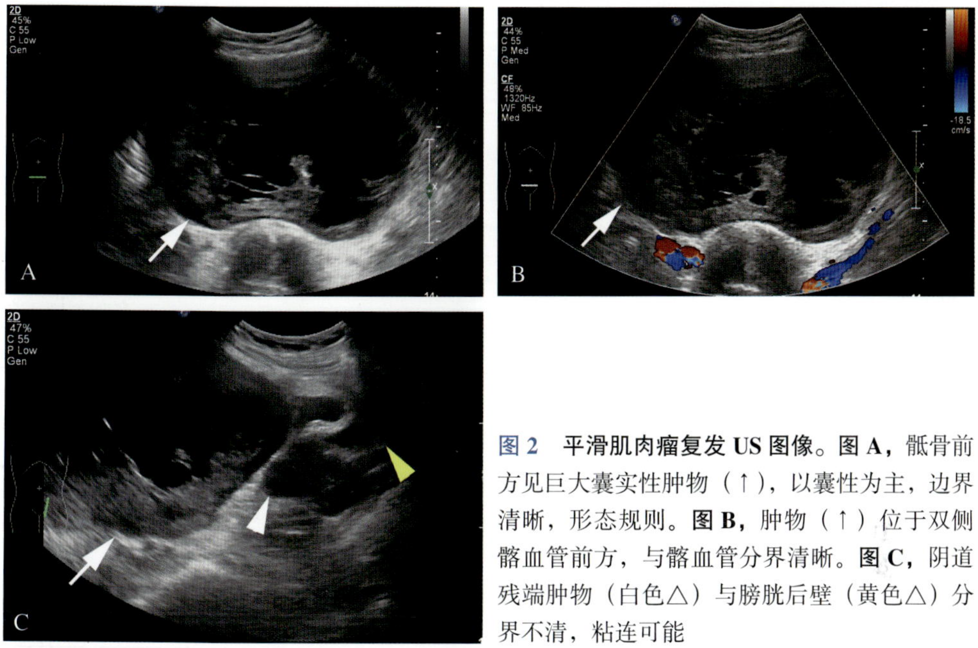

图 2　平滑肌肉瘤复发 US 图像。图 A，骶骨前方见巨大囊实性肿物（↑），以囊性为主，边界清晰，形态规则。图 B，肿物（↑）位于双侧髂血管前方，与髂血管分界清晰。图 C，阴道残端肿物（白色△）与膀胱后壁（黄色△）分界不清，粘连可能

手术所见

2018 年 4 月 19 日行肿瘤切除术： 肿瘤位于下腹部，呈分块状，直径约 20 cm。较大肿瘤与大网膜粘连。游离大网膜后，见肿瘤根部与末端回肠紧密粘连，予以分离，完整切除较大肿瘤。继续探查，见阴道残端处肿瘤，直径约 5 cm，前方与膀胱粘连，后方与乙状结肠粘连，沿肿瘤边缘继续分离，完整切除肿瘤。

病理学表现

患者肿瘤病理学表现见图 3。

免疫组化结果： Desmin（−），SMA（−），Caldesmon（弱 +），ER（部分弱 +），PR（−），Myogenin（−），MyoD1（−），S-100（+），SOX10（−），P16（−），CDK4（+），MDM2（部分 +），CD117（+），CD34（血管 +），DOG-1（−），CK（弱 +），P53（−），Ki-67（热点区约 30%+）。

（腹腔）肿瘤切除标本： 高级别梭形细胞肉瘤，伴大片坏死，结合临床病史及免疫组化结果，符合平滑肌肉瘤复发。

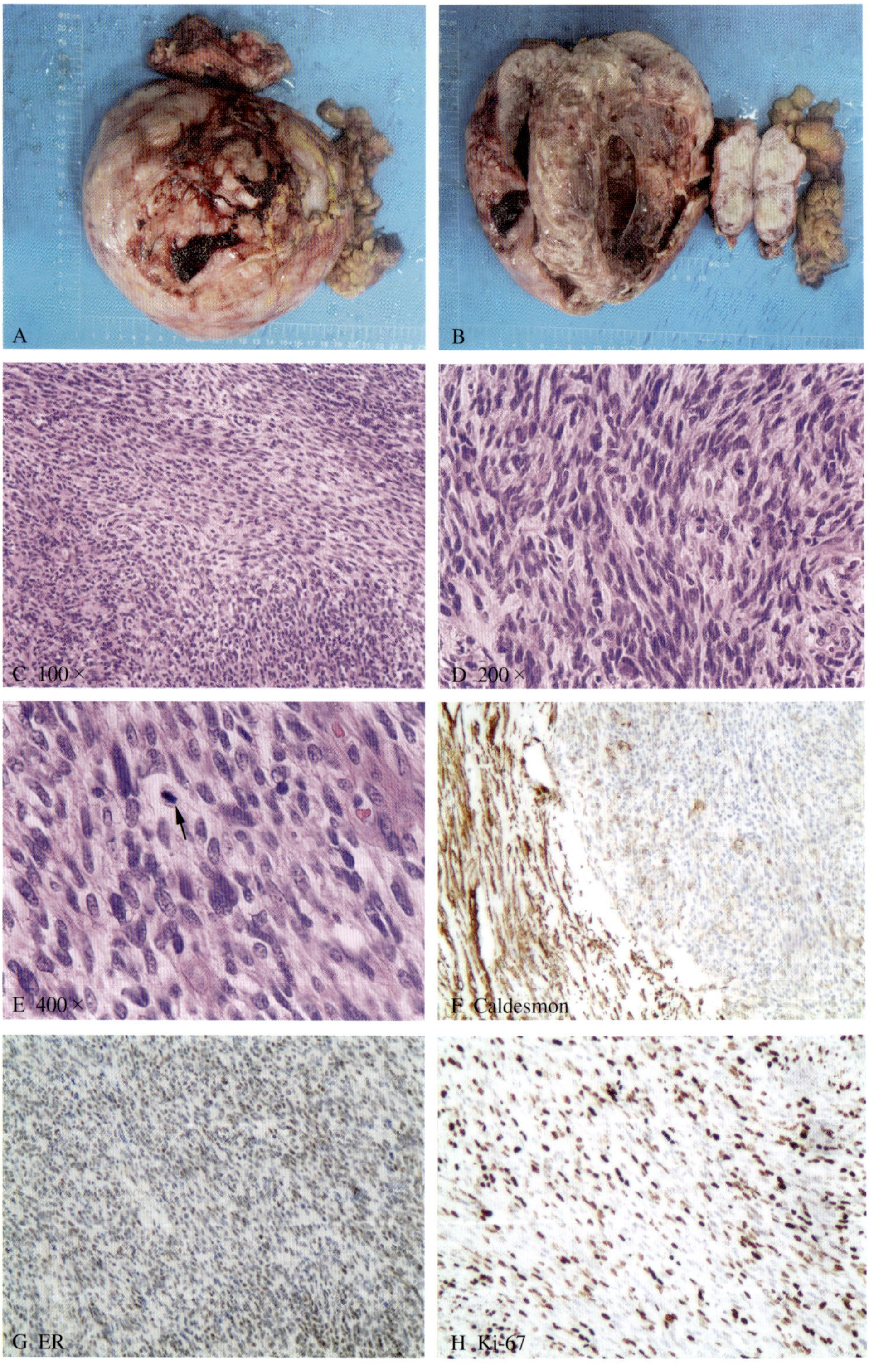

图 3　平滑肌肉瘤复发病理图。图 A 和图 B，巨大结节状肿瘤及小结节肿瘤各一枚，大结节切面灰白、质中，伴囊性变，小结节切面灰白、质软，鱼肉状。肿瘤大小约 18 cm × 17 cm × 9 cm 和 10 cm × 3.5 cm × 3 cm。**图 C**，肿瘤细胞呈梭形，平行、束状或交织状密集排列。**图 D**，肿瘤细胞核大深染。**图 E**，核分裂象（↑）。**图 F**，肿瘤细胞 Caldesmon 胞质弱阳性。**图 G**，肿瘤细胞 ER 核阳性。**图 H**，肿瘤细胞 Ki-67 核大量阳性

讨论

本病例属于子宫平滑肌肉瘤术后复发病例。整个治疗过程不是很理想。若开始诊断为子宫平滑肌肉瘤，将子宫全切，是否可以避免或减少肿瘤复发？

平滑肌肉瘤常发生坏死囊性变。良恶性判断标准根据坏死有无、细胞异型性程度及核分裂象多少综合判断。多数平滑肌肉瘤的肿瘤细胞为梭形，呈条索状排列。

决定预后的主要因素是肿瘤的大小和部位，以及肿瘤浸润深度，与外科是否彻底切除相关。肿瘤大小、浸润深度与是否有远处转移对预后意义比肿瘤分级更为重要。

本例患者术后 1 个月肺部发现转移结节，术后 4 个月发现原位复发，术后行化疗及支持疗法，患者基本情况尚可，肿瘤生长缓慢，肺部结节 12 个月内由 0.9 cm 增长至 1.7 cm，原位复发结节 10 个月内由 1.4 cm 增长至 1.7 cm。

第五章

胃肠道间质瘤

病例 17-1 胃肠道间质瘤

临床病史

患者女性，47 岁，2018 年 5 月超声检查发现胰腺后方占位，直径约 4 cm。腹部 CT 检查提示为胰腺后方占位。2018 年 6 月 5 日入我院诊治。

查体：腹部膨隆，腹壁柔软，腹部未触及肿物。

影像学表现

患者入我院后，行 CT 和 US 检查，其结果见图 1 和图 2。

CT 图像

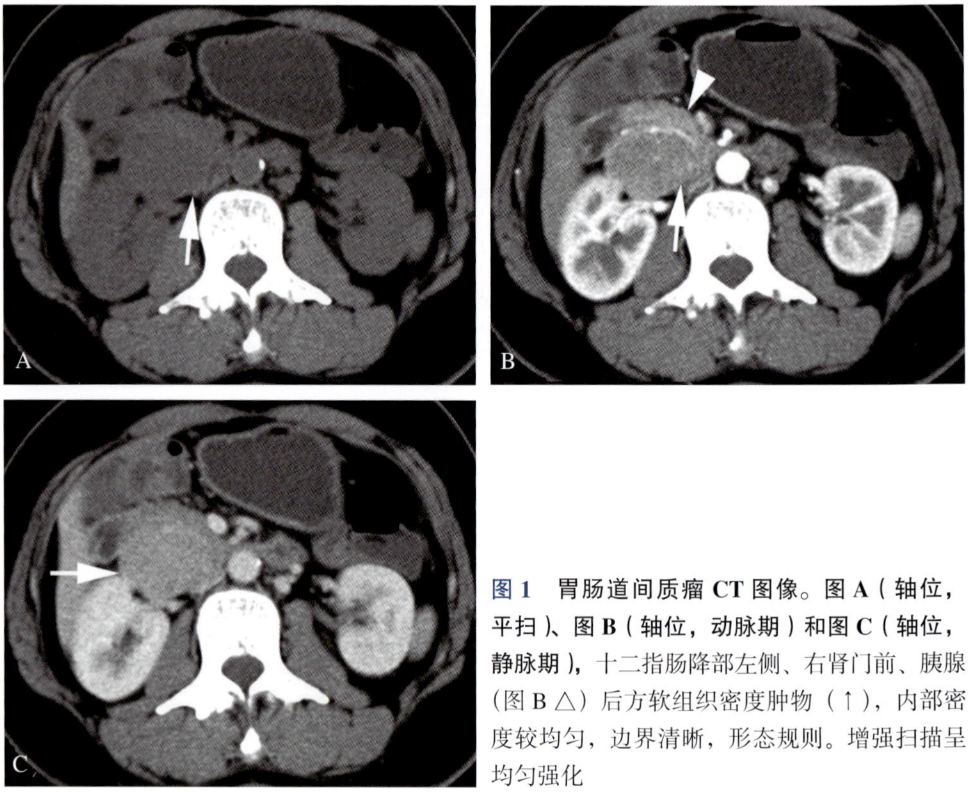

图 1 胃肠道间质瘤 CT 图像。图 A（轴位，平扫）、图 B（轴位，动脉期）和图 C（轴位，静脉期），十二指肠降部左侧、右肾门前、胰腺（图 B △）后方软组织密度肿物（↑），内部密度较均匀，边界清晰，形态规则。增强扫描呈均匀强化

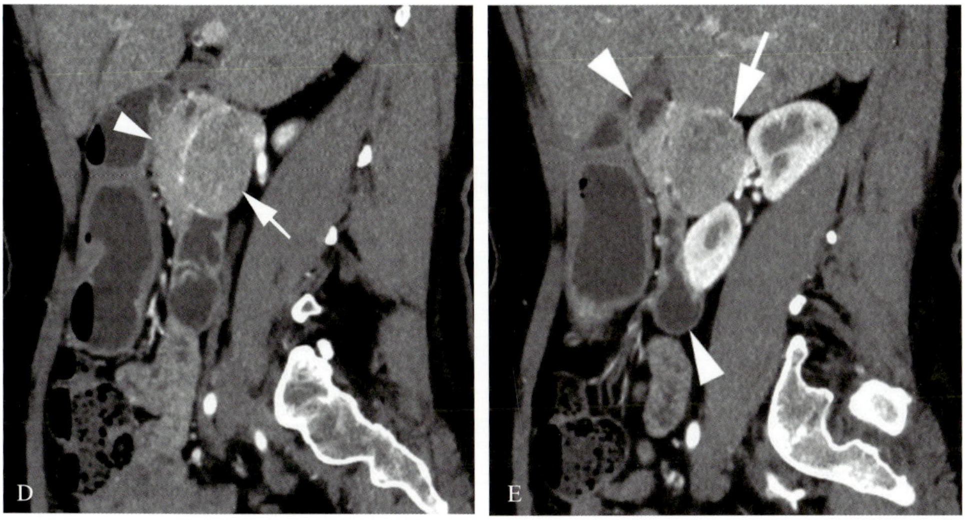

图 1（续） **图 D（矢状位，动脉期）和图 E（矢状位，动脉期），**肿物（↑）与胰腺（图 D △）分界清晰，之间可见血管。肿物与十二指肠（图 E △）关系密切，分界不清，十二指肠上下端稍扩张

US 图像

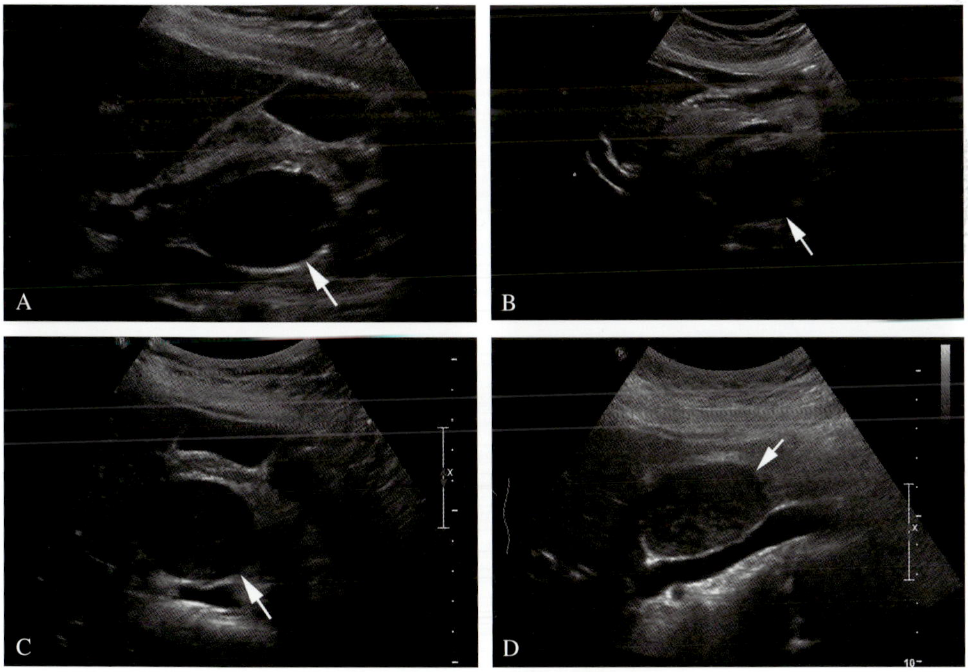

图 2 **胃肠道间质瘤 US 图像。图 A、图 B 和图 C，**胰腺后方可见低回声肿物（↑），边界清晰，形态规则，包膜完整。**图 D，**肿物（↑）后方与下腔静脉紧邻，动态观察肿物与下腔静脉未粘连

手术所见

2018 年 6 月 26 日行腹膜后肿瘤切除术：未见腹水，腹盆腔未见种植。肿瘤位于胰腺后方、十二指肠降部下段，大小约 4 cm×5 cm×5 cm，质硬，位置固定。肿瘤侵及十二指肠降部，连同部分十二指肠肠壁将肿瘤完整切除。送术中冰冻病理检查，结果提示间质瘤可能。

病理学表现

患者肿瘤病理学表现见图 3。

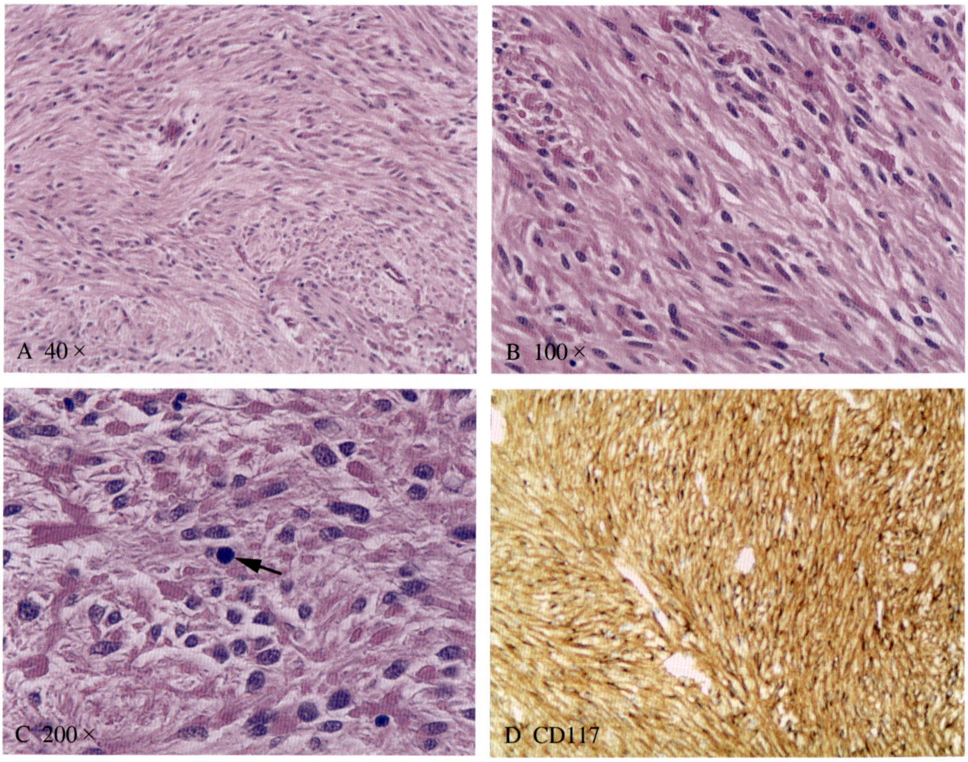

图 3 **胃肠道间质瘤病理图。图 A，**肿瘤细胞呈梭形，胞质红染，席纹状排列。**图 B，**肿瘤细胞呈梭形，轻 - 中度异型，束状排列。**图 C，**核分裂象（↑）。**图 D，**肿瘤细胞 CD117 胞质弥漫阳性

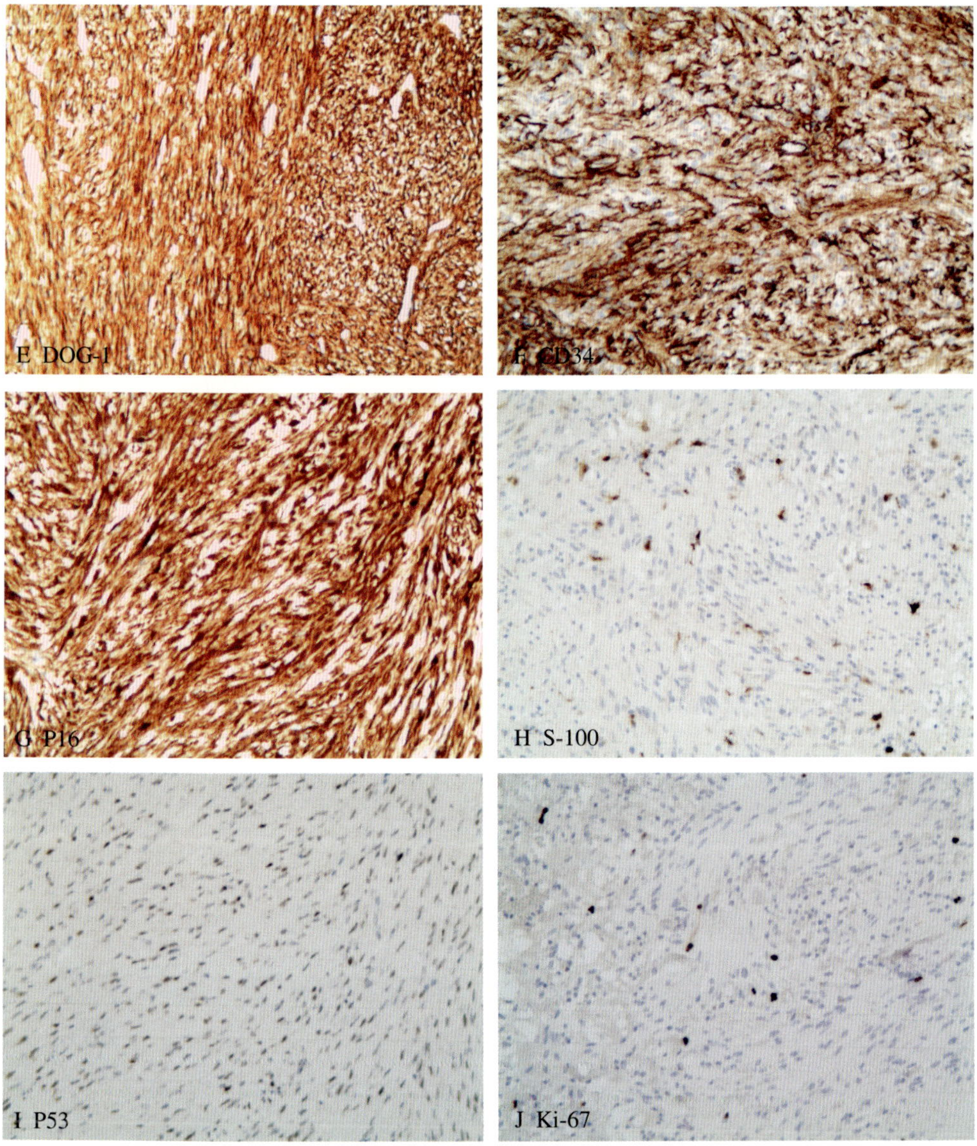

图 3（续）　**图 E 和图 F**，肿瘤细胞 DOG-1、CD34 胞质弥漫阳性。**图 G**，肿瘤细胞 P16 核 / 质阳性。**图 H**，少数肿瘤细胞 S-100 核阳性。**图 I**，个别肿瘤细胞 P53 核阳性。**图 J**，肿瘤细胞 Ki-67 核散在阳性

免疫组化结果：CD117（+），DOG-1（+），CD34（+），S-100（少数 +），P16（+），CDK4（少数 +），MDM2（–），Desmin（–），SMA（少数 +），MyoD1（–），P53（部分 +），CK（–），Ki-67（热点区约 3%+）。

（十二指肠）肿瘤切除标本：胃肠道间质瘤，肿瘤大小约 5 cm × 4.5 cm × 2 cm，核分裂象＜ 5 个 /50HPF；危险度分级：低危（预后分组：2b），肿瘤侵及十二指肠肌层。

讨论

胃肠道间质瘤（GIST）是胃肠道最常见的间叶组织肿瘤，可以发生在胃肠道的各个部位，但以胃最为多见，其次是小肠，小肠又以空肠最常见。本病例来源于十二指肠降部。

其最确切的定义是指 KIT 酪氨酸激酶受体阳性的胃肠道梭形细胞肿瘤。KIT 的免疫反应性能够区分 GIST 和其他平滑肌瘤、平滑肌肉瘤、神经鞘瘤、神经纤维瘤等。起源仍有争论，多数学者认为起源于 Cajial 间质细胞（胃肠道起搏器细胞），也有认为来源于间质干细胞。

过去 GIST 多被诊断为平滑肌瘤。随着病理及免疫组化技术的进步，电镜下 GIST 内并没有平滑肌细胞或施万细胞，而是由数量不同的梭形细胞和上皮样细胞组成，免疫组化检查表现为 CD117 和（或）CD34 阳性。

目前根据肿瘤最大直径、细胞异型性及核分裂象的多少作为参考指标，对 GIST 的生物学行为进行评估。肿瘤直径＞ 5 cm，伴有出血及坏死，细胞丰富，细胞异型性明显及核分裂象＞ 5 个 /50 HPF，复发转移风险高。临床上，肿瘤出现包膜浸润以及邻近器官或远处转移时即可认为高风险性。本病例属于低度风险，影像显示肿瘤边界较清晰，内部密度均匀。

本病例为体检偶然发现，体积较小，无出血坏死，侵袭性不明显。US 表现为类圆形、低回声肿物，边界清晰，内部回声均匀；CT 表现为边界稍欠清晰的软组织密度肿物，形态规则，密度较均匀。就本例来讲，US 检查对肿瘤与周围组织关系的评估优于 CT，分辨率更高，能够清晰显示肿瘤的边界、包膜及动态观察与周围无明显粘连。病理提示为低度风险的间质瘤，与影像学表现基本相符。

病例 17-2 胃肠道间质瘤

临床病史

患者男性，18 岁，2018 年 4 月 2 日无明显诱因出现腹痛，伴尿频、尿急、尿痛。就诊于当地医院，US 检查提示腹部巨大占位。2018 年 4 月 17 日入我院诊治。

查体：腹部膨隆，腹壁柔软，未触及明显肿物。

影像学表现

患者入我院后，行 CT 和 US 检查，其结果见图 1 和图 2。

CT 图像

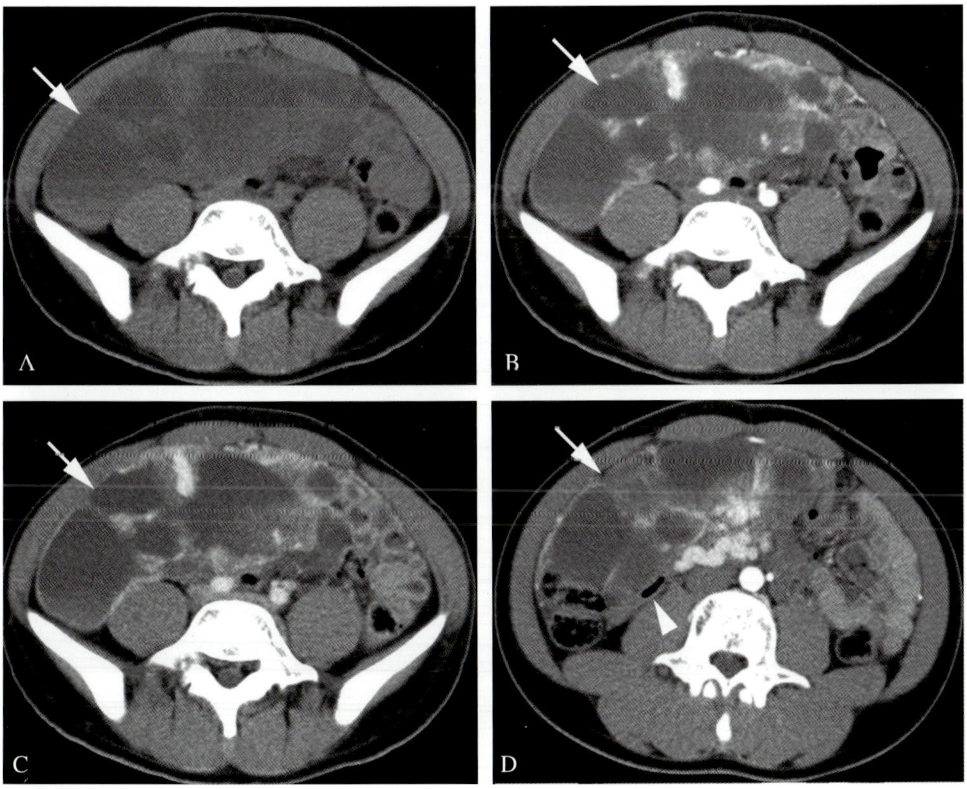

图 1　胃肠道间质瘤 CT 图像。图 A（轴位，平扫）、图 B（轴位，动脉期）和图 C（轴位，静脉期），腹腔内囊实性肿物（↑），部分边界清晰，部分边界不清晰，边界清晰处可见包膜，内部密度不均匀。增强扫描见斑点状异常强化及未强化低密度区（囊变或坏死）。**图 D（轴位，动脉期），**肿物（↑）与升结肠回盲部及阑尾（△）紧邻。推挤肠系膜致肠系膜上静脉及其分支迂曲扩张，与肠系膜关系显示不清

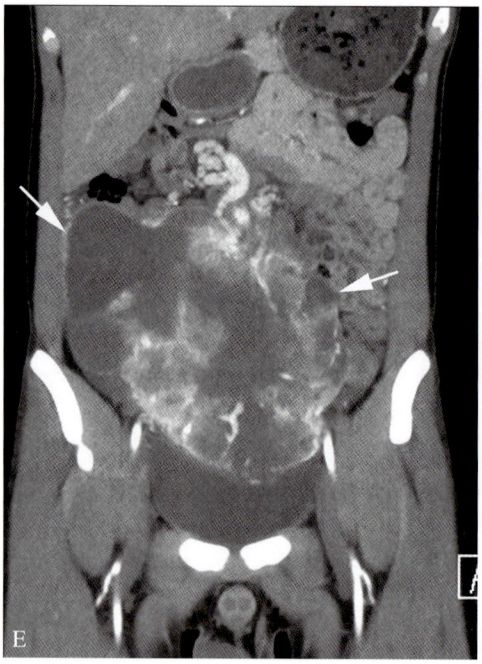

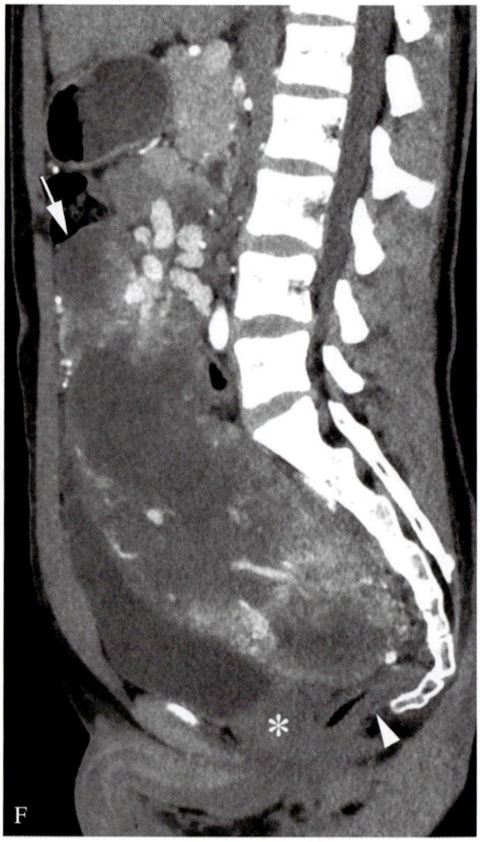

图 1（续） **图 E（冠状位，动脉期）**，肿物（↑）上方见肠系膜上静脉及其分支迂曲增粗，膀胱受压变形。实性区域内可见丰富血管。**图 F（矢状位，动脉期）**，膀胱受压向前移位。肿物（↑）与直肠（△）紧邻（*示前列腺）

US 图像

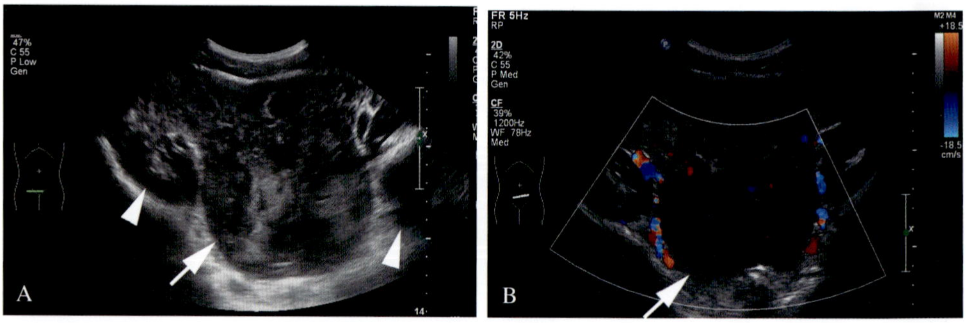

图 2 **胃肠道间质瘤 US 图像。图 A**，骶骨前方双侧腰大肌（△）内侧可见巨大不均质回声肿物（↑）。**图 B**，肿物（↑）周边可见丰富的血流信号

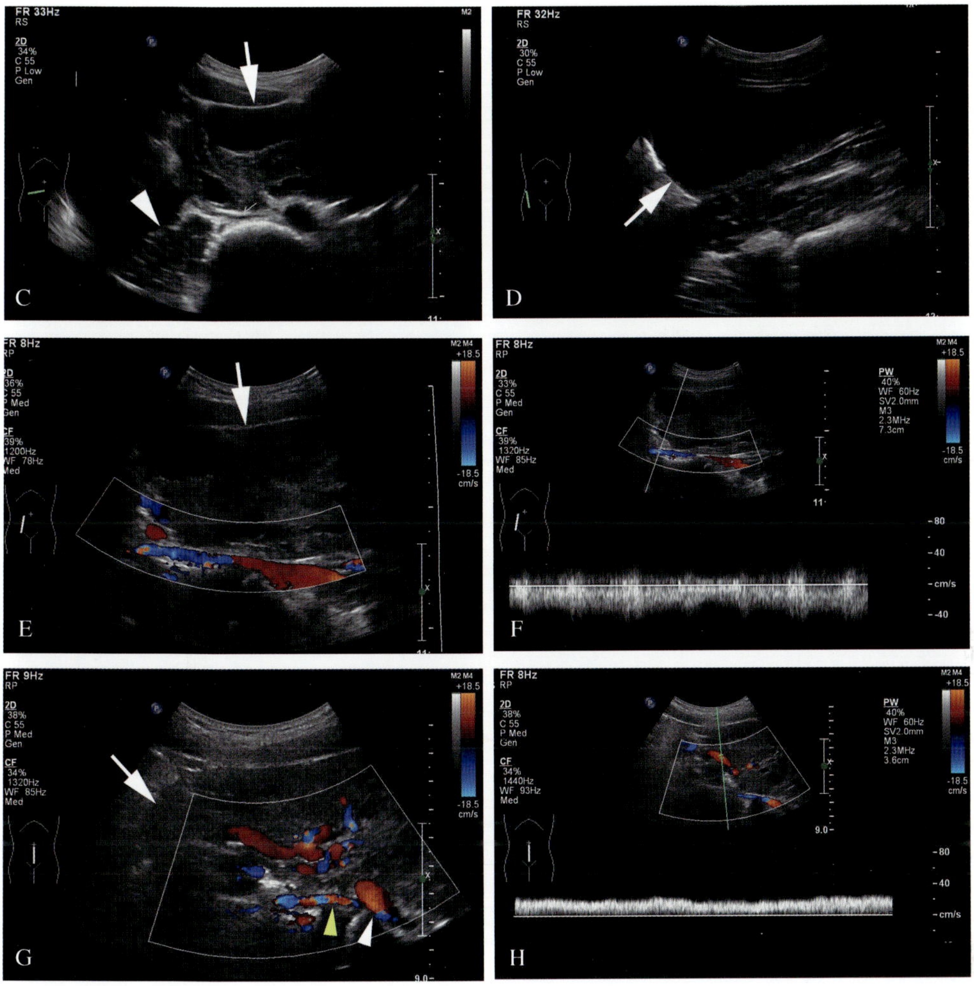

图 2（续）**图 C 和图 D**，肿物（↑）部分呈囊实性，与右侧腰大肌（△）分界清晰，未受累。**图 E**，肿物（↑）位于下腔静脉前方。**图 F**，下腔静脉频谱。**图 G**，肿物（↑）与腹主动脉（白色△）、下腔静脉（黄色△）及肠系膜血管关系与 CT 图像（图 1-D）类似。**图 H**，肠系膜内静脉血流频谱

手术所见

2018 年 5 月 3 日行腹膜后肿瘤切除术：未见腹水，未见腹盆腔种植。肿瘤位于下腹部及盆腔，侵及部分大网膜、阑尾尖端。分离大网膜，结扎阑尾尖端后探查，远端部分回肠被肿瘤侵犯，长度约 5 cm。肿瘤大小约 20 cm × 30 cm × 20 cm，不规则，血供丰富，柔软，可见部分坏死，考虑起源于直肠系膜。沿双侧盆壁将肿瘤分离，肿瘤巨大，将肿瘤分块切除。直肠系膜处血供丰富，出血较多，予以压迫及缝扎止血后肿瘤全部切除。直肠前壁受侵，予以切除部分浆膜并修补。再检查切断小肠，血运良好，行侧侧吻合，浆肌层加固，检查吻合口通畅，无狭窄。行阑尾切除，根部结扎包埋。

病理学表现

患者肿瘤病理学表现见图 3。

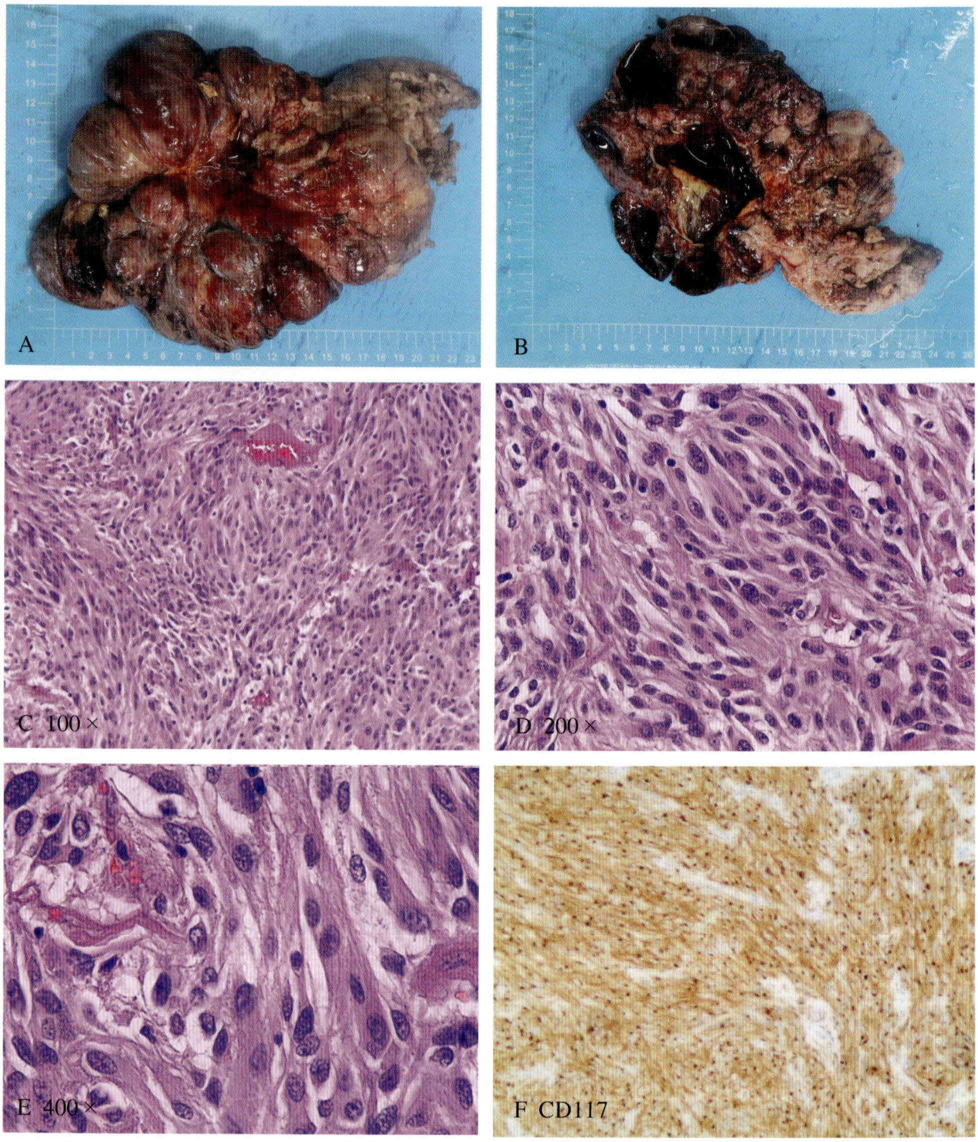

图 3 **胃肠道间质瘤病理图**。**图 A，**巨大结节状肿瘤一枚，大小约 21 cm × 17 cm × 6 cm，部分有包膜。**图 B，**切面囊实性，实性区灰白、质软，鱼肉状，部分区域可见坏死，囊性区内含大量血性液体。**图 C，**肿瘤细胞呈梭形，排列较密集，呈编织状。**图 D 和图 E，**为图 C 高倍镜图像，肿瘤细胞中度异型，胞质红染。**图 F，**肿瘤细胞 CD117 胞质弥漫阳性及核旁阳性

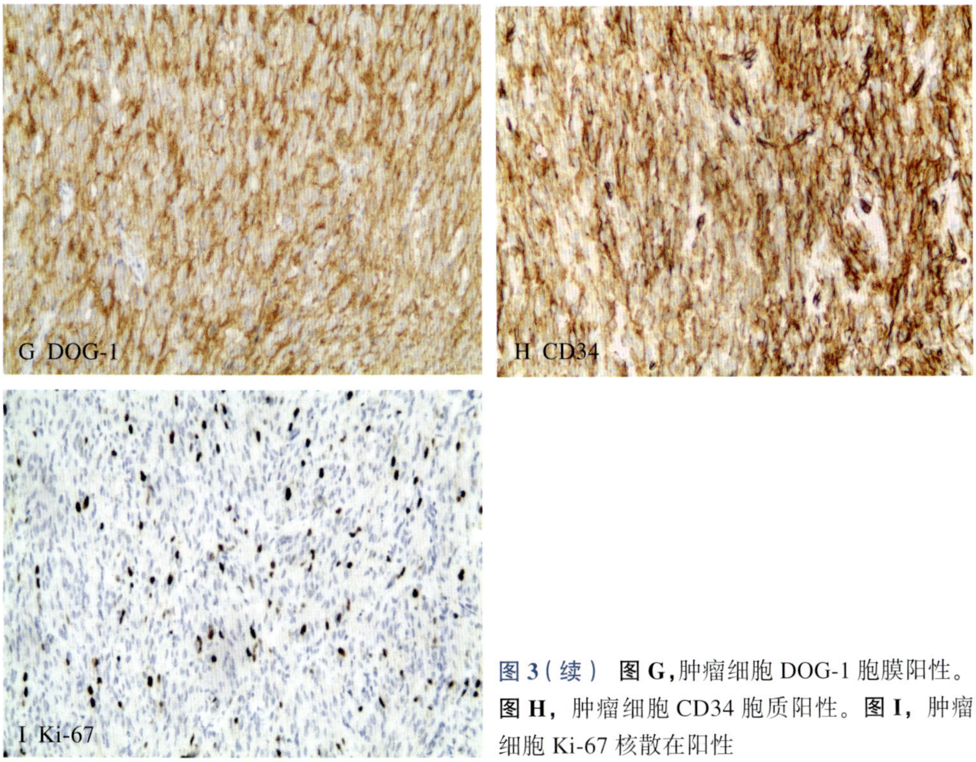

图 3（续） **图 G**，肿瘤细胞 DOG-1 胞膜阳性。**图 H**，肿瘤细胞 CD34 胞质阳性。**图 I**，肿瘤细胞 Ki-67 核散在阳性

免疫组化结果：CD117（+），DOG-1（+），CD34（+），S-100（少数 +），P16（局灶 +），CDK4（少数 +），MDM2（少数 +），Desmin（−），SMA（局灶 +），MyoD1（−），P53（部分 +），Ki-67（热点区约 15%+），CK（−）。

基因突变检测报告：*KIT* 基因 exon11 检出插入缺失突变 NM_000222.2:c.1679_1680delins AG（p.V560E），*KIT* 基因 exon9、exon13、exon14、exon17 未检出突变，*PDGFR* 基因 exon18 未检出突变，*PDGFR* 基因 exon12 检出多态性位点 rs1873778。

（腹膜后）肿瘤切除标本：梭形细胞肿瘤，呈束状排列，细胞胞质丰富淡染，有异型，核分裂象可见（> 5 个 /50HPF），伴出血、坏死及囊性变，结合免疫组化结果，符合胃肠道间质瘤。危险度分级：高危（预后分组：6b）。阑尾切除标本：慢性阑尾炎，未见肿瘤累及。

讨论

间质瘤既可以发生在胃肠道内也可以发生在胃肠道外，如网膜、肠系膜和腹膜后，后者称为胃肠道外间质瘤，但均较少见，不足所有胃肠道间质瘤的 5%。

本病例肿瘤巨大，以腹痛和泌尿系症状就诊。术中见肿瘤侵及网膜、空肠和直肠系膜，难以判断来源。US 表现为肿瘤体积较大，血供丰富，边界部分尚清晰，部分不清晰，内部回声不均匀，表现出不规则的极低回声和无回声区，提示伴有出血、坏死和囊变。

CT 表现为形态欠规则，边界模糊，内部密度不均匀，有坏死、囊性变或出血区，增强扫描多呈中等及高增强区，血管丰富。提示肿瘤恶性度较高。与前一病例（病例 17-1）相比，该病例肿瘤体积较大，伴有囊性变、出血、坏死及血供丰富，提示高度恶性。

临床表现和手术方法与平滑肌肿瘤相似。由于肿瘤与周围组织间难以有完整包膜，易发生肿瘤细胞脱离瘤体。此外，肿瘤组织脆而易破，因此手术较易出现肿瘤残留。

本例患者术后一直口服甲磺酸伊马替尼胶囊（格列卫）治疗，术后 7 个月复查未见复发征象。

病例17-3 胃肠道间质瘤

临床病史

患者男性，56 岁，2017 年 10 月无明显诱因出现左侧腹部疼痛，呈间断性隐痛，无恶心、呕吐，无腹泻，未行诊治。1 个月后，患者腹痛消失，出现左侧肩部及上臂疼痛，性质同前，无皮肤麻木、持物不稳，就诊于当地医院，腹部增强 CT 检查提示腹部肿物，考虑间质瘤可能性大，肝内小结节，考虑转移瘤。2017 年 12 月 6 日入我院诊治。

查体：左上腹轻度压痛，腹部未触及明显包块。

影像学表现

患者入我院后，行 CT、PET-CT 和 US 检查，其结果见图 1 ~ 3。

CT 图像

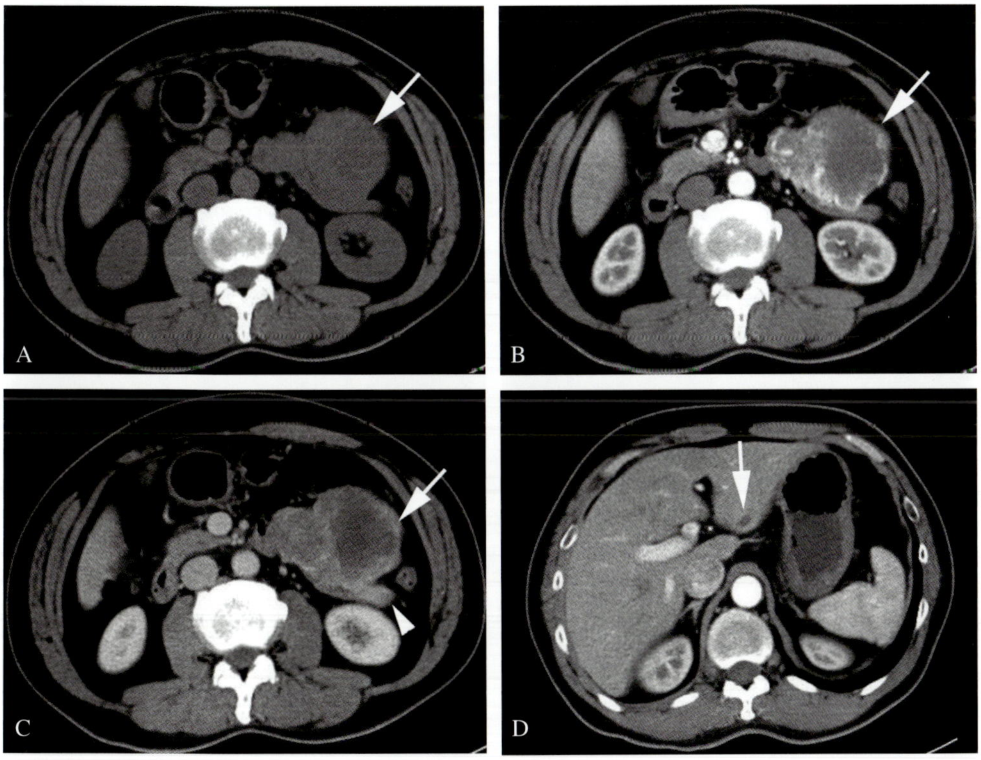

图 1　胃肠道间质瘤 CT 图像。图 A（轴位，平扫）、图 B（轴位，动脉期）和图 C（轴位，静脉期），左侧腹部低密度软组织肿物（↑），边界尚清，形态尚规则，内部密度均匀。与空肠（图 C △）紧邻，分界不清，侵及可能。增强扫描呈明显不均匀异常强化及未强化低密度区（坏死或囊性变）。**图 D（轴位，动脉期）**，肝左外叶上段可见一低密度结节（↑），不除外转移灶

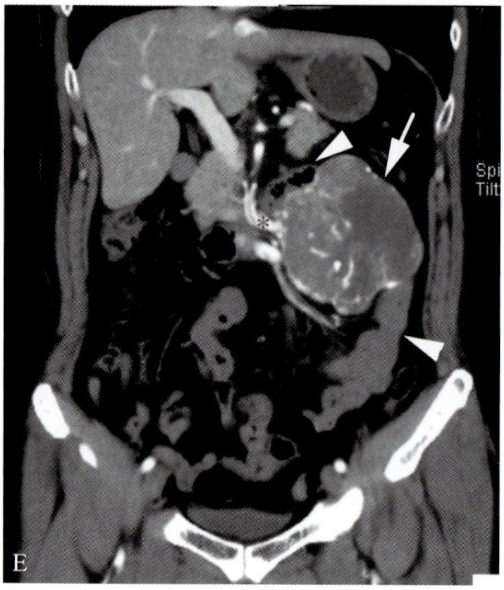

图1（续） **图E（冠状位，动脉期）**，肿物（↑）由肠系膜上动脉分支（*）供血。与空肠（△）紧邻，分界不清

PET-CT 图像

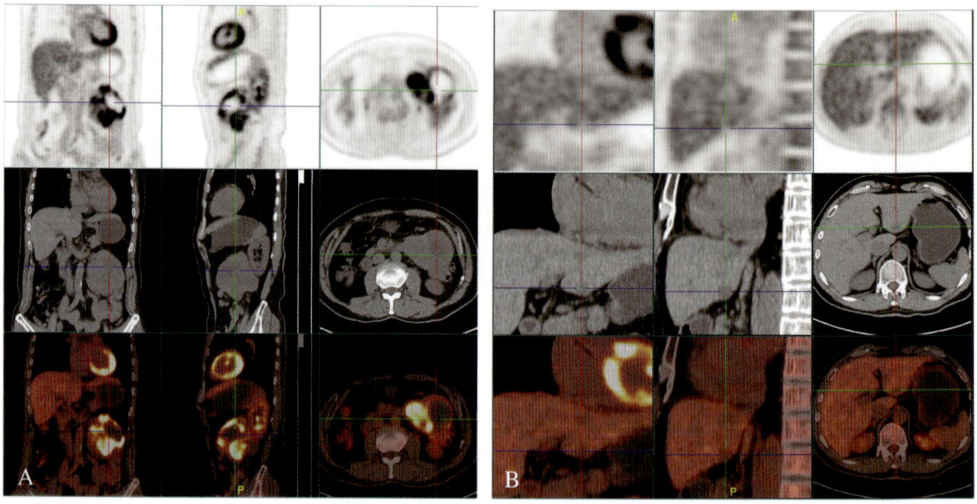

图2 **胃肠道间质瘤 PET-CT 图像**。**图A**，左侧中腹部空肠近端区域可见团状软组织密度肿物（↑），呈分叶状，其内可见坏死囊变，实性成分 FDG 摄取增高，空肠受累，与肿物分界不清，局部肠腔狭窄。**图B**，肝左外叶上段可见一类圆形略低密度灶（+），边界尚清，放射性分布未见明显异常

US 图像

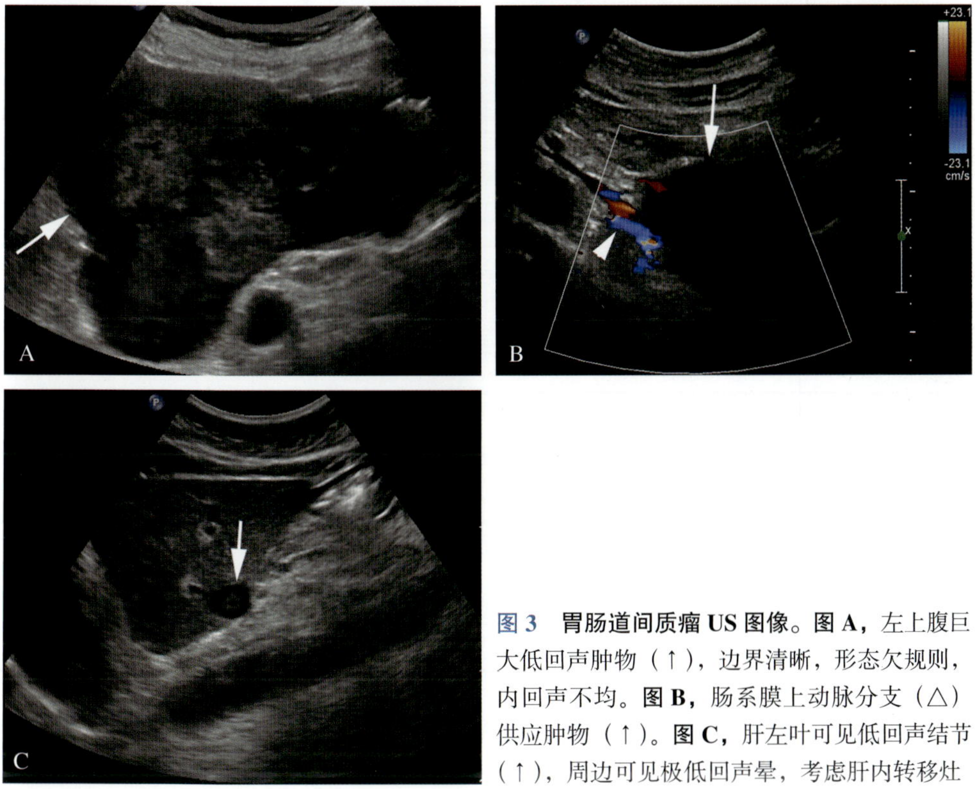

图 3 胃肠道间质瘤 US 图像。图 A，左上腹巨大低回声肿物（↑），边界清晰，形态欠规则，内回声不均。**图 B，**肠系膜上动脉分支（△）供应肿物（↑）。**图 C，**肝左叶可见低回声结节（↑），周边可见极低回声晕，考虑肝内转移灶

手术所见

2017 年 12 月 20 日行腹腔肿瘤切除 + 肝肿瘤切除术：大网膜与腹膜粘连严重，分离网膜与腹膜粘连，逐层进腹，探查腹腔，未见明显腹水。肿瘤位于左上腹部，直径约 10 cm，表面光滑，质硬，与空肠上段肠管粘连严重。分离肿瘤与周围组织粘连，在肿瘤两端离断肠管，分离肿瘤与系膜粘连，完整切除肿瘤。吻合肠管残端，切除肝肿瘤。

病理学表现

患者肿瘤病理学表现见图 4。

免疫组化结果：CD117（+），DOG-1（+），CD34（−），S-100（少数 +），P16（+），CDK4（+/−），MDM2（−），Desmin（−），SMA（局灶 +），MyoD1（−），P53（少数 +），Ki-67（热点区约 10%+），CK（−）。

基因突变检测结果：*KIT* 基因 exon11 检出插入缺失突变 NM_000222. 2：c. 1669_1674del（p. W557_K558del），*KIT* 基因 exon9、exon13、exon14、exon17 未检出突变，*PDGFR* 基因 exon18 未检出突变，*PDGFR* 基因 exon12 检出多态性位点 rs1873778。

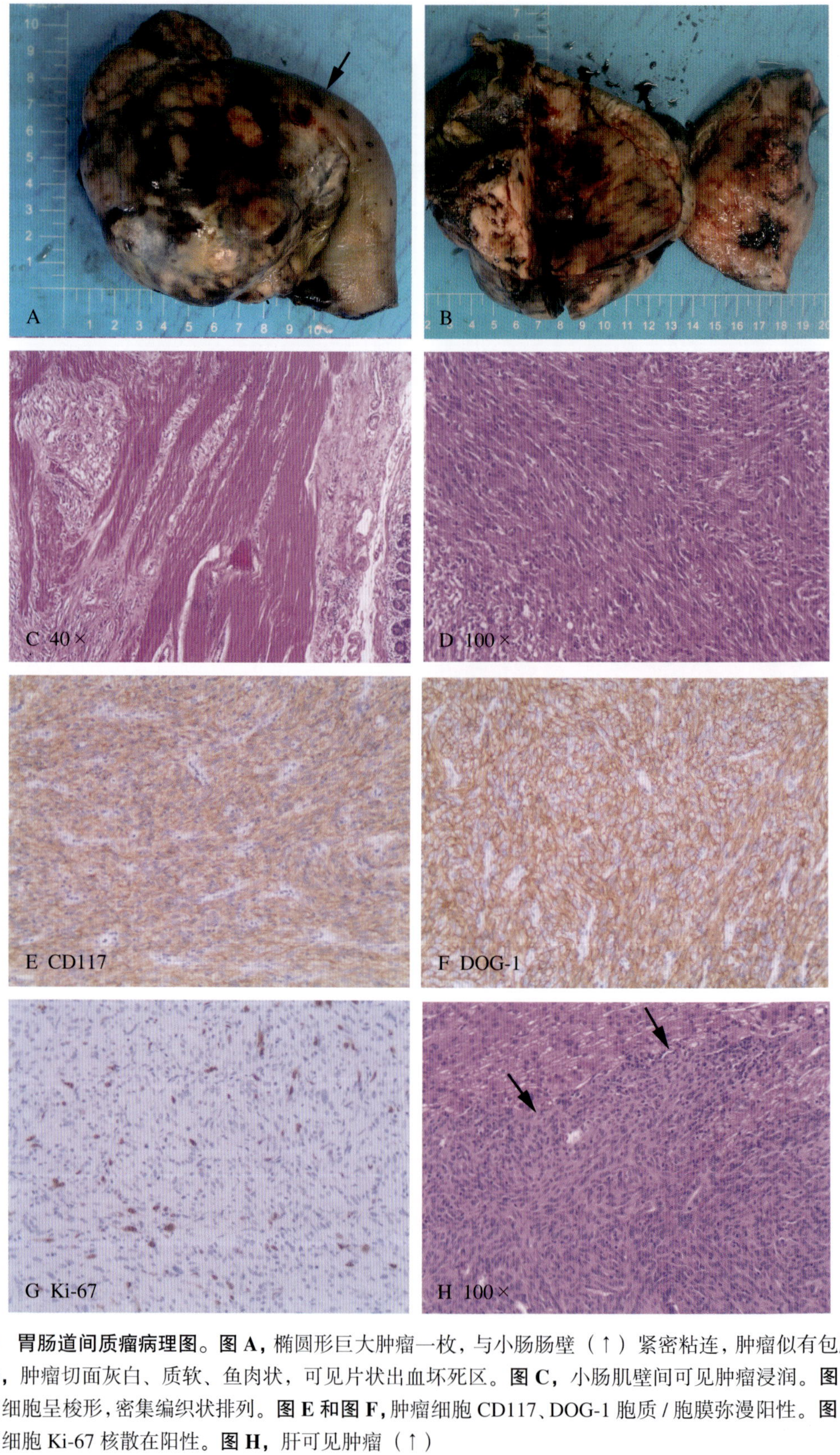

图 4 胃肠道间质瘤病理图。**图 A**，椭圆形巨大肿瘤一枚，与小肠肠壁（↑）紧密粘连，肿瘤似有包膜。**图 B**，肿瘤切面灰白、质软、鱼肉状，可见片状出血坏死区。**图 C**，小肠肌壁间可见肿瘤浸润。**图 D**，肿瘤细胞呈梭形，密集编织状排列。**图 E 和图 F**，肿瘤细胞 CD117、DOG-1 胞质 / 胞膜弥漫阳性。**图 G**，肿瘤细胞 Ki-67 核散在阳性。**图 H**，肝可见肿瘤（↑）

（腹膜后）部分空肠 + 肿瘤切除标本：胃肠道间质瘤（GIST），肿瘤大小约 10.5 cm × 8.5 cm × 7 cm，核分裂象 5 ～ 6 个 /50HPF，危险度分级：高危（预后分组：6b）；肿瘤累及空肠浆膜层及肌层；肠黏膜呈慢性炎症改变；肠管两断端未见肿瘤。

（肝）部分肝 + 肿瘤切除标本：GIST 肝转移，伴出血及坏死，肿瘤未累及肝被膜；周围肝组织汇管区可见慢性炎细胞浸润。

讨论

GIST 占胃肠道恶性肿瘤的 2.2%，发病无性别差异，可发生于各年龄段，其高峰年龄为 50 ～ 70 岁。早期的 GIST 常无任何自觉症状，随着肿瘤的不断生长，临床才出现相应症状。症状与肿瘤部位、大小、是否引起梗阻和生长方式有关。最常见的症状是腹部隐痛不适。浸润胃肠道表现为溃疡或出血。肿瘤较小时，表现为边缘锐利和向腔内生长模式，平扫或增强显示瘤体密度均匀。肿瘤较大时，病灶边缘不整齐，有向腔外生长的趋势，增强后密度不均匀。恶性程度低的 GIST 多呈膨胀性生长，为边界清晰的孤立性圆形或椭圆形肿块，偶尔呈分叶状、多发性。恶性程度高的 GIST 常有坏死、囊性变。

GIST 主要由梭形细胞构成，同时存在少量上皮细胞，缺乏肌源性肿瘤和神经源性肿瘤的典型特征，无论在组织发生、形态学，还是生物学行为和预后上都表现出很大的异质性。因此，一致认为 GIST 是一类极其复杂的肿瘤。间质瘤可以发生转移，最常见的转移部位是肝和腹膜，淋巴结转移和腹腔外转移较少。

PET-CT 主要反映组织的葡萄糖代谢特征，术前可全面评估病变范围，还可用于对靶向药物疗效的评估。本例患者术后口服甲磺酸伊马替尼（格列卫）治疗，术后 1 年复查未见复发征象。

第六章

横纹肌肿瘤

病例 18 梭形细胞横纹肌肉瘤

临床病史

患者男性，14 岁，2014 年 3 月在外院诊断为睾丸肿瘤，并行肿瘤切除术，术后病理诊断为右侧睾丸胚胎性横纹肌肉瘤。术后半个月间断化疗 7 次。复查 PET-CT 未见异常。2015 年 1 月 27 日行全腹 CT 检查未见异常。2015 年 6 月 5 日行腹部增强 CT 及 PET-CT 检查，结果提示：腹膜后肿瘤，骨扫描未见异常。2015 年 6 月 17 日入我院诊治。

查体：腹部平坦，腹壁有手术瘢痕，腹壁柔软，未触及包块。

影像学表现

2015 年 6 月 17 日患者入我院后，行 CT 检查，其结果见图 1。

CT 图像

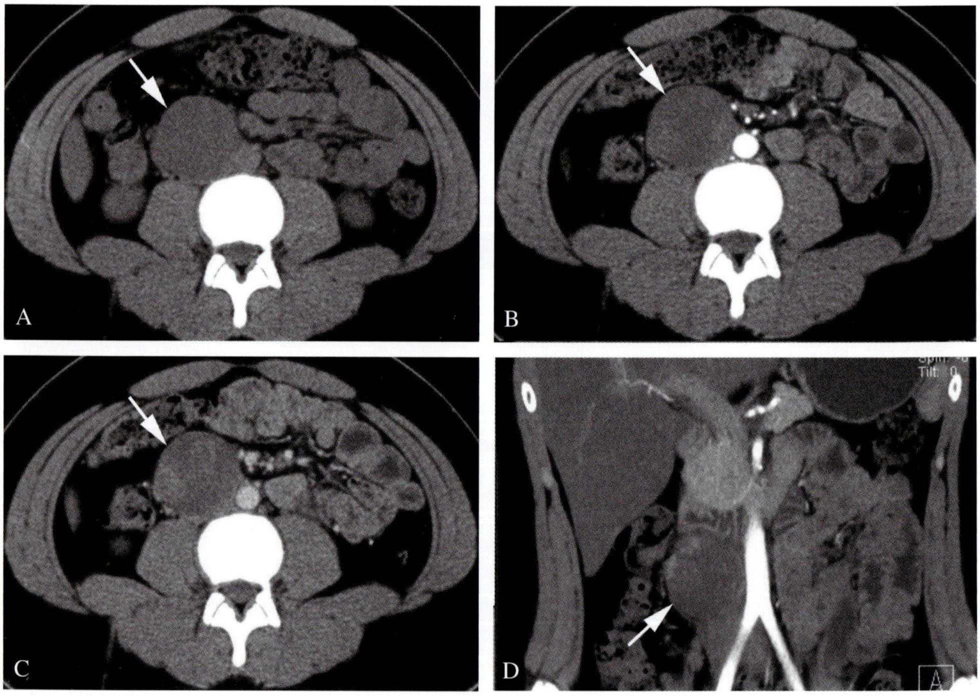

图 1 梭形细胞横纹肌肉瘤 CT 图像。图 A（轴位，平扫）、图 B（轴位，动脉期）和图 C（轴位，静脉期）， 腰椎右前方类圆形结节状软组织密度肿物（↑），边界清晰，形态规则，可见包膜。肿物与腹主动脉右侧壁紧邻。增强扫描呈不均匀中度强化。**图 D（冠状位，动脉期），** 肿物（↑）与腹主动脉右侧管壁分界较清楚。肿物上方可见十二指肠水平段，分界较清晰

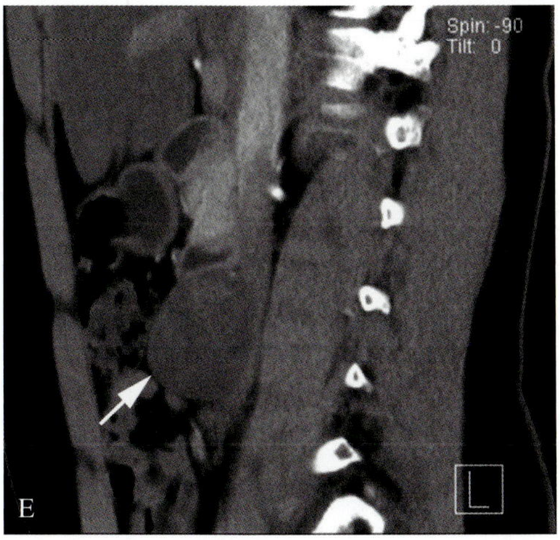

图 1（续）　**图 E（矢状位，动脉期）**，肿物（↑）后方可见下腔静脉，分界较清晰

手术所见

2015 年 6 月 25 日行腹膜后肿瘤切除术：右下腹膜后可触及肿瘤，质硬，边界清晰，考虑为融合淋巴结。从升结肠外侧游离，向下解剖可见右侧生殖血管及输尿管，继续向内侧游离肠系膜，下腔静脉前、腹主动脉右侧及十二指肠水平段下方可见直径 4 cm 肿瘤，将其完整游离切除，清除生殖血管旁其余淋巴结。

病理学表现

患者肿瘤病理学表现见图 2。

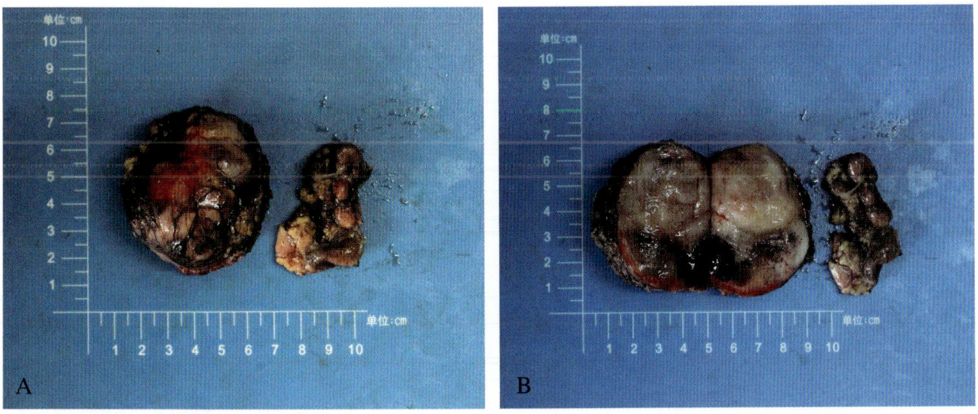

图 2　**梭形细胞横纹肌肉瘤病理图。图 A，**椭圆形肿瘤一枚，大小约 6 cm × 5 cm，包膜完整。**图 B，**切面灰白、质软，鱼肉状，部分区域可见出血

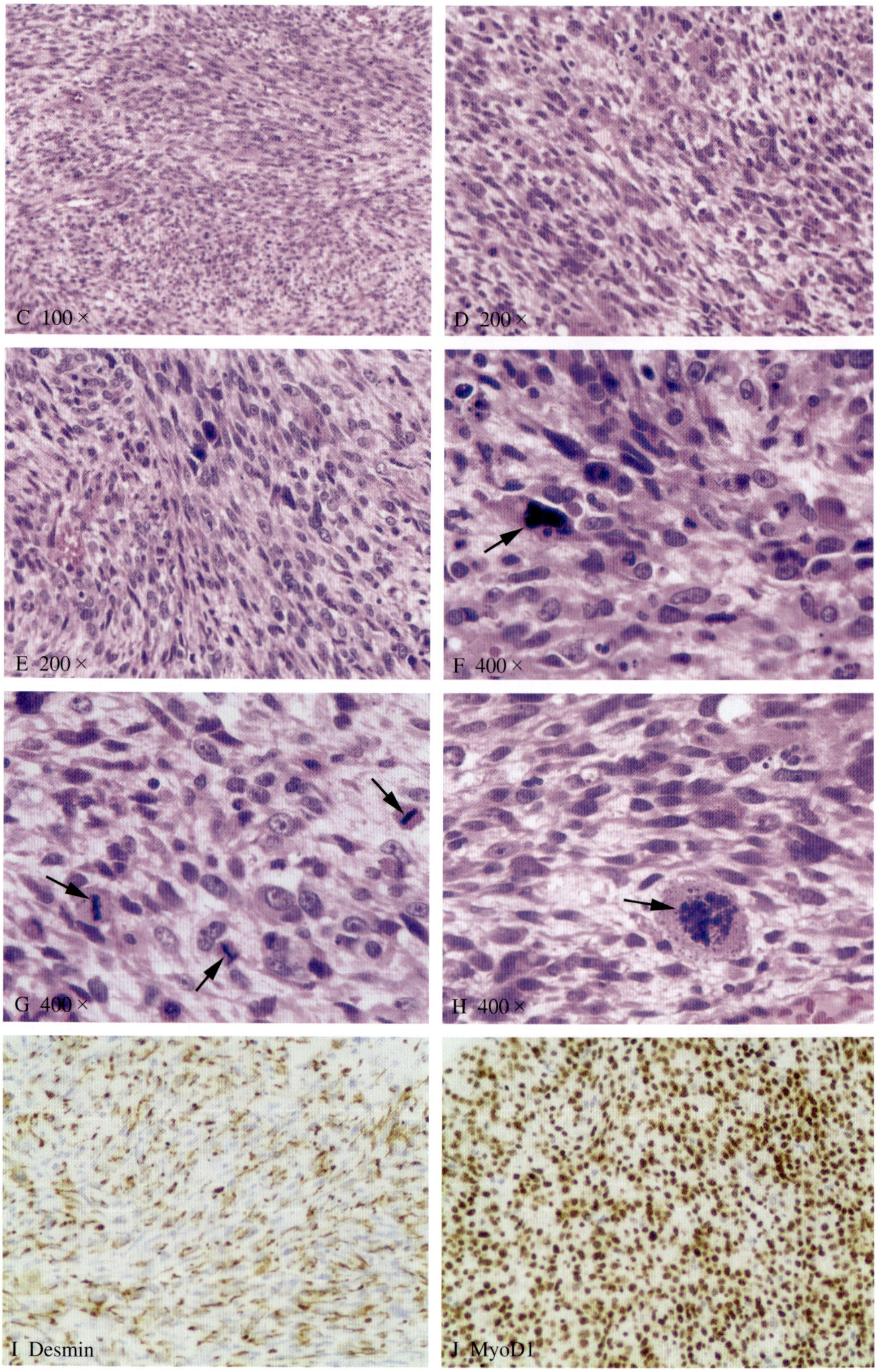

图 2（续） **图 C 和图 D**，肿瘤细胞呈梭形、编织状密集排列。**图 E**，细胞明显异型，核大，胞质红染。**图 F**，瘤巨细胞（↑）。**图 G**，核分裂象（↑）易见。**图 H**，病理性核分裂象（↑）。**图 I**，肿瘤细胞 Desmin 胞质阳性。**图 J**，肿瘤细胞 MyoD1 核弥漫阳性

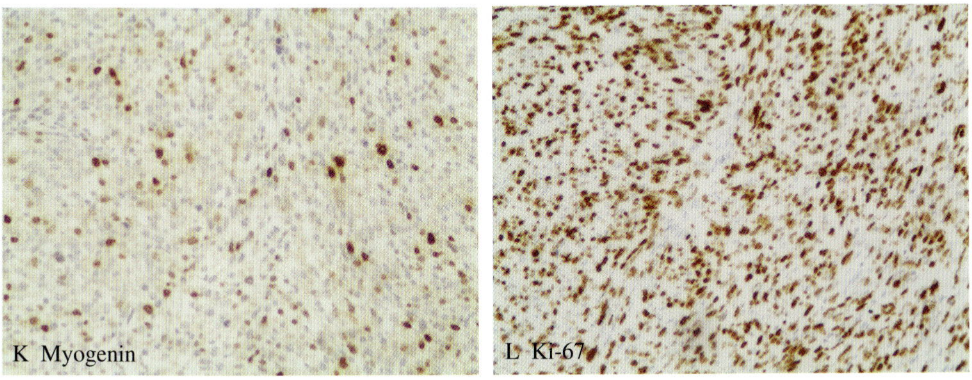

图 2（续）　图 K，肿瘤细胞 Myogenin 核散在阳性。图 L，肿瘤细胞 Ki-67 核大量阳性

免疫组化结果：Desmin（+），SMA（−），Myogenin（+），MyoD1（+），S-100（部分 +），P16（+），CDK4（+），MDM2（+），CD117（−），CD34（个别 +），DOG-1（−），SDHB（+），P53（−），CK（个别 +），Ki-67（热点区约 70%+）。

（腹膜后）肿瘤切除标本：梭形细胞横纹肌肉瘤伴片状坏死。送检淋巴结未见肿瘤累及（0/8）。

注：此例有明显的肿瘤性坏死，且细胞增殖活跃，提示临床侵袭性较强。

复发影像学表现

患者于 2016 年 6 月 7 日再次行 CT 检查，发现肿瘤复发，其结果见图 3。

复发 CT 图像

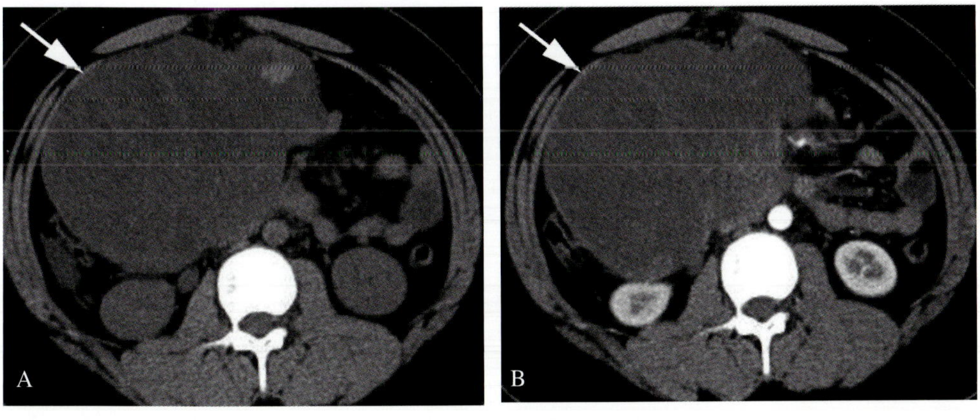

图 3　**梭形细胞横纹肌肉瘤复发 CT 图像。图 A（轴位，平扫）、图 B（轴位，动脉期）和图 C（轴位，静脉期）**，右肾前方、腹主动脉右前方巨大软组织密度肿物（↑），包膜完整光滑，下腔静脉（图 C 黄色△）受压变扁。增强扫描呈不均匀中度强化

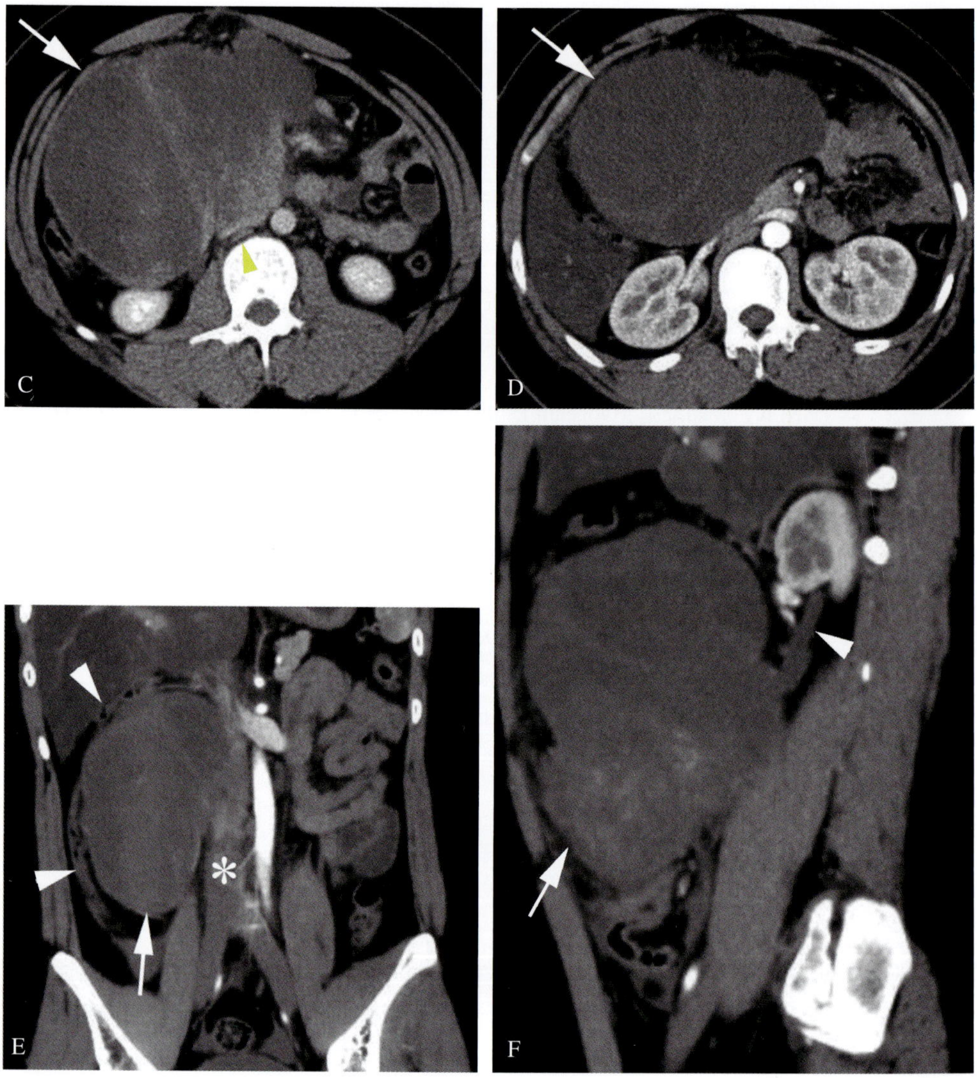

图 3（续） **图 D（轴位，动脉期）**，肿物（↑）紧邻右侧肾静脉，分界欠清。**图 E（冠状位，动脉期）**，肿物（↑）压迫升结肠及部分横结肠（△），粘连可能；与下腔静脉（*）分界不清，粘连侵及可能。**图 F（矢状位，动脉期）**，右侧输尿管（△）肿瘤段显示不清，其上输尿管扩张

复发手术所见

2016 年 6 月 16 日行腹膜后肿瘤切除术： 探查肿瘤位于右侧上腹部，大小约 20 cm×25 cm，血运丰富，肿瘤表面覆盖大网膜，肿瘤质地脆，轻轻碰触后容易出血。肿瘤侵犯右半结肠，术中决定加做右侧横切口，长约 15 cm。沿结肠旁沟分离肿瘤，见升结肠无法分离，术中将回肠末端切断，待吻合，并于左侧横结肠处切断横结肠，断端待吻合，然后继续分离肿瘤，浆膜破损后进行浆肌层加固缝合。继续分离肿瘤，见双侧肾静脉下方下腔静脉被肿瘤侵犯，直至右侧髂静脉。术中决定切除被侵犯的下腔静脉。首先分离出下腔静脉上段，进行切断、缝合。然后沿下腔静脉分离肿瘤，直至右侧髂静脉，缝合

髂静脉断端。将全部肿瘤切除。分离过程中见肿瘤包绕输尿管中段，分离顺利，输尿管无破损。取出标本，行回肠及横结肠吻合。

复发病理学表现

患者复发后肿瘤病理学表现见图 4。

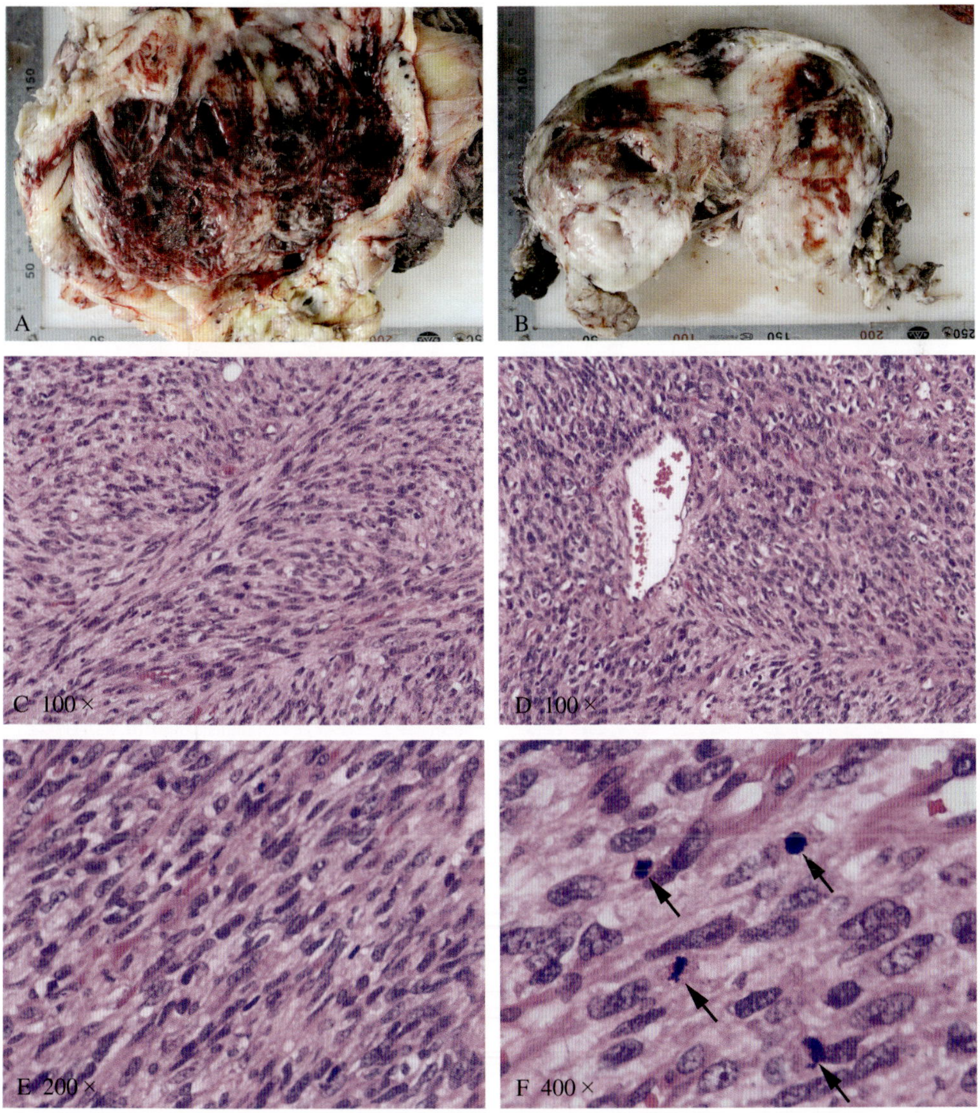

图 4 梭形细胞横纹肌肉瘤复发病理图。图 A 和图 B，不整形巨大肿瘤两枚，大者约 24 cm × 15 cm × 8 cm，小者约 14 cm × 10 cm × 6 cm，切面灰红兼灰白色、质软、鱼肉状，伴出血坏死。**图 C 和图 D，**肿瘤细胞呈梭形，条束状排列。**图 E，**肿瘤细胞呈长梭形，核呈长卵圆形或两端稍钝，呈雪茄状，胞质深染，嗜伊红色。**图 F，**肿瘤细胞核异型性明显，核分裂象（↑）易见

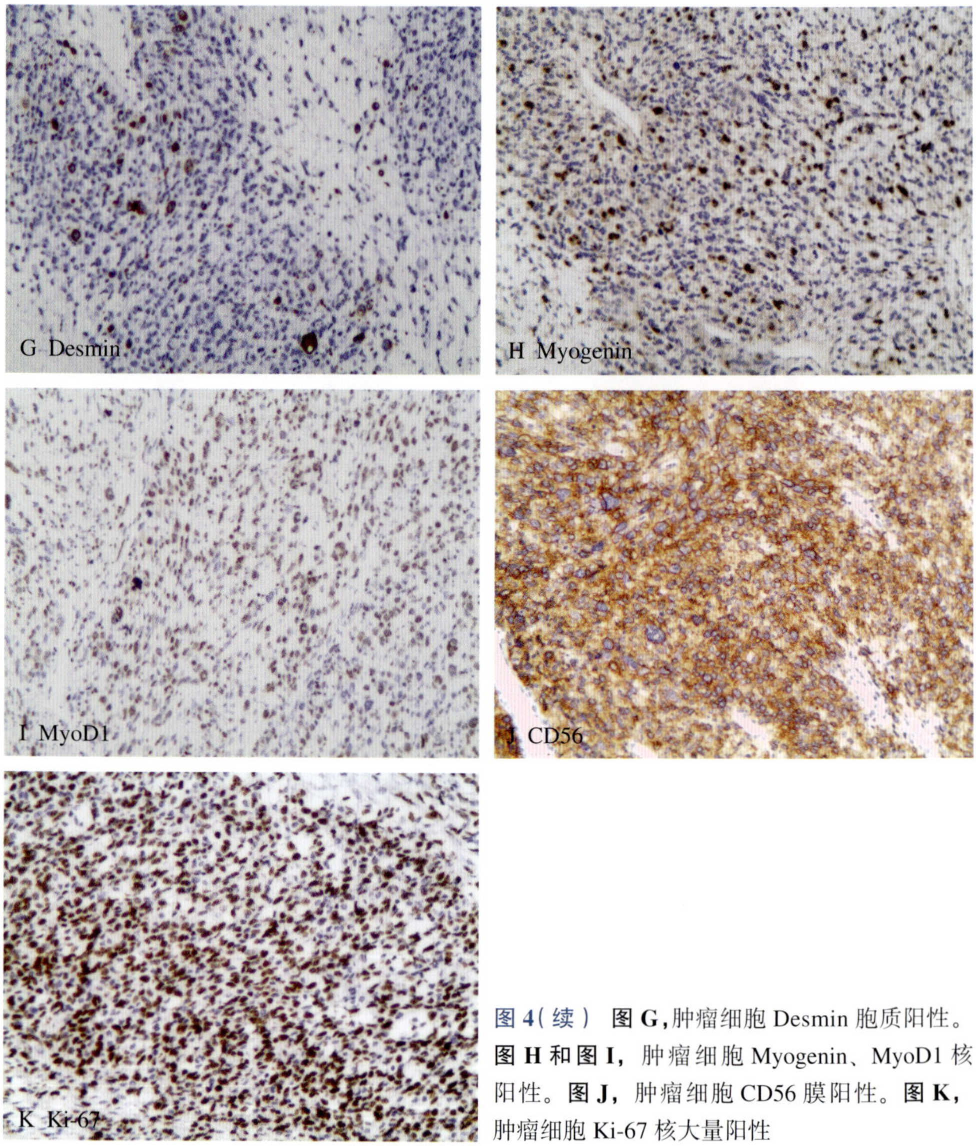

图 4（续） **图 G**，肿瘤细胞 Desmin 胞质阳性。**图 H 和图 I**，肿瘤细胞 Myogenin、MyoD1 核阳性。**图 J**，肿瘤细胞 CD56 膜阳性。**图 K**，肿瘤细胞 Ki-67 核大量阳性

免疫组化结果：Desmin（个别 +），SMA（−），Myogenin（部分 +），MyoD1（部分 +），S-100（−），P16（部分 +），CDK4（部分 +），CD117（−），CD34（+），DOG-1（−），P53（−），CK（−），CD56（+），Ki-67（热点区约 50%+）。

（腹膜后）肿瘤切除标本：梭形细胞横纹肌肉瘤，侵及骶前、十二指肠、小肠系膜、下腔静脉、结肠及阑尾，肠管断端未见肿瘤细胞累及。

讨论

横纹肌肉瘤来源于未成熟间叶细胞向横纹肌方向分化。横纹肌肉瘤主要分为胚胎性、

腺泡状和多形性。胚胎性和腺泡状混合存在时，因腺泡状横纹肌肉瘤预后较胚胎性差，诊断时应归入腺泡状横纹肌肉瘤。

梭形细胞横纹肌肉瘤较罕见，定义为长梭形的肿瘤细胞占肿瘤成分的 80% 以上的一种特殊亚型的横纹肌肉瘤。以往梭形细胞横纹肌肉瘤被归为胚胎性横纹肌肉瘤，世界卫生组织（WHO）软组织肿瘤分类（2013 年版）将其列为独立的少见亚型。梭形细胞横纹肌肉瘤仅占所有横纹肌肉瘤的 3%。好发于年轻男性，最多见于睾丸，其次是头颈部。

梭形细胞横纹肌肉瘤镜下见肿瘤细胞以长梭形细胞为特点，灶性区可见典型的胚胎性横纹肌区域，还可见分化较好的横纹肌母细胞区域或合并含有丰富的胶原硬化区，提示梭形细胞横纹肌肉瘤与典型的胚胎性横纹肌肉瘤发生发展可能有一定的联系。

本例患者为 14 岁青少年，有睾丸肿瘤切除病史，外院术后病理检查提示为睾丸胚胎性横纹肌肉瘤。15 个月后发现腹膜后占位，于我院手术切除，术后病理检查提示为梭形细胞横纹肌肉瘤。1 年后原位复发。腹膜后肿瘤首次手术与下腔静脉紧邻，容易分离，完整切除，但术后 1 年原位复发，肿瘤侵及下腔静脉及周围组织，手术扩大切除。

病例 19 腺泡状横纹肌肉瘤

临床病史

患者男性，16 岁，20 余天前无明显诱因出现腰部不适，与体位无关。就诊于当地医院，行腹部增强 CT 检查提示腰椎前方肿物，包绕腹腔内血管。患者近期症状加重，2016 年 4 月 29 日入我院诊治。

查体：无明显阳性体征。

影像学表现

患者入我院后，行 CT 检查，其结果见图 1。

CT 图像

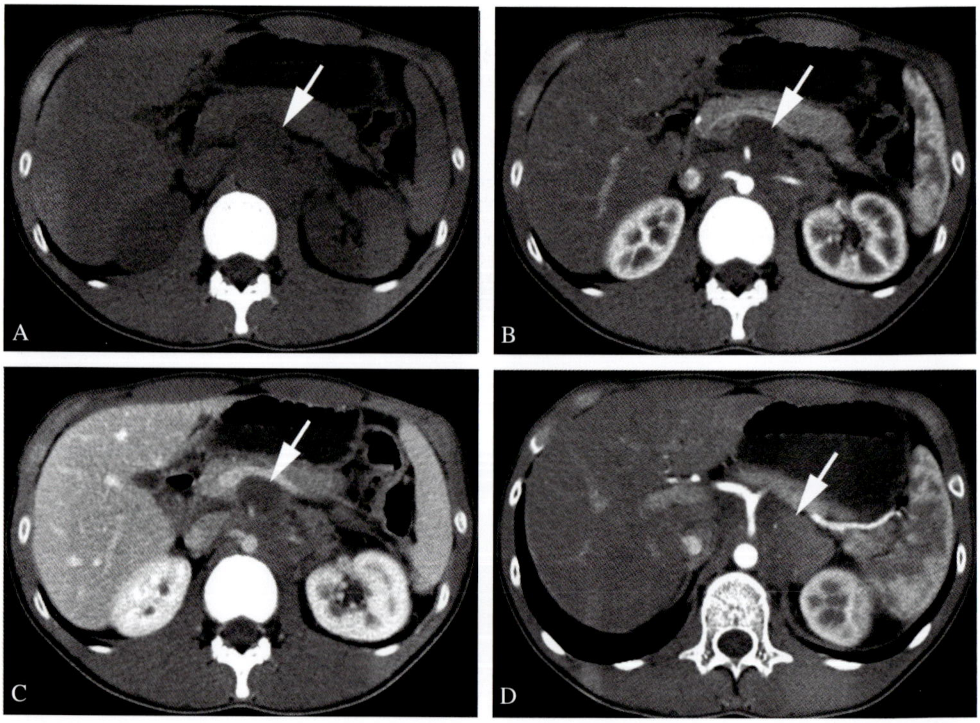

图 1 腺泡状横纹肌肉瘤 **CT** 图像。图 **A**（轴位，平扫）、图 **B**（轴位，动脉期）和图 **C**（轴位，静脉期），胰腺后方、脊柱前方不规则状软组织密度肿物（↑），边界可辨认，呈分叶状，包绕腹主动脉、双肾动脉及肠系膜上动脉。增强扫描内部轻度强化。图 **D**（轴位，动脉期），肿物（↑）包绕腹腔干动脉

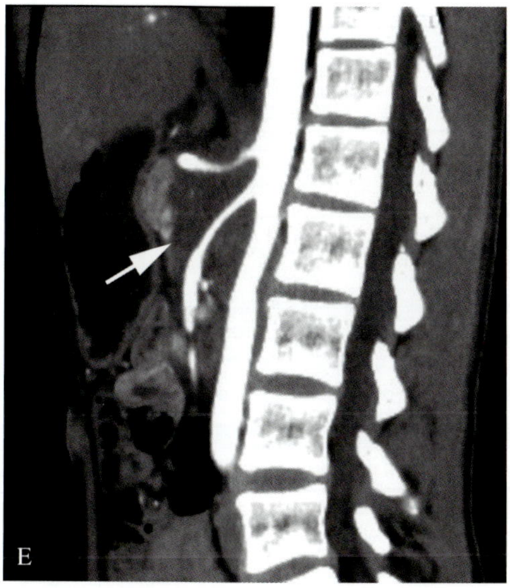

图 1（续） **图 E（矢状位，动脉期）**，肿物（↑）包绕腹腔干动脉及肠系膜上动脉

手术所见

2016 年 5 月 11 日行腹膜后肿瘤切除术：腹腔未见腹水，腹壁及腹腔脏器未见转移结节。肿瘤位于腹膜后脊柱前方，大小约 10 cm×8 cm×9 cm，形态不规则，质硬，边界不清。游离结肠脾曲，将左半结肠向对侧掀起，沿 Toldt′s 筋膜暴露左肾前筋膜，可见肿瘤包绕左肾动、静脉及腹主动脉，分离肿瘤与左肾血管粘连。分离肿瘤与腹主动脉粘连，可见腹腔干动脉及肠系膜上动脉被肿瘤包绕，游离结肠肝曲，将右半结肠向对侧掀起，可见肿瘤部分包绕右肾血管，分离过程中可见部分左肾静脉无法分离，遂结扎切断左肾静脉，分块切除肿瘤，部分瘤组织残留。

病理学表现

患者肿瘤病理学表现见图 2。

免疫组化结果：Desmin（+），Caldesmon（−），Myogenin（+），MyoD1（+），WT1（−），CD56（+），CD99（−），CgA（−），Syn（−），CK（−），EMA（−），NF（−），S-100（−），NSE（−），MelanA（−），HMB45（−）。

FISH 检测结果：染色体 *FOXO1* 基因位点可见断裂，支持腺泡状横纹肌肉瘤。

（腹膜后）肿瘤切除标本：小圆细胞恶性肿瘤，结合形态、免疫组化及 FISH 基因检测结果符合腺泡状横纹肌肉瘤。

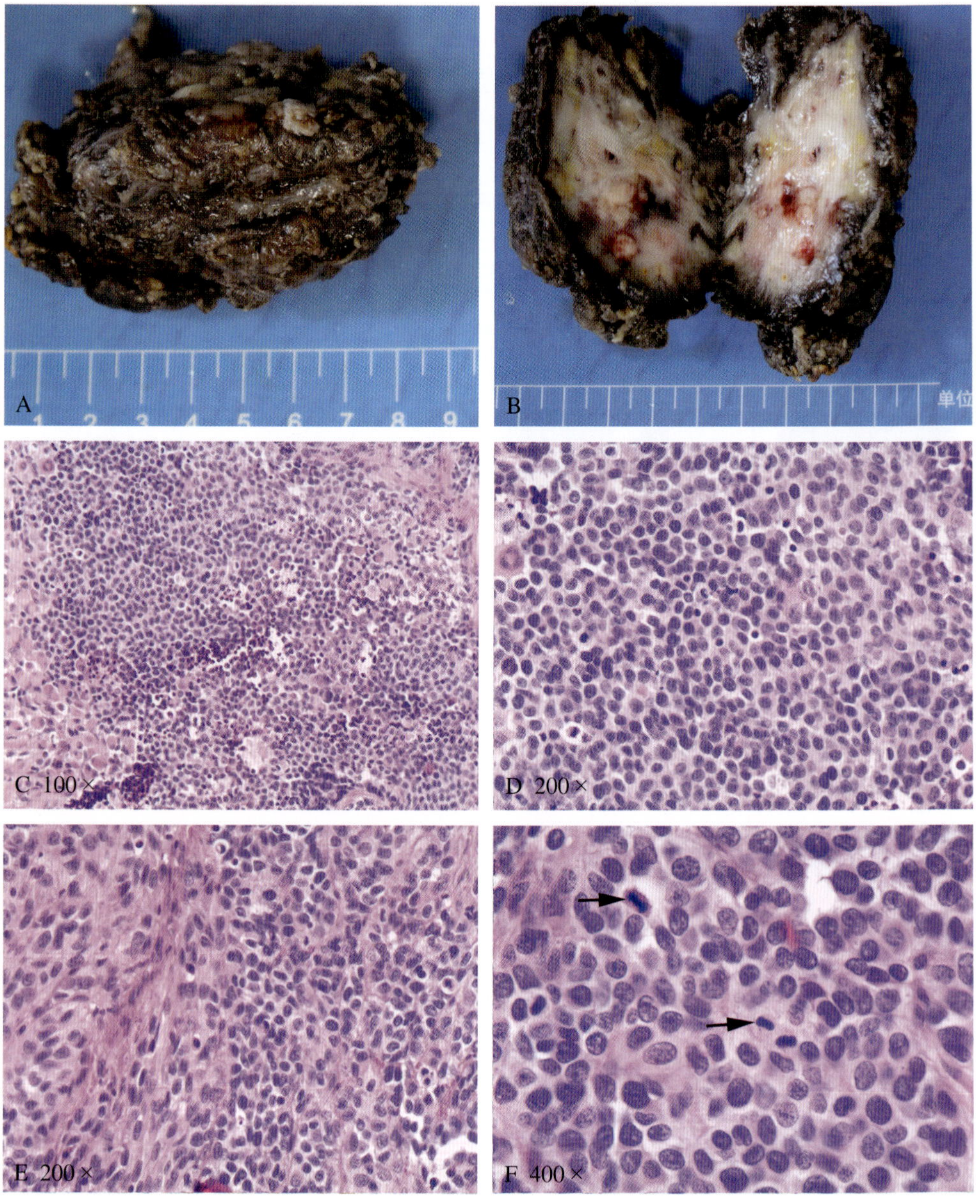

图 2 腺泡状横纹肌肉瘤病理图。**图 A**，结节状肿瘤一枚，大小约 8 cm × 5 cm × 4.5 cm。**图 B**，切面灰白、灰黄，质软，鱼肉状。**图 C**，肿瘤细胞呈小圆形，排列呈片状及巢状。**图 D**，肿瘤细胞核深染，胞质少。**图 E**，肿瘤细胞部分呈梭形、部分呈圆形，交织状排列。**图 F**，核分裂象（↑）

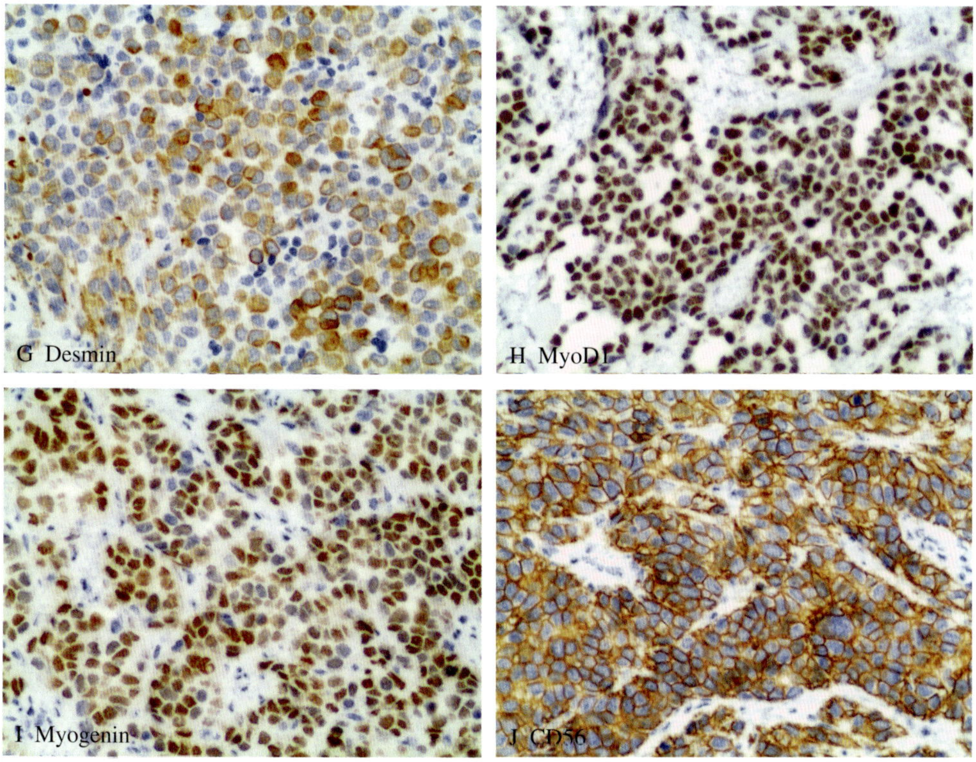

图 2（续）　**图 G，**肿瘤细胞 Desmin 胞质阳性。**图 H 和图 I，**肿瘤细胞 MyoD1、Myogenin 核弥漫阳性。**图 J，**肿瘤细胞 CD56 膜阳性

讨论

腺泡状横纹肌肉瘤为小细胞恶性肿瘤，有部分骨骼肌分化的特点，组织学上有假腺泡状结构，约占横纹肌肉瘤的 1/3。可发生于任何年龄，以青少年常见。

镜下显示小圆细胞或椭圆形细胞被纤维结缔组织分隔成巢，和这些纤维束接触的瘤细胞排列紧密，中心瘤细胞因缺乏黏合力而趋向分离，造成典型的腺泡状和假腺体样形态。大体表现为膨胀性、快速生长的软组织肿物，肉质感，棕灰色，其中含有数量不等的纤维组织。属于高度恶性肿瘤，预后差。

患者于 2016 年 6 月 2 日转入我院肿瘤内科治疗，6 月 6 日腹盆 CT 提示患者左肾功能受损，不予化疗。术后 1 个月复查 PET-CT 显示术区腹膜后多发占位，符合肉瘤术后瘤体残留，邻近大血管及多处脏器受侵，左肾萎缩，双肾功能减退。

病例 20 多形性横纹肌肉瘤

临床病史

患者男性，39岁，2016年因左下肢麻木就诊，发现左肾后占位。2016年4月6日在北京大学首钢医院手术治疗。术中发现肿物位于左肾外上方腹膜后，大小约10 cm×7 cm×7 cm，呈囊实性，分界不清，分块切除肿瘤，术后病理检查提示“高级别肉瘤伴出血，囊性变”。2016年6月29日就诊于中国人民解放军306医院，行放射治疗，PGTV DT56Gy/28。2017年2月8日在中国人民解放军306医院复查，未发现肿瘤复发，左肾轻度积水。2017年4月22日在内蒙古医科大学附属医院复查MR提示“肉瘤术后复发，大小约14.7 cm×9.5 cm×10.8 cm”。2017年5月5日入我院诊治。

查体：腹部饱满，有手术瘢痕，左上腹部可触及包块，直径约15 cm，类圆形，位置固定，边界欠清，无压痛。

影像学表现

患者入我院后，行CT和US检查，其结果见图1和图2。

CT图像

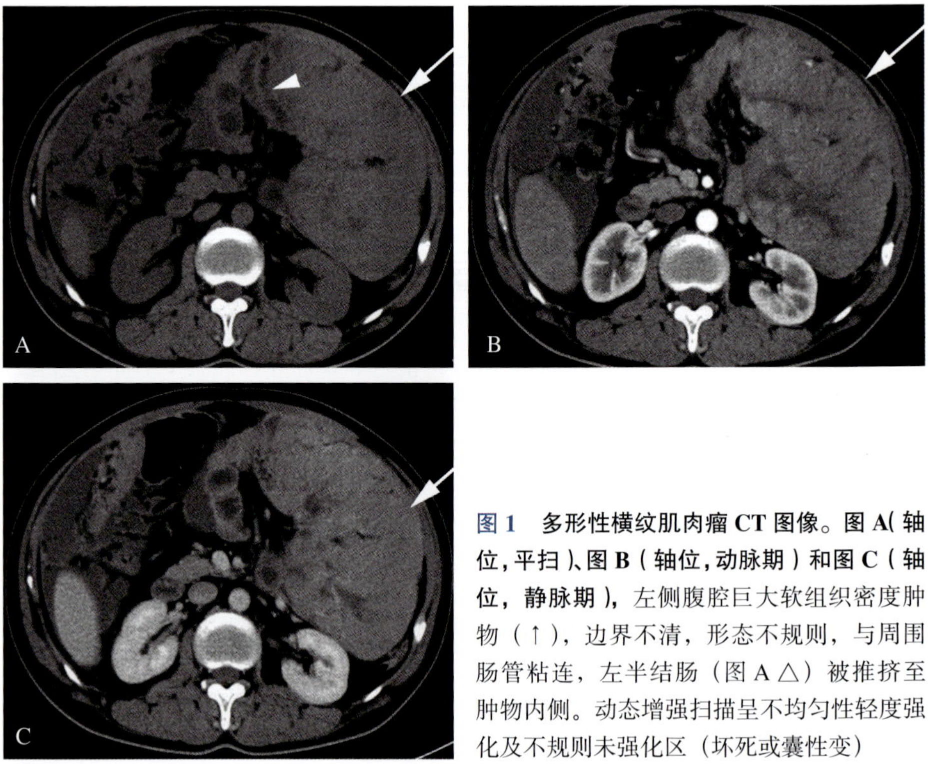

图1 多形性横纹肌肉瘤CT图像。图A（轴位，平扫）、图B（轴位，动脉期）和图C（轴位，静脉期），左侧腹腔巨大软组织密度肿物（↑），边界不清，形态不规则，与周围肠管粘连，左半结肠（图A△）被推挤至肿物内侧。动态增强扫描呈不均匀性轻度强化及不规则未强化区（坏死或囊性变）

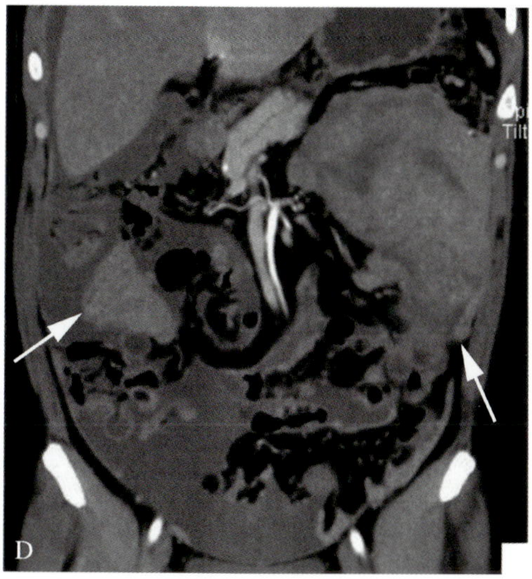

图 1（续）　**图 D（冠状位，动脉期）**，左上腹、右下腹可见肿物（↑），腹腔大量腹水

US 图像

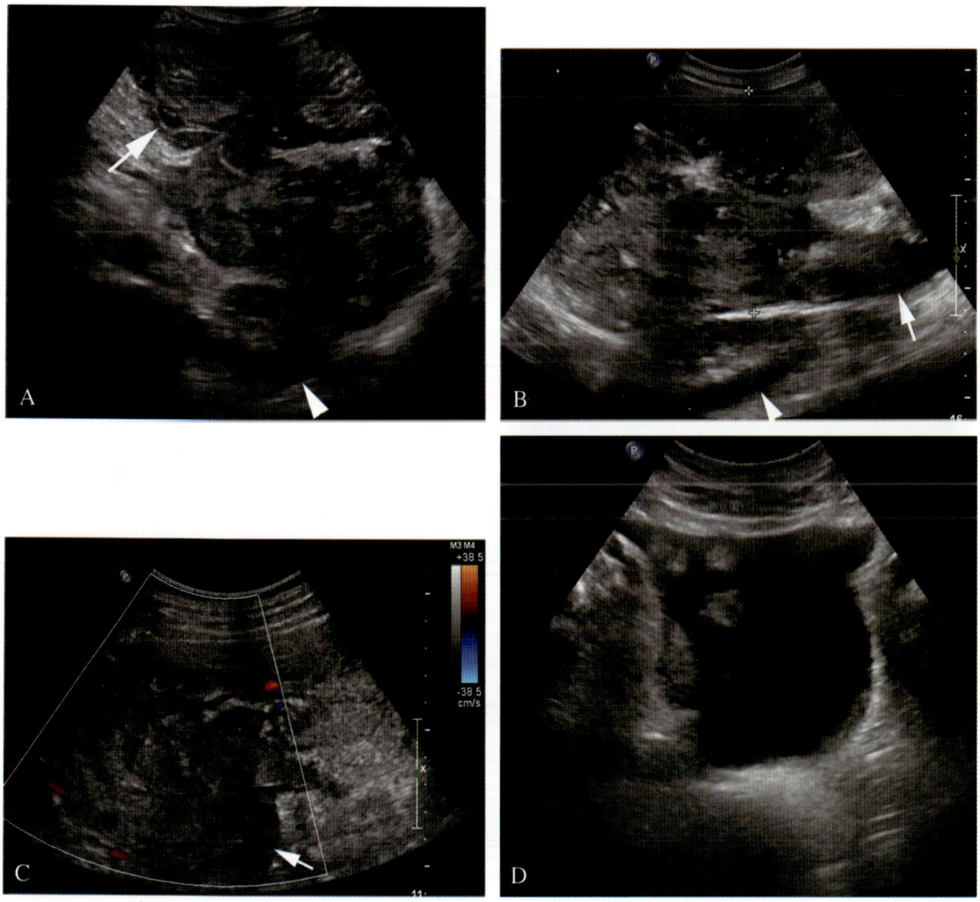

图 2　**多形性横纹肌肉瘤 US 图像。图 A（横切）和图 B（纵切）**，左侧腹腔、左肾（△）前方见巨大低回声肿物（↑），边界不清，形态不规则，无包膜，侵及周围组织，内回声不均。**图 C**，肿物（↑）内部可见少量血流信号。**图 D**，腹盆腔可见大量积液

手术所见

2017 年 5 月 15 日行腹膜后肿瘤切除术： 腹腔内大量黄色腹水，腹盆腔多发转移灶，较大肿瘤位于左上腹膜后间隙（左肾周），大小约 16 cm × 18 cm × 10 cm，相对较小者位于右下腹，直径约 7 cm。左半结肠被肿瘤推向腹腔中部。游离左半结肠后，见肿瘤位置固定，与周围组织分界不清，包膜不完整，质脆，肿瘤渗血明显，无法完整切除肿瘤，遂决定姑息性切除，将肿瘤大部分切除，基底部有部分肿瘤包膜残留，压迫止血。右下腹肿瘤相对包膜完整，与肠管之间有界限，予以完整切除。

病理学表现

患者肿瘤病理学表现见图 3。

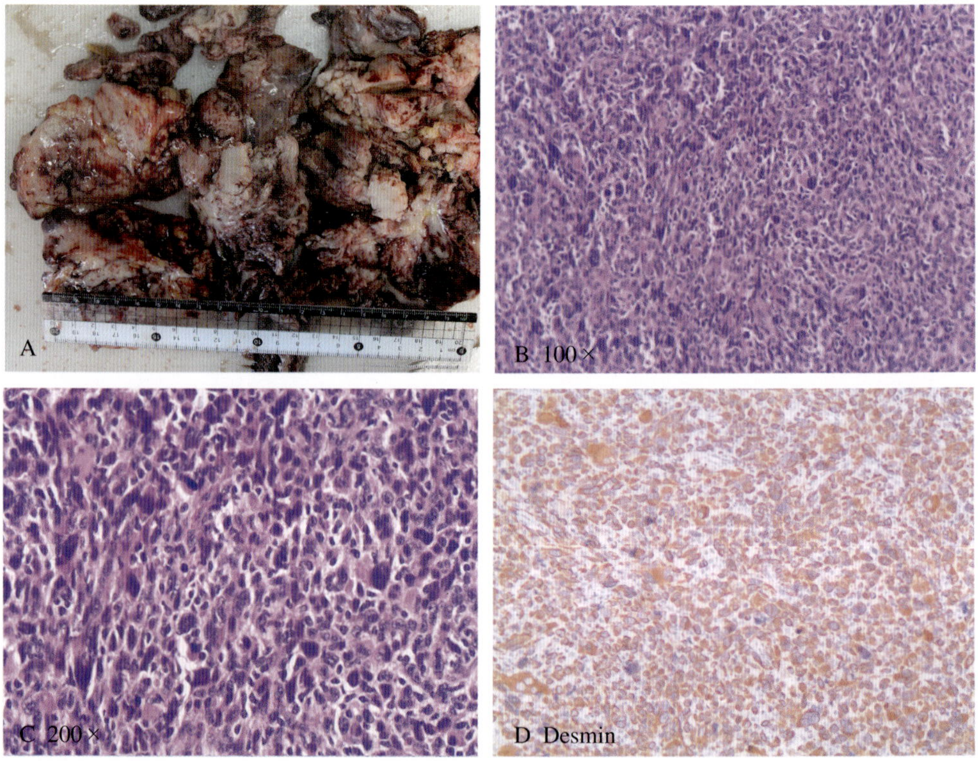

图 3 **多形性横纹肌肉瘤病理图。图 A，**破碎肿瘤组织，切面灰白，质软，鱼肉状。**图 B，**肿瘤细胞由明显异型的梭形细胞、大圆形、多边形细胞组成。**图 C，**为图 B 高倍镜图像。**图 D，**肿瘤细胞 Desmin 胞质弥漫阳性

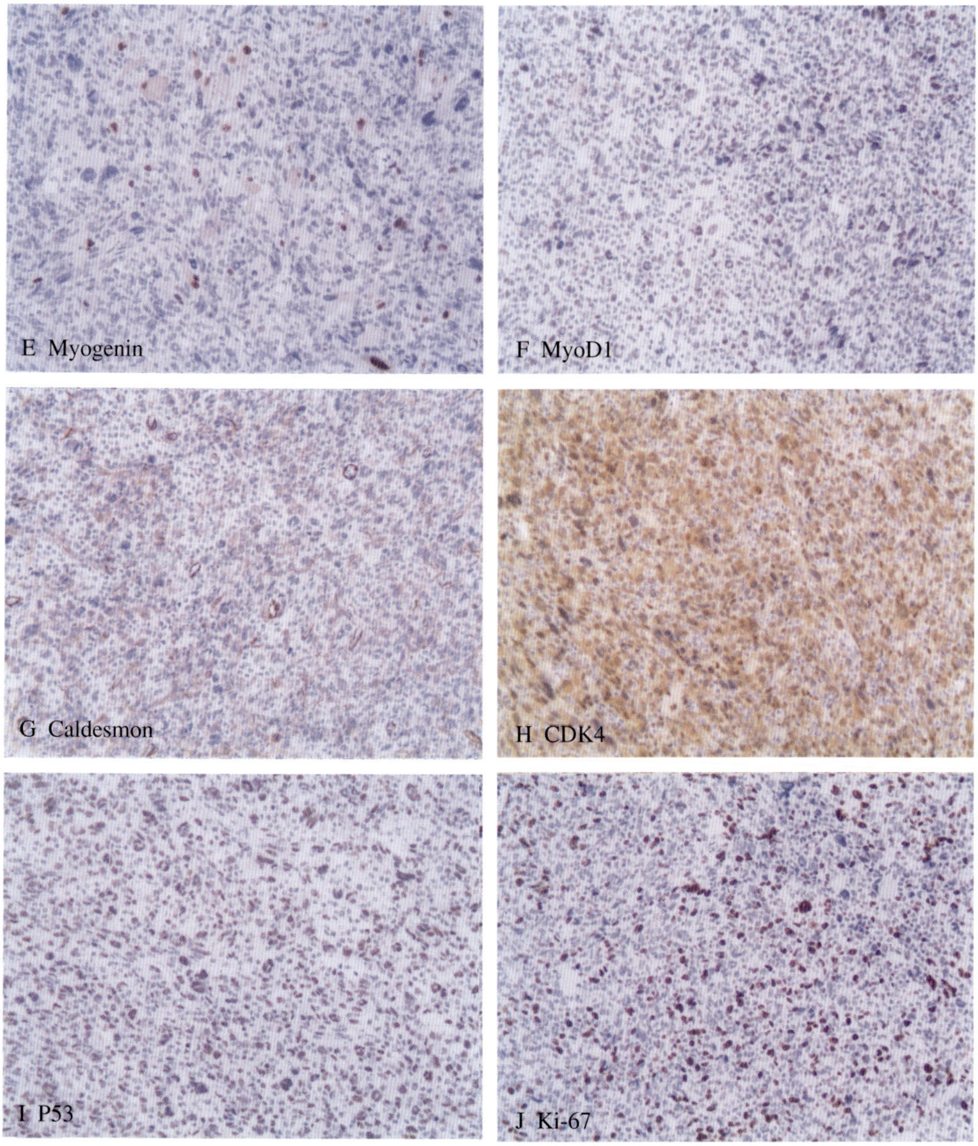

图 3（续） **图 E，**肿瘤细胞 Myogenin 核散在阳性。**图 F，**肿瘤细胞 MyoD1 核散在弱阳性。**图 G，**肿瘤细胞 Caldesmon 胞质弱阳性。**图 H，**肿瘤细胞 CDK4 核 / 质阳性。**图 I，**肿瘤细胞 P53 核阳性。**图 J，**肿瘤细胞 Ki-67 核大量阳性

免疫组化结果：Desmin（+），SMA（弱 +），Myogenin（少数 +），MyoD1（+），S-100（－），P16（－），CDK4（+），MDM2（－），CD117（－），CD34（－），DOG-1（－），CD31（弱 +），P53（+），CK（－），FⅧ（－），Caldesmon（+），ALK（+/－），Ki-67（热点区约 30%+）。

FISH 检测结果：_MDM2_ 基因未见扩增，不支持去分化脂肪肉瘤。

（左侧腹膜后）肿瘤切除标本：间叶源性恶性肿瘤，结合免疫组化及 FISH 基因检测结果，符合多形性横纹肌肉瘤。

讨论

多形性横纹肌肉瘤是一种少见的主要发生于中老年人的高度恶性肿瘤。由具有骨骼肌分化的奇异多边形、大圆形或梭形细胞构成，排列紊乱。不存在胚胎性或腺泡状横纹肌肉瘤成分。术后易复发和转移，预后差。

多形性横纹肌肉瘤多起源于肌肉内，就诊时体积较大，一般在 10 cm 以上。多数早期临床症状不明显。出现症状后，症状逐渐加重。短期内肿块可迅速增大。

第七章

血管肿瘤

病例 21-1 动静脉性血管瘤

临床病史

患者男性，55 岁，2016 年体检发现腹膜后囊性占位，考虑肿瘤较小，未在意。2017 年 3 月因胆囊炎和胆囊结石就诊于当地医院，CT 检查提示腹膜后占位较前明显增大。2017 年 4 月 11 日入我院诊治。

查体：腹部平坦，腹壁柔软，腹部未及包块。

影像学表现

患者入我院后，行 CT 检查，其结果见图 1。

CT 图像

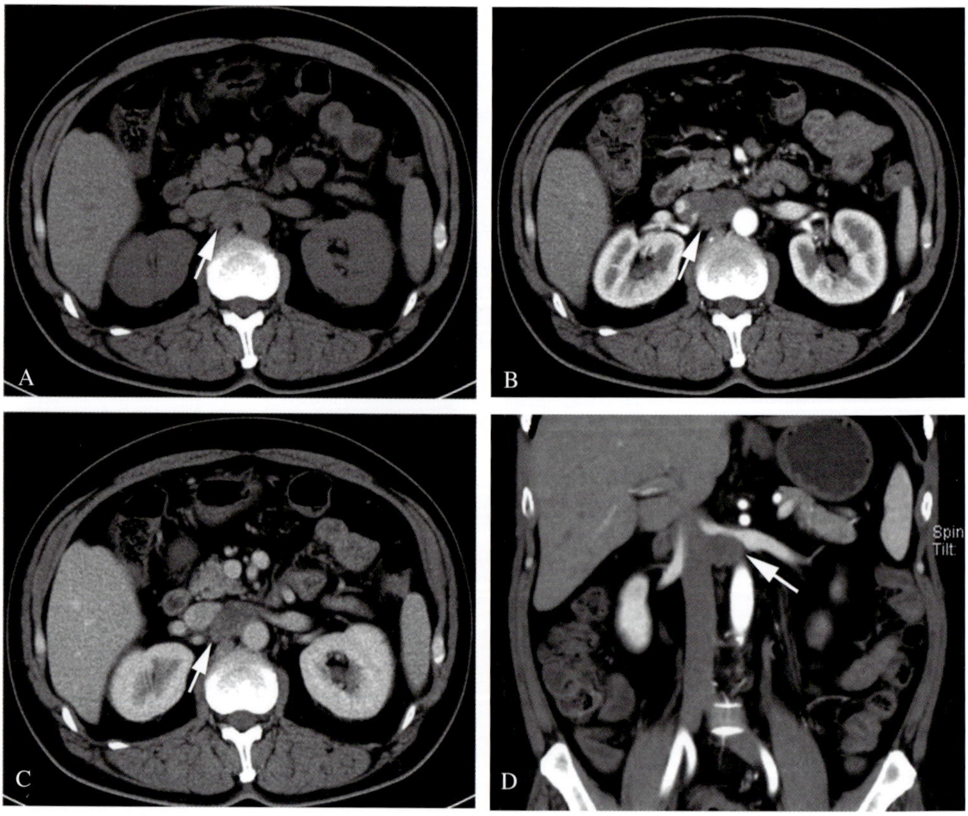

图 1　动静脉性血管瘤 CT 图像。图 A（轴位，平扫）、图 B（轴位，动脉期）和图 C（轴位，静脉期）， 腹主动脉与下腔静脉之间软组织密度结节状肿物（↑），边界清晰，有包膜。增强扫描呈轻度强化，图 B 左、右肾静脉汇入下腔静脉处腔内可见小片状高密度。**图 D（冠状位，动脉期）**，肿物（↑）位于左肾静脉下方

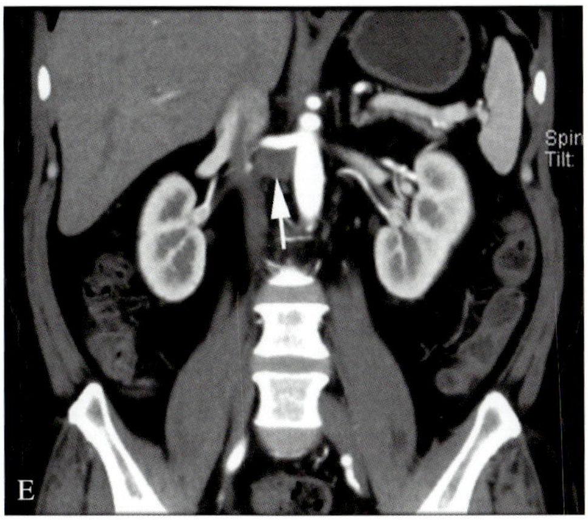

图 1（续） 图 E（冠状位，动脉期），肿物（↑）位于右肾动脉下方

手术所见

2017 年 4 月 17 日行腹膜后肿瘤切除术：未见腹水，腹盆腔未见种植，剪开升结肠外侧腹膜，游离结肠肝曲及十二指肠，将升结肠及十二指肠向左侧掀起，显露下腔静脉，可见肿瘤位于下腔静脉与腹主动脉之间，左肾静脉及右肾动脉平面下，大小约 7 cm × 5 cm × 5 cm，质软，位置固定。游离下腔静脉与周围粘连，解剖左肾静脉及右肾动脉，取部分肿瘤行术中冰冻病理检查，结果提示血管瘤可能，将肿瘤全部切除。

病理学表现

患者肿瘤病理学表现见图 2。

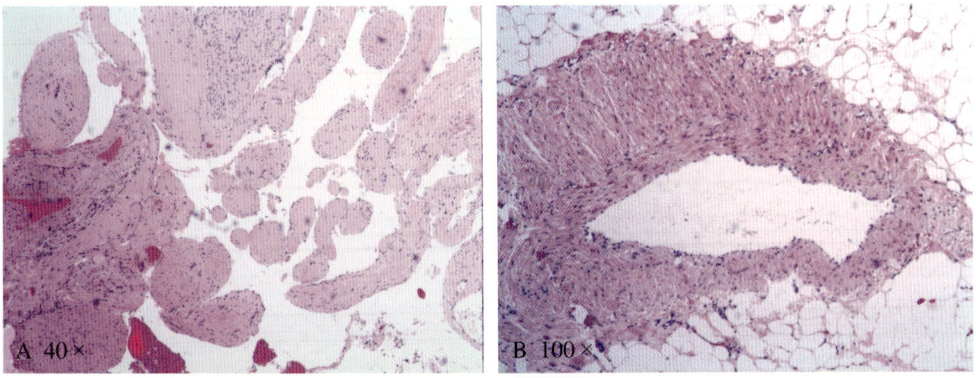

图 2 动静脉性血管瘤病理图。图 A，大量扩张厚壁血管。图 B，血管壁平滑肌厚薄不均

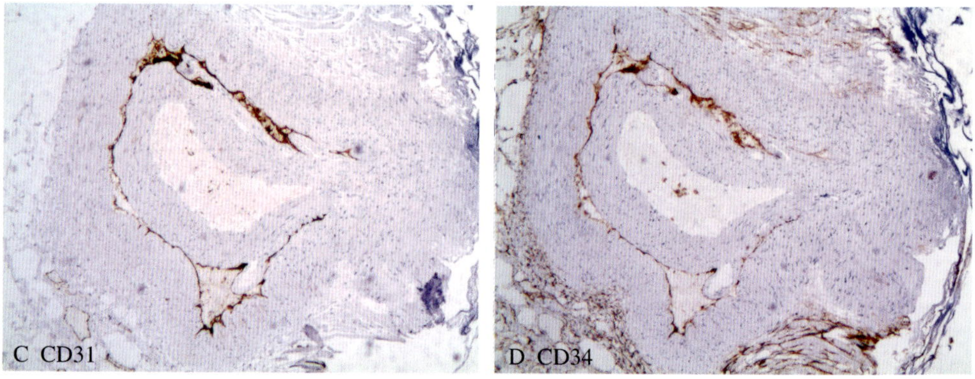

图 2（续） **图 C**，血管内皮细胞 CD31 阳性。**图 D**，血管内皮细胞 CD34 阳性

免疫组化结果：HMB45（−），SMA（血管周围 +），CD34（血管 +），CD31（血管 +），S-100（−），Ki-67（少数 +），MelanA（−），D240（淋巴管 +）。

（腹膜后）肿瘤切除标本：动静脉性血管瘤。

讨论

血管瘤包括错构瘤性血管畸形和真性肿瘤两种情况，按瘤内管腔大小分为毛细血管瘤、海绵状血管瘤、静脉性血管瘤、动静脉性血管瘤。其中海绵状血管瘤和毛细血管瘤最常见，以异常血管扩张及沟通，血管内皮细胞无增生为特征。动静脉性血管瘤本质属于血管畸形，由大管腔血管构成，管壁厚薄不均，不易区分动脉或静脉，常与较大的动脉相连，可有静脉血栓形成。

腹膜后血管瘤主要来源于腹膜后的脂肪、疏松结缔组织、筋膜等。腹膜后血管瘤很少见，占腹膜后肿瘤的 0.5% ～ 2.0%。

腹膜后血管瘤可发生于任何年龄，多见于中老年，无明显性别差异，临床表现与肿瘤来源、大小有关。瘤体较小时，无特殊症状；瘤体较大时，可压迫邻近组织结构引起相应症状。

腹膜后血管瘤无症状时，无须进行预防性手术治疗；对于病变广泛的患者，手术治疗应为首选，术前做供血血管介入栓塞，可减少术中出血量，降低手术难度及风险。

本病例为动静脉性血管瘤，瘤体体积较小，患者体检发现，无明显症状，来源于血管周围疏松结缔组织，为良性病变。

病例 21-2 动静脉性血管瘤

临床病史

患者男性，33 岁，2017 年 8 月 20 日无明显诱因出现间断性发热，伴冷汗。1 天后出现腹部疼痛，呈间断性胀痛，腹胀明显。约半个月后，患者出现恶心、呕吐，呕吐物为黄色稀薄液体。2017 年 8 月 29 日 CT 检查提示腹盆腔巨大多房囊性团块，含脂肪密度，考虑脂肪肉瘤可能性大。2017 年 9 月 4 日穿刺活检提示软组织恶性肿瘤，无法确诊具体病理类型。2017 年 9 月 21 日入我院诊治。

查体：腹部膨隆，腹壁柔软，上腹轻压痛，无腹肌紧张，无反跳痛，腹部正中可触及大小约 15 cm × 20 cm 肿块，质韧，边界清楚，活动性可。

影像学表现

患者入我院后，行 CT 和 US 检查，其结果见图 1 和图 2。

CT 图像

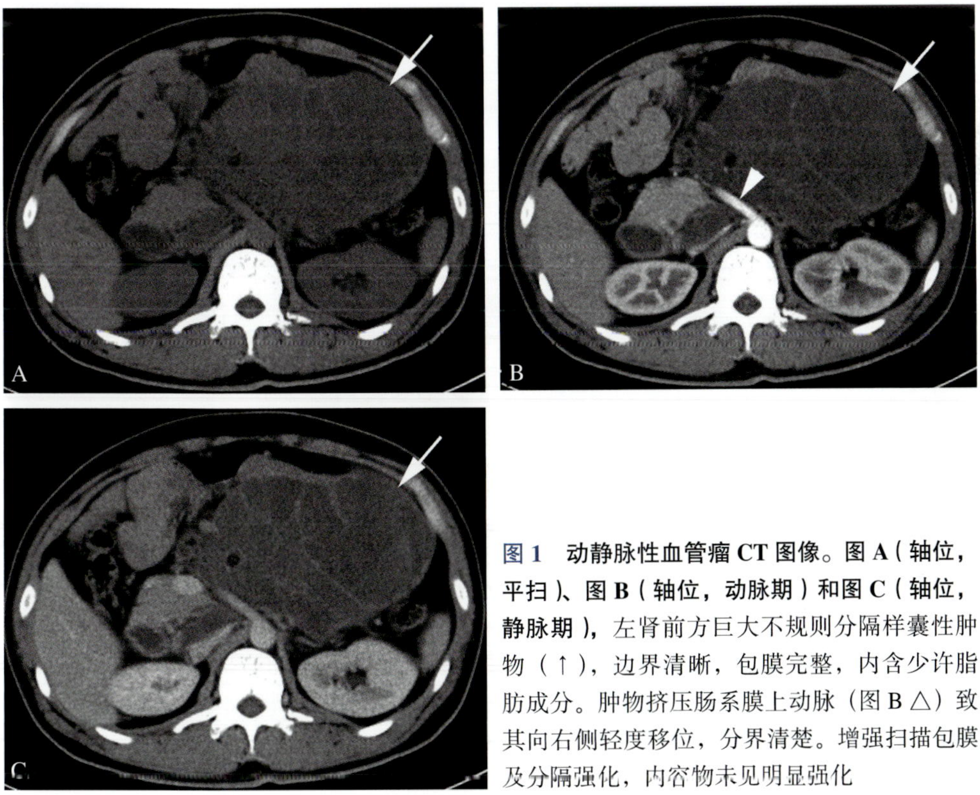

图 1　动静脉性血管瘤 CT 图像。图 A（轴位，平扫）、图 B（轴位，动脉期）和图 C（轴位，静脉期），左肾前方巨大不规则分隔样囊性肿物（↑），边界清晰，包膜完整，内含少许脂肪成分。肿物挤压肠系膜上动脉（图 B △）致其向右侧轻度移位，分界清楚。增强扫描包膜及分隔强化，内容物未见明显强化

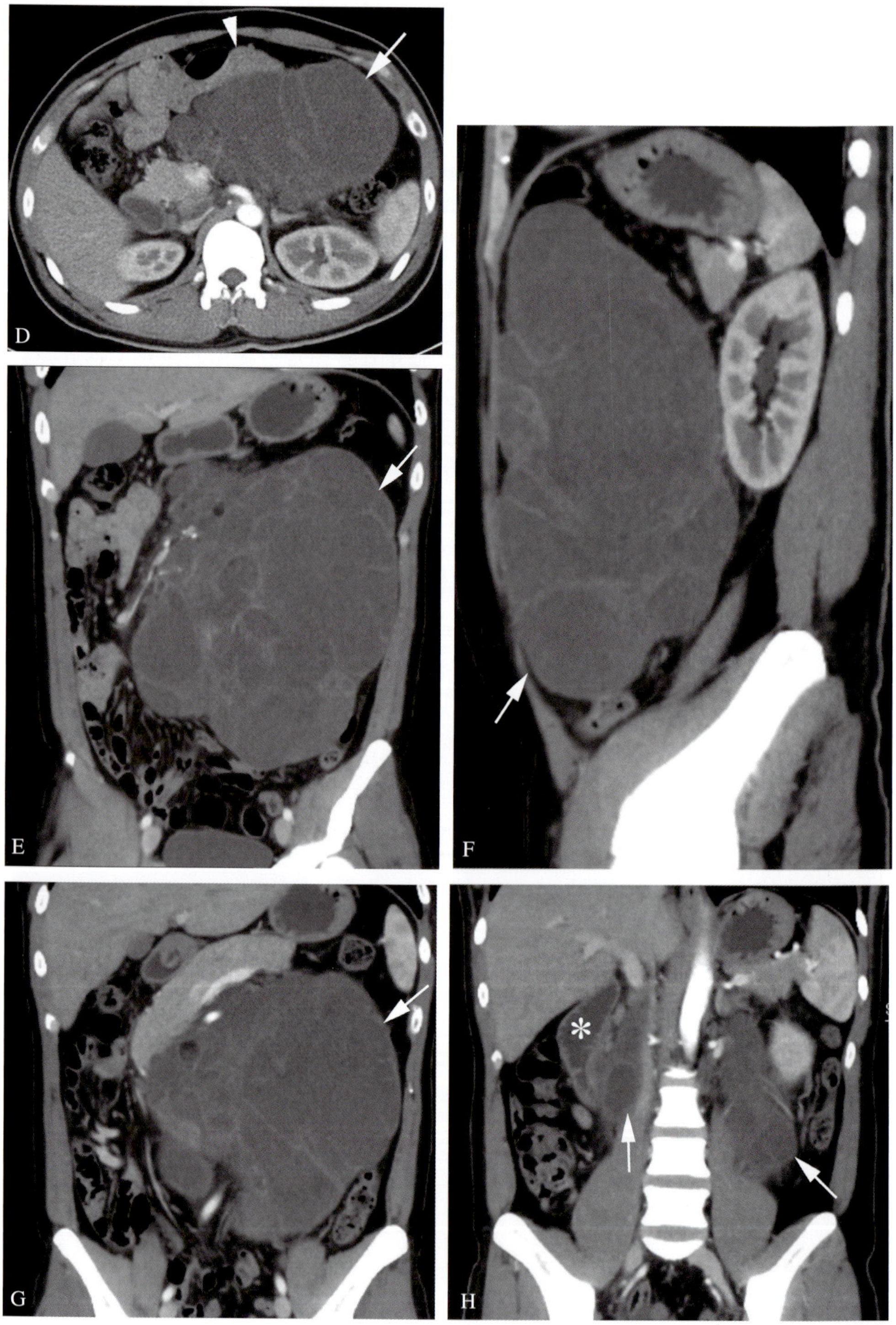

图 1（续） 图 **D**（轴位，动脉期），肿物（↑）与空肠（△）紧邻，粘连可能。图 **E**（冠状位，动脉期）和图 **F**（矢状位，动脉期），小肠受压向右移位，左肾位于肿物（↑）后方，左肾盂轻度增宽。图 **G**（冠状位，动脉期），肿物（↑）推挤胰腺体部，粘连可能。图 **H**（冠状位，动脉期），肿物（↑）与十二指肠降部（*）内侧壁紧邻，粘连可能

US 图像

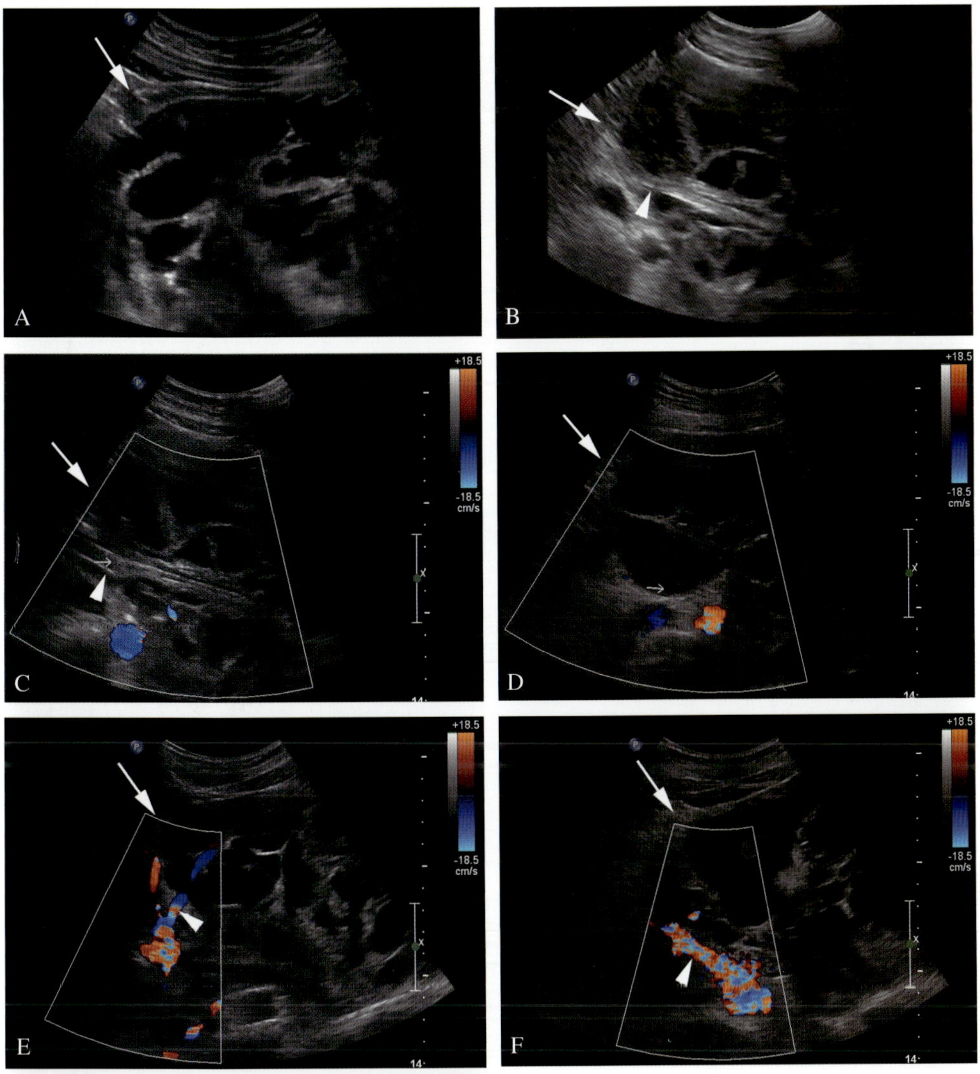

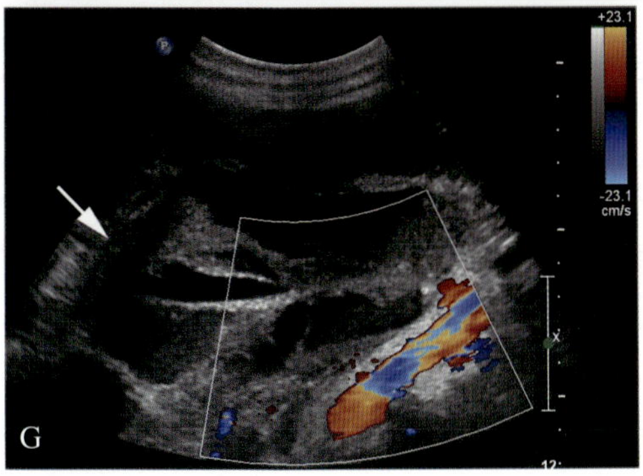

图 2 **动静脉性血管瘤 US 图像。图 A，**腹膜后巨大分隔样囊性肿物（↑），囊壁较厚。**图 B 和图 C，**肿物（↑）包绕肠系膜根部（图 B 和图 C △）。肿物位于腹主动脉前方，分隔上未见明显血流信号。**图 D，**肿物（↑）位于腹主动脉及下腔静脉前方。**图 E，**肿物（↑）紧邻腹腔干动脉（△）。**图 F（横切），**肿物（↑）向右侧推挤肠系膜上动脉（△）。**图 G，**肿物（↑）位于左侧髂血管前方

手术所见

2017 年 9 月 29 日行腹膜后肿瘤切除术：未见腹水，腹盆腔无种植。腹部正中见一质硬肿瘤，大小约 25 cm × 20 cm。肿瘤与肠系膜关系密切，包绕十二指肠与上段空肠。空肠近端位于肿瘤下极，空肠远端位于肿瘤上极。用超声刀切开肠系膜，仔细分离肿瘤与肠系膜粘连，离断肿瘤上极处空肠远端，继续沿肿瘤边缘分离。见肿瘤与胰体下缘关系密切，超声刀仔细分离，缝扎胰腺破损，离断十二指肠升部，完整切除肿瘤。吻合十二指肠与空肠断端。

病理学表现

患者肿瘤病理学表现见图 3。

免疫组化结果：CD31（血管 +），CD34（血管 +），SMA（平滑肌 +），D240（淋巴管 +），Ki-67（散在 +）。

（腹膜后）部分空肠 + 少部分胰腺 + 肿瘤切除标本：动静脉性血管瘤，伴血栓形成及机化反应；肿瘤累及肠壁浆膜和肌层；累及胰腺；肠管两断端未见肿瘤。

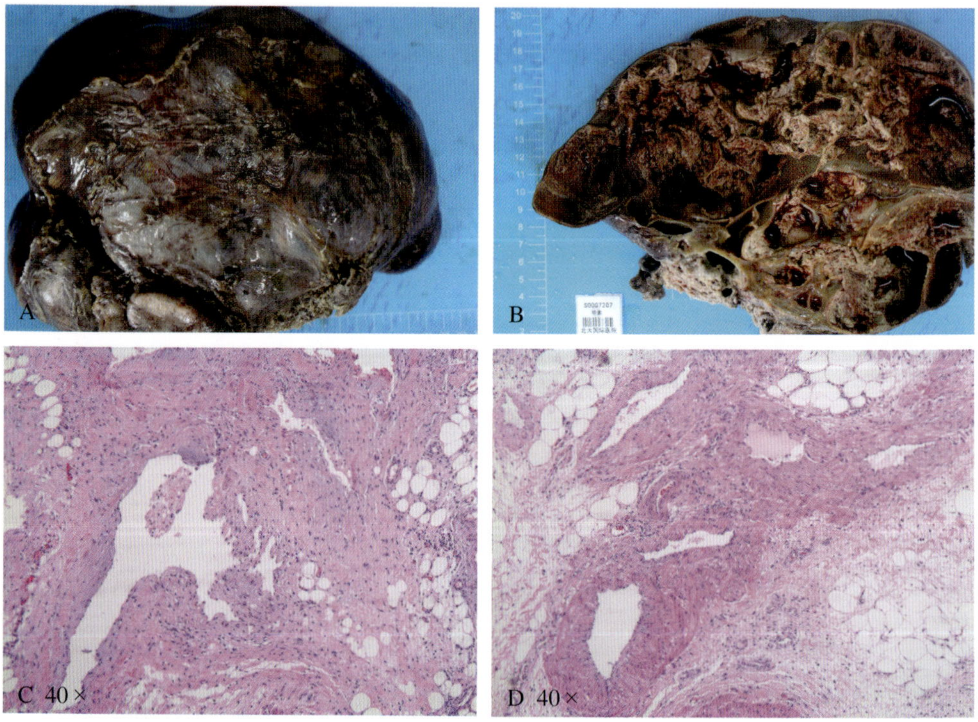

图 3 **动静脉性血管瘤病理图像。图 A，**灰褐色椭圆形肿瘤一个，大小约 23 cm × 18 cm × 11.5 cm。**图 B，**切面质软，呈腔隙状，可见血栓。**图 C，**肿瘤由不规则、扩张血管组成。**图 D，**脂肪组织中可见增生血管，血管管壁较厚

讨论

动静脉性血管瘤本质属于血管畸形，为无包膜良性病变，又称先天性动静脉瘘、先天性动静脉异常、蚯蚓状血管瘤、葡萄状血管瘤等。外形似蔓藤状或蚯蚓状突起，主要表现为由分化较好、大小不等、形态不规则的较大血管构成，血管壁增厚，厚薄不均，管腔中等扩张，相互扭曲缠绕，扩张血管壁内衬以单层扁平内皮细胞。肿瘤因出血急剧增大。有时可直接与较大动脉相通，形成动静脉瘘。

动静脉性血管瘤 CT 表现相对缺乏特异性，常表现为肿瘤密度不均，内有结节状、蚯蚓状高密度影，可伴有钙化或静脉石形成。增强扫描病变呈结节状、条状强化。动态增强扫描瘤体与正常血管增强曲线相近。

本例患者 CT 表现为分隔样囊性肿物，分隔明显强化。US 显示为厚壁分隔囊性肿物，与病理表现大体相符。术前外院误诊为脂肪肉瘤，可能是考虑到内含脂肪成分，其实非常多的血管瘤含有多少不等的脂肪成分。至于为何术前外院穿刺活检病理提示为软组织肉瘤，可能穿刺到血栓机化反应，误认为肉瘤。本例患者是非常典型的动静脉性血管瘤。

病例 22 淋巴管瘤

临床病史

患者女性，40 岁，5 年前因腹膜后肿瘤在当地医院行手术治疗，术中未联合切除脏器，术后恢复可，病理提示为海绵状淋巴管瘤。后患者规律复查，约半年前在当地医院行腹部 CT 检查，提示肿瘤复发，未行进一步治疗。后患者逐渐出现左侧腰部不适，遂到北京协和医院就诊，腹部 MRI 检查提示肿瘤包绕左肾。2019 年 2 月 13 日入我院诊治。

查体：腹部触及包块。

影像学表现

患者入我院后，行 CT 检查，其结果见图 1。

CT 图像

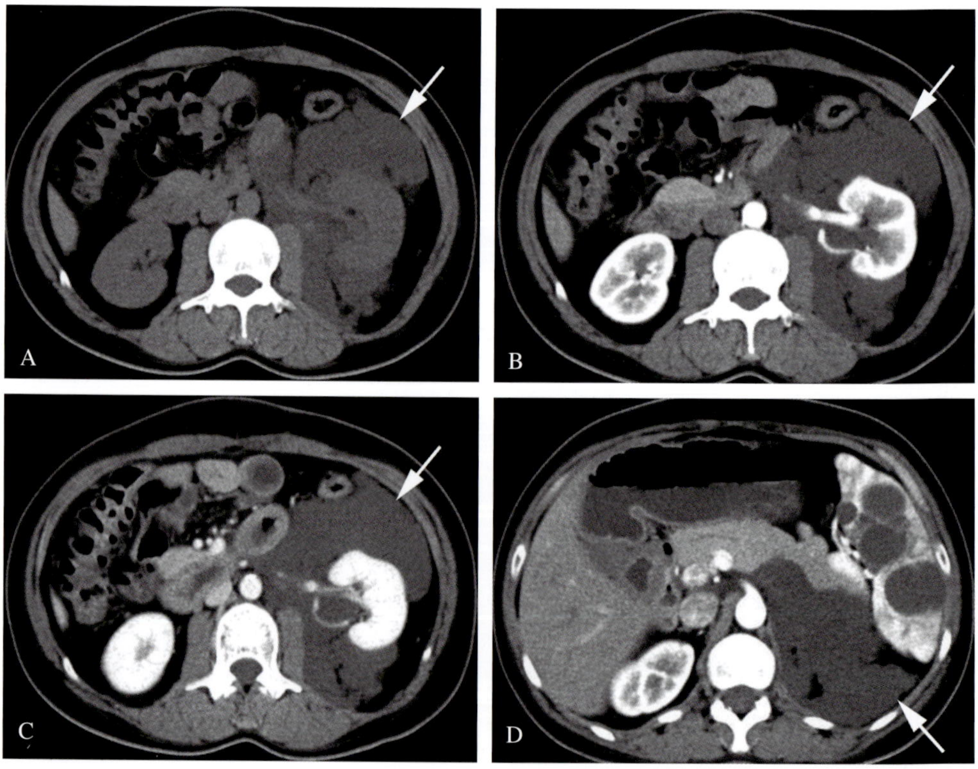

图 1 **淋巴管瘤 CT 图像。图 A（轴位，平扫）、图 B（轴位，动脉期）和图 C（轴位，静脉期）**，左肾周围不规则形囊状密度肿物（↑），边界较清晰，左肾及肾血管被包绕。增强扫描内部无强化。**图 D（轴位，动脉期）**，肿物（↑）位于胰腺体尾部后方，二者紧邻

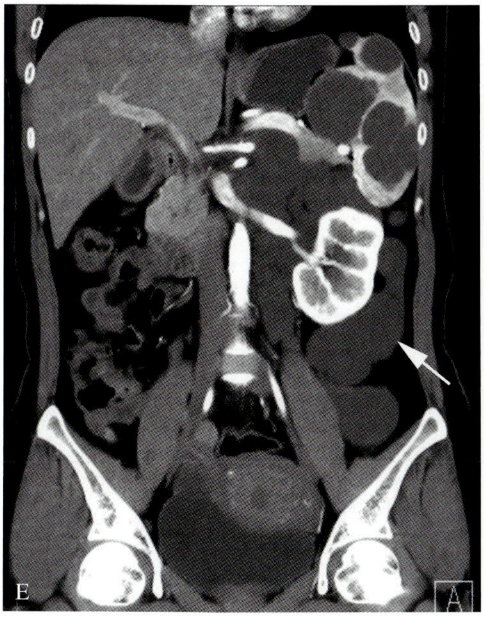

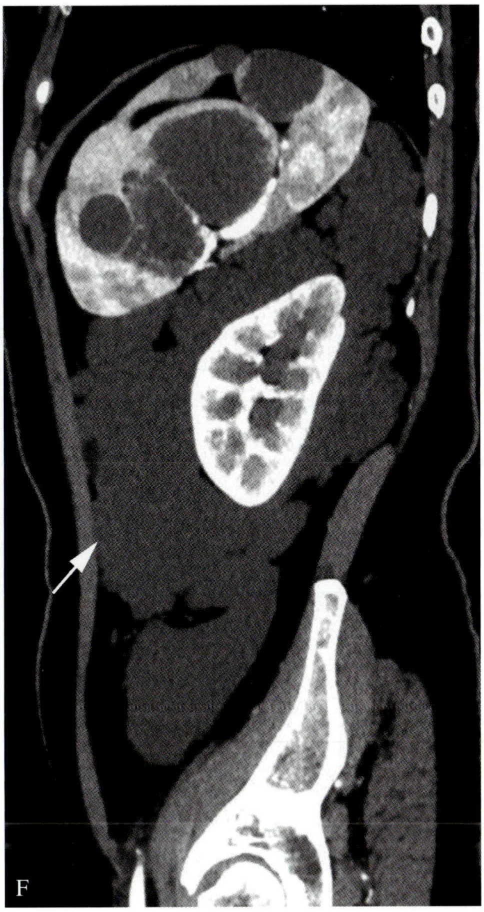

图 1（续）　图 E（冠状位，动脉期），肿物（↑）包绕左肾及左肾血管，与胰腺、脾及左侧腰大肌紧邻。脾内可见多发囊肿。**图 F（矢状位，动脉期）**，肿物（↑）包绕左肾，与左侧膈肌及脾相邻

手术所见

2019 年 2 月 20 日行腹膜后肿瘤切除术：逐层进腹，大网膜与腹壁粘连，予以分离。未见腹水，未见肝转移和腹腔转移。肿瘤位于左上腹、结肠系膜后方，最大径约 20 cm，质韧。游离左半结肠和腹壁粘连，暴露肿瘤。首先游离肿瘤下极和肿瘤外侧，见输尿管被肿瘤包绕，沿输尿管继续游离，见肿瘤包绕左肾，肿瘤上极与脾和胰体尾粘连，沿肿瘤边缘予以分离，分离过程中胰腺和脾破裂出血，予以修补，考虑到肿瘤包绕肾，遂决定先将肾前方的肿瘤予以切除，分离过程中左肾静脉破裂出血，予以修补，肾门处肿瘤与肾血管关系密切，予以残留。然后将肾、脾、胰体尾翻起，暴露肾后方的肿瘤，沿肿瘤边缘将其完整切除。

病理学表现

患者肿瘤病理学表现见图 2。

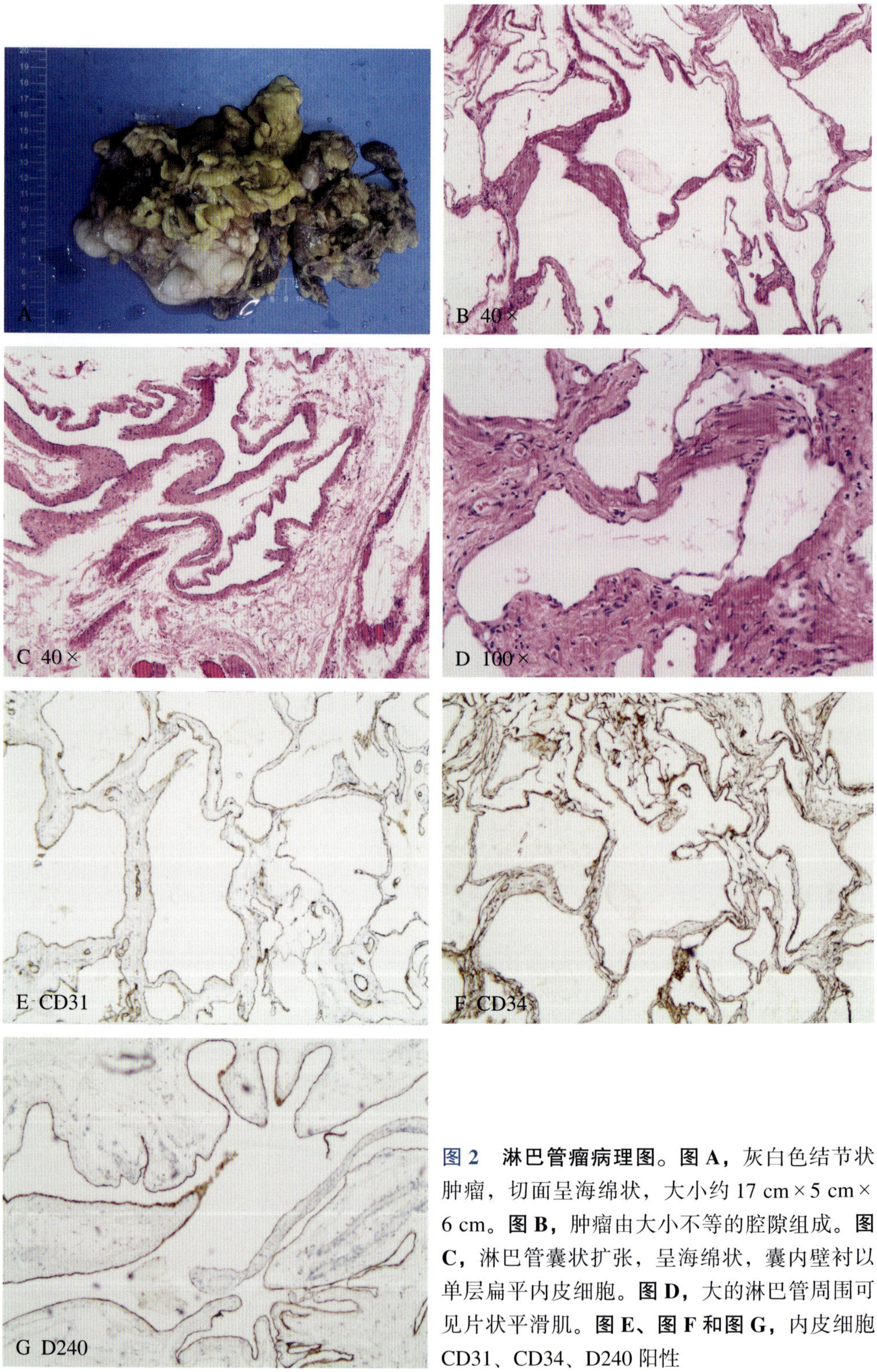

图 2 **淋巴管瘤病理图。图 A，**灰白色结节状肿瘤，切面呈海绵状，大小约 17 cm×5 cm×6 cm。**图 B，**肿瘤由大小不等的腔隙组成。**图 C，**淋巴管囊状扩张，呈海绵状，囊内壁衬以单层扁平内皮细胞。**图 D，**大的淋巴管周围可见片状平滑肌。**图 E、图 F 和图 G，**内皮细胞 CD31、CD34、D240 阳性

免疫组化结果：CD34（+），D240（+），CD31（+），LCA（–）。

（腹膜后）肿瘤切除标本：淋巴管瘤。

讨论

淋巴管瘤是生长缓慢的良性肿瘤，由一个或多个薄壁样结构组成，肿瘤好发于颈部和腋下，5% 位于腹部及纵隔，腹内淋巴管瘤可以发生于网膜囊、肠系膜、内脏器官和腹膜后，腹腔淋巴管瘤多数位于肠系膜，认为是淋巴管扩张或异常发育形成，其他学者提出可能为慢性炎症、肿瘤、外伤及淋巴结变性形成。淋巴管瘤病理学分类有毛细淋巴管型、海绵型和囊性。毛细淋巴管瘤主要位于皮肤，由小而均一的薄壁样淋巴管组成。海绵状淋巴管瘤是由大小不等的扩张的淋巴管构成，与正常的淋巴区域和淋巴间质相连。囊性淋巴管瘤是由与正常淋巴基质相连的扩张的淋巴组织构成，与正常的淋巴区域不相连。

腹部的淋巴管瘤可以是无症状的，也可以出现腹部疼痛、呕吐或便秘。有学者推荐细针抽吸出牛奶样液体和淋巴细胞作为术前诊断淋巴管瘤的标准。淋巴管瘤在大体和组织病理学中易被诊断为多囊性间皮瘤，需要通过免疫组化分析第八因子相关抗原、D240、钙网蛋白等来鉴别诊断。虽然腹部淋巴管瘤是良性病变，但是会出现局部浸润，引起威胁生命的并发症如感染、穿孔、出血及肠梗阻。预后情况由病灶的位置及浸润程度决定。因此需要手术完整切除，为降低复发，可行扩大切除。完整切除后长期随访效果良好，部分切除后有复发风险。因此手术切除联合放射治疗，术后 3 年无复发可认为治愈。

本病例首次术后 5 年复发，二次手术肿瘤与左肾静脉明显粘连，难以完整分离，考虑到为良性病变，为保留肾，在左肾门处有少量病变残留。

病例 23 血管肉瘤

临床病史

患者男性，63 岁，2016 年 8 月无明显诱因出现右上腹阵发性胀痛。就诊于当地医院，CT 平扫提示右上腹肝肾间隙囊性占位。自发病以来体重减少 2.5 kg。2016 年 9 月 20 日入我院诊治。

查体：腹部平坦，腹壁柔软，未触及包块。

影像学表现

患者入我院后，行 MRI 检查，其结果见图 1。

MRI 图像

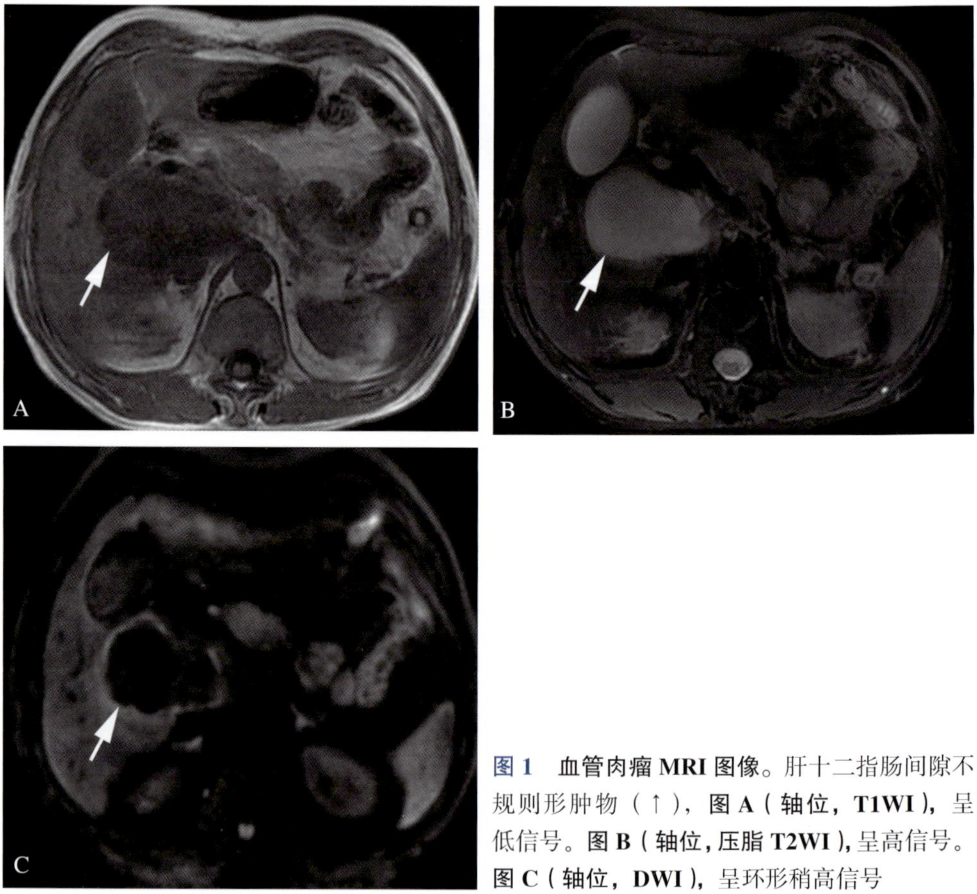

图 1　血管肉瘤 MRI 图像。肝十二指肠间隙不规则形肿物（↑），**图 A（轴位，T1WI）**，呈低信号。**图 B（轴位，压脂 T2WI）**，呈高信号。**图 C（轴位，DWI）**，呈环形稍高信号

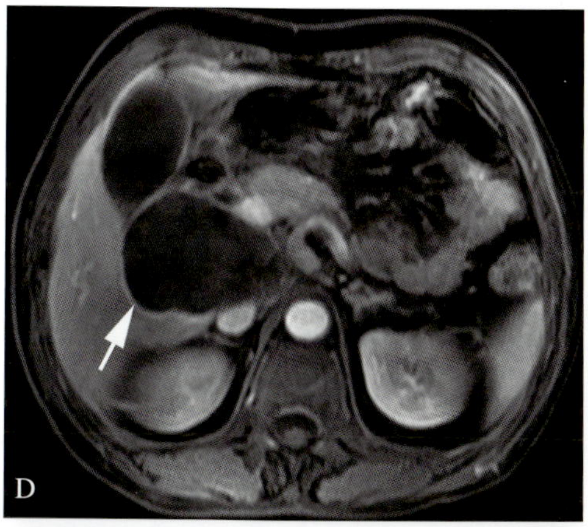
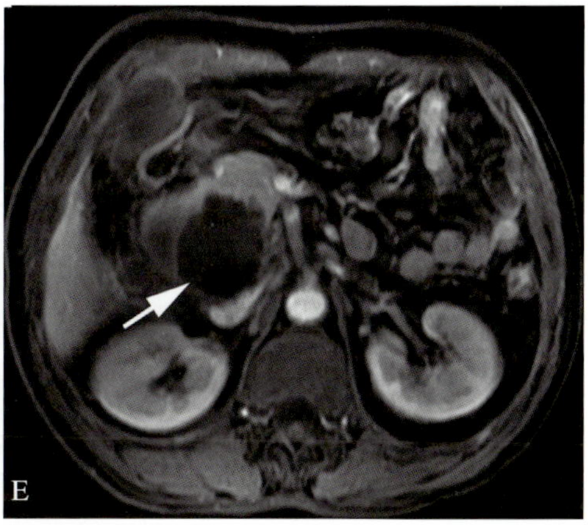
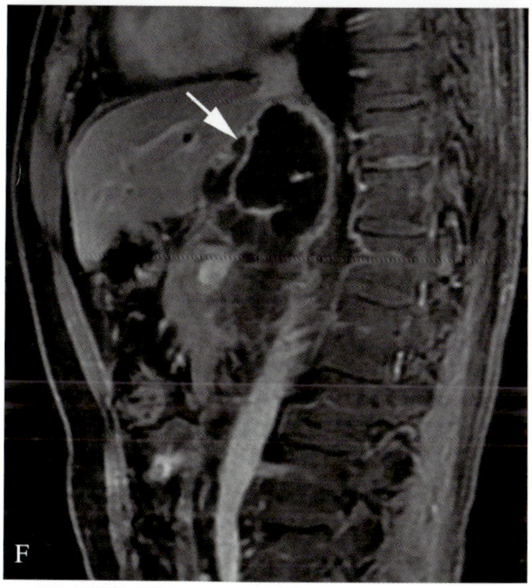

图 1（续） **图 D（轴位，增强扫描）、图 E（轴位，增强扫描）和图 F（矢状位，增强扫描）** 肿物包膜光整，边缘区域明显强化，内部未见明显强化。肿物位于胰头及肝尾状叶后方、下腔静脉前方，胰头轻度受压，与下腔静脉分界不清，粘连可能

手术所见

2016 年 9 月 22 日行腹腔镜手术：肝表面未见占位性病变。肝十二指肠韧带后方、肝脏面、右肾脂肪囊及十二指肠球部广泛粘连。逐步打开粘连带，见十二指肠球部后方有脂肪样坏死物质，未见包膜，坏死组织延伸至胰头后方，下腔静脉前方，负压吸引，清除大部分坏死组织，并送病理检查，结果提示：坏死组织，可见异型细胞。

术中再次仔细读片，见下腔静脉左侧，肝尾状叶及左叶后方有 2 个直径约 1.5 cm 类似腔隙。分离后，负压吸出部分坏死组织。很难完全清除坏死组织。

术中决定转开腹，下腔静脉与十二指肠及胰头后方粘连紧密，仔细分离，进入胰头后残腔，并经过十二指肠韧带后方进入左侧残腔，彻底清理坏死组织。于十二指肠韧带后方左、右侧分别放置腹腔引流管。

病理学表现

患者肿瘤病理学表现见图 2。

免疫组化结果：CD31（+），CD34（血管+），FLI-1（+），CK（−），CK7（−），CK19（−），Vimentin（+），CD117（−），DOG-1（−），Desmin（−），SMA（−），Myogenin（−），MyoD1（−），S-100（−），CDK4（部分+），MDM2（−），CgA（−），Syn（−），CD56（−），INI-1（+），P53（−），Ki-67（热点区约 40%+）。

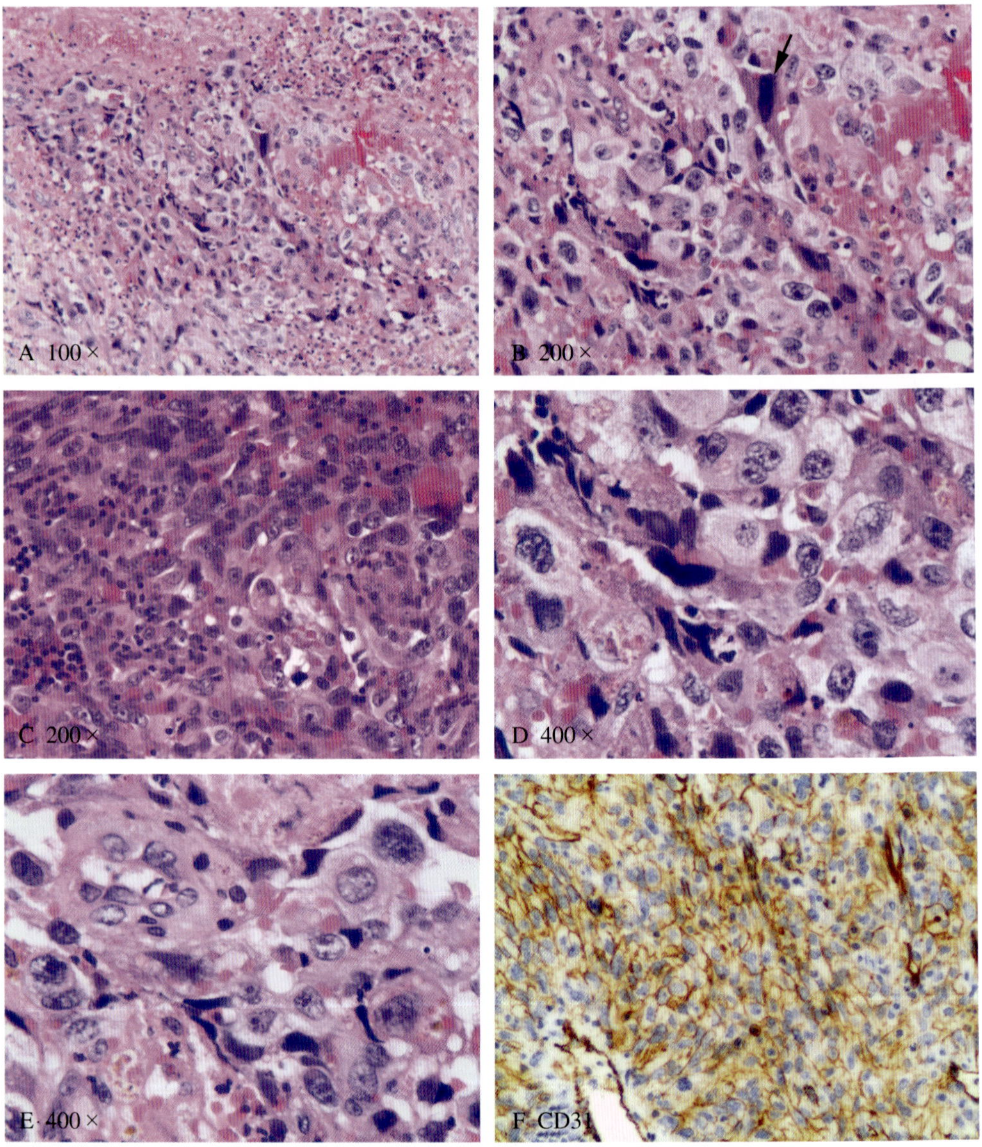

图 2 **血管肉瘤病理图。图 A，**肿瘤细胞弥漫成片伴坏死。**图 B，**细胞高度异型，核大深染，可见瘤巨细胞（↑），血管形成不明显，仅见幼稚血管形成。**图 C，**肿瘤细胞呈上皮样细胞，排列呈片巢状结构。**图 D 和图 E，**为图 B 高倍镜图像。**图 F，**肿瘤细胞 CD31 膜阳性

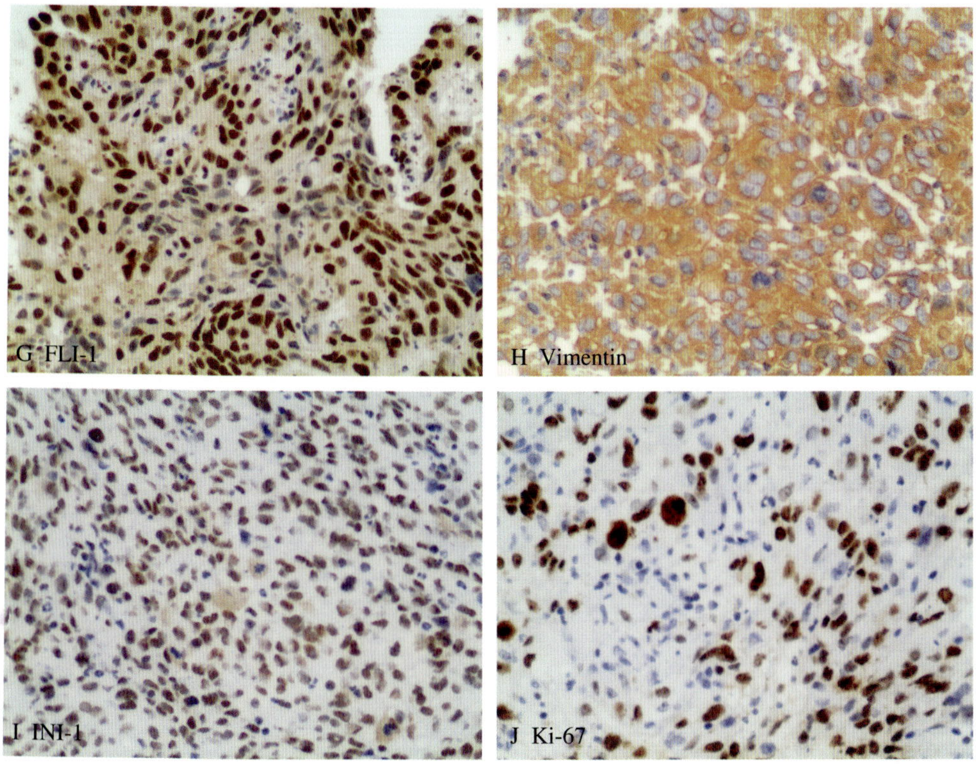

图 2（续） **图 G**，肿瘤细胞 FLI-1 核弥漫阳性。**图 H**，肿瘤细胞 Vimentin 胞质阳性。**图 I**，肿瘤细胞 INI-1 核阳性。**图 J**，肿瘤细胞 Ki-67 核大量阳性

（腹腔）肿瘤切除标本：血管肉瘤，高级别。

讨论

血管肉瘤是起源于血管内皮细胞的恶性肿瘤，又称血管内皮细胞肉瘤，占软组织肉瘤的 1% ~ 2%，最常见的发病部位是皮肤及皮下浅表组织，腹膜后相对少见。肿瘤多为圆形或卵圆形，边界较清晰，可有假包膜，质地软而脆。腹膜后巨大肿瘤易发生出血、囊性变。

临床表现多样，表浅病变初期与外伤后的青肿、瘀斑类似，后增大高出皮肤表面，呈紫红色。发生于腹膜后的血管肉瘤早期常无明显症状，就诊通常是患者自行触及肿物或出现压迫症状。本病例患者以右上腹痛就诊，术中发现有大量坏死组织。

其预后主要取决于肿瘤大小和生长部位。主要特点是肿瘤血供极为丰富。对该类肿瘤主张术前血管造影剂栓塞。治疗强调根治切除降低局部复发，综合治疗有望提高治疗效果。本病例术前及术中均未考虑到为恶性血管肉瘤，仅处理坏死组织。

第八章

周围神经肿瘤

病例 24-1 神经鞘瘤

临床病史

患者女性，63 岁，2017 年 5 月因间断下肢水肿，就诊于当地医院，行腹部 CT 检查，提示腹膜后占位，当地医院考虑手术难度大。2017 年 6 月 23 日入我院诊治。

查体：腹部膨隆，腹壁柔软，左侧腹部可触及肿物，活动度可，无压痛，界限不清。

影像学表现

患者入我院后，行 CT 和 US 检查，其结果见图 1 和图 2。

CT 图像

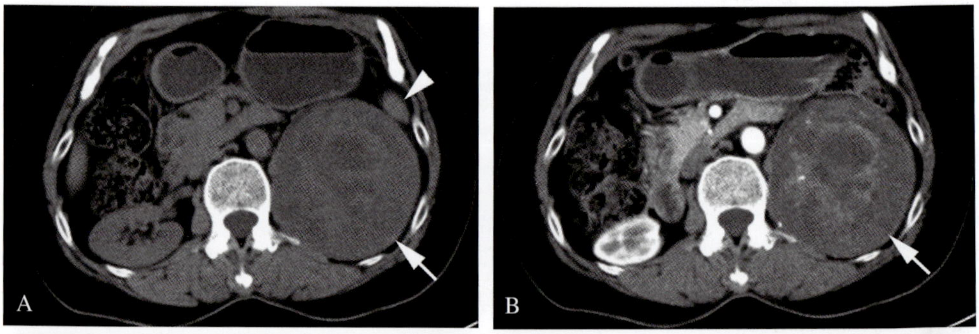

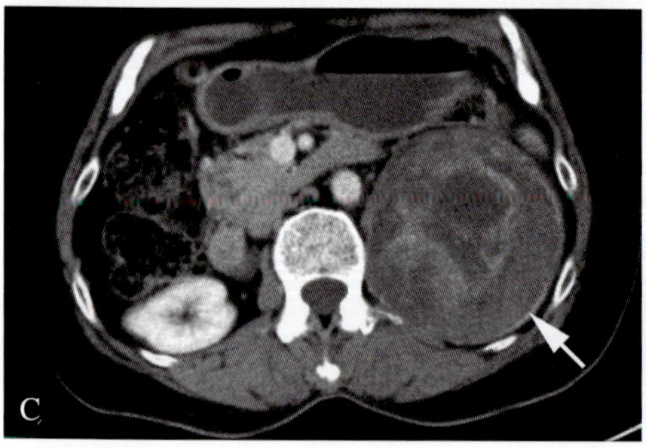

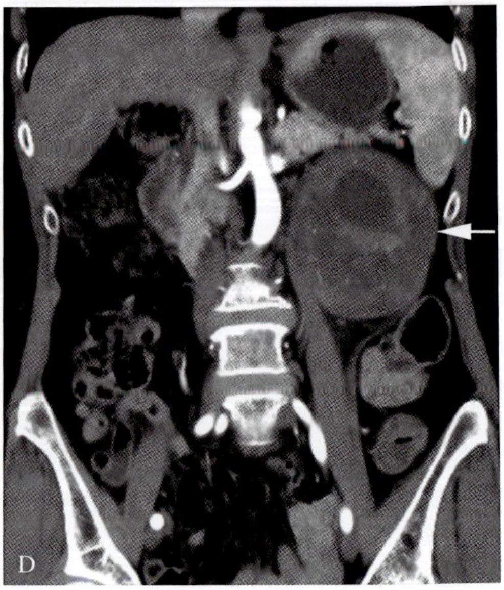

图 1 神经鞘瘤 CT 图像。**图 A（轴位，平扫）、图 B（轴位，动脉期）和图 C（轴位，静脉期）**，脊柱左侧、胃后方类圆形软组织密度肿物（↑），密度不均匀，肿物邻近胰腺、脾下极（图 A △），分界尚清。增强扫描呈明显不均匀强化，内见未强化低密度区（坏死或囊性变）。**图 D（冠状位，动脉期）**，肿物（↑）位于左侧腰大肌内

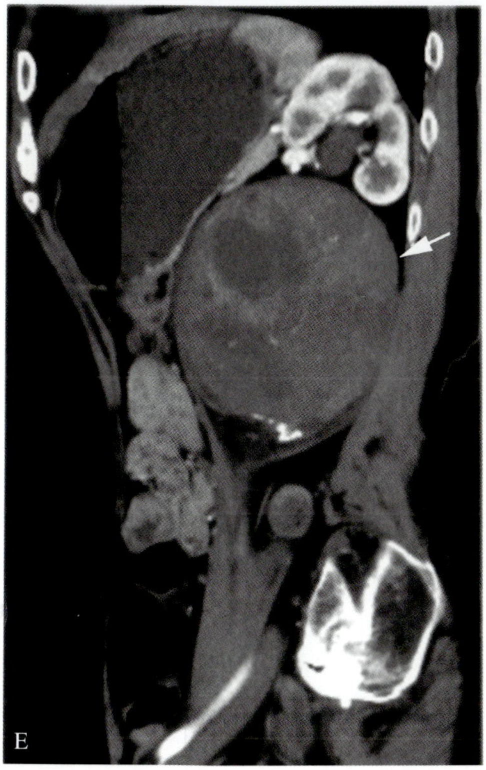

图 1（续）　**图 E（矢状位，动脉期）**，肿物（↑）位于左侧腰大肌内；左肾受挤压向上移位、轻度积水

US 图像

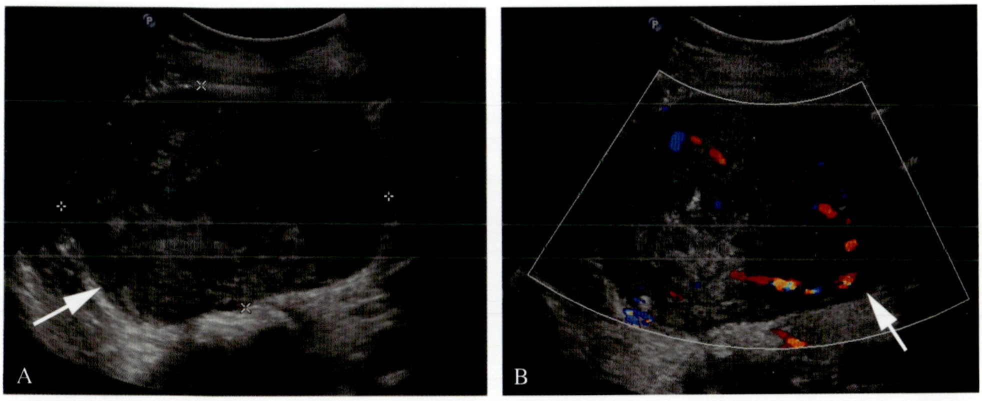

图 2　**神经鞘瘤 US 图像。图 A 和图 B**，腹膜后低回声肿物（↑），边界清晰，形态规则，内可见少量血流信号

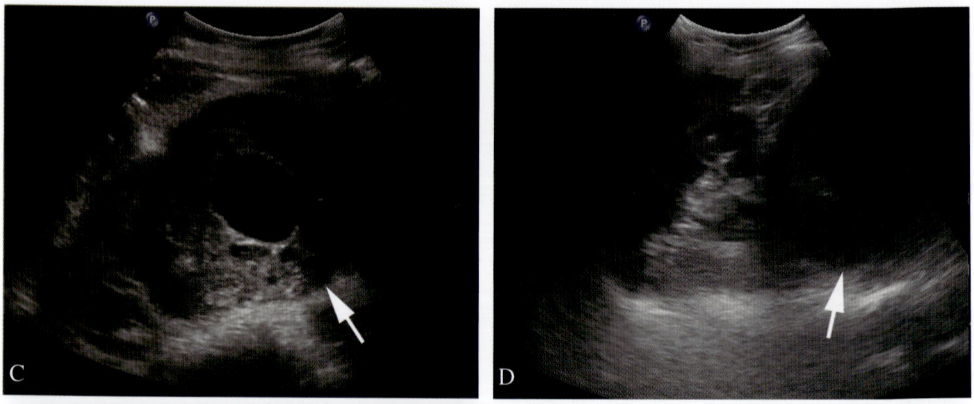

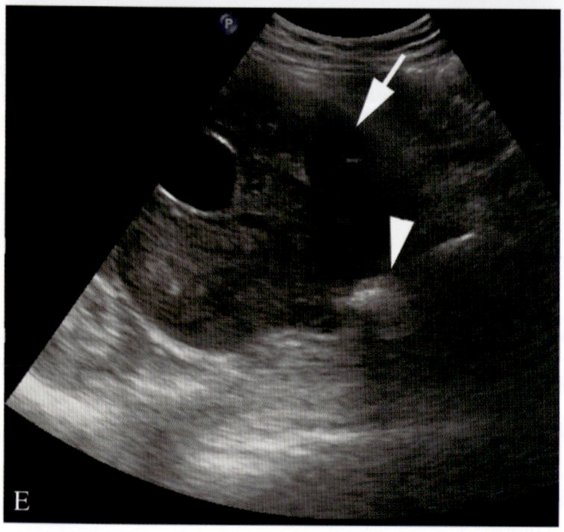

图 2（续） **图 C，** 肿物（↑）内可见无回声囊性区。**图 D，**肿物（↑）与左肾相邻，挤压左肾。**图 E，** 肿物（↑）位于左肾及脊柱（△）之间

手术所见

2017 年 6 月 30 日行腹膜后肿瘤切除术：探查未见腹水，腹盆腔未见种植，肝未发现转移灶。肿瘤位于左侧腰大肌深面、脊柱左侧，直径约 9 cm。切开腰大肌，可见肿瘤包膜完整，沿腰大肌将肿瘤分离，肿瘤根部位于脊柱旁，切断根部后，将肿瘤完整切除，切除部分腰大肌。

病理学表现

患者肿瘤病理学表现见图 3。

免疫组化结果：Vimentin（+）,S-100（+）,GFAP（+）,NF（−）P16（−）,CDK4（+/−），MDM2（−），SMA（−），CD117（−），CD34（−），DOG-1（−），CD99（+），β-catenin（质 +），BCL2（部分 +），STAT6（−），Ki-67（热点区约 5%+）。

（腹膜后）肿瘤切除标本：梭形细胞肿瘤，呈束状排列，部分区域细胞密集，部分区域细胞较为稀疏，局灶细胞无明显异型，部分区域血管丰富，伴玻璃样变性，结合免疫组化结果，符合富于细胞性神经鞘瘤，伴出血、囊性变。

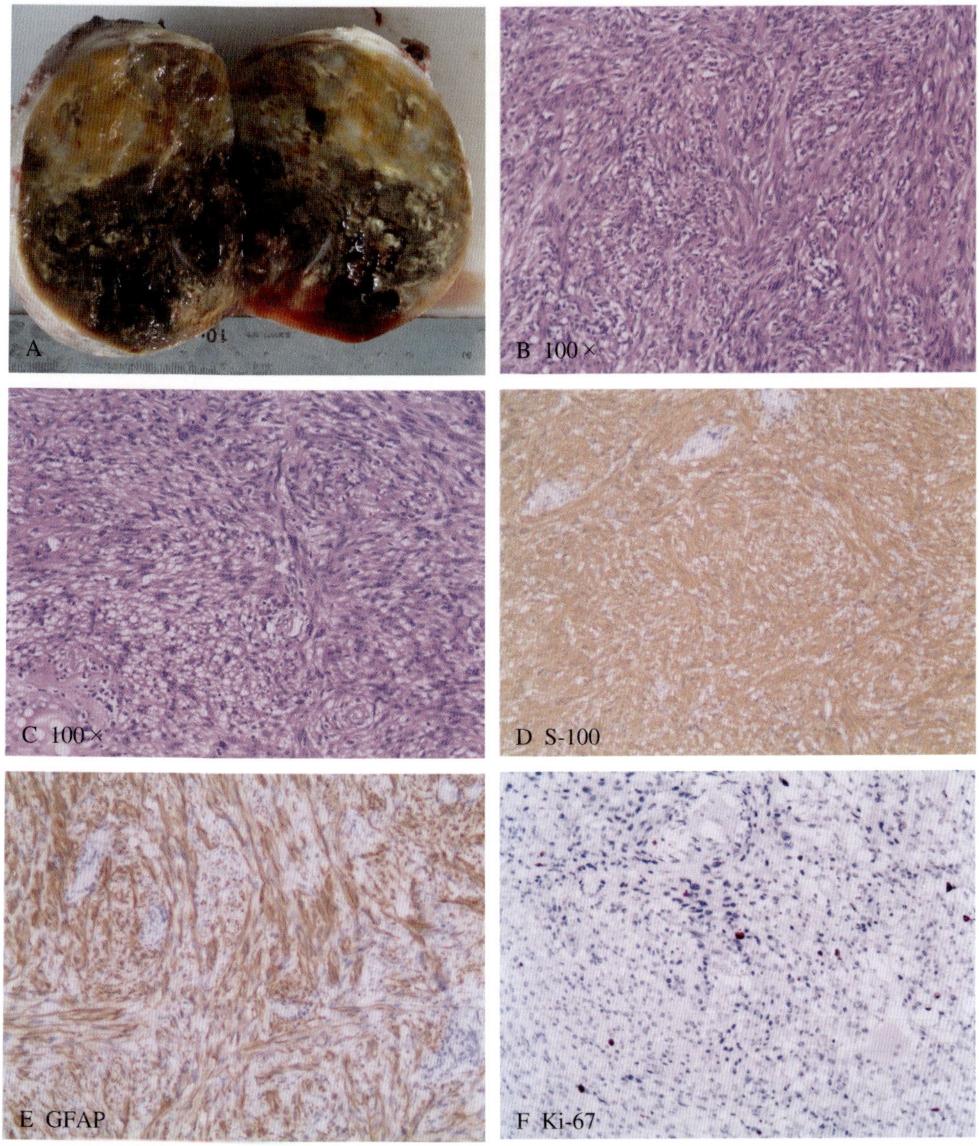

图 3 神经鞘瘤病理图。图 A，椭圆形结节一枚，包膜完整，切面灰黄及灰白色，部分区域变性坏死。肿瘤大小约 9 cm × 9 cm × 7 cm。**图 B 和图 C**，肿瘤细胞呈梭形，编织状排列，肿瘤细胞丰富。**图 D**，肿瘤细胞 S-100 核 / 质阳性。**图 E**，肿瘤细胞 GFAP 胞质阳性。**图 F**，肿瘤细胞 Ki-67 核少数阳性

讨论

神经鞘瘤又称施万细胞瘤，是一种起源于胚胎期原始神经嵴施万细胞的良性肿瘤，沿神经膜缓慢生长，挤压起源神经。由 Virchow 于 1908 年首次提述。可以发生在全身任何部位的周围神经鞘膜组织上。原发于腹膜后的神经鞘瘤相对少见，占腹膜后肿瘤的 0.5% ～ 1.2%，常位于腹膜后神经干分布区域，以脊柱旁或肾内侧相对多见，与腰大肌关系密切，肿瘤较大可引起周围组织的推压移位。

本病例患者因下肢水肿就诊，CT 检查发现腹膜后脊柱左侧肾下方肿物，为神经鞘瘤好发部位。CT 显示肿物边界清晰，内部密度不均匀，伴有囊变区。实性肿瘤的 CT 值近似肌肉密度，实性区域及包膜有明显的增强征象。US 表现为囊实性包块，实性部分回声不均匀，囊性区域为规则的无回声区。

由于肿瘤位于神经鞘内，以神经外膜构成包膜，可在包膜内摘除肿瘤。手术效果好，完整切除肿瘤后很少复发。本例患者术后半年复查未见复发征象。

病例 24-2 神经鞘瘤

临床病史

患者女性，54 岁，2007 年因多发子宫肌瘤行子宫次全切除，术中发现右侧骶前、髂血管旁有一肿物，大小约 6 cm×4 cm，血供丰富，未予切除。患者无明显不适症状，期间未复查。2016 年 8 月出现右下肢水肿。2017 年 2 月 3 日入我院诊治。

查体：直肠指诊，进指约 4 cm 触及直肠前壁一外压性肿物，与骶前分界不清。

影像学表现

患者入我院后，行 CT、MRI 和 US 检查，其结果见图 1 ~ 3。

CT 图像

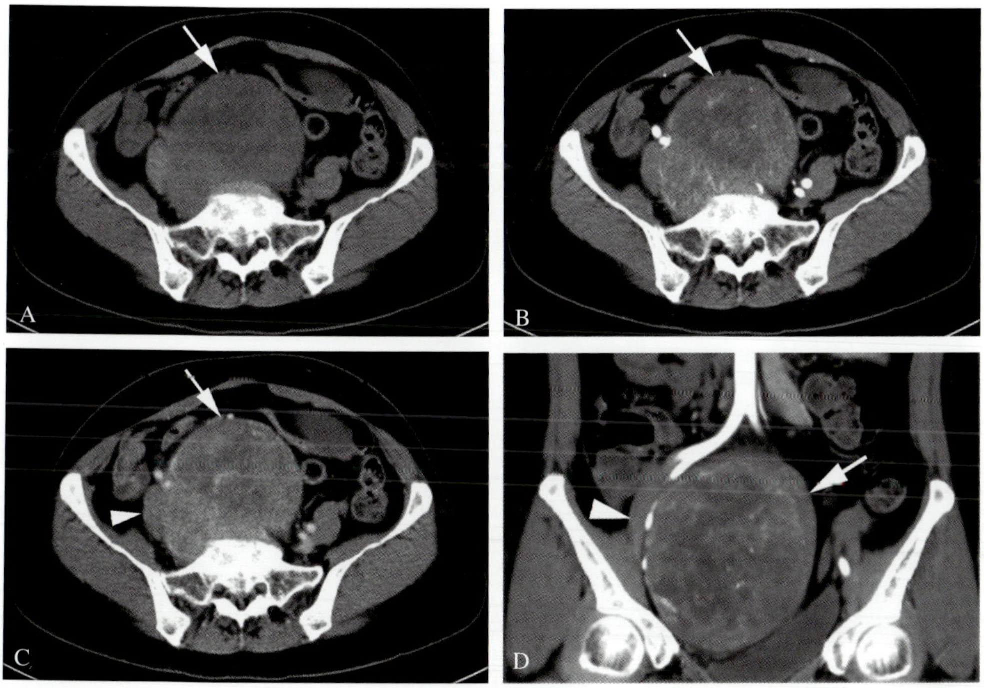

图 1　神经鞘瘤 CT 图像。图 A（轴位，平扫）、图 B（轴位，动脉期）和图 C（轴位，静脉期），骶前偏右侧巨大类圆形软组织肿物（↑），密度欠均匀，边界清晰。肿物向右推挤右侧髂血管并包绕右侧髂内动脉，右侧腰大肌（图 C △）受压移位，分界欠清。增强扫描后呈不均匀强化，内见未强化低密度区（坏死或囊性变）。**图 D（冠状位，动脉期）**，右侧髂血管及右侧腰大肌（△）受压向右侧移位，膀胱受压向左下移位

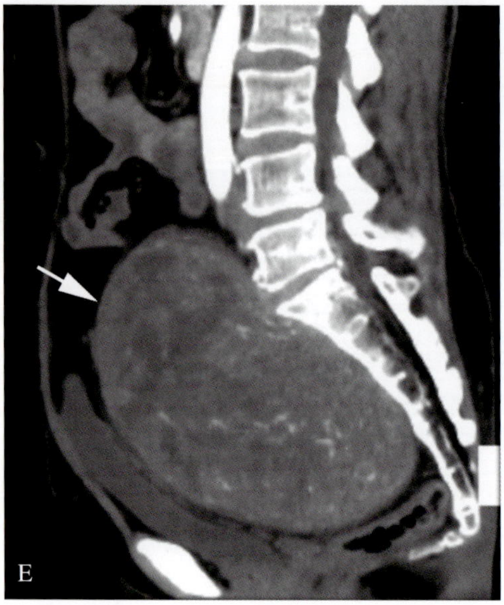

图 1（续） **图 E（矢状位，动脉期）**，膀胱受压向前方移位，肿物（↑）与膀胱分界清晰，后方与骶骨紧邻

MRI 图像

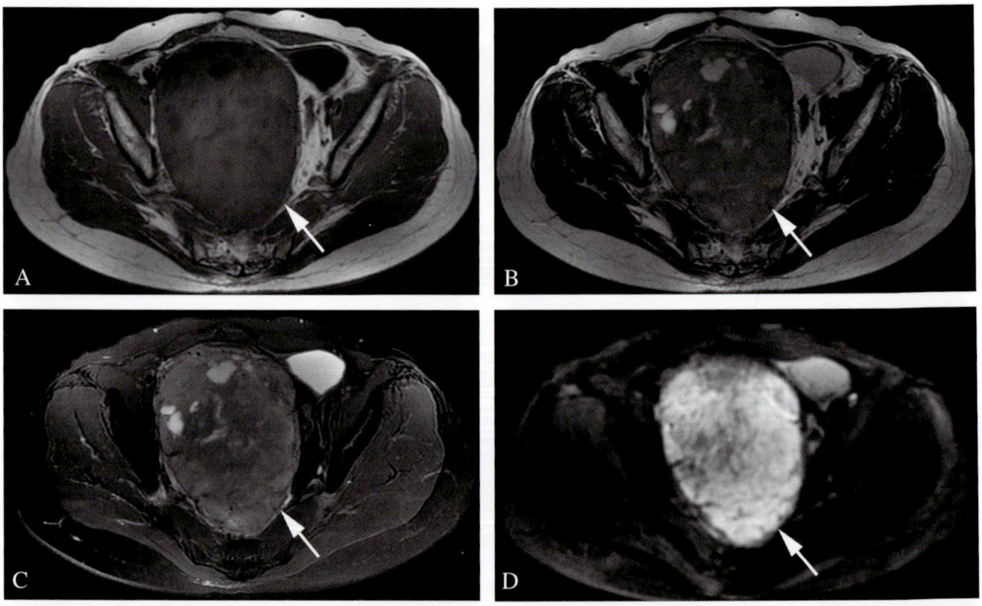

图 2 **神经鞘瘤 MRI 图像。**下腹、盆腔、骶前偏右侧巨大软组织肿物影（↑）。**图 A（轴位，T1WI）和图 B（轴位，T2WI）**，呈不均匀中等信号，边界清楚光滑、包膜完整。**图 C（轴位，压脂 T2WI）**，呈稍高信号，伴散在斑片状、线状及囊状高信号。**图 D（轴位，DWI）**，呈不均匀高信号

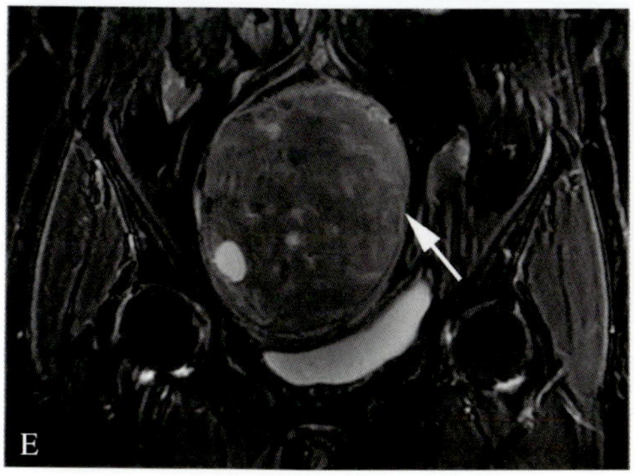

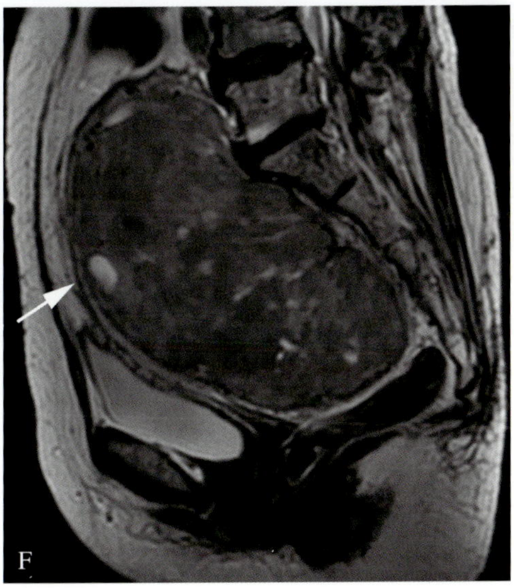

图 2（续） **图 E（冠状位，压脂 T2WI），**压迫右侧髂血管。**图 F（矢状位，T2WI），**位于骶骨前方，向前压迫膀胱，向后压迫直肠，子宫未见显示（已切除）

US 图像

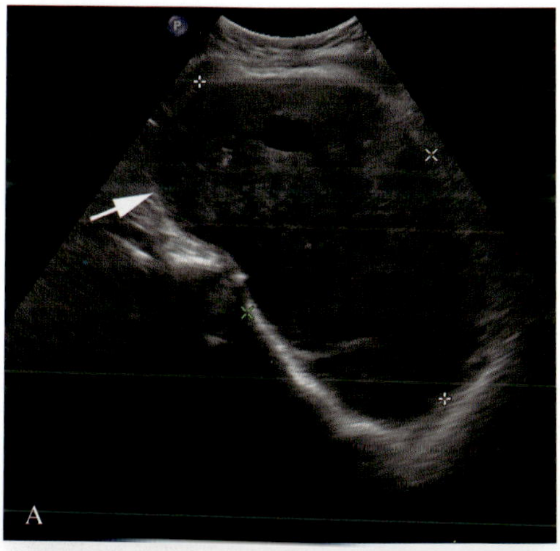

图 3　神经鞘瘤 US 图像。图 A（纵切）和图 B（横切），肿物（↑）位于腰骶椎前方，呈低回声，边界清晰，包膜完整，内可见规则的无回声区。**图 C，**肿物（↑）邻近右侧髂血管

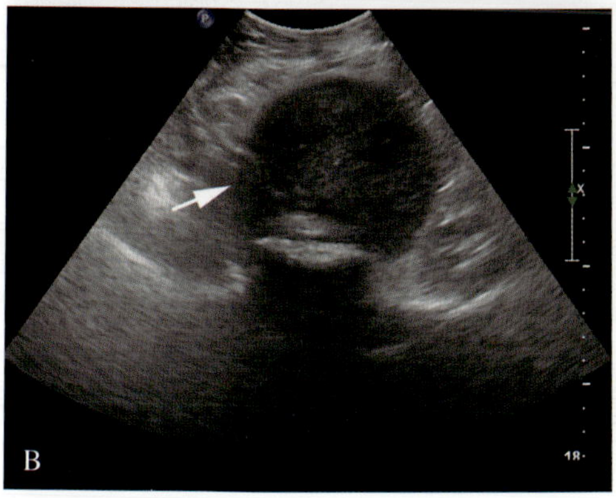

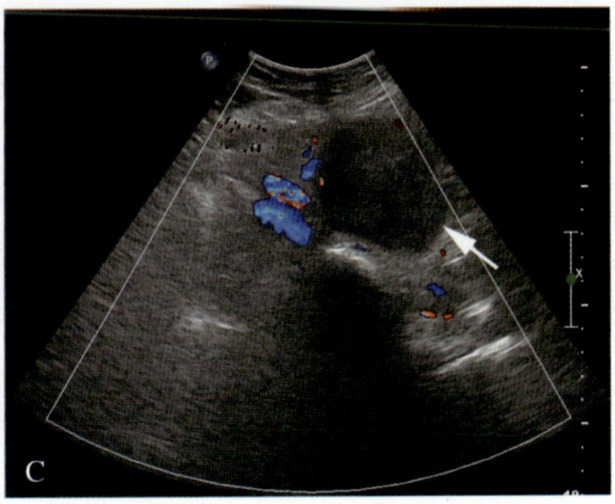

手术所见

2017 年 2 月 16 日行腹膜后肿瘤切除术：探查未见腹水，未发现脏器转移。肿瘤位于骶前，质地偏硬，呈球形，大小约 20 cm × 10 cm × 10 cm，与乙状结肠系膜、右侧输尿管、右侧髂血管粘连。首先游离肿瘤左侧至骶前，游离肿瘤远端与盆腔粘连，分离右侧腹壁腹膜至右侧髂血管粘连处，分离右侧输尿管与肿瘤粘连。探查可见右侧髂内动、静脉与肿瘤粘连紧密，分离出血，给予结扎。游离肿瘤与骶前粘连。可见肿瘤右后侧有较大坏死出血灶，给予纱布填塞止血，分离肿瘤过程中出血较多，决定行肿瘤分块切除。沿肿瘤表面分块切除肿瘤至骶前，完整切除肿瘤。

病理学表现

患者肿瘤病理学表现见图 4。

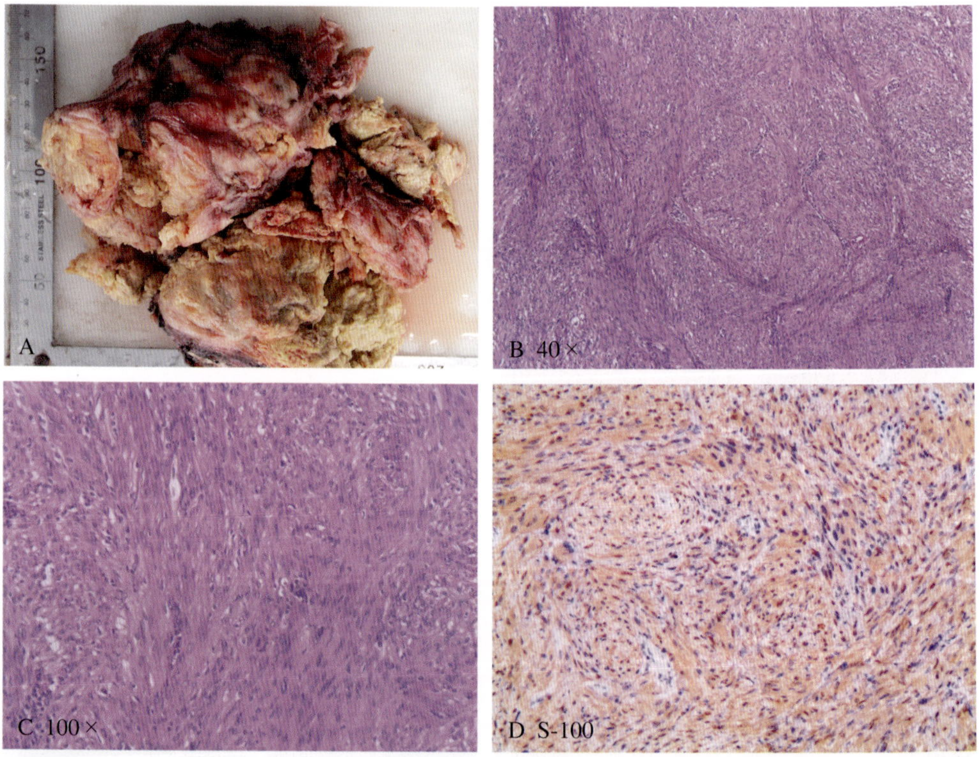

图 4 **神经鞘瘤病理图**。**图 A**，不整形肿瘤组织一堆，切面灰黄、质软，大小约 15 cm × 15 cm × 6 cm。**图 B**，肿瘤细胞呈梭形，编织状排列。**图 C**，肿瘤细胞呈梭形、束状排列，异型性不明显，核分裂象少见。**图 D**，肿瘤细胞 S-100 核弥漫阳性

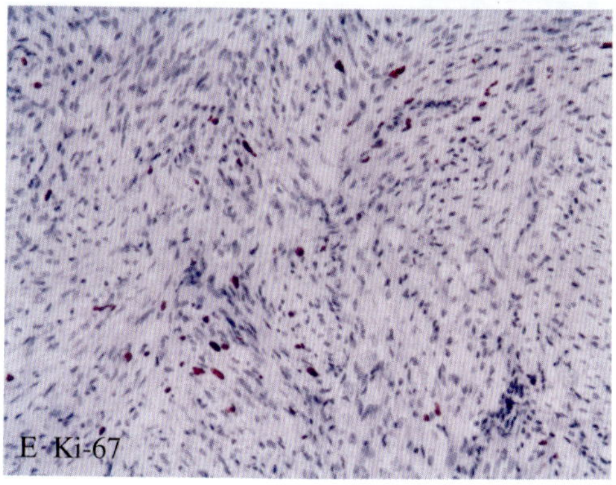

图 4（续） **图 E**，肿瘤细胞 Ki-67 核少数阳性

免疫组化结果：S-100（+），P16（个别 +），CDK4（个别 +），Desmin（−），SMA（少数 +），Caldesmon（−），MyoD1（−），CD117（−），DOG-1（−），CD34（血管 +），CK（−），β-catenin（浆 +），P53（−），Ki-67（热点区约 3%+）。

（盆腔）肿瘤切除标本：富于细胞性神经鞘瘤。

讨论

神经鞘瘤多见于 20 ～ 50 岁，无性别差异，临床表现缺乏特异性，肿瘤较小时，一般无明显临床症状，较大者因受累神经受压而引起麻痹或疼痛，并沿神经放射，或压迫邻近组织，出现相应的临床表现。腹膜后肿瘤首发症状多为腹部胀痛、腹部不适或偶然发现肿块。由于腹膜后组织疏松及腹腔的高度适应性，肿瘤可以隐蔽生长到相当大而无明显症状，早期诊断困难。

神经鞘瘤多呈圆形或结节状，质硬，生长缓慢，血供丰富。CT 平扫显示 CT 值等于或低于肌肉密度，增强 CT 因出血、囊变而强化不均。MRI 显示 T1WI 呈稍低或等信号，T2WI 呈高信号，因坏死、囊变而信号不均匀。US 显示肿瘤边界清晰，形态规则，包膜完整，实性部分回声稍欠均匀，多伴有囊性规则的无回声区。

本例患者 9 年前因妇科手术发现肿瘤。当地医院考虑手术难度大，未给予手术切除。9 年后，因右下肢水肿就诊，此时肿瘤由当时的 6 cm 增长到 20 cm，且包绕右侧髂血管。在手术过程中由于肿瘤巨大，手术空间狭小，难以完整切除，给予分块切除。若在 9 年前肿瘤相对较小时手术，手术难度和效果应该好于现在。因此，虽然患者没有症状也应尽早手术切除。

病例 25-1 神经鞘瘤病

临床病史

患者女性，40 岁，2004 年行腹膜后肿瘤切除，术后病理：神经鞘瘤。术后 1 年复发，当时肿瘤较小，未在意，间断复查，逐年长大，自述可触及肿物。2017 年 9 月 13 日入我院诊治。

查体：腹部平坦，有手术瘢痕，腹壁柔软，左下腹部触及包块，边界不清。

影像学表现

患者入我院后，行 CT、MRI 和 US 检查，其结果见图 1 ～ 3。

CT 图像

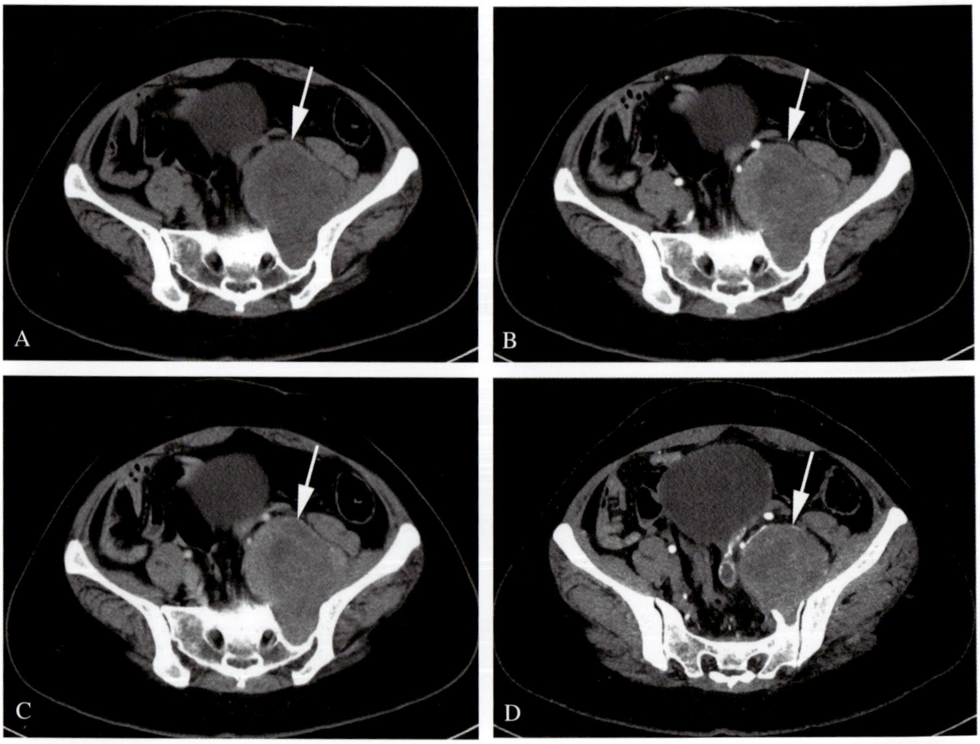

图 1　神经鞘瘤病 CT 图像。图 A（轴位，平扫）、图 B（轴位，动脉期）和图 C（轴位，静脉期），左侧骶 1 与左侧腰大肌之间不规则软组织密度肿物（↑），边界清晰，内部密度欠均匀。骶骨左侧呈压迫性骨质吸收改变。左侧髂内、外动脉受压向前移位，左侧腰大肌向左前方移位。增强扫描呈不均匀中度强化，可见未强化低密度区（坏死或囊性变）。**图 D（轴位，动脉期），**肿物（↑）由左侧髂内动脉分支供血

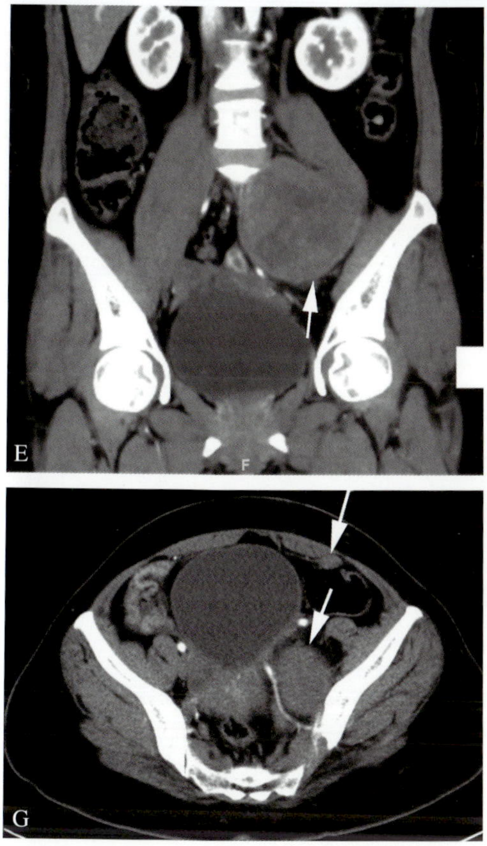

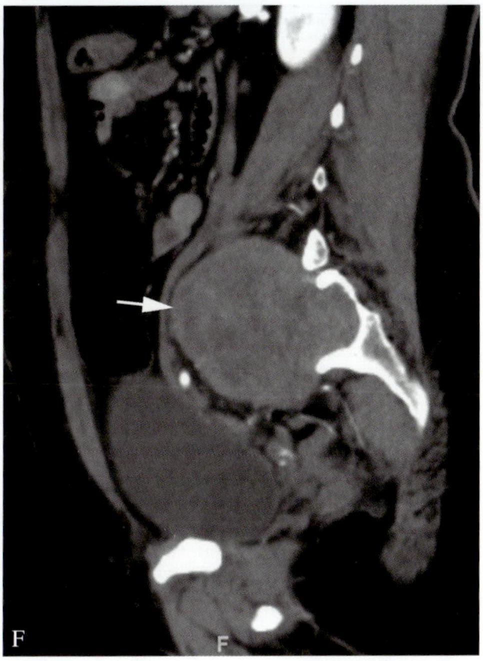

图 1（续） 图 E（冠状位,动脉期）和图 F（矢状位，动脉期），肿物（↑）边界清晰，推压左侧腰大肌，造成左侧骶骨上缘骨质吸收改变。图 G（轴位，动脉期），左侧腹壁后方另可见一小结节（↑），边界清晰，形态规则

MRI 图像

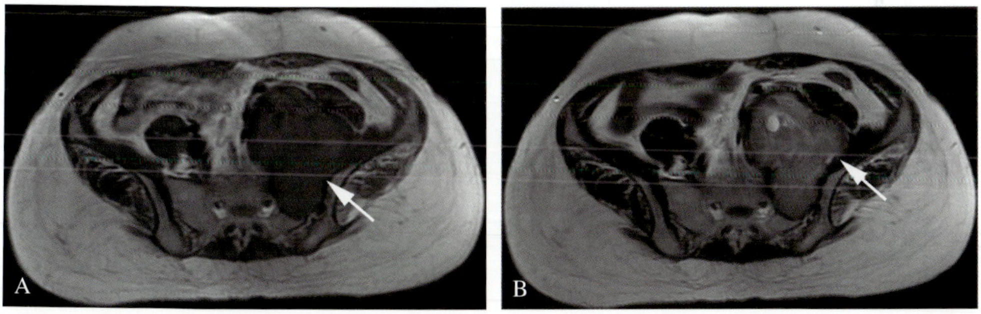

图 2 神经鞘瘤病 MRI 图像。左侧盆腔腹膜后区可见不规则形软组织肿物（↑）。图 A（轴位，T1WI），呈等信号。图 B（轴位，T2WI），呈不均匀稍高信号，肿物边界清晰，骶骨左侧受压，呈局灶性骨质吸收破坏

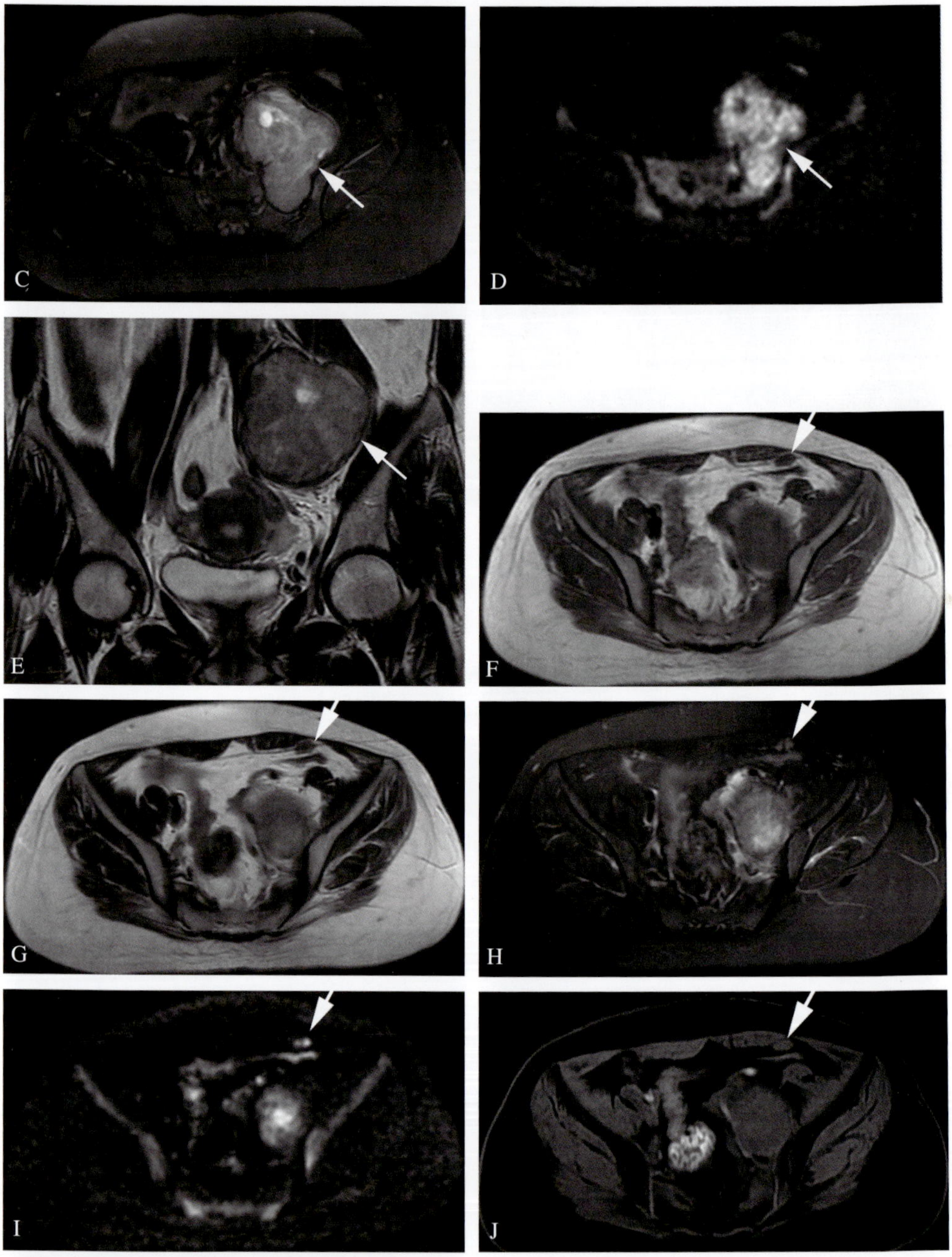

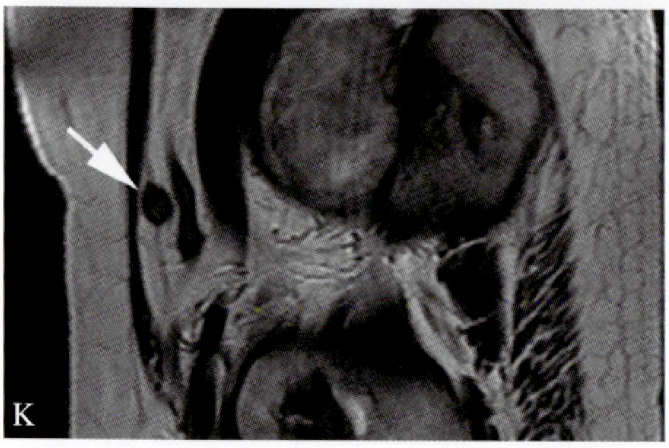

图 2（续） **图 C（轴位，压脂 T2WI）**，呈稍高信号。**图 D（轴位，DWI）**，呈明显高信号，伴少许囊性低信号。**图 E（冠状位，T2WI）**，肿物推挤左侧腰大肌。**图 F（轴位，T1WI）**，左侧腹壁后方可见小结节状肿物（↑），呈中等信号。**图 G（轴位，T2WI）**，呈中等信号。**图 H（轴位，压脂 T2WI）**，呈稍高信号。**图 I（轴位，DWI）**，呈明显高信号。**图 J（轴位，增强扫描）**，肿物增强扫描后未见明显强化。**图 K（矢状位，T2WI）**，肿物与周边组织分界清晰

US 图像

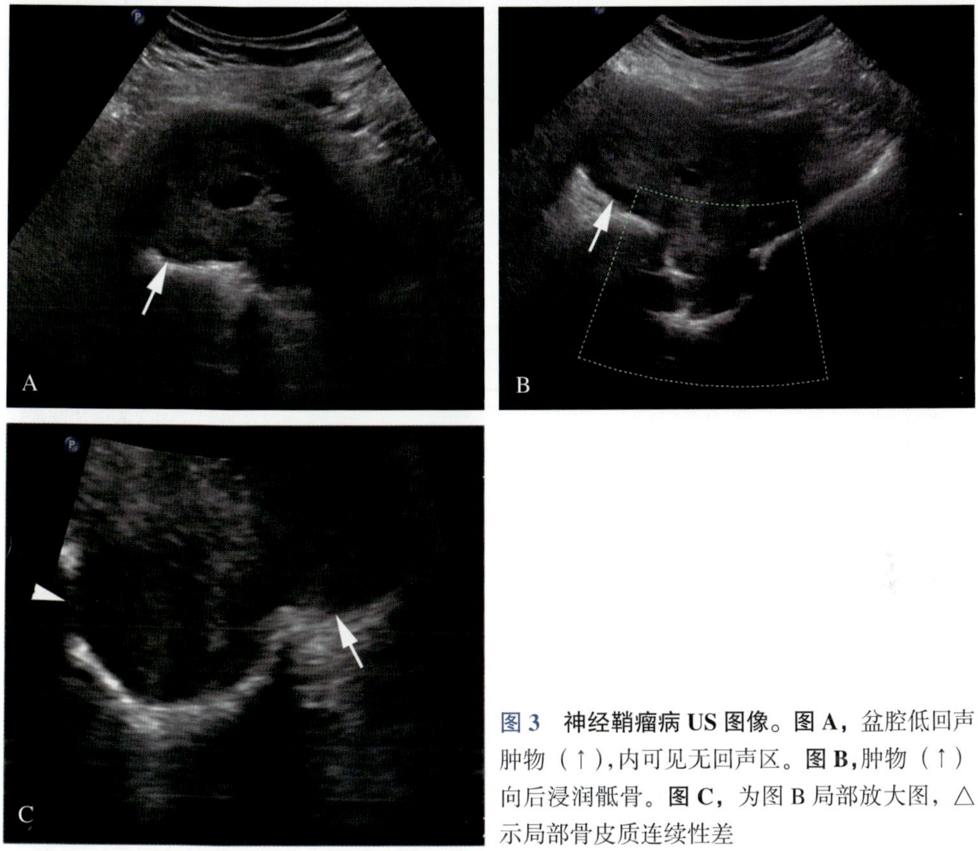

图 3　**神经鞘瘤病 US 图像。图 A，**盆腔低回声肿物（↑），内可见无回声区。**图 B，**肿物（↑）向后浸润骶骨。**图 C，**为图 B 局部放大图，△示局部骨皮质连续性差

手术所见

2017 年 9 月 28 日行腹膜后肿瘤切除术：未见腹水，盆腔未见种植。肿瘤位于左侧腰大肌内侧，质硬，位置固定，大小约 10 cm × 10 cm × 10 cm。游离左侧髂血管、左侧腰大肌，保护左侧股神经。肿瘤较大，决定分块切除。分离过程中左侧腰静脉破裂，给予结扎缝合，将肿瘤全部切除。左侧腹部另见一结节，直径约 1.0 cm，完整切除送冰冻病理检查，结果提示良性病变。

病理学表现

患者肿瘤病理学表现见图 4。

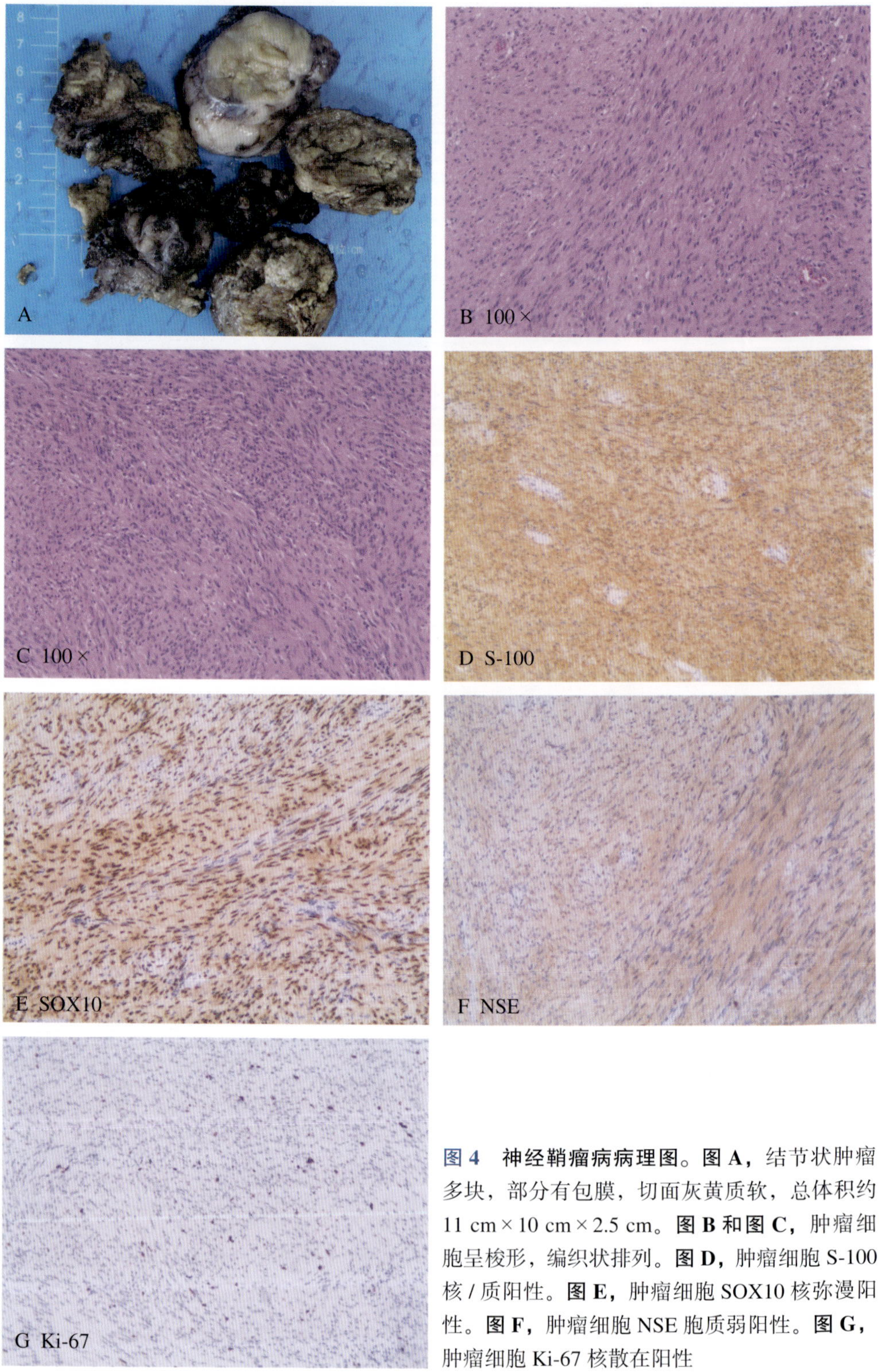

图 4 神经鞘瘤病病理图。图 A，结节状肿瘤多块，部分有包膜，切面灰黄质软，总体积约 11 cm × 10 cm × 2.5 cm。**图 B 和图 C，**肿瘤细胞呈梭形，编织状排列。**图 D，**肿瘤细胞 S-100 核 / 质阳性。**图 E，**肿瘤细胞 SOX10 核弥漫阳性。**图 F，**肿瘤细胞 NSE 胞质弱阳性。**图 G，**肿瘤细胞 Ki-67 核散在阳性

免疫组化结果：S-100（+），SOX10（+），NSE（部分+），CD57（−），P16（局灶+），CDK4（+/−），MDM2（−），Desmin（−），SMA（−），Myogenin（−），CD117（−），CD34（−），DOG-1（−），CK（−），P53（−），Ki-67（热点区约 5%+）。

（腹壁）结节切除标本：神经鞘瘤。

（腹膜后）肿瘤切除标本：梭形细胞肿瘤，细胞形态较温和，呈束状排列，结合免疫组化结果符合神经鞘瘤。综上，考虑为神经鞘瘤病。

讨论

神经鞘瘤多呈圆形或卵圆形，表面多光滑，包膜完整；切面呈灰白或灰黄色，形成纤维瘢痕伴有玻璃样变，有时可见散在黄色斑块或旋涡状结构，很少发生钙化；当肿瘤发生黏液囊性变、出血坏死时表现为囊性。

CT 平扫病灶密度均匀，增强后密度不均，有灶状囊性变可能，囊性变是鞘瘤的特征之一。腹膜后神经鞘瘤直径 5 cm 左右时，尚属小肿瘤，肿瘤位于神经鞘内，其包膜为神经外膜。手术可以完整切除。来源于大的神经干的小肿瘤，可以清晰辨认神经干粘连于肿瘤一侧，在不损伤神经的前提下，完整切除肿瘤。神经鞘瘤完整切除后不易复发，复发原因多由于切除不完全所致。

本例患者 13 年前发现腹膜后神经鞘瘤并手术切除。术后 1 年复发，但未手术。12 年后手术切除腹膜后复发肿瘤和新发的左侧腹部肿瘤，符合神经鞘瘤病。

上述三个病例（病例 24-1、病例 24-2 和病例 25-1）神经鞘瘤均位于腹膜后脊柱和骶椎旁，来源于此处神经干可能。多数神经鞘瘤发生于这些部位，是该类肿瘤的特点之一。三例肿瘤的大体标本的颜色不同，取决于其内部结构有无变性坏死继发改变及其分布以及血管等因素。

病例 25-2 神经鞘瘤病

临床病史

患者女性，42 岁，2018 年 9 月自觉右侧胸背部疼痛，症状间断出现，无法耐受，需口服止痛药物。腹盆部 CT 检查提示腹膜后肿物。2018 年 11 月 5 日入我院诊治。

查体：腹部平坦，腹壁柔软，未触及腹部包块。

影像学表现

患者入我院后，行 CT 检查，其结果见图 1。

CT 图像

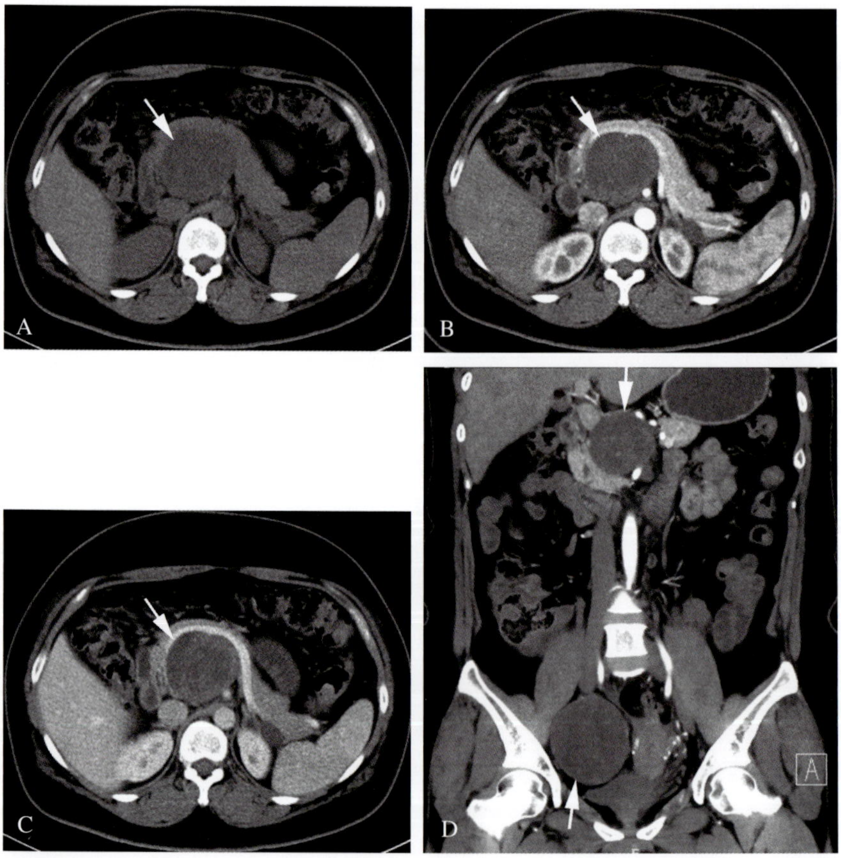

图 1　神经鞘瘤病 CT 图像。图 A（轴位，平扫）、图 B（轴位，动脉期）和图 C（轴位，静脉期），胰腺后方类圆形稍低密度肿物（↑），密度欠均匀，增强扫描呈不均匀轻度强化。胰腺及脾静脉受压向前移位，与肿物分界清晰。胰尾、脾血管后方条状稍低密度影，边界稍模糊，增强扫描未见强化。**图 D（冠状位，动脉期），**十二指肠左侧及盆腔右侧两个类似表现的低密度肿物（↑）

手术所见

2018 年 11 月 9 日行腹膜后肿瘤切除术： 腹腔未见腹水，腹盆腔未见转移灶。肿瘤分别位于盆腔右侧及胰腺体尾部后方。先行盆腔肿瘤切除，仔细分离肿瘤边界，注意保护髂内血管及输尿管，局部粘连较为紧密，将盆腔肿瘤完整切除。送术中冰冻病理检查，结果提示梭形细胞肿瘤，考虑神经鞘膜瘤可能性大。游离结肠脾曲，将胰腺体尾部连同脾向右侧掀起，显露后方肿瘤，见表面光滑、界限清晰，予以完整切除。

病理学表现

患者肿物病理学表现见图 2。

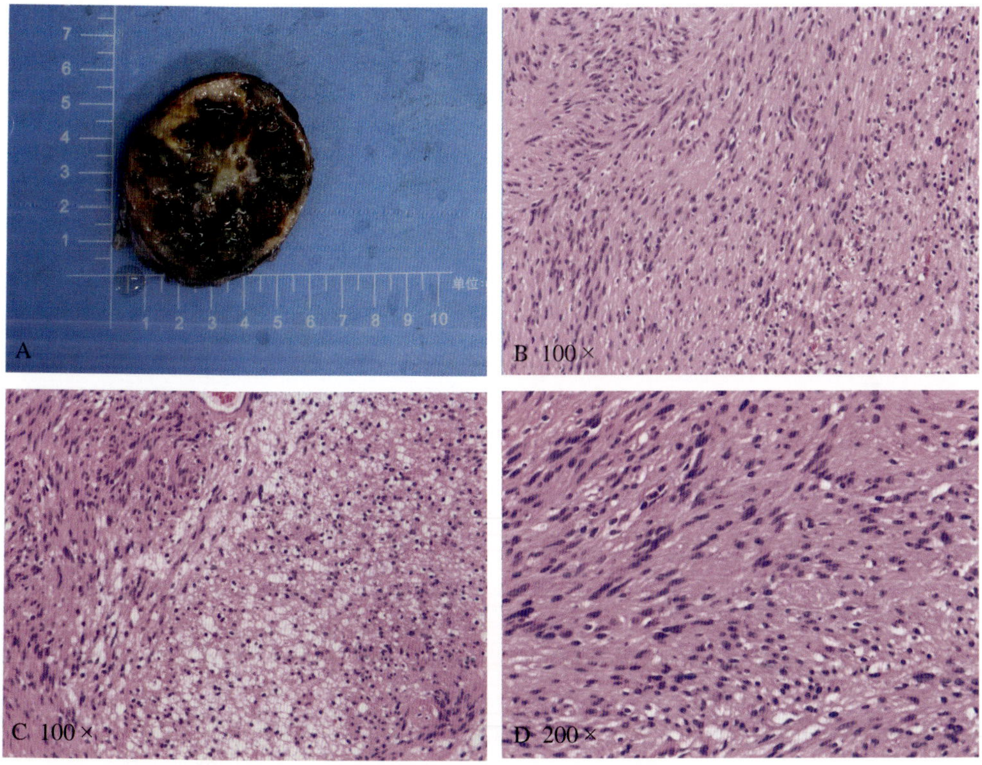

图 2　神经鞘瘤病病理图。图 A， 椭圆形结节一枚，切面灰白、灰褐色，可见出血囊性变。**图 B，** 肿瘤细胞呈梭形，编织状排列。**图 C，** 网状区可见大量泡沫样组织细胞聚集。**图 D，** 为图 B 高倍镜图像

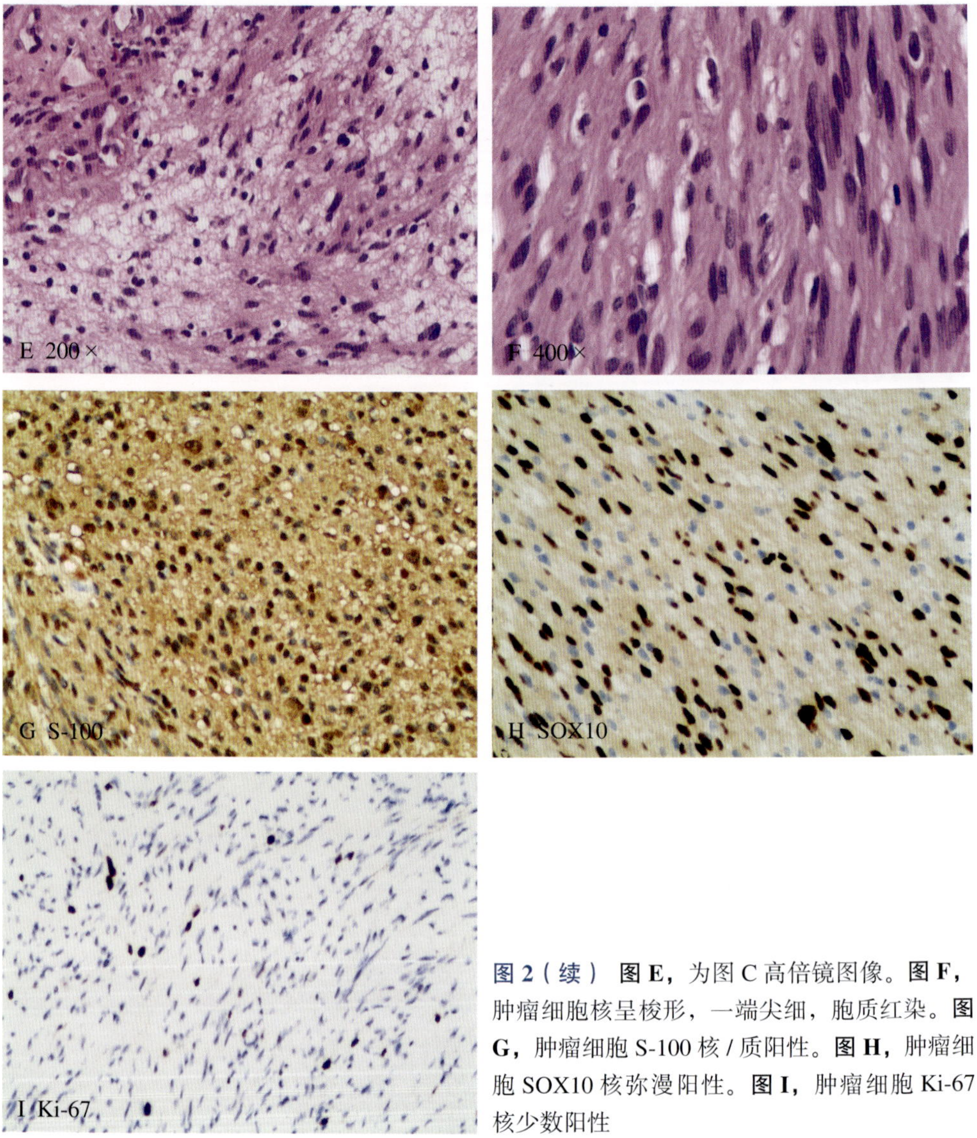

图 2（续） **图 E**，为图 C 高倍镜图像。**图 F**，肿瘤细胞核呈梭形，一端尖细，胞质红染。**图 G**，肿瘤细胞 S-100 核 / 质阳性。**图 H**，肿瘤细胞 SOX10 核弥漫阳性。**图 I**，肿瘤细胞 Ki-67 核少数阳性

免疫组化结果：S-100（+），P16（+），CDK4（−），MDM2（−），Desmin（−），SMA（−），CD117（−），CD34（血管+），DOG-1（−），SOX10（+），Ki-67（热点区约 2%+）。

（腹腔干动脉旁、盆腔、腹膜后）肿瘤切除标本：多发性神经鞘瘤，伴囊性变，部分区域伴泡沫样组织细胞聚集及含铁血黄素沉积，肿瘤大小分别约 1.5 cm×1.3 cm×1 cm、6.5 cm×5.5 cm×3 cm 和 6.5 cm×5 cm×5 cm。考虑为神经鞘瘤病。

讨论

有文献显示患者出现多个瘤体，无耳鸣、听力下降等听神经受累症状，未见牛奶咖啡斑，临床上不符合神经纤维瘤病 Ⅰ 型或 Ⅱ 型的诊断标准，且病理形态表现为神经鞘瘤

而非神经纤维瘤，为神经鞘瘤病。

确定诊断标准为：30 岁以上的患者如有 2 个以上非皮肤内神经鞘瘤，且高质量的 MRI 检查没有发现前庭神经鞘瘤，没有 *NF2* 基因突变，或者有一个经病理证实的非前庭神经鞘瘤，其一级亲属中有符合以上诊断标准者。

疑似诊断标准：30 岁以下患者有 2 个以上非皮肤内神经鞘瘤（至少一个是病理证实），患者没有 *NF2* 基因突变，高质量 MRI 检查无前庭神经鞘瘤，或放射学检查表明有非前庭神经鞘瘤证据或其一级亲属有确诊为神经鞘瘤的患者。符合以上确诊标准或疑似诊断标准，但主要局限于一侧肢体或 5 个或更少的脊柱节段。

本例患者因胸背部疼痛就诊，为神经牵扯性疼痛。CT 检查发现两个以上肿物。临床符合神经鞘瘤病。

病例 26 神经纤维瘤病

临床病史

患者男性，27 岁，2008 年因发现“右腹部包块”于当地医院行手术治疗，术后病理提示腹膜后神经纤维瘤病。术后患者未复查，未行其他相关治疗。2013 年因发现双侧胸膜肿物行胸腔镜下手术切除术。复查 CT 发现腹盆腔及右侧锁骨下及皮下多发肿物，患者未行进一步治疗。2017 年 12 月患者自觉右下肢疼痛，逐渐加重，疼痛剧烈，夜间为重。遂行腹部 CT 平扫提示腹盆腔多发占位。2018 年 2 月 22 日入我院诊治。

查体：腹部平坦，腹壁柔软，未触及腹部包块。

影像学表现

患者入我院后，行 CT 检查，其结果见图 1。

CT 图像

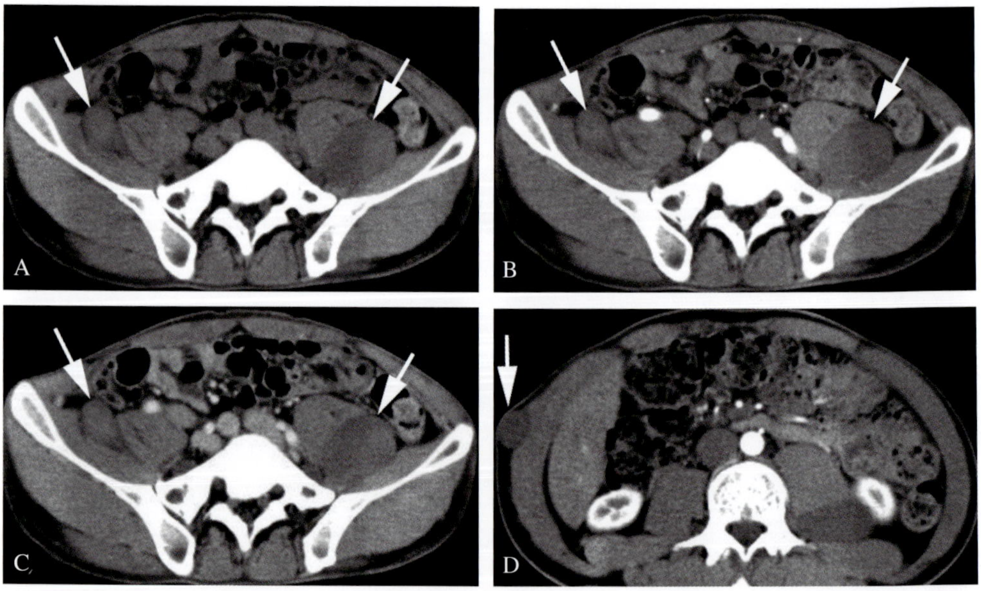

图 1　神经纤维瘤病 CT 图像。图 A（轴位，平扫）、图 B（轴位，动脉期）和图 C（轴位，静脉期），双侧腰大肌与髂肌之间类圆形低密度肿物（↑），边界清晰，形态规则。增强扫描呈轻度强化。图 D（轴位，动脉期），右侧腹壁类圆形低密度肿物（↑）

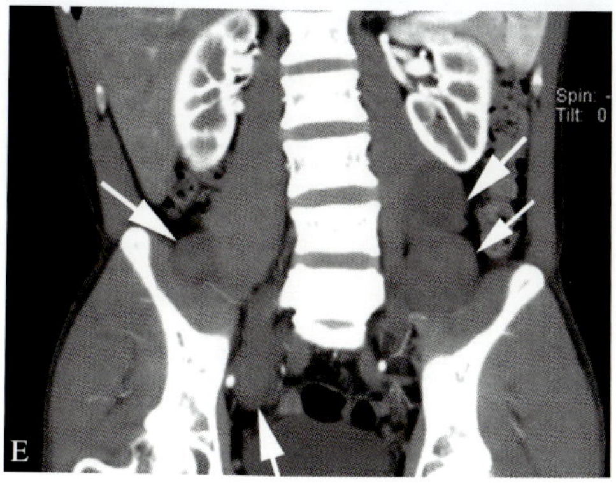

图 1（续）　图 E（冠状位，动脉期），双侧腰大肌与髂肌之间类圆形肿物 3 枚，第 5 腰椎～第 1 骶椎右侧梭形肿物 1 枚，上述所有结节密度相似

手术所见

2018 年 3 月 1 日行腹膜后肿瘤切除术：未见腹水，腹盆腔可见多枚肿瘤，质韧，活动度差。剪开升结肠外侧腹膜，注意保护右侧输尿管，可见肿瘤沿右侧股神经走行，大小约 5 cm × 2 cm × 2 cm，包绕股神经分支，质硬，位置固定，沿瘤壁分离肿瘤，完整切除。

沿骶骨向下探查，可见两枚肿瘤，分别包绕第 5 腰椎、第 1 骶椎神经根，且与右髂内动、静脉分支关系密切。结扎髂内动、静脉分支，暴露肿瘤，见肿瘤难于剥离，遂打开囊壁，将肿瘤从囊内完整取出。

剪开降结肠外侧腹膜，见肿瘤包绕左侧股神经主干，大小约 6 cm × 4 cm × 3 cm，打开肿瘤囊壁，将肿瘤从囊内完整取出。

探查右侧腹壁肿瘤，直径约 2 cm，完整切除肿瘤，术毕。

病理学表现

患者肿瘤病理学表现见图 2。

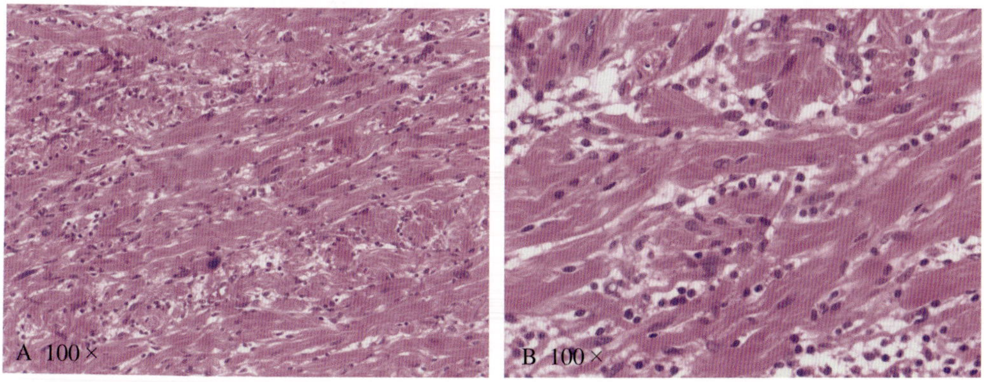

图 2　神经纤维瘤病病理图。图 A，肿瘤由平行束状排列的梭形细胞束组成。图 B，绳索样胶原纤维

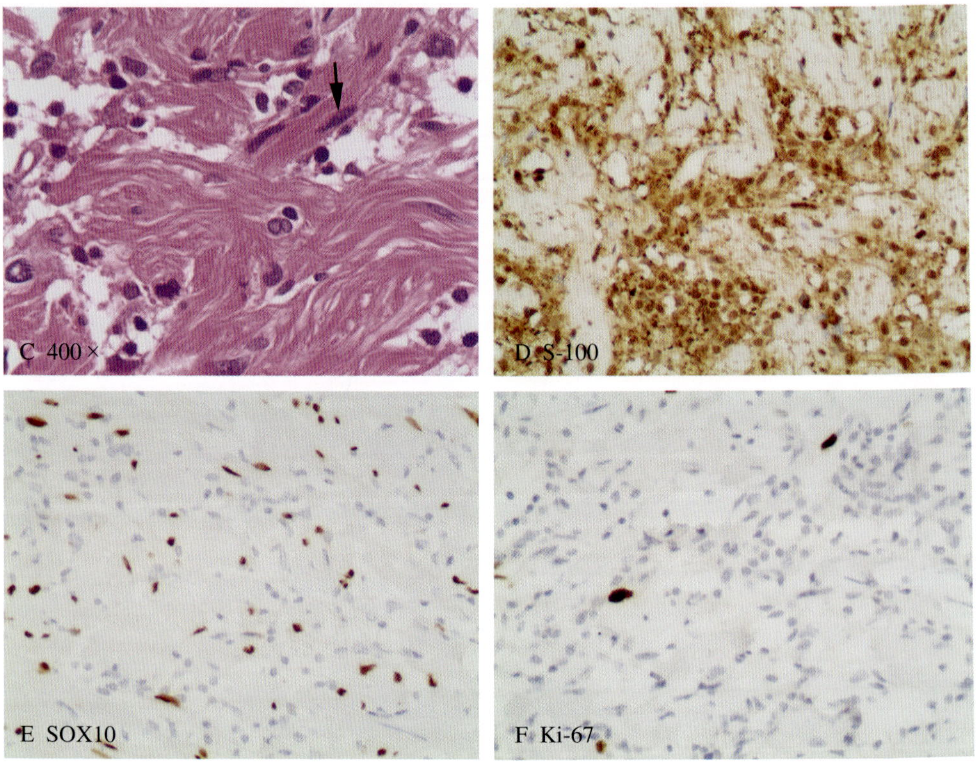

图 2（续） **图 C**，为图 B 高倍镜图像，肿瘤细胞呈梭形，边界不清，胞质淡嗜伊红色，部分细胞核深染，两端尖（↑）。**图 D**，部分肿瘤细胞 S-100 核 / 质阳性。**图 E**，部分肿瘤细胞 SOX10 核阳性。**图 F**，肿瘤细胞 Ki-67 核少数阳性

免疫组化结果：S-100（+），SOX10（散在 +），Desmin（−），SMA（−），CD34（+），CD57（−），P53（个别 +），Ki-67（热点区约 4%+）。

（腹壁）结节切除标本：神经纤维瘤，局灶细胞具有非典型性，少量炎细胞浸润，结合临床病史，考虑神经纤维瘤病复发，建议随诊，肿瘤大小约 2.2 cm × 2 cm × 1.3 cm。

（腹膜后）肿瘤切除标本：神经纤维瘤，局灶细胞具有非典型性，少量炎细胞浸润，结合临床病史，考虑神经纤维瘤病复发，建议随诊，肿瘤多枚，大小约 4 cm × 2.5cm × 1.5 cm ～ 4.5 cm × 4 cm × 3 cm。

讨论

神经纤维瘤病是神经系统最常见的遗传病之一，受累的患者可出现多器官系统的发育不良、错构、肿瘤，受累的组织主要来源于神经嵴。多于青少年时发病。典型表现是皮肤多处牛奶咖啡斑和多发皮下纤维瘤。当患者以典型皮肤病损就诊时诊断较易，当生长在体内其他部位时，可表现多种症状引起诊断困难，如脑膜瘤、听神经瘤等中枢神经系统表现，肢端肥大、甲状旁腺功能亢进、嗜铬细胞瘤等内分泌系统表现；还可有骨软化等骨骼系统表现。丛状或弥漫性神经纤维瘤是神经纤维瘤病的重要组成部分，并可发

生多种其他肿瘤。

腹膜后神经纤维瘤以神经纤维瘤病多见，散发的神经纤维瘤较少。发生于腹膜后者与其他软组织肿瘤临床表现类似，多发生在腹膜后中部脊柱旁及骶前神经丰富的部位。多数表现为边界清晰，质韧，无包膜，可侵及周围组织，肿瘤与神经紧密相连。与神经鞘瘤病的鉴别是鞘瘤有包膜，瘤内部无神经，可完全剥出，常伴有囊性变，极少恶变，神经纤维瘤易恶变。

本例患者为年轻男性，10 年前曾行神经纤维瘤病手术。10 年后因腹膜后多发性神经纤维瘤再次手术。病变主要位于腰骶部椎体旁及腹壁下。

病例 27-1 节细胞神经瘤

临床病史

患者女性，34 岁，2017 年 4 月颈部不适，外院 US 检查提示甲状腺占位，提示可疑恶性，术前常规 US 检查发现左肾周占位。2017 年 5 月 10 日入我院诊治。

查体：腹部平坦，腹壁柔软，腹部未触及包块。

影像学表现

患者入我院后，行 CT 检查，其结果见图 1。

CT 图像

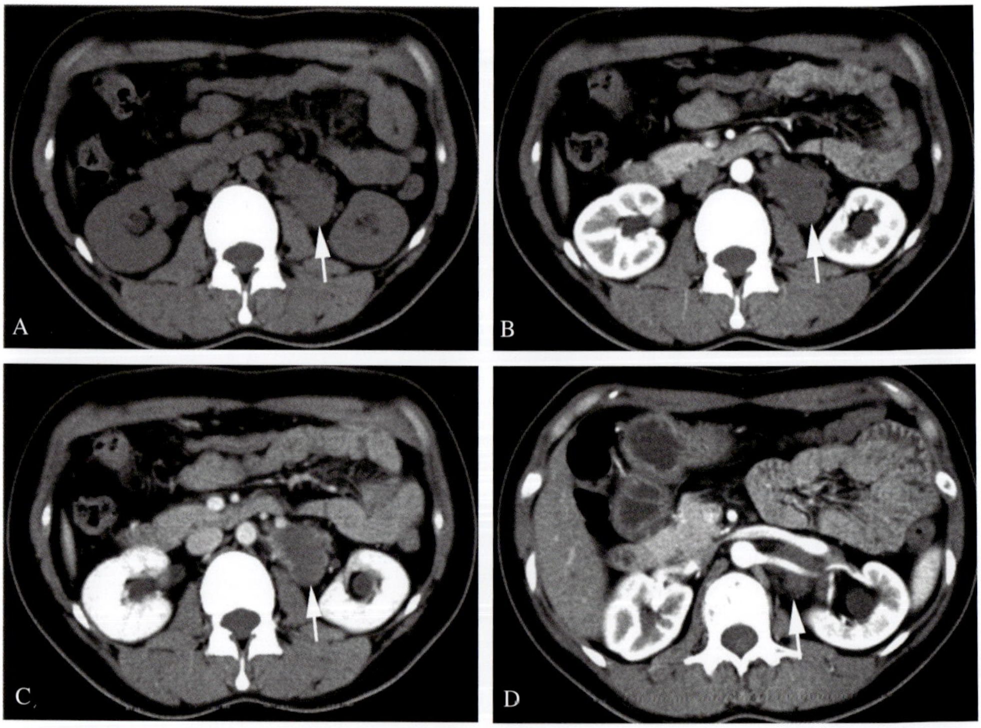

图 1 节细胞神经瘤 CT 图像。**图 A**（**轴位，平扫**）、**图 B**（**轴位，动脉期**）和**图 C**（**轴位，静脉期**），左肾与腹主动脉之间、左肾门水平不规则软组织密度肿物（↑），边界尚清。增强扫描呈均匀轻度强化。**图 D**（**轴位，动脉期**），肿物（↑）包绕左肾动、静脉

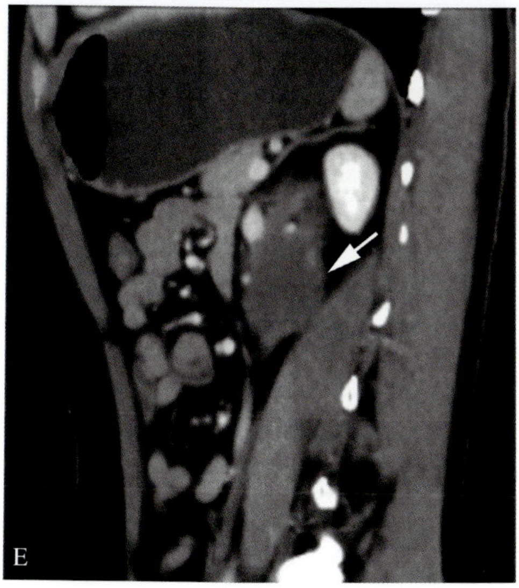

图 1（续） **图 E（矢状位，动脉期），**肿物（↑）与左侧腰大肌轻微粘连

手术所见

2017 年 5 月 31 日行腹膜后肿瘤切除术：腹腔未见腹水，腹壁及脏器未见转移灶。探查左侧肾及肾门，可触及一大小约 12 cm × 12 cm × 10 cm 肿物，边界欠清，包绕左肾门血管，内侧与腹主动脉粘连，下方与左侧腰大肌粘连，外侧与左肾门粘连。游离结肠脾区及左半结肠，沿 Toldt′s 间隙将左半结肠向内掀起，暴露左肾前筋膜，分离肿瘤与左肾血管粘连，分块切除肿物，左肾血管裸化，术中冰冻病理检查结果提示节细胞神经瘤。

病理学表现

患者肿瘤病理学表现见图 2。

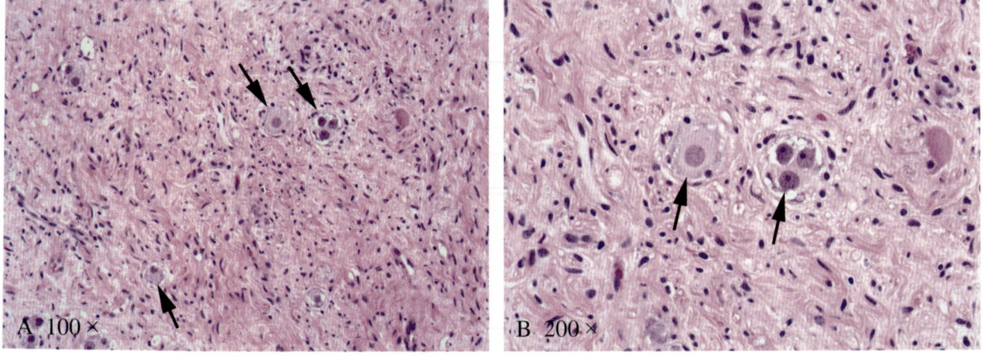

图 2 **节细胞神经瘤病理图。图 A，**神经纤维之间可见散在分布的节细胞（↑）。**图 B，**为图 A 高倍镜图像。节细胞（↑）胞质丰富，呈淡嗜伊红色，内含 1 ～ 3 个核仁

免疫组化结果：S-100（+），NSE（部分 +），Ki-67（热点区约 2%+）。

（左肾门前）肿瘤切除标本：节细胞神经瘤，肿瘤大小约为 3.5 cm × 2.5 cm × 2 cm。

（左肾门）肿瘤切除标本：节细胞神经瘤，肿瘤总体积约为 8 cm × 8 cm × 4 cm，肿瘤组织侵及周边脂肪组织，肿瘤边缘可见少量肾上腺组织。

讨论

节细胞神经瘤是一种好发于儿童及青年人，由相对成熟的节细胞和神经纤维组成的良性神经源性肿瘤。多发生于后纵隔，其次是腹膜后，以脊柱旁交感神经丛为多见，肿瘤表现为界限清晰、有完整包膜的软组织肿块。病变沿周围组织脏器间隙呈嵌入性生长，不侵犯周围组织和血管，这种嵌入式生长为其特征性表现。在影像学上表现为包绕血管，但不侵犯血管。

本例患者因其他疾病，偶然发现腹膜后肿物。肿物影像学检查与术中所见一致，根据其特征性表现，术前诊断不难。该患者术后规律复查，术后 15 个月复查未见复发征象。

病例 27-2 节细胞神经瘤

临床病史

患者女性，15 岁，2017 年 3 月因运动后自觉腹部不适，US 检查提示腹膜后占位，增强 CT 检查提示腹膜后多发结节及肿块影，右侧输尿管上段及右肾积水。穿刺活检病理提示节细胞神经瘤。因肿块包绕腹腔大血管，考虑手术难度大。2017 年 4 月 18 日入我院诊治。

影像学表现

患者入我院后，行 CT、MRI 和 US 检查，其结果见图 1 ～ 3。

CT 图像

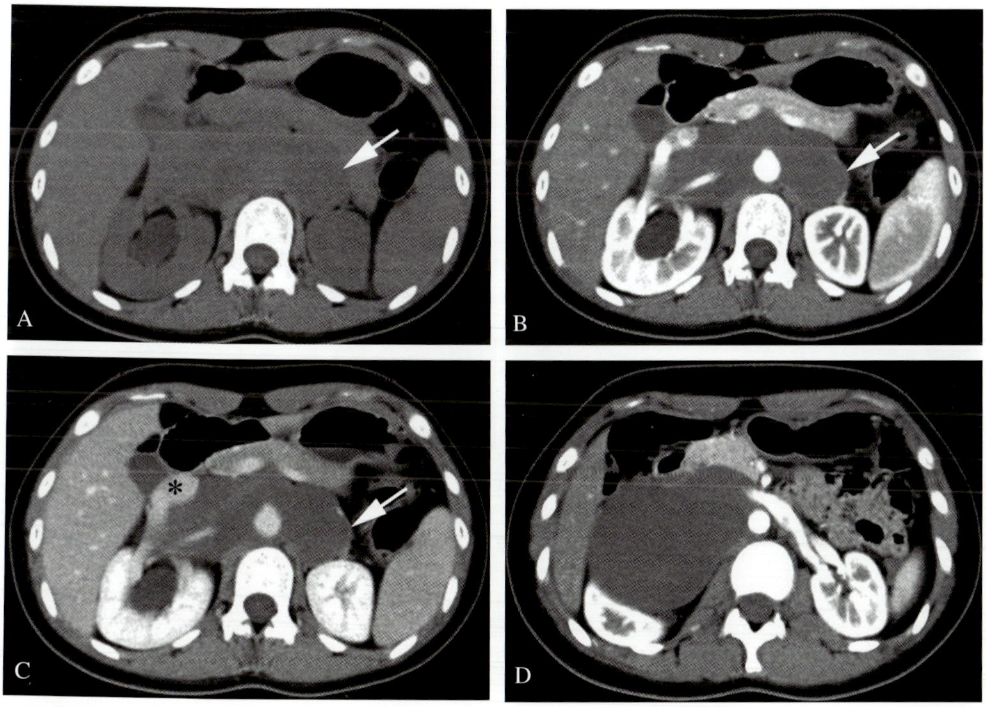

图 1　节细胞神经瘤 CT 图像。图 A（轴位，平扫）、图 B（轴位，动脉期）、图 C（轴位，静脉期）、图 D（轴位，动脉期）、图 E（轴位，动脉期）和图 F（轴位、动脉期），胰腺后方、脊柱前方低密度软组织肿物（↑），边界尚清，形态不规则。包绕腹主动脉、双肾动脉、腹腔干动脉及肝动脉和脾动脉，下腔静脉（图 C*）受压向右前移，胰腺及脾静脉轻度受压前移。增强扫描肿物呈轻度强化

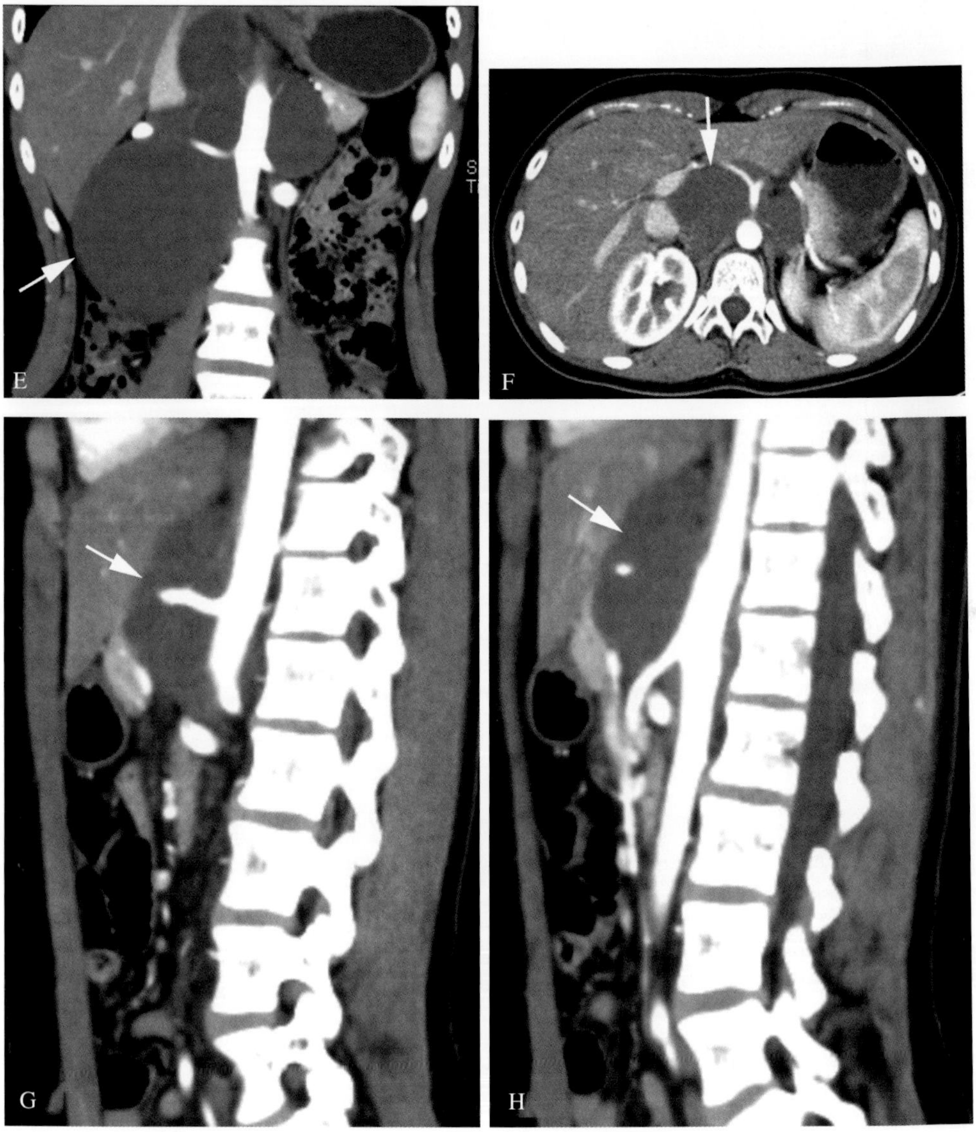

图 1（续） 图 G（矢状位，动脉期）和图 H（矢状位，动脉期），肿物（↑）包绕腹腔干动脉及肠系膜上动脉

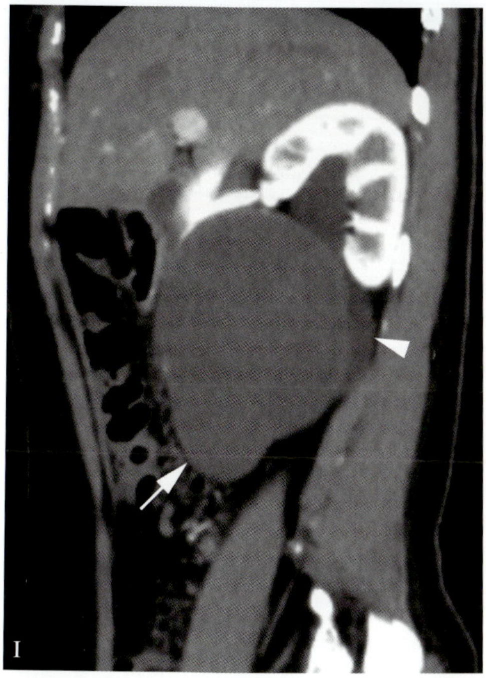

图 1（续） **图 I（矢状位，动脉期）**，肿物（↑）挤压右侧输尿管（△）致右肾积水

MRI 图像

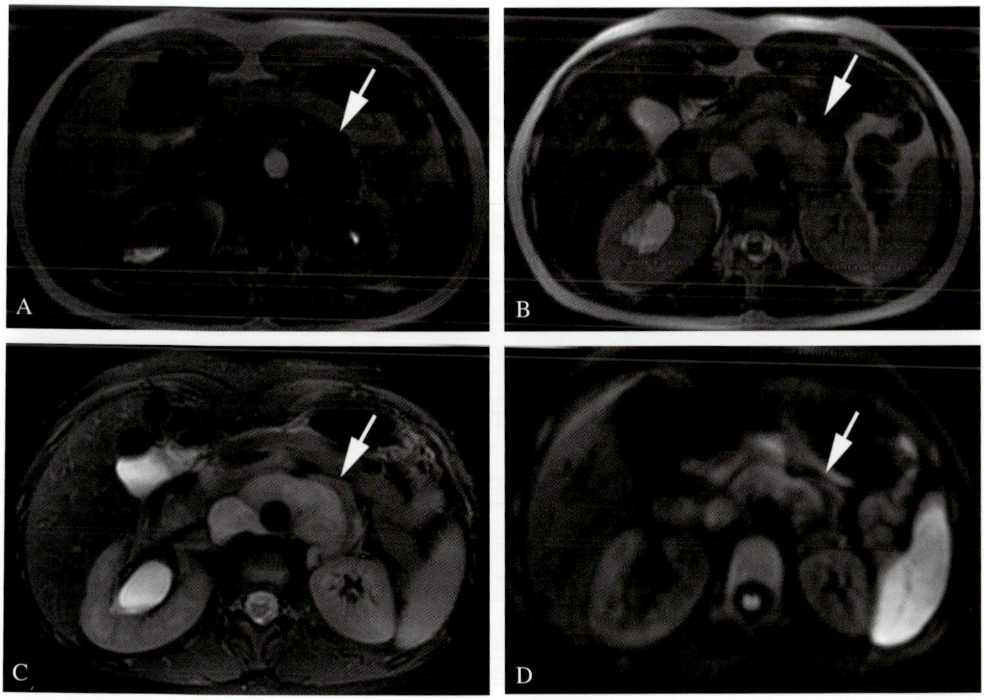

图 2　节细胞神经瘤 MRI 图像。胰腺后方、脊柱前方见软组织肿物（↑）。**图 A（轴位，T1WI）**，呈低信号。**图 B（轴位，T2WI）**，呈稍高信号，边界尚清，形态不规则，呈分叶状。**图 C（轴位，压脂 T2WI）**，呈高信号。**图 D（轴位，DWI）**，呈不均匀高信号

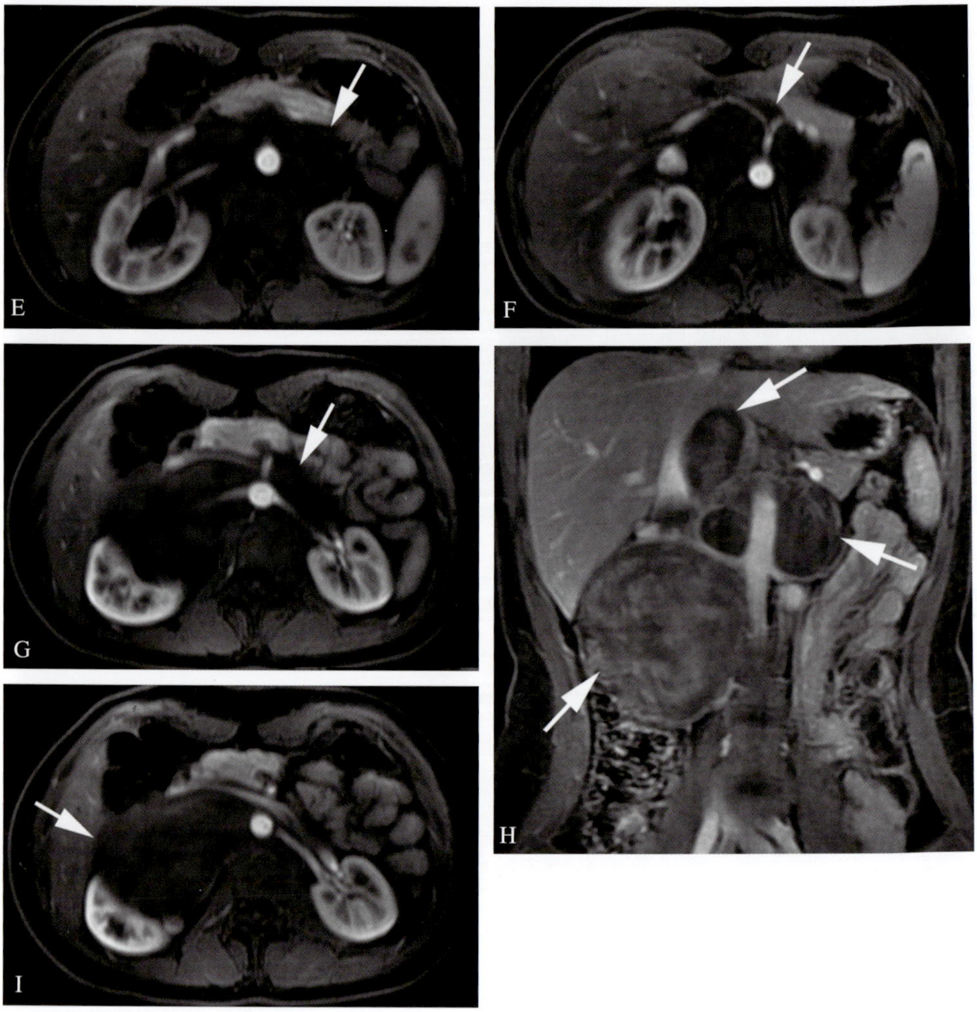

图 2（续） **图 E（轴位，增强扫描）**，呈轻度强化。**图 F（轴位，增强扫描）**、**图 G（轴位，增强扫描）**、**图 H（冠状位，增强扫描）和图 I（轴位，增强扫描）**，肿物包绕腹腔干动脉、双肾动脉、肠系膜上动脉、左肾静脉

US 图像

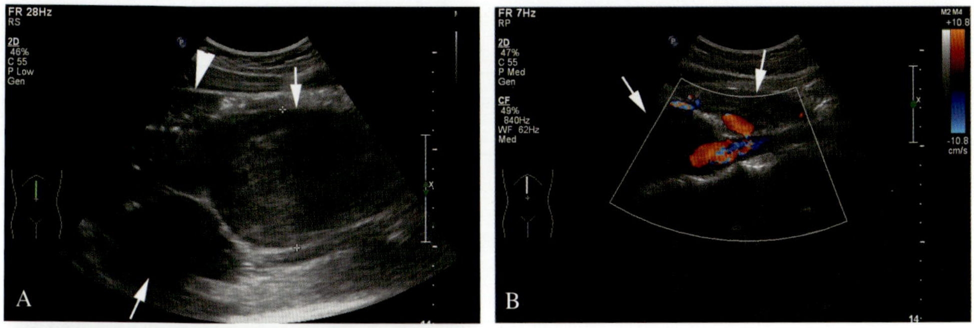

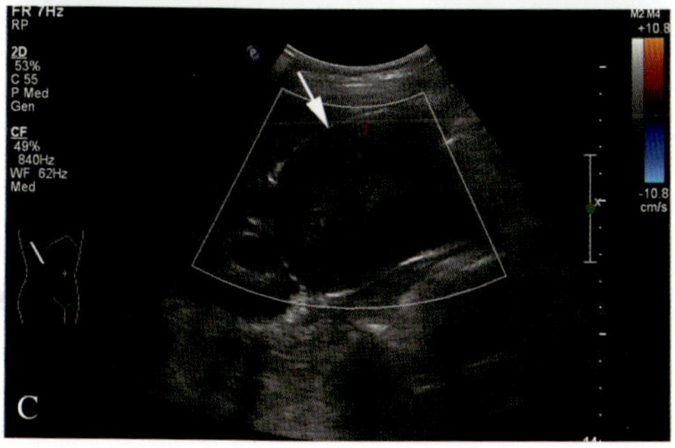

图 3　节细胞神经瘤 US 图像。图 A，肝左叶（△）下方两枚相邻低回声实性肿物（↑）。**图 B，**肿物（↑）包绕腹腔干动脉。**图 C，**肿物（↑）挤压右肾致右肾积水

手术所见

2017 年 5 月 4 日行腹膜后肿瘤切除术：腹腔未见腹水，腹壁及脏器未见转移结节。肿瘤位于上腹部正中，大小约 15 cm × 15 cm × 10 cm，质硬，边界欠清，包绕腹腔干动脉、肠系膜上血管及左、右肾血管。超声刀游离右侧结肠 Toldt′ s 间隙，向对侧掀起结肠，暴露右肾及肾门肿瘤，仔细分离右肾血管，分块切除肿瘤。游离结肠脾曲及左半结肠，向对侧掀起左半结肠，同法处理左侧肿瘤。将结肠及小肠向左上腹推挤，暴露腹膜后结构，切开胃结肠韧带，进入小网膜囊，解剖腹腔干动脉周围肿瘤，因肿瘤侵犯腹腔干动脉严重，无法分离，给予结扎切除腹腔干动脉，完整切除肠系膜上动脉周围肿瘤。检查脾，可见缺血，给予切除。

病理学表现

患者肿瘤病理学表现见图 4。

免疫组化结果：S-100（+），GFAP（局灶 +），NSE（节细胞 +），SMA（–），P53（–），Ki-67（热点区约 1%+）。

（腹膜后）肿瘤切除标本：节细胞神经瘤。肿瘤浸润周边脂肪组织，局灶伴钙化。

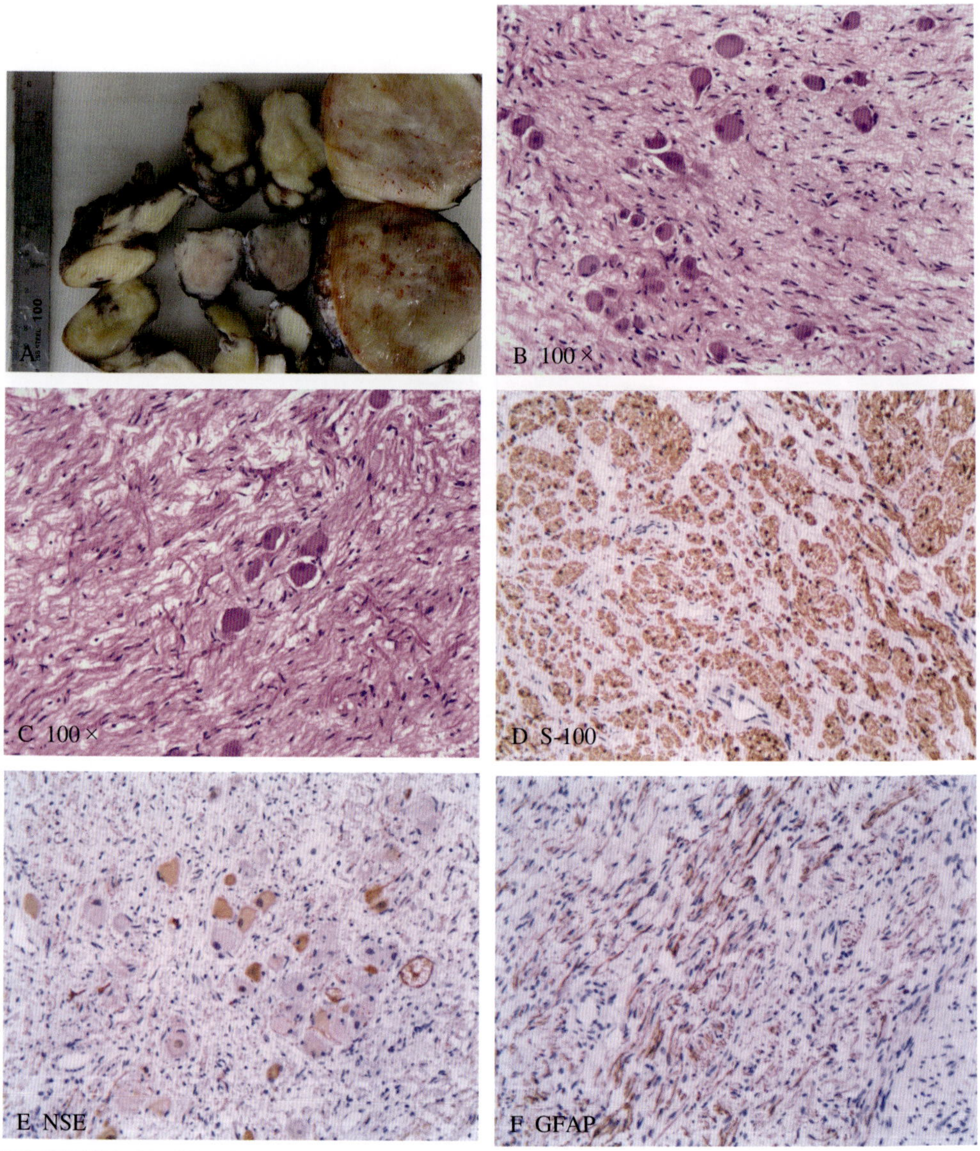

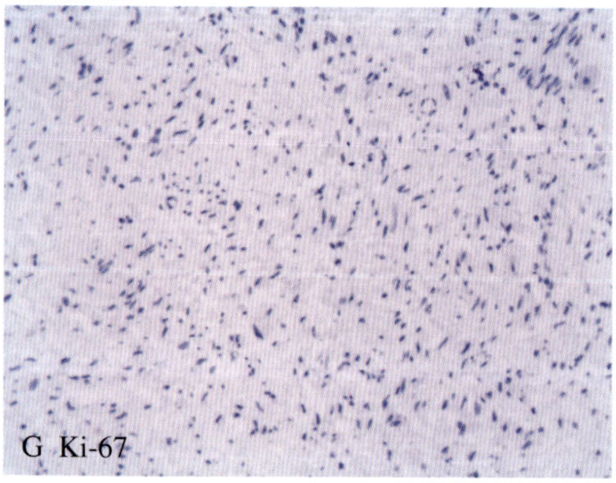

图 4 **节细胞神经瘤病理图。图 A，**不规则结节多枚，包膜较完整，大者约 9 cm×9 cm×6.5 cm，切面部分灰黄，部分灰白，质软。**图 B，**神经纤维之间节细胞呈簇状分布。**图 C，**节细胞胞质丰富，呈淡嗜伊红色，内含大核仁。**图 D，**肿瘤细胞 S-100 核 / 质阳性。**图 E，**节细胞 NSE 胞质阳性。**图 F，**神经纤维 GFAP 胞质阳性。**图 G，**偶见肿瘤细胞 Ki-67 核阳性

讨论

本例患者较病例 27-1 瘤体大，包绕血管多，CT 表现为平扫为均匀低密度，其密度低于肌肉，增强扫描后肿块轻度强化，这与肿瘤内含有相对大量的黏液基质（不强化）和相对少量的神经节细胞及间质血管（渐进性强化）有关，渐进性强化为节细胞神经瘤的特征性表现。肿瘤生长时受周围脏器限制而多呈椭圆形，包绕血管，但不侵犯。文献报道 10% ~ 25% 节细胞神经瘤可伴有钙化。有学者认为钙化形态与肿瘤良恶性有关，散在点状或砂砾状多见于良性肿瘤，粗大、不定形钙化倾向于恶性。US 检查也具有一定优势，可以观察血管内血流动力学是否正常。局部分辨力更有优势，显示肿瘤为多个分叶结节状，有包膜，包绕血管，但不侵犯。本例患者肿瘤 MRI T1WI 为低信号，T2WI 为稍高信号，DWI 为不均匀高信号，且肿瘤间包膜显示清晰。

节细胞神经瘤的影像学表现特征与其病理基础有关。由于节细胞神经瘤细胞质丰富，肿瘤内有较多黏液基质，肿瘤间质含有不同比例的胶质纤维，胶原纤维与富含黏液的细胞和基质交织。这种病理基础在 CT 上表现为均质的低密度和在 US 上表现为均匀的低回声相一致。

病例 27-3 节细胞神经瘤

临床病史

患者女性，53 岁，2015 年无明显诱因出现餐后腹痛不适，无恶心、呕吐，胃镜检查未见明确异常。给予对症抑酸治疗后好转。症状间断发作，腹部 US 检查提示左中腹部实性占位，考虑来源于腹膜后。腹部 MRI 检查提示腹膜后肿物，神经节细胞瘤可能性大。US 引导下穿刺活检病理检查提示不除外神经纤维瘤病。2017 年 4 月 10 日入我院诊治。

影像学表现

患者入我院后，行 CT 检查，其结果见图 1。

CT 图像

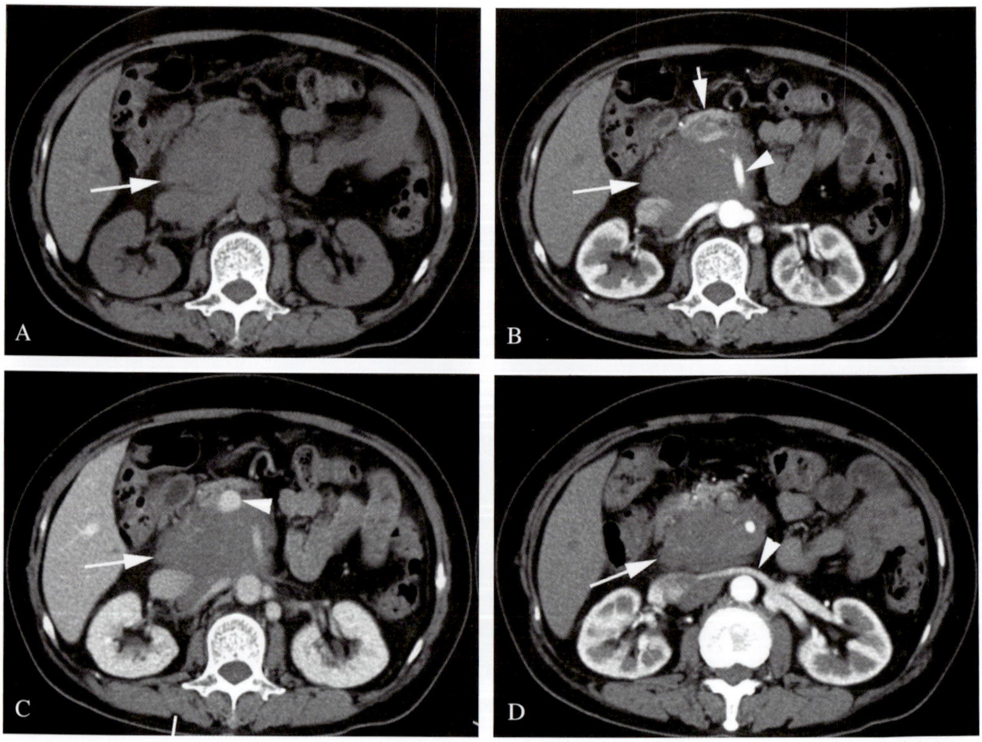

图 1　节细胞神经瘤 CT 图像。图 A（轴位，平扫）、图 B（轴位，动脉期）和图 C（轴位，静脉期），下腔静脉与腹主动脉前方、胰腺（图 B 短↑）、肠系膜上静脉（图 C △）后方软组织肿物（↑），内部密度均匀，边界清晰，形态欠规则，包绕腹主动脉、下腔静脉、肠系膜上动脉（图 B △）、右肾动脉。增强扫描呈轻度均匀强化。**图 D（轴位，动脉期）**，肿物（↑）包绕左肾静脉（△）

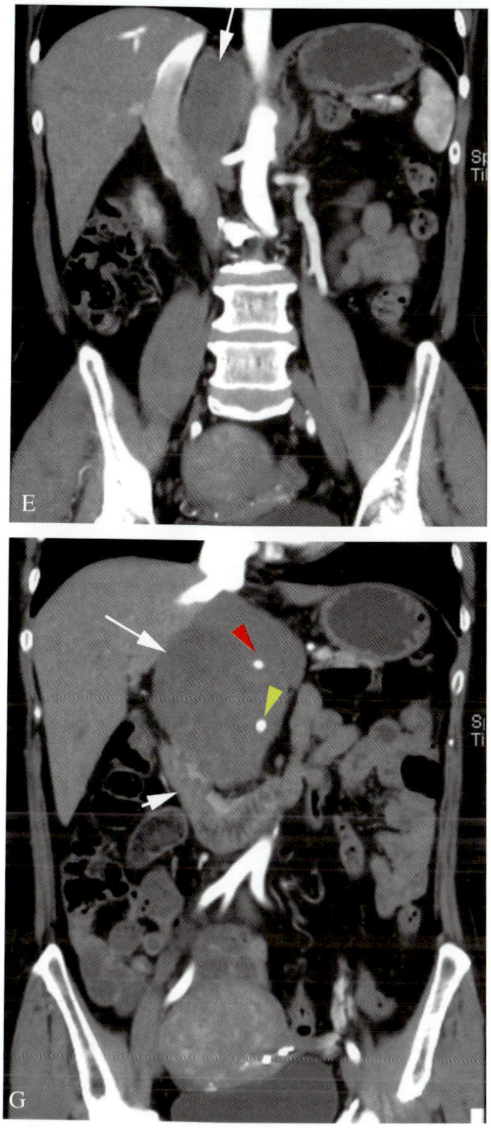

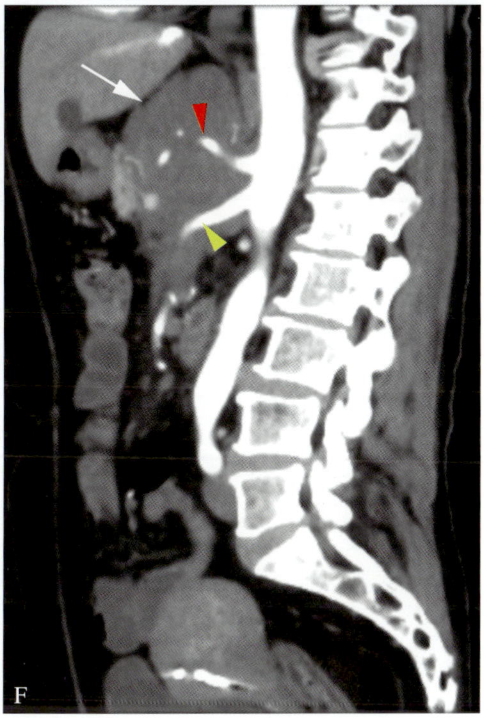

图 1（续）　图 E（冠状位，动脉期）、图 F（矢状位，动脉期）和图 G（冠状位，动脉期）， 图 E 下腔静脉受压弧形右移，肿物（↑）包绕右肾动脉；图 F 肿物（↑）包绕腹腔干动脉（图 F、图 G 红色△）、肠系膜上动脉（图 F、图 G 黄色△）；图 G 肿物（↑）与十二指肠（短↑）紧邻，粘连可能

手术所见

2017 年 4 月 20 日行腹膜后肿瘤切除术： 腹腔未见腹水，腹壁及脏器未见转移。肿物位于上腹部腹膜后，部分位于小网膜腔内，大小约 8 cm × 7 cm × 5 cm，质韧，边界欠清，包绕左、右肾血管、腹主动脉、腹腔干动脉及肠系膜上血管。胰腺被肿物推挤向上移位，与十二指肠水平段粘连。

沿右侧结肠旁沟切开侧腹膜，暴露右侧 Toldt′s 间隙。沿右肾前筋膜向内侧游离至肿瘤右侧，中间切开肿瘤深度约 4 cm，逐步暴露右肾血管，切除包绕右肾血管肿瘤。沿腹主动脉分离肿瘤，向头侧游离肿瘤与腹主动脉粘连，分离长度约 3 cm。沿肠系膜上动脉根部向远端分离，解剖完整肠系膜上血管，切除部分肿瘤。向左侧切开左侧结肠旁沟侧腹膜，游离脾曲，向对侧暴露左侧 Toldt′s 间隙，沿左肾前筋膜游离至肿物左侧，分离肿瘤包绕的左肾血管，分块切除肿瘤。向头侧分离被肿瘤包绕的腹腔干动脉，分离过程中肝总动脉与脾动脉分叉处破裂，缝合缺损血管，因脾动脉损伤较大，给予结扎切除。因肿瘤包绕腹腔干动脉紧密，无法分离，术中与家属沟通，行姑息切除，残留肿瘤大小约 3 cm × 3 cm × 3 cm。

病理学表现

患者肿瘤病理学表现见图 2。

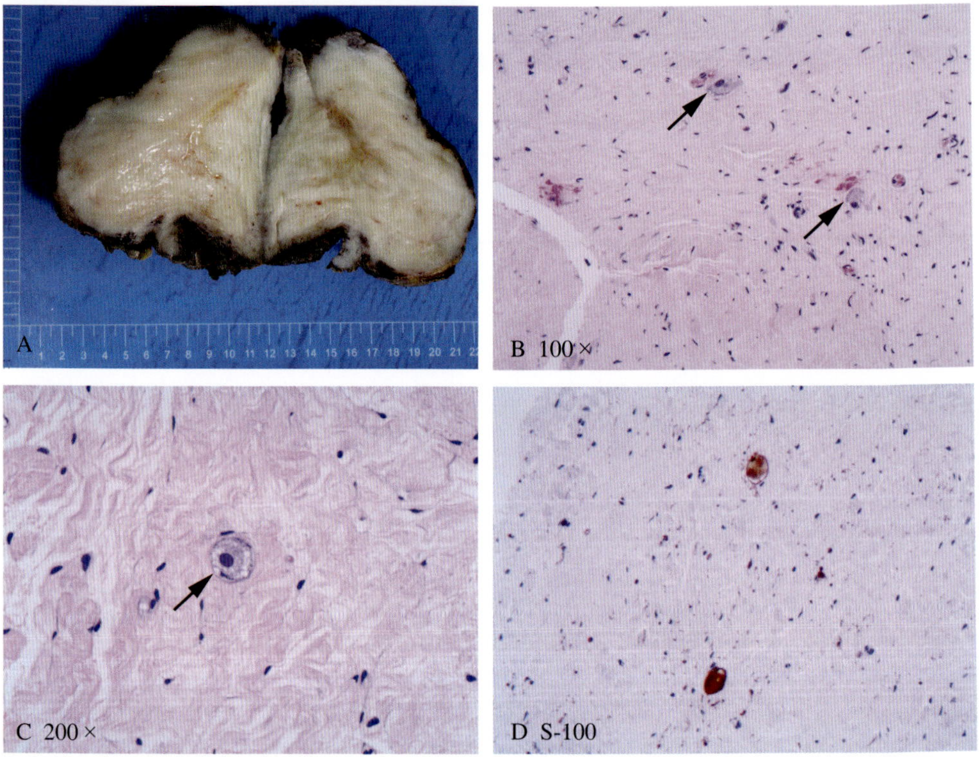

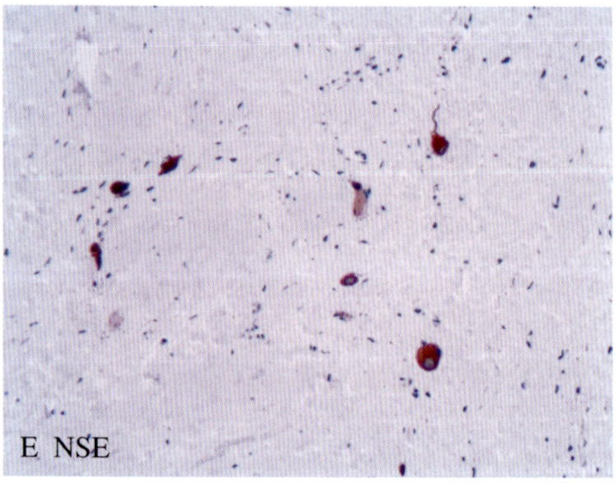

图 2　节细胞神经瘤病理图。图 A，不整形结节一枚，大小约 12 cm × 12 cm × 3 cm，部分覆包膜，切面灰黄，质软。**图 B，**疏松神经纤维间质之间可见散在节细胞（↑）分布。**图 C，**节细胞（↑）胞质丰富，呈淡嗜伊红色，内含 1 个核仁。**图 D，**神经鞘细胞、节细胞 S-100 核阳性。**图 E，**节细胞 NSE 胞质阳性

免疫组化结果： S-100（+），NeuN（-），NSE（节细胞 +），Ki-67（热点区＜1%+）。
（腹膜后）肿瘤切除标本： 节细胞神经瘤。

讨论

本例患者以腹部不适就诊，肿瘤位于腹部正中，为节细胞神经瘤好发部位，穿刺病理结果提示神经纤维瘤。当节细胞神经瘤内节细胞数量较少，如阅片不仔细或取材不全面，易误诊为神经纤维瘤。

结合影像学表现不难区分，腹膜后神经纤维瘤多发生在腹膜后中部脊柱旁及骶前神经丰富的部位，而腹膜后节细胞神经瘤多发生于后纵隔及腹膜后脊柱旁交感神经丛丰富的部位。神经纤维瘤多数表现为边界清晰，质韧，无包膜，可侵及周围组织，肿瘤与神经紧密相连，而节细胞神经瘤边缘光滑，可见包膜，不侵及周围组织，包绕血管。

病例 28 恶性蝾螈瘤

临床病史

患者男性，25 岁，2008 年 6 月因腰部及右下肢疼痛就诊于中国人民解放军总医院。完善检查后，考虑神经纤维瘤病、腰大肌内肿瘤。2018 年 6 月 7 日行第 4 ~ 5 腰椎旁腰大肌内多发神经纤维瘤切除术，术后患者下肢疼痛症状缓解。术后 3 个月患者再次出现右下肢疼痛，以久卧、长距离步行后为著。复查腹部 CT 平扫提示右下腹占位，考虑神经纤维瘤病。2018 年 11 月 20 日入我院诊治。

查体：腹部平坦，腹壁柔软，右下腹可触及质硬肿物，活动度差，无压痛，界限不清。

影像学表现

患者入我院后，行 CT 检查，其结果见图 1。

CT 图像

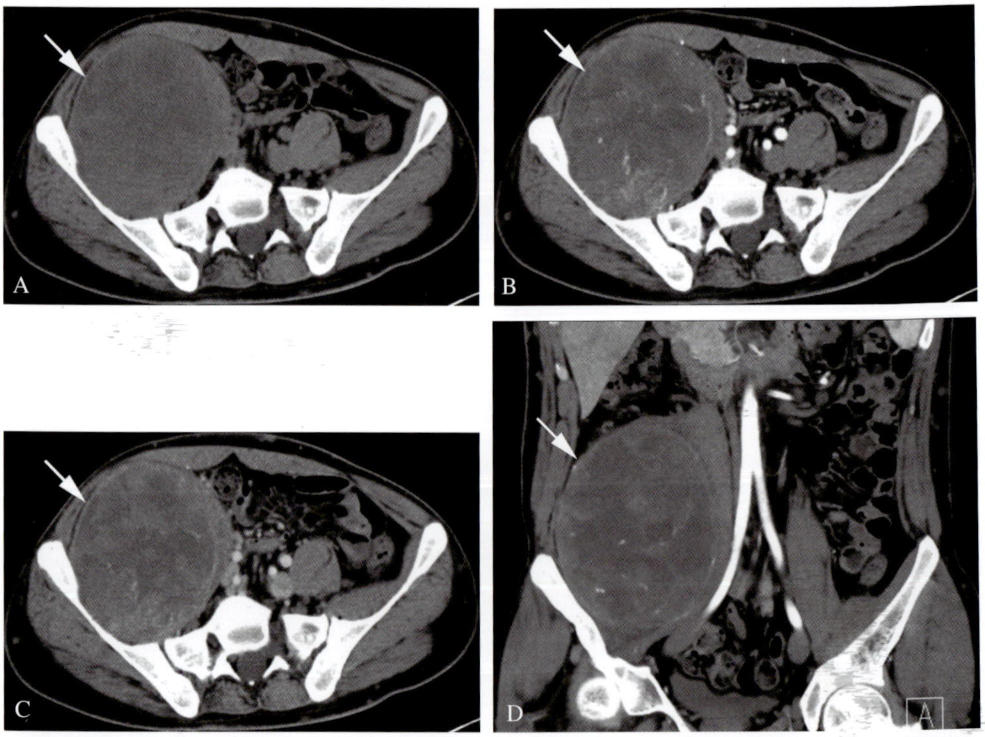

图 1　恶性蝾螈瘤 CT 图像。图 A（轴位，平扫），图 B（轴位，动脉期），图 C（轴位，静脉期），右侧盆腔类圆形软组织肿物（↑），边界清晰，有包膜，密度不均匀，右侧髂血管受压左移。增强扫描呈不均匀异常强化，散在低密度区未强化区（坏死或囊性变）。**图 D（冠状位，动脉期），**右侧腰大肌受压变形，向左侧移位，与肿物（↑）分界不清

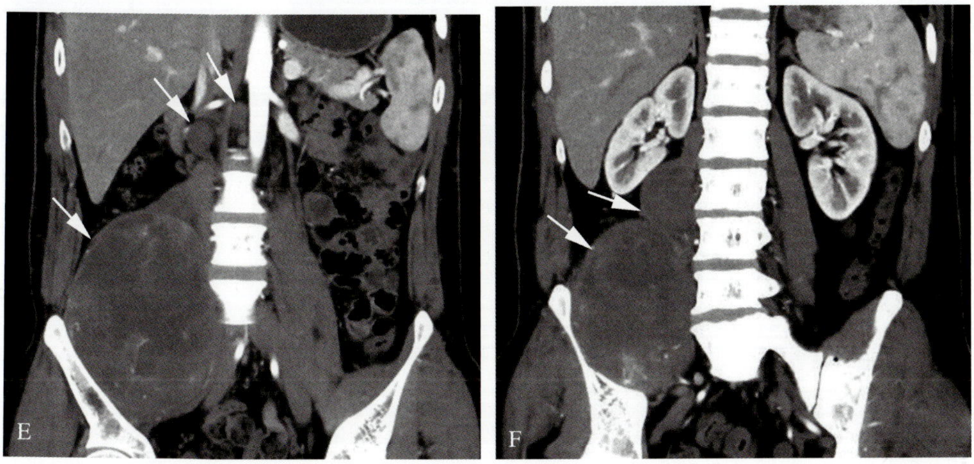

图 1（续） **图 E（冠状位，动脉期）和图 F（冠状位，动脉期）**，多个大小不等、密度相同的结节（↑）沿椎体右侧分布

手术所见

2018 年 12 月 3 日行腹膜后肿瘤切除术：未见腹水，腹盆腔未见种植。肿瘤位于右侧腹膜后，质韧，位置固定，大小约 15 cm × 15 cm。肿瘤上达右侧回盲部，下至右侧髂前上棘水平。以超声刀切开外侧腹膜，注意保护回盲部、输尿管、髂血管。肿瘤起源于右侧股神经，神经外膜成为肿瘤包膜。将肿瘤包膜打开，钝、锐结合，完整取出肿瘤经家属过目送术中冰冻病理检查，结果提示：（腹膜后）梭形细胞肿瘤，不除外局部恶变可能。向家属交代肿瘤恶性可能性大，如行根治术需切除右侧股神经，影响右侧下肢功能，家属表示要求保留股神经功能，接受肿瘤残存风险，术中保留股神经及周围组织。

病理学表现

患者肿瘤病理学表现见图 2 和图 3。

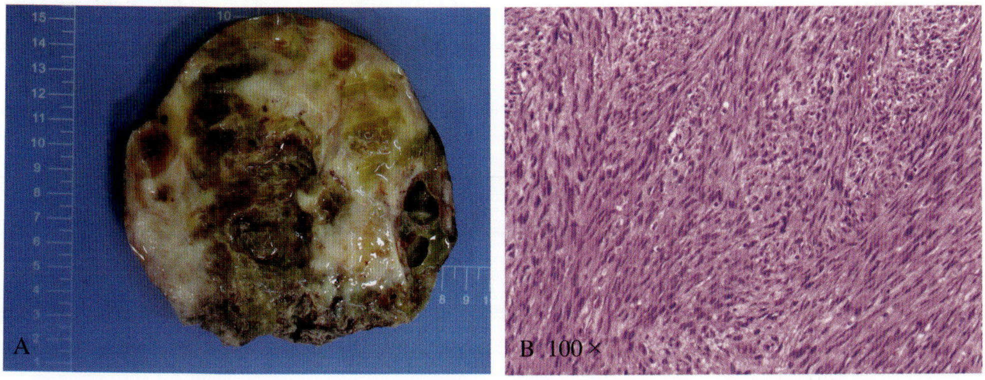

图 2　恶性蝾螈瘤病理图。图 A，巨大椭圆形结节一枚，切面囊实性，实性区灰白、质中，部分区域出血囊性变。**图 B，**肿瘤细胞呈梭形，编织状排列

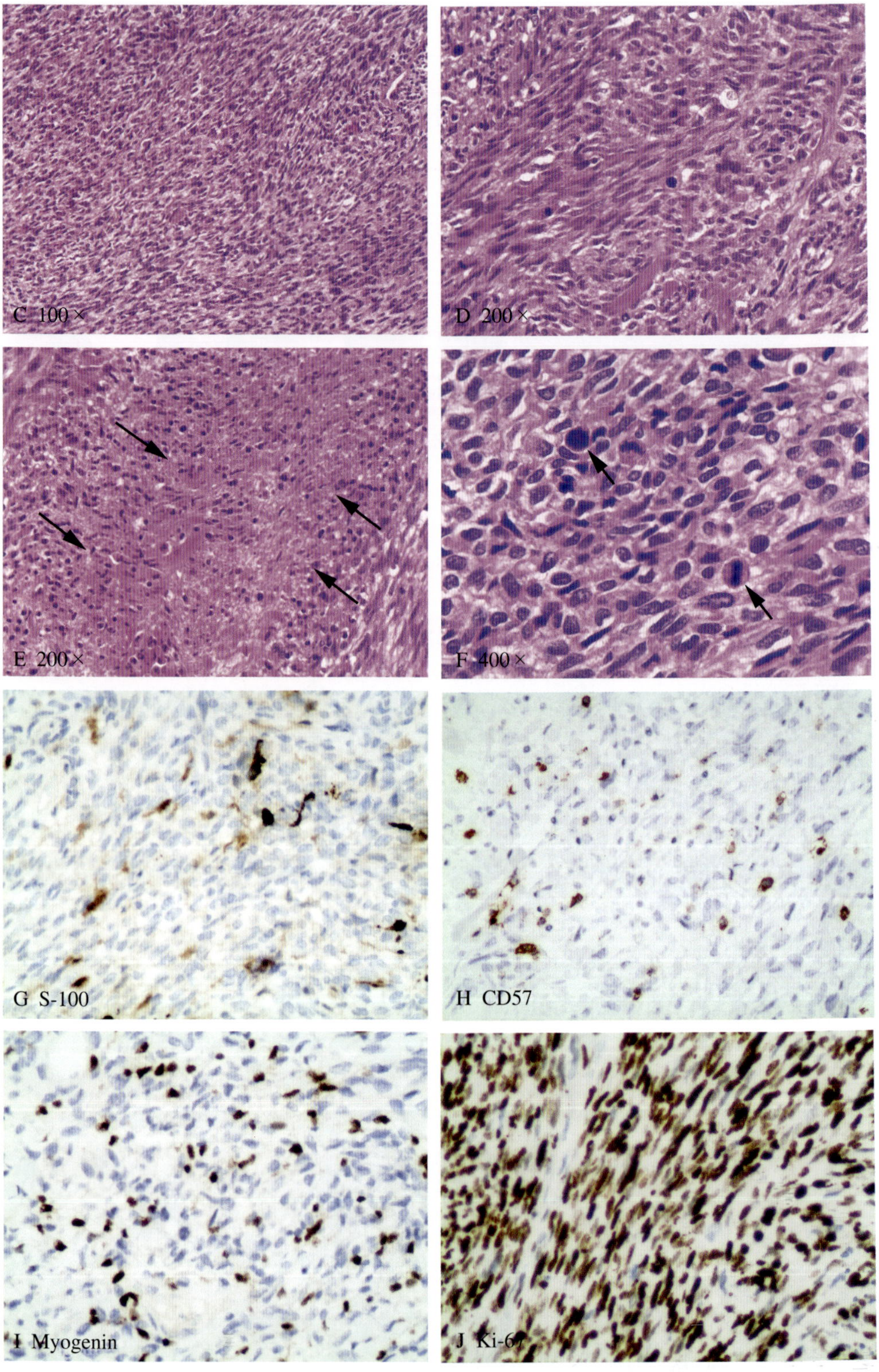

图 2（续） **图 C**，肿瘤细胞排列密集。**图 D**，肿瘤细胞核明显异型，胞质嗜伊红色。**图 E**，肿瘤细胞片状变性坏死区（↑）。**图 F**，肿瘤细胞显示多形性，核分裂象（↑）易见。**图 G**，少数肿瘤细胞 S-100 核阳性。**图 H**，少数肿瘤细胞 CD57 膜 / 质阳性。**图 I**，横纹肌母细胞 Myogenin 核阳性。**图 J**，肿瘤细胞 Ki-67 核弥漫阳性

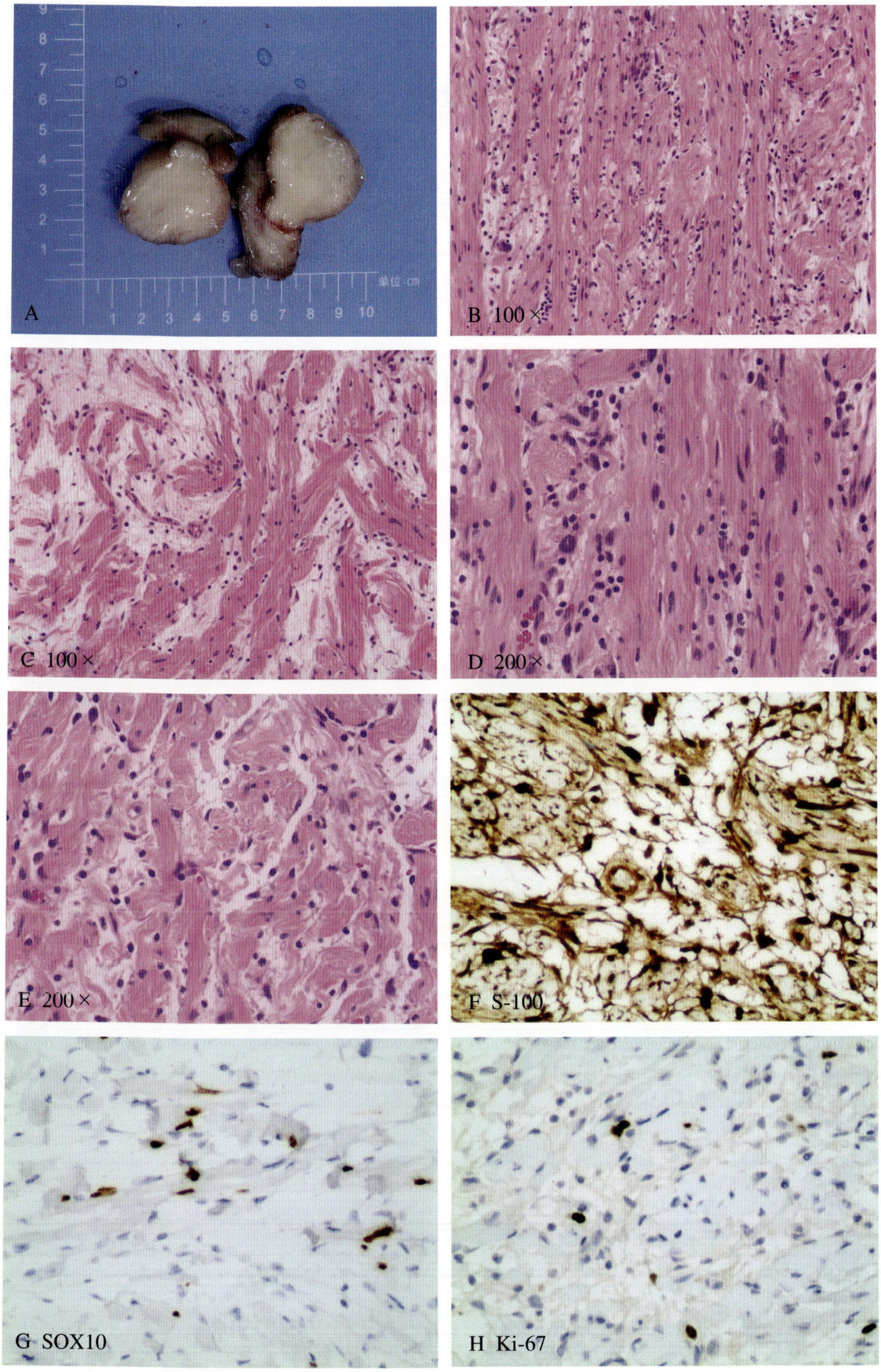

图 3　神经纤维瘤病理图。**图 A**，（椎旁）结节状肿瘤一枚，切面灰白，质中，呈半透明状，大小约 6 cm×4 cm×3 cm。**图 B**，肿瘤细胞呈梭形，束状排列。**图 C**，肿瘤细胞核圆形到梭形，波浪状，分布在胶原纤维和黏液基质中。**图 D 和图 E**，分别为图 B、图 C 高倍镜图像。**图 F**，肿瘤细胞 S-100 膜 / 质阳性。**图 G**，肿瘤细胞 SOX10 核阳性。**图 H**，肿瘤细胞 Ki-67 核少量阳性

（腹膜后）免疫组化结果：S-100（部分+），SOX10（少数+），CD57（局灶+），P16（–），CDK4（部分弱+），MDM2（–），Desmin（局灶+），SMA（–），Myogenin（局灶+），CD117（–），CD34（局灶+），DOG-1（–），P53（野生型表达），Ki-67（热点区约80%+）。

（椎旁）免疫组化结果：S-100（+），SOX10（部分+），CD57（–），Ki-67（热点区约2%+）。

（腹膜后）肿瘤切除标本：梭形细胞肿瘤，呈束状排列，细胞有异型，核分裂象多见，伴大片坏死及出血、囊性变，符合恶性外周神经鞘膜瘤，伴横纹肌母细胞分化（恶性蝾螈瘤），结合临床病史，符合神经纤维瘤病恶变，肿瘤大小分别约 17 cm × 14 cm × 4 cm 和 12 cm × 9 cm × 3 cm。

（椎旁）肿瘤切除标本：符合神经纤维瘤。

复发影像学表现

患者于 2019 年 2 月 11 日再次行 CT 检查，发现肿瘤复发，其结果见图 4。

复发 CT 图像

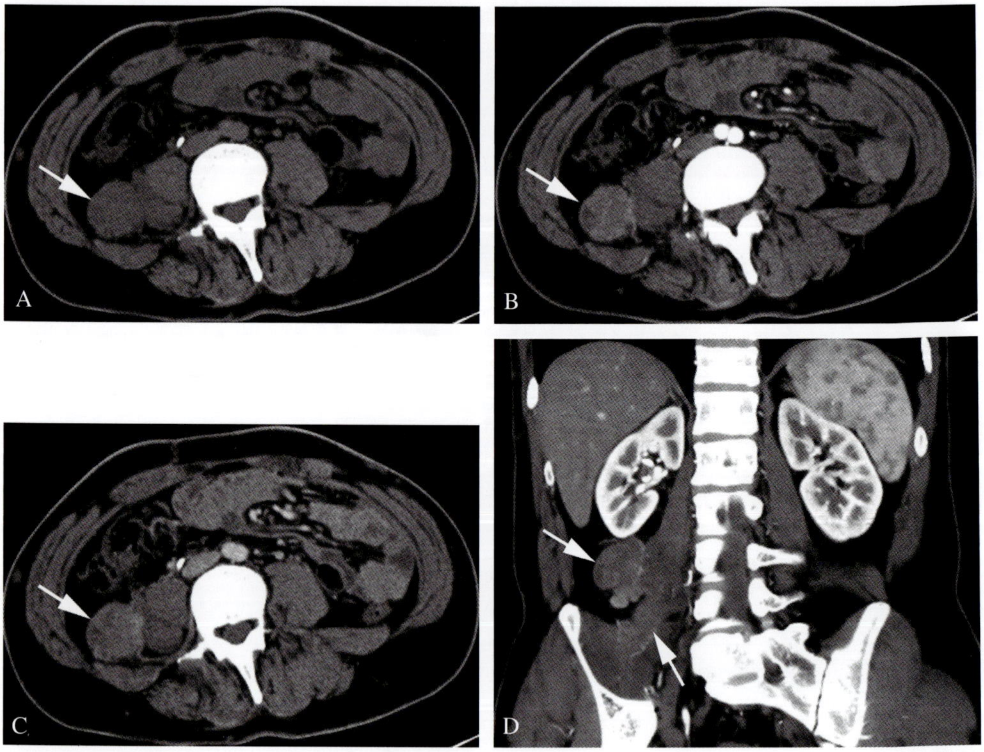

图 4　恶性蝾螈瘤复发 CT 图像。图 A（轴位，平扫）、图 B（轴位，动脉期）和图 C（轴位，静脉期），右侧腰大肌右侧类圆形结节状软组织密度肿物（↑），部分边界清晰，密度不均匀，增强扫描呈不均匀轻度强化。**图 D（冠状位，动脉期），**右侧腰大肌旁可见多发小结节状类似表现肿物（↑），与腰大肌、髂肌分界不清

讨论

本例患者 5 个月前外院手术诊断为神经纤维瘤病，术后 3 个月复发，本次术后病理为神经纤维瘤恶变、恶性外周神经鞘膜瘤并蝾螈瘤。

文献报道 5% ~ 13% 神经纤维瘤病可发生恶变，恶变机制认为与 *CDKN2A*/p16 基因的纯合性缺失所致的 p16 表达缺失有关。约 20% 的恶性外周神经鞘膜瘤组织学上可出现异向分化，常见的分化成分依次为横纹肌肉瘤、软骨肉瘤、骨肉瘤和血管肉瘤，其中含有横纹肌肉瘤成分者称为蝾螈瘤。

本例患者为腰大肌内多发神经纤维瘤病术后复发并恶变为恶性外周神经鞘瘤，伴有横纹肌母细胞分化，合并恶性蝾螈瘤。为保留股神经残余部分肿瘤，术后 3 个月再次原位复发，术后 5 个月肺内出现转移灶。

第九章

尤因肉瘤

病例 29　骨外尤因肉瘤

临床病史

患者女性，25 岁，2017 年 4 月无明显诱因出现左下肢背侧疼痛，为持续性钝痛，无放射痛，平卧时明显。外院 CT 检查发现左侧腹膜后占位，位于左侧腰椎前方，左侧腰大肌受累。2017 年 5 月 5 日入我院诊治。

查体：腹部膨隆，腹壁柔软，左侧腹部触及巨大包块，边界欠清。

影像学表现

患者入我院后，行 CT 检查，其结果见图 1。

CT 图像

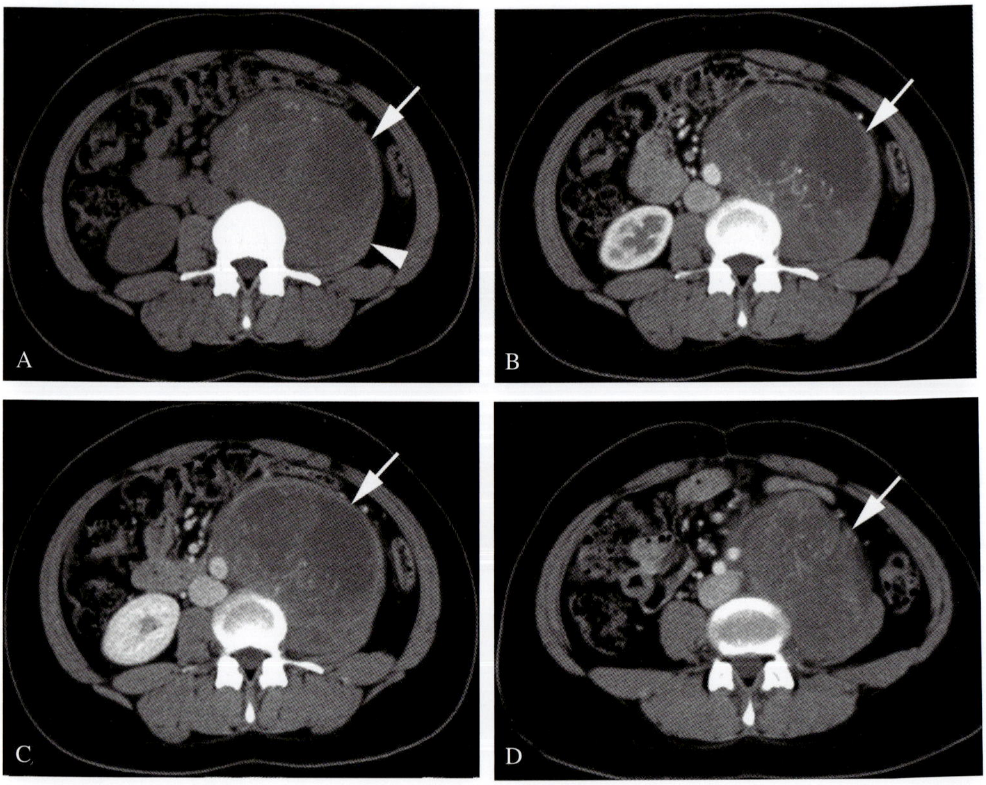

图 1　骨外尤因肉瘤 CT 图像。图 A（轴位，平扫）、图 B（轴位，动脉期）和图 C（轴位，静脉期）， 脊柱旁左侧腹膜后不均质软组织密度肿物（↑），伴少许点状钙化。肿物与腹主动脉紧邻，腹主动脉受压向右侧移位。左侧腰大肌（△）与肿物分界不清，侵及可能。增强扫描呈不均匀强化，内可见未强化低密度区（坏死或囊性变）。**图 D（轴位，动脉期），** 双侧髂总动脉受压向右侧移位，肿物（↑）包绕左侧髂总动脉

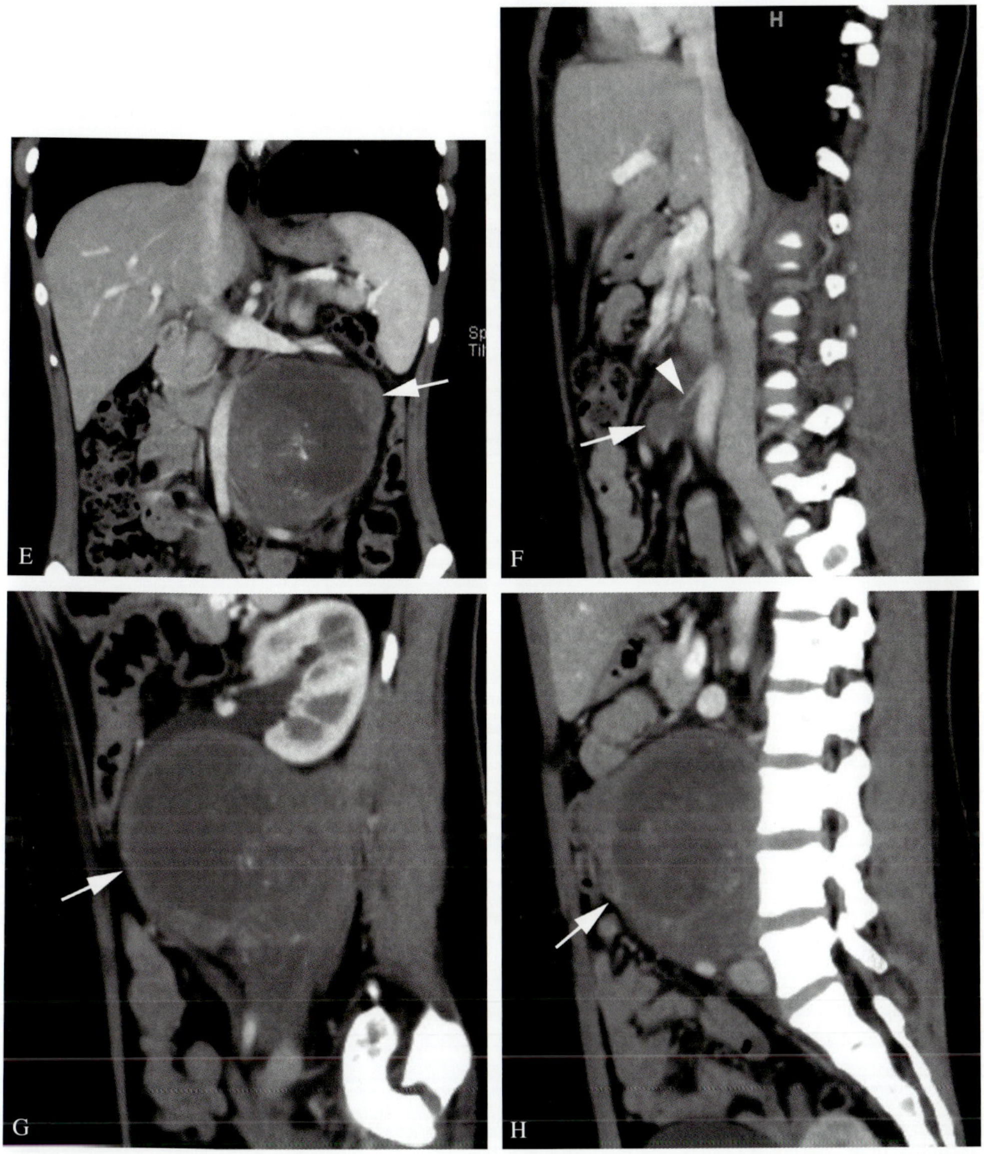

图 1（续） **图 E（冠状位，动脉期）**，腹主动脉位于肿物（↑）右侧，与其紧邻；左肾静脉位于肿物上方，分界清晰。**图 F（矢状位，动脉期）**，肿物（↑）包绕肠系膜下动脉（△）。**图 G（矢状位，动脉期）**，肿物（↑）与左侧输尿管粘连致左侧输尿管扩张及左肾积水，左侧腰大肌与肿物分界不清，侵及可能。**图 H（矢状位，动脉期）**，肿物（↑）紧邻第 3 ～ 5 腰椎前缘，粘连可能

手术所见

2017 年 5 月 18 日行腹膜后肿瘤切除术：肿瘤位于左侧腹，上达横结肠下方，下至左侧髂总动脉，左侧界与 Toldt′s 筋膜粘连，右侧跨越中线与腹主动脉紧邻，右下方可见双侧髂总动脉，其前方为左半结肠系膜，后方与腰椎及腰大肌紧密粘连。肿瘤大小约 18 cm × 15 cm，质硬，包膜完整，活动度差。

沿肿瘤表面游离左半结肠系膜，离断脾结肠韧带及左 Toldt′s 筋膜。超声刀分离左半结肠系膜与肿瘤轻度粘连，将左半结肠翻向右侧，可见左侧输尿管位于肿瘤表面，分离输尿管后，将其牵拉至肿瘤左侧；分离肿瘤上方，见左卵巢静脉被肿瘤侵犯，无法分离，于汇入左肾静脉处离断。沿左侧腰大肌表面分离肿瘤，部分腰大肌受累，予以切除，游离至腰大肌远端；分离肿瘤右侧腹主动脉粘连，可见肠系膜下动脉发出约 2 cm 后穿入瘤体，无法分离，予以结扎离断。分离左侧髂总动脉与肿瘤粘连，可见肿瘤根部位于第 3 ～ 5 腰椎左侧椎间孔，完整切除瘤体后，探查第 3 ～ 5 腰椎左侧椎间孔，刮除残余瘤体，术毕。

病理学表现

患者肿瘤病理学表现见图 2。

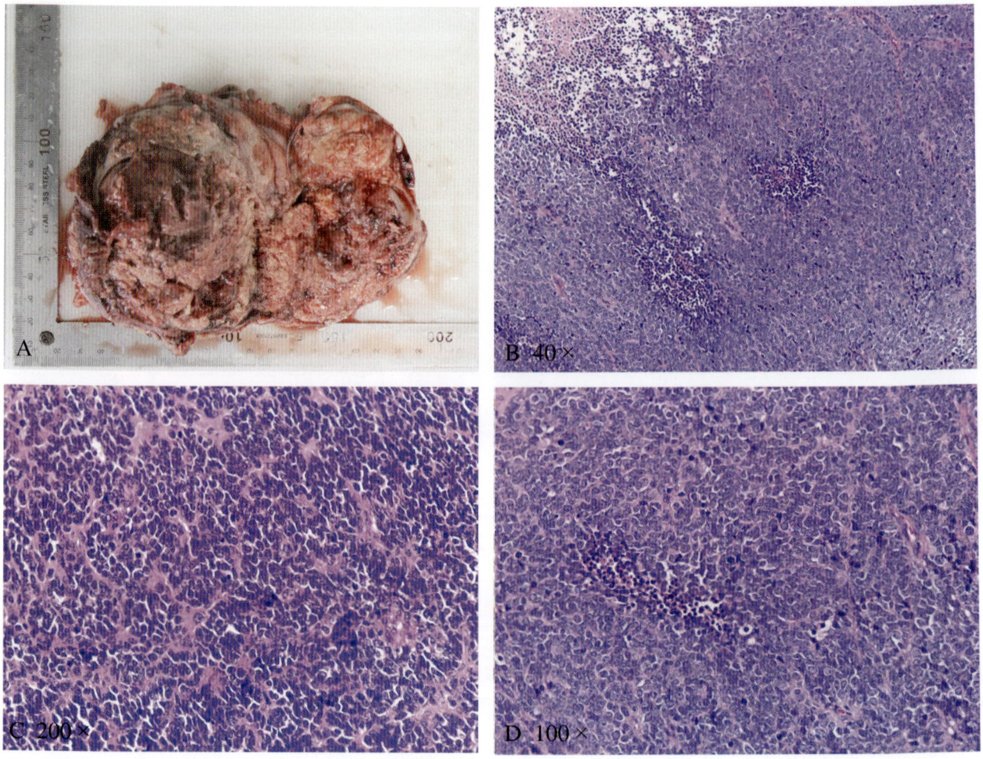

图 2 **骨外尤因肉瘤病理图。图 A，**结节状肿瘤一枚，大小约 10 cm × 10 cm × 7 cm，切面灰红、灰白、质软、鱼肉状，部分区域可见坏死。**图 B，**肿瘤细胞由紧密成片排列的小圆细胞组成。细胞核型较规则，呈圆形、卵圆形。染色质深染。胞质稀少。**图 C，**为图 B 高倍镜图像。**图 D，**细胞核椭圆形，染色质细致，可见小核仁，胞质稀少，内可见片状坏死

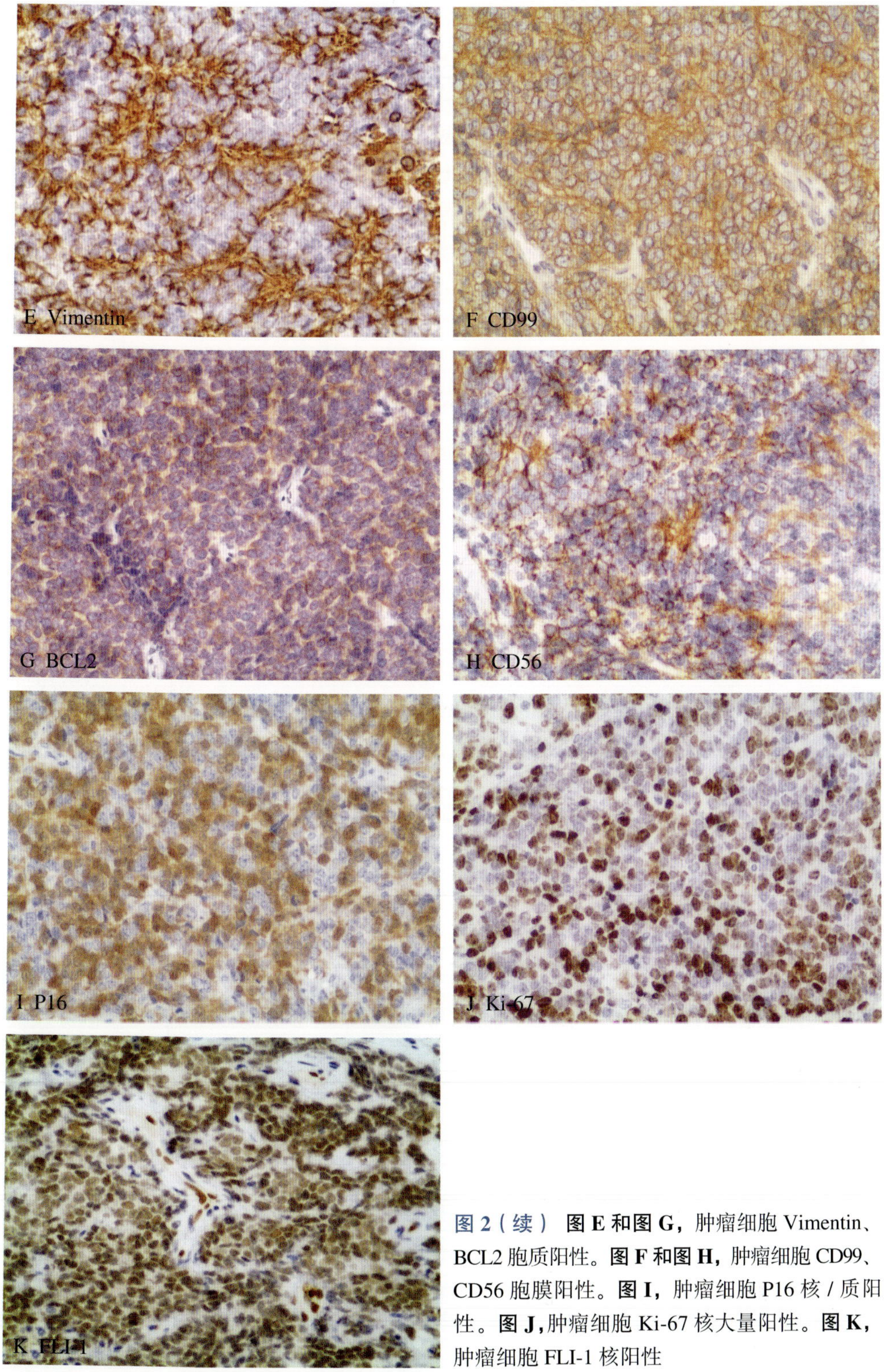

图 2（续） **图 E 和图 G，**肿瘤细胞 Vimentin、BCL2 胞质阳性。**图 F 和图 H，**肿瘤细胞 CD99、CD56 胞膜阳性。**图 I，**肿瘤细胞 P16 核 / 质阳性。**图 J，**肿瘤细胞 Ki-67 核大量阳性。**图 K，**肿瘤细胞 FLI-1 核阳性

免疫组化结果：Vimentin（+），BCL2（+），FLI-1（+），CD99（+），CK（部分细胞+），NSE（+），EMA（–），Syn（–），CD56（+），S-100（–），P16（+），CDK4（+），Desmin（–），SMA（–），Myogenin（–），MyoD1（–），CD117（+/–），DOG-1（–），CD34（–），P53（部分+），CgA（–），LCA（–），Ki-67（热点区约50%+）。

FISH检测结果：*EWSR1*基因位点FISH检测可见断裂及易位，支持尤因肉瘤。

（腹膜后）占位切除标本：小圆细胞恶性肿瘤，结合免疫组化和FISH检测结果，符合骨外尤因肉瘤。

讨论

骨外尤因肉瘤是高级别软组织小圆细胞恶性肿瘤，是软组织小圆细胞肿瘤的代表。具有相对特异的细胞和分子遗传学异常。多见于躯干、椎旁、下肢和腹膜后的深部软组织。好发于年轻人，年龄多在15～30岁，男性略多见。

尤因肉瘤生物学行为高侵袭性，易复发和转移。预后与肿瘤部位、大小及对化疗的敏感性有关。其对放、化疗有较好的反应，治疗方式采用术后完整切除、局部放疗和全身化疗的综合治疗。肿块较大的患者行术前新辅助化疗能使肿块明显缩小手术范围。美国国家综合癌症网络（NCCN）2011年推荐新辅助化疗方案首选VDC/IE，即长春新碱、多柔比星联合环磷酰胺，交替使用异环磷酰胺联合依托泊苷，部分早期尤因肉瘤患者经过化疗为主的综合治疗即可完全缓解。对放疗敏感者，适当强度的照射可使肿块迅速缩小。分子靶向治疗是近年来尤因肉瘤的研究热点，SRC家族激酶抑制剂能诱导尤因肉瘤细胞凋亡，抑制肿瘤细胞克隆性增生和转移，是尤因肉瘤潜在的分子治疗靶点。

骨外尤因肉瘤无特异性影像学特征，仅表现出较大肿块，边界欠清并具有浸润性，CT平扫常呈低密度，内部可见坏死囊变区，难以与胃肠道间质瘤、横纹肌肉瘤及小圆细胞肿瘤鉴别。本例患者为25岁女性，CT表现为巨大低密度肿物，内部可见大片状坏死，包绕大血管，浸润周围组织。

第十章

副神经节瘤

病例 30-1 副神经节瘤

临床病史

患者男性，62 岁，2017 年 3 月无明显诱因出现腹痛不适，伴有腹泻，无发热，无尿频、尿急等不适。就诊于当地医院，行腹部 US 检查提示腹膜后占位。腹部 CT 检查提示十二指肠水平下方肿物，大小约 5 cm×4 cm，性质待查。2017 年 4 月 24 日入我院诊治。

查体：无明显阳性体征。

影像学表现

患者入我院后，行 CT 和 US 检查，其结果见图 1 和图 2。

CT 图像

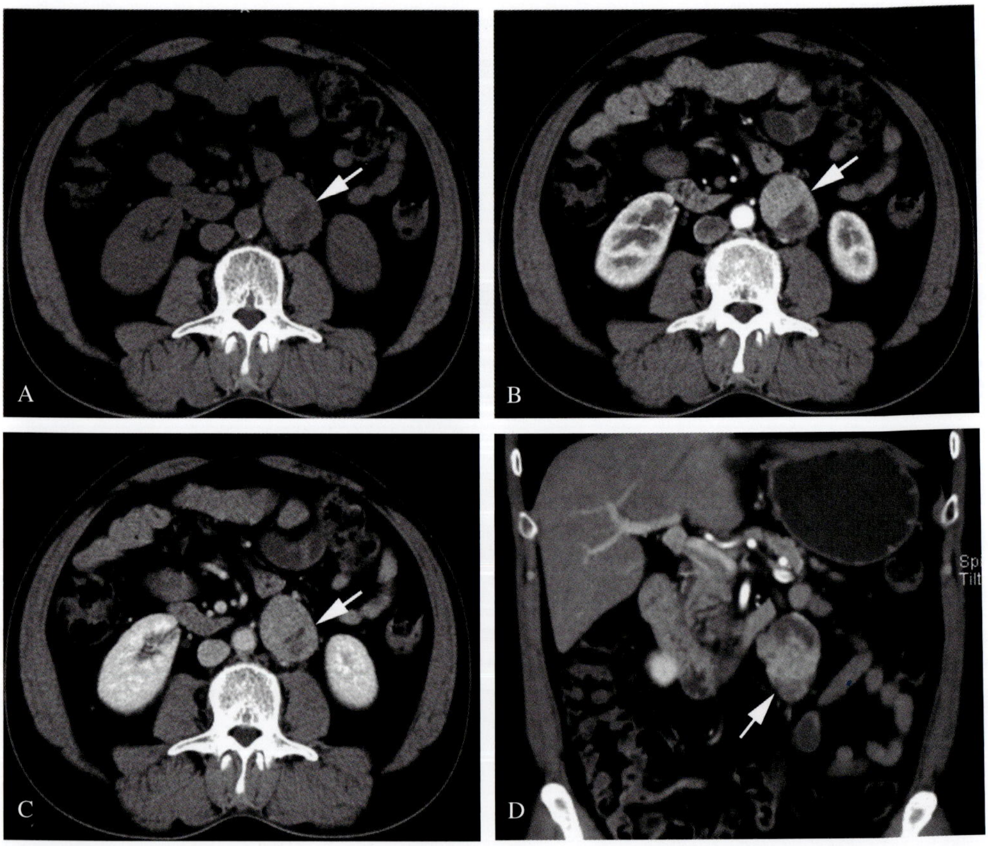

图 1　副神经节瘤 CT 图像。图 A（轴位，平扫）、图 B（轴位，动脉期）和图 C（轴位，静脉期），左肾与腹主动脉之间软组织密度肿物（↑），内部密度稍欠均匀，边界清晰、光滑，与周围结构分界清晰。增强扫描呈明显异常强化，可见未强化低密度区（坏死或囊性变）。**图 D（冠状位，动脉期）**，肿物（↑）位于十二指肠升段下方，分界清晰

US 图像

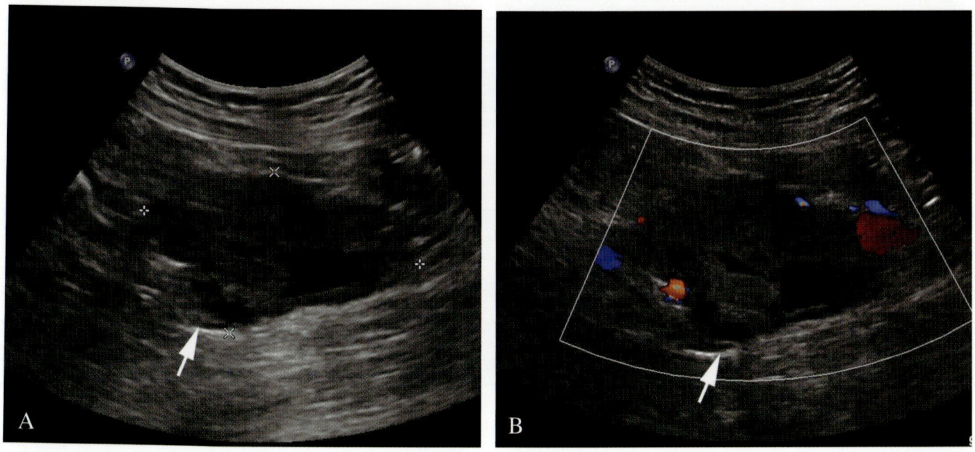

图 2 副神经节瘤 US 图像。图 A，左侧腰大肌前方低回声肿物（↑），边界清晰，内可见无回声囊变区。图 B，肿物（↑）内部可见少量血流信号

手术所见

2017 年 5 月 5 日行腹腔镜手术：腹腔未见腹水，脏器及腹壁未见转移结节，肿瘤位于左下腹膜后，近十二指肠升段，大小约 5 cm×4 cm，质韧，类圆形，与周围组织分界清晰，完整切除。

病理学表现

患者肿瘤病理学表现见图 3。

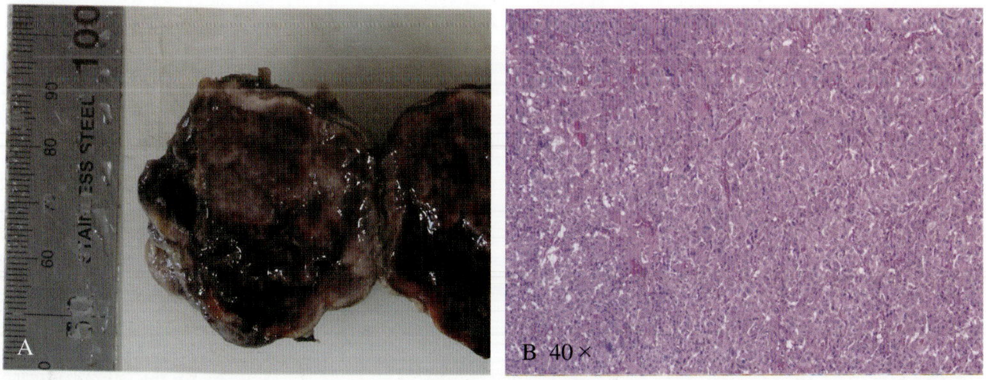

图 3 副神经节瘤病理图。图 A，椭圆形结节一枚，大小约 5 cm×4.5 cm×3.5 cm。外覆包膜，切面呈红褐色，质软。图 B，肿瘤由腺泡状、巢状、梁状或实性片状分布的多边形细胞组成

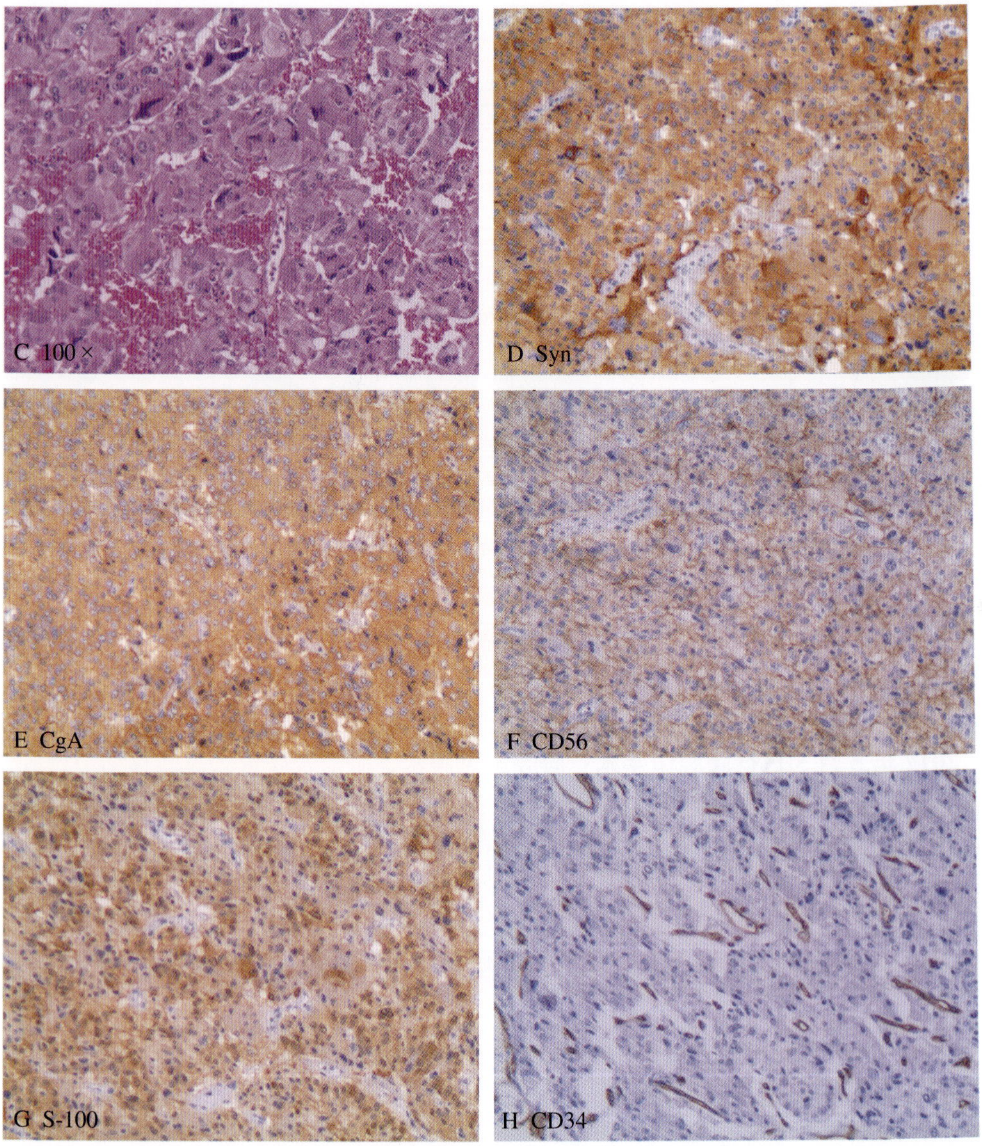

图 3（续） **图 C，**为图 B 高倍镜图像，肿瘤细胞呈圆形、卵圆形或多边形，呈巢片状排列，肿瘤细胞胞质丰富，胞质嗜伊红色，间质可见薄壁窦状血管。**图 D 和图 E，**肿瘤细胞 Syn、CgA 胞质阳性。**图 F，**肿瘤细胞 CD56 胞膜阳性。**图 G，**部分肿瘤细胞 S-100 核 / 质阳性。**图 H，**血管壁内皮细胞 CD34 阳性

免疫组化结果：S-100（部分 +），Syn（+），CgA（+），CD56（+），CK（−），CD34（血管 +），P53（−），Ki-67（热点区< 1%+）。

（腹膜后）肿瘤切除标本：副神经节瘤。肿瘤局灶包膜不完整，侵犯周围脂肪组织，未见神经侵犯，建议临床结合其他检查除外远处转移。

讨论

副神经节瘤是一种少见的神经内分泌肿瘤，起源于神经嵴。通常将发生于肾上腺髓质的副神经节瘤称为嗜铬细胞瘤，发生于肾上腺外的称为副神经节瘤。副神经节瘤可分为交感神经副神经节瘤和副交感神经副神经节瘤两大类。发生于腹膜后的副神经节瘤多为交感神经副神经节瘤，沿椎体旁的交感神经链分布。文献报道原发性腹膜后副神经节瘤占腹膜后肿瘤的 4.4%，占原发性腹膜后神经源性肿瘤的 21.5%。

副神经节瘤可发生于任何年龄，30 ~ 45 岁好发。无明显性别差异。根据肿瘤能否分泌儿茶酚胺类物质，临床上可将其分为功能性和非功能性副神经节瘤。功能性分泌儿茶酚胺类物质，患者表现为阵发性或持续性高血压、头晕、心悸和多汗等临床症状。肿瘤受到外界作用如挤压、应激状态下，可突然释放大量儿茶酚胺类物质，引起血压剧烈波动。非功能性多无特殊临床表现，常由体检或肿物增大到一定程度出现压迫症状才被发现。

本例患者以腹部不适、腹泻就诊，US 检查发现腹膜后肿瘤。患者无内分泌功能异常症状。手术切除标本为包膜不完整的褐色团块，瘤体内可见出血，与文献报道多数腹膜后副神经节瘤特点相符。

病例 30-2 副神经节瘤

临床病史

患者男性，53 岁，2017 年 5 月因上腹不适就诊于当地医院，腹部 CT 检查发现腹膜后占位。2017 年 7 月 19 日入我院诊治。

查体：未见阳性体征。

影像学表现

患者入我院后，行 CT 和 US 检查，其结果见图 1 和图 2。

CT 图像

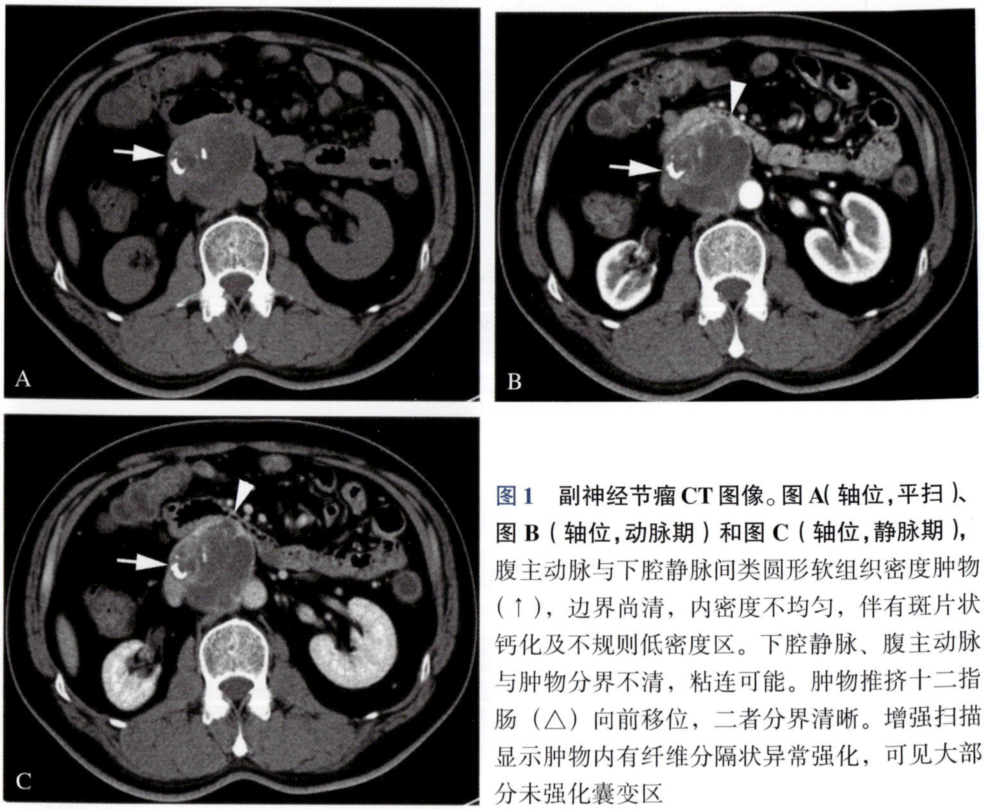

图 1　副神经节瘤 CT 图像。图 A（轴位，平扫）、图 B（轴位，动脉期）和图 C（轴位，静脉期）， 腹主动脉与下腔静脉间类圆形软组织密度肿物（↑），边界尚清，内密度不均匀，伴有斑片状钙化及不规则低密度区。下腔静脉、腹主动脉与肿物分界不清，粘连可能。肿物推挤十二指肠（△）向前移位，二者分界清晰。增强扫描显示肿物内有纤维分隔状异常强化，可见大部分未强化囊变区

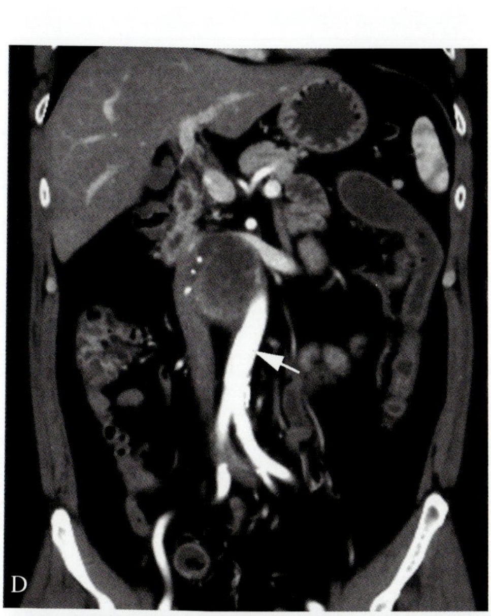

图 1（续）　图 D（冠状位，动脉期）、图 E（轴位，动脉期）和图 F（轴位，动脉期）， 肿物（↑）位于右肾动脉前方，下腔静脉左肾静脉汇入部后方，与右肾动脉、下腔静脉分界不清，包绕左肾静脉

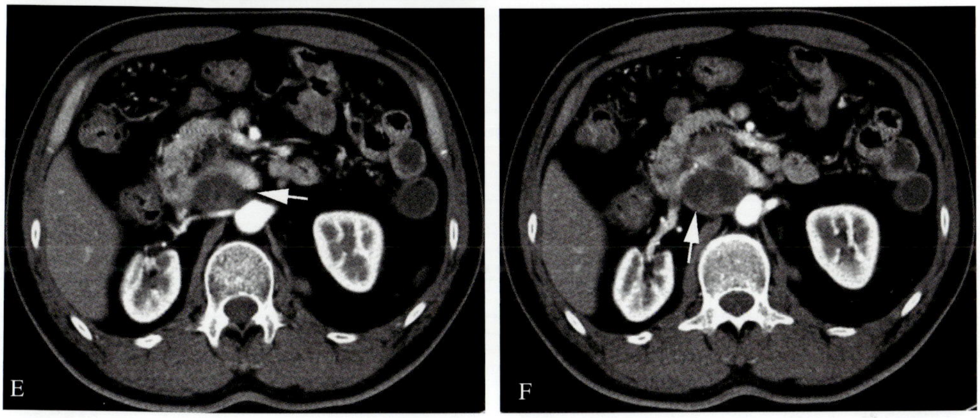

US 图像

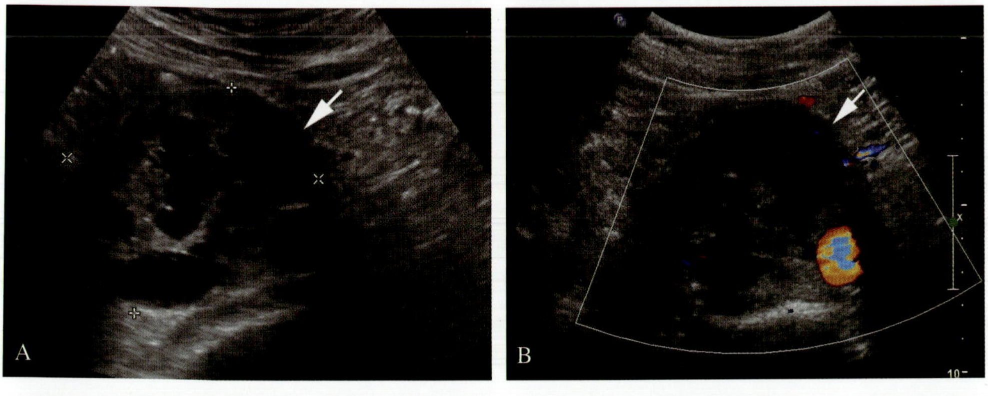

图 2　副神经节瘤 US 图像。图 A 和图 B， 腹主动脉右侧见厚壁、分隔样囊性肿物（↑），边界部分清晰，部分不清晰，包绕腹主动脉

手术所见

2017 年 7 月 27 日行腹膜后肿瘤切除术：未见腹水，腹盆腔无种植。肿瘤位于腹主动脉及下腔静脉之间，外侧压迫下腔静脉，内侧越过腹主动脉并包绕腹主动脉，上界位于左肾静脉上方并包绕左侧肾静脉。肿瘤直径约 6 cm，包膜不完整。沿肿瘤周边分离，见肿瘤与下腔静脉、腹主动脉及左肾静脉之间均无明显包膜，紧密粘连，界限不清。分离过程中下腔静脉破损 3 处，及时止血、缝合。下腔静脉左肾静脉入口处被肿瘤包绕，无法分离，术中分离时有破损出血，考虑左肾静脉无法分离，给予结扎。右肾动脉位于肿瘤后方，仔细分离肿瘤，完整切除。

病理学表现

患者肿瘤病理学表现见图 3。

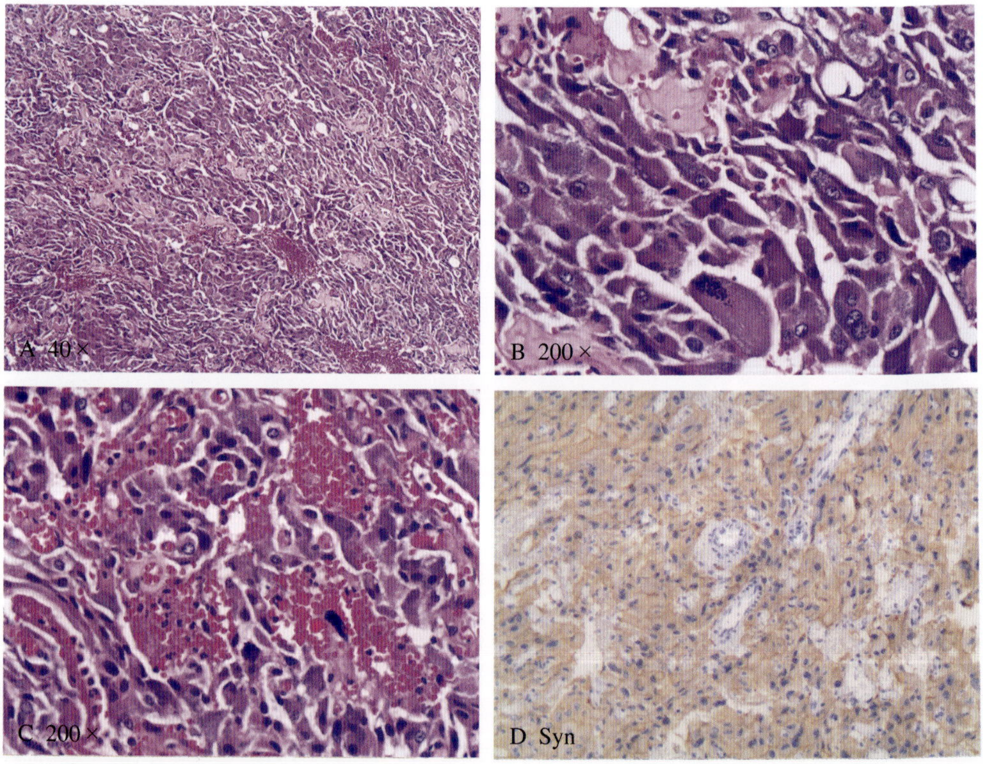

图 3 副神经节瘤病理图。图 A，肿瘤由腺泡状、巢状、梁状或实性片状分布的多边形细胞组成。**图 B，**为图 A 高倍镜图像，肿瘤细胞呈多边形，呈巢片状排列，肿瘤细胞胞质丰富，胞质嗜伊红色，细胞异型性明显，核分裂象少见。**图 C，**间质可见薄壁窦状血管。**图 D，**肿瘤细胞 Syn 胞质阳性

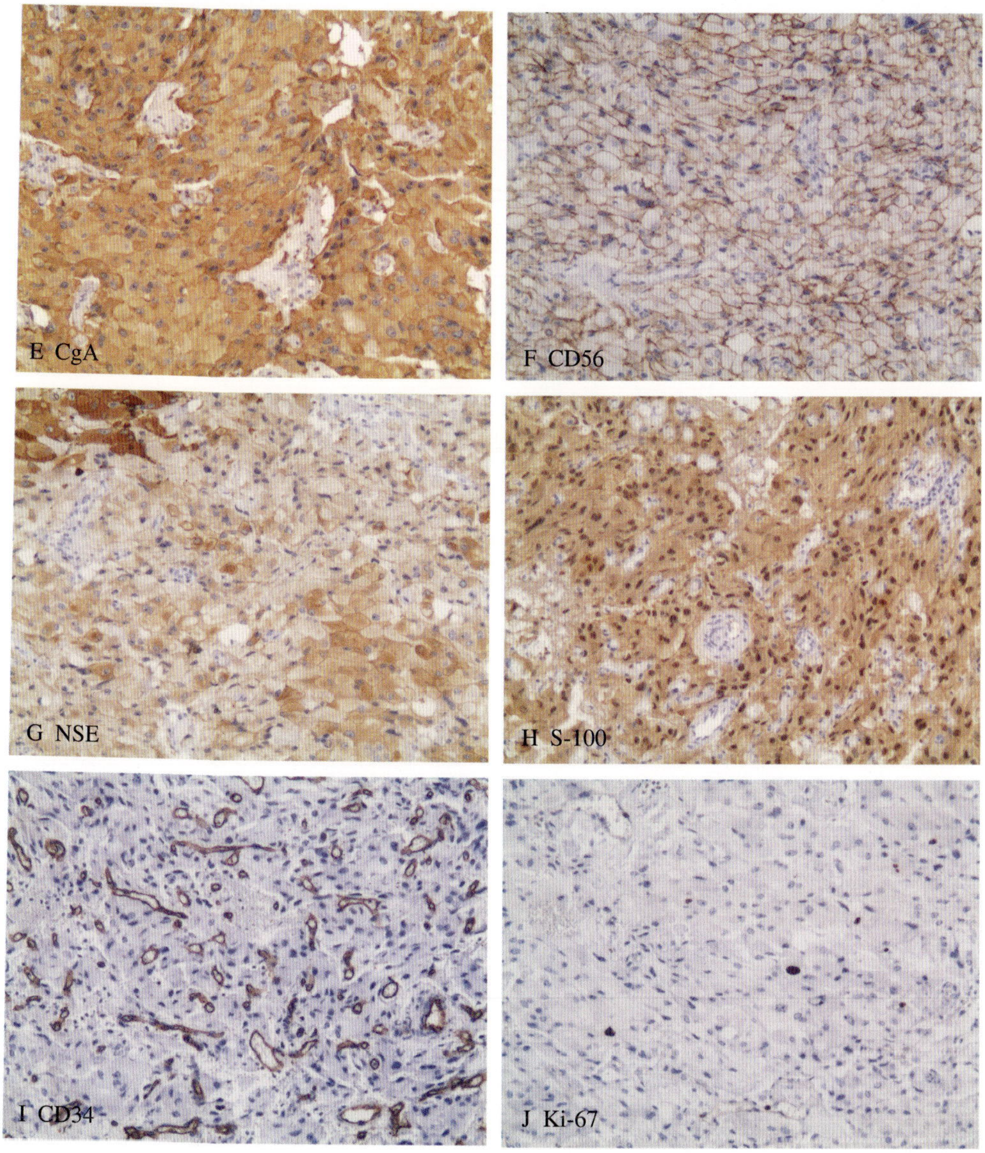

图 3（续） **图 E，**肿瘤细胞 CgA 胞质阳性。**图 F，**肿瘤细胞 CD56 胞膜阳性。**图 G，**肿瘤细胞 NSE 胞质阳性。**图 H，**肿瘤细胞 S-100 核 / 质阳性。**图 I，**血管壁内皮细胞 CD34 阳性。**图 J，**肿瘤细胞 Ki-67 核散在阳性

免疫组化结果：Syn（+），CgA（+），CD56（+），NSE（+），S-100（部分 +），CK（–），CD34（血管 +），MelanA（–），P53（–），Ki-67（热点区约 1%+）。

（腹膜后）肿瘤切除标本：副神经节瘤，伴变性、坏死，局灶钙化及骨化。肿瘤侵及平滑肌组织，建议结合临床其他检查除外远处转移。肿瘤大小约 6 cm × 5.5 cm × 4.5 cm。

讨论

从腹主动脉交感神经副神经节发生的副神经节瘤以腹主动脉分支处多见。术前定位诊断比较容易，定性诊断相对困难。术前如合并高血压或代谢方面的改变，或有基础代谢率和血糖增高，而无甲状腺功能亢进或糖尿病等其他症状者，应高度怀疑为腹膜后功能性嗜铬细胞瘤或副神经节瘤的可能，尤其是肿瘤与肾上腺关系密切者。

术前获得定性诊断，对术中预防副神经节瘤释放儿茶酚胺，引起突发高血压、心力衰竭有重要价值。非功能性副神经节瘤主要表现为肿块对周围组织及器官压迫症状。腹膜后副神经节瘤除上述临床表现外，还会有局部浸润或远处转移的相应症状。

本例腹膜后副神经节瘤位于腹膜后副神经节瘤最好发的部位，即腹主动脉、肠系膜下动脉分支水平，肿物以出血变性坏死和局灶钙化为特点。

目前尚无组织学标准可评价副神经节瘤的生物学行为，2017 版 WHO 因此取消了旧版 WHO“良性”“恶性”分类；所有肿瘤均有转移潜能，并用“转移性”替代“恶性”的诊断。肿瘤大小、microRNA 和基因突变等均可能与肿瘤预后相关。

病例 30-3 副神经节瘤

临床病史

患者男性，65 岁，2018 年 4 月 3 日当地医院体检发现腹膜后占位，腹部增强 CT 检查发现肿瘤位于上腹部下腔静脉及腹主动脉之间，考虑手术风险大。2018 年 4 月 17 日入我院诊治。

查体：腹部膨隆，腹壁柔软，未触及肿物，无压痛。

影像学表现

患者入我院后，行 CT 和 US 检查，其结果见图 1 和图 2。

CT 图像

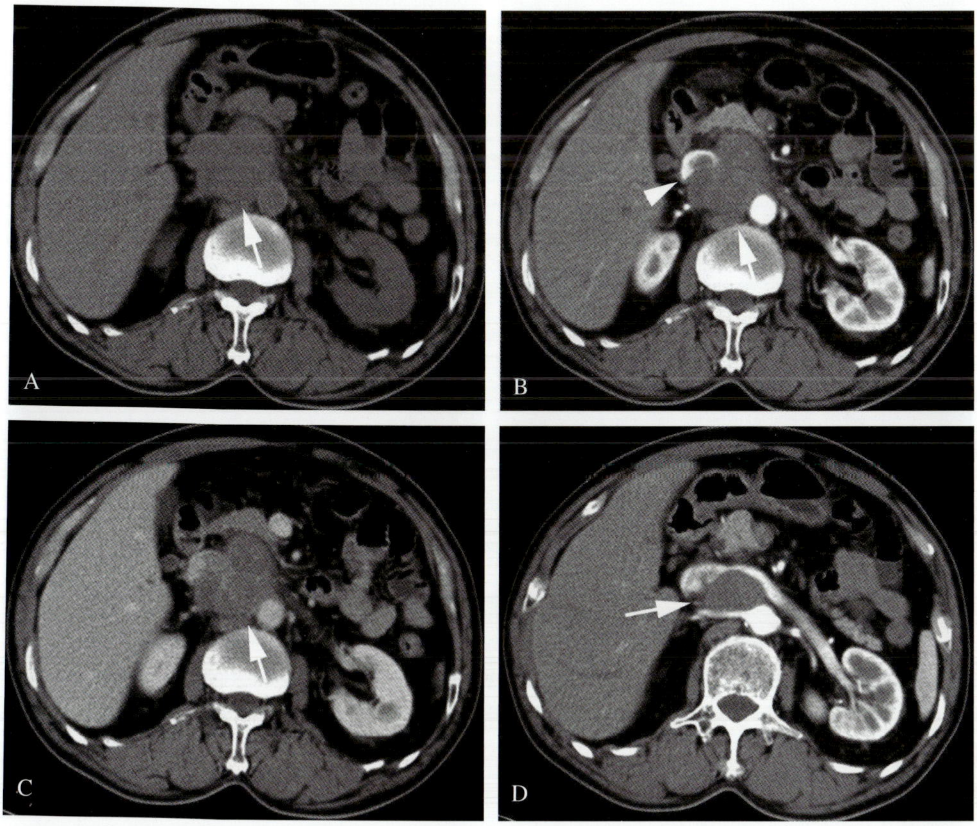

图 1　副神经节瘤 CT 图像。图 A（轴位，平扫）、图 B（轴位，动脉期）和图 C（轴位，静脉期），下腔静脉（△）与腹主动脉间软组织密度肿物（↑），边界不清，形态不规则，与下腔静脉分界不清。增强扫描内呈不均匀异常强化，可见未强化低密度区（坏死或囊性变）。**图 D（轴位，动脉期），**左肾静脉位于肿物（↑）前方，右肾动脉位于肿物后方，分界尚清

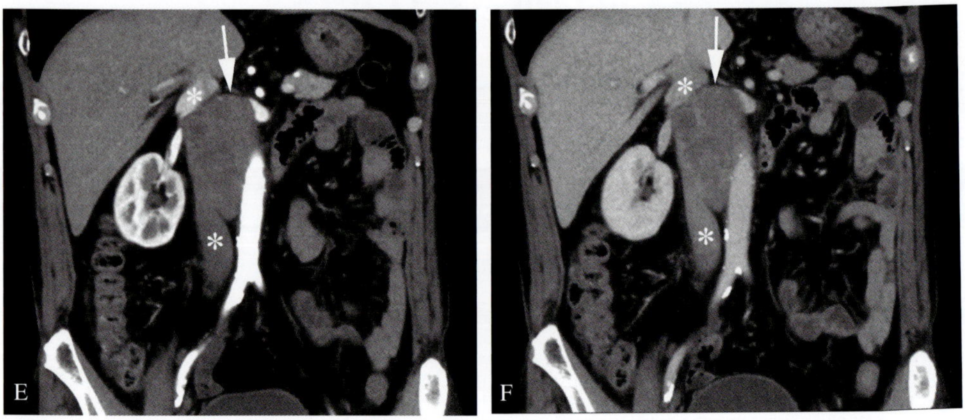

图 1（续） **图 E（冠状位，动脉期）和图 F（冠状位，静脉期）**，肿物（↑）下方下腔静脉（*）增宽，无造影剂填充，上方下腔静脉造影剂充盈良好，肿物段下腔静脉显示不清

US 图像

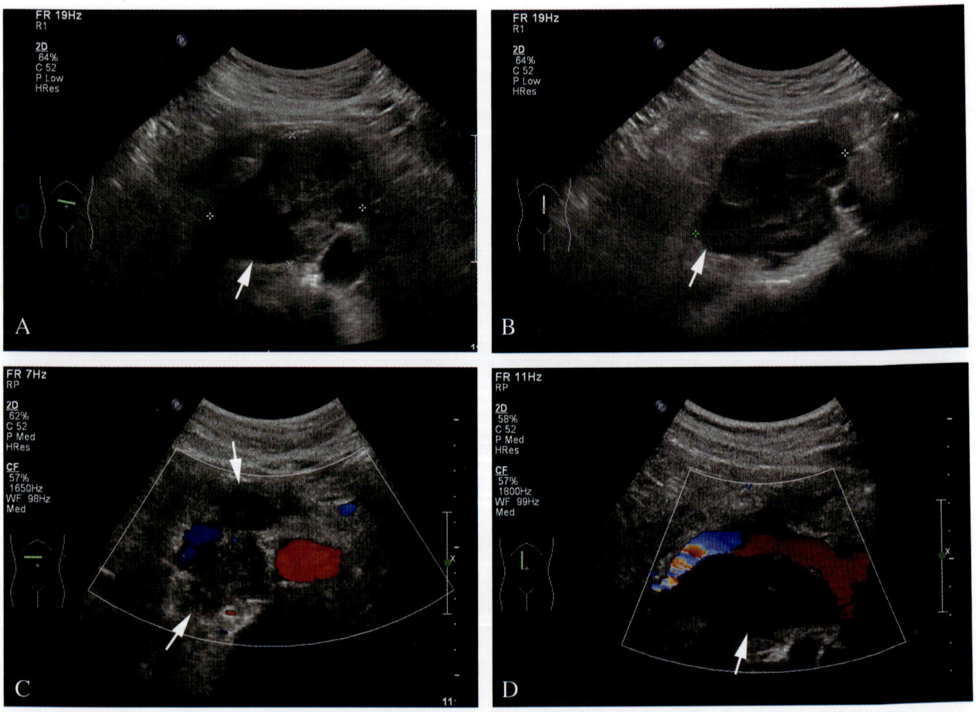

图 2 副神经节瘤 US 图像。图 A（横切）和图 B（纵切），脊柱前方、腹主动脉右前方低回声肿物（↑），边界清晰，形态不规则，呈分叶状。与腹主动脉紧邻，腹主动脉管壁清晰可见。**图 C**，肿物（↑）位于腹主动脉及下腔静脉之间。**图 D**，下腔静脉受肿物（↑）挤压向前移位

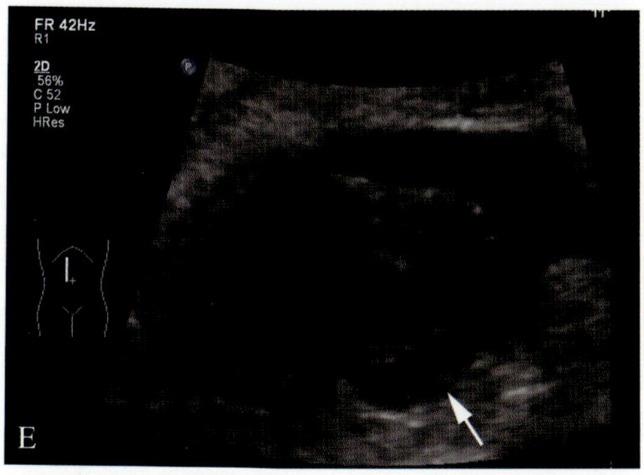

图 2（续） **图 E，**肿物（↑）与下腔静脉后壁关系密切，动态显示粘连固定

手术所见

2018 年 5 月 2 日行腹膜后肿瘤切除术：未见腹水，腹盆腔未见种植。剪开升结肠外侧腹膜，游离结肠肝曲及十二指肠，将升结肠及十二指肠向左侧掀起，显露下腔静脉，肿瘤位于下腔静脉和腹主动脉之间、左肾静脉后方，大小约 7 cm × 5 cm × 5 cm，质硬，位置固定。游离下腔静脉与周围粘连，解剖左肾静脉。肿瘤侵及下腔静脉壁，切除部分下腔静脉，将肿瘤分块全部切除。

病理学表现

患者肿瘤病理学表现见图 3。

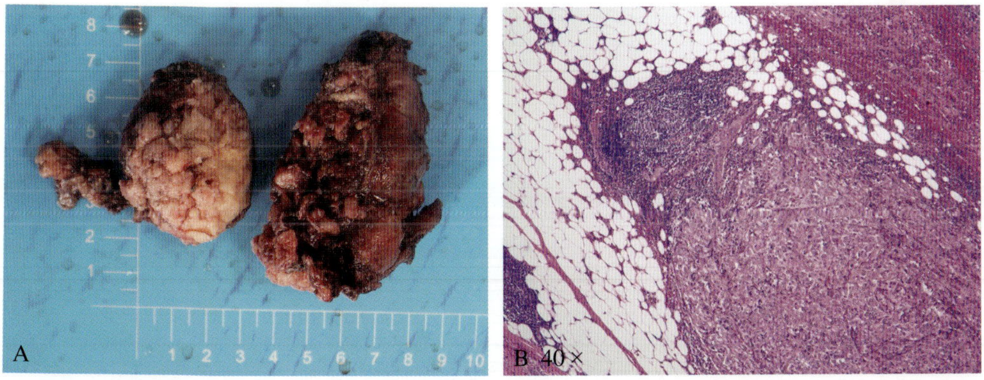

图 3 **副神经节瘤病理图。图 A，**结节状肿瘤两枚，似有包膜，切面灰白、灰红、质软。**图 B，**肿瘤细胞侵及周围纤维脂肪组织

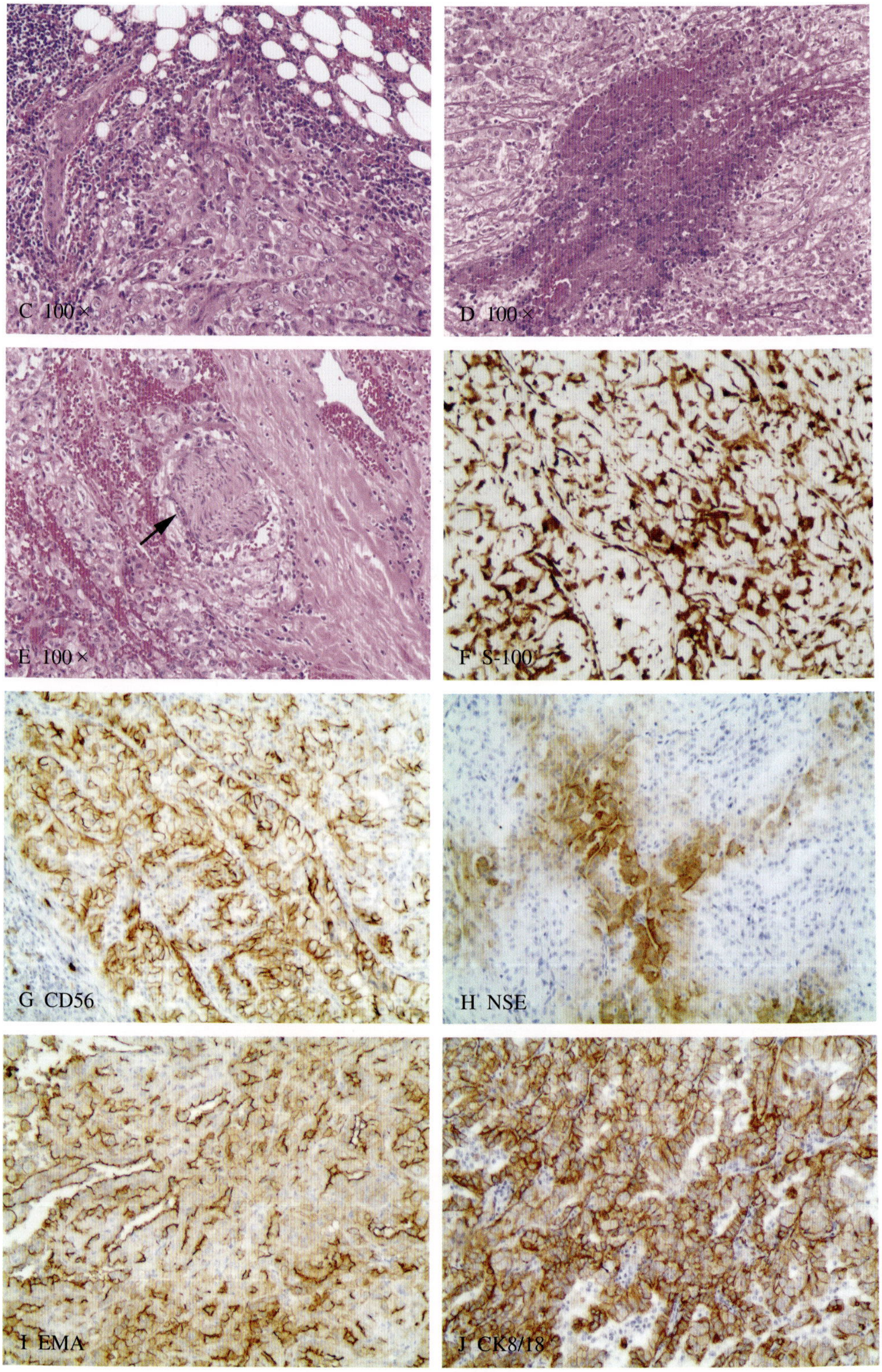

图 3（续） **图 C**，肿瘤细胞呈片巢状排列，间质血窦较丰富。**图 D**，片状坏死区。**图 E**，肿瘤包围神经（↑）。**图 F**，支持细胞 S-100 阳性。**图 G**，肿瘤细胞 CD56 胞膜阳性。**图 H**，局灶肿瘤细胞 NSE 胞质阳性。**图 I 和图 J**，肿瘤细胞 EMA、CK8/18 质 / 膜阳性

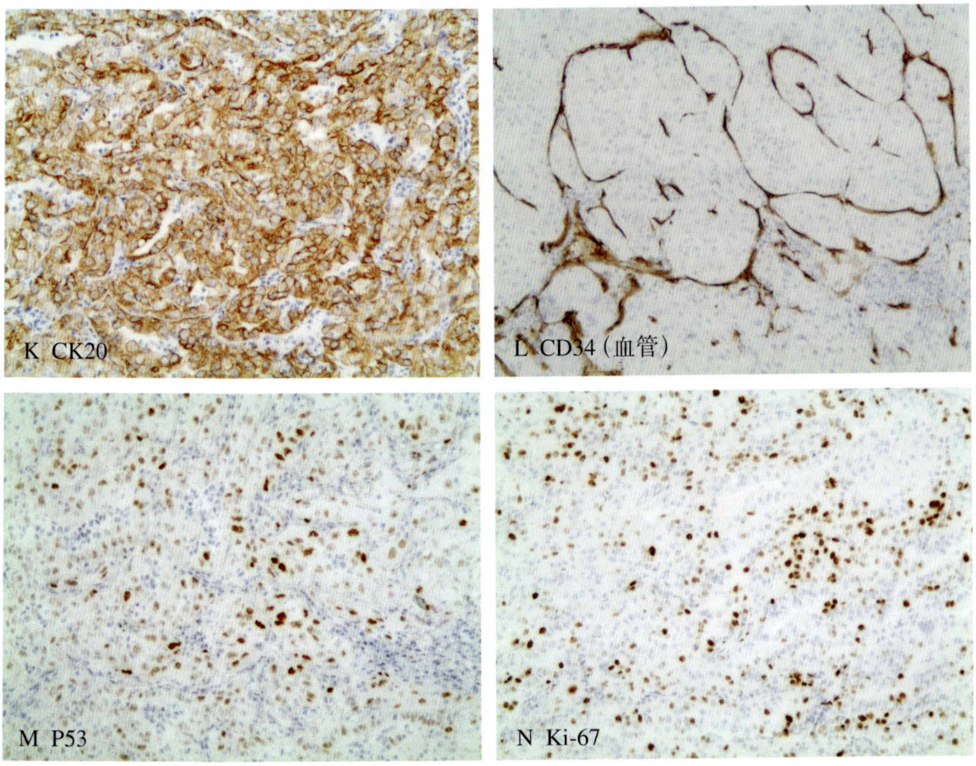

图 3（续） **图 K**，肿瘤细胞 CK20 胞质阳性。**图 L**，间质血管 CD34 阳性。**图 M**，肿瘤细胞部分细胞 P53 核阳性。**图 N**，肿瘤细胞 Ki-67 核大量阳性

免疫组化结果： S-100（部分+），CgA（部分+），Syn（–），CD56（+），NSE（局灶+），CK7（–），EMA（+），CK8/18（+），CK20（+），CDX2（–），Villin（–），TTF1（–），Inhibin-α（–），MelanA（–），CD34（血管+），P53（部分+），Ki-67（热点区约 40%+）。

（腹膜后）肿瘤切除标本： 副神经节瘤。

（下腔静脉壁）肿瘤切除标本： 静脉壁可见肿瘤侵及，送检肿瘤大小约 1.5 cm × 1.2 cm × 0.8 cm。

讨论

本组患者病例 30-1 和病例 30-2 均以腹部不适就诊，病理显示核分裂象不明显，病例 30-3 核分裂象较高，但均侵及周围组织。因此无论核分裂象是否明显，临床均应予以重视，需要密切观察随访，注意原位复发和远处转移。

病例31-1 嗜铬细胞瘤

临床病史

患者男性，55 岁，2017 年 2 月出现右上腹部不适，未在意。2017 年 4 月 16 日因腹部不适加重，就诊于当地医院，腹部 CT 检查提示腹膜后占位。2017 年 5 月 4 日入我院诊治。

查体：未及明显阳性体征。

影像学表现

患者入我院后，行 CT 检查，其结果见图 1。

CT 图像

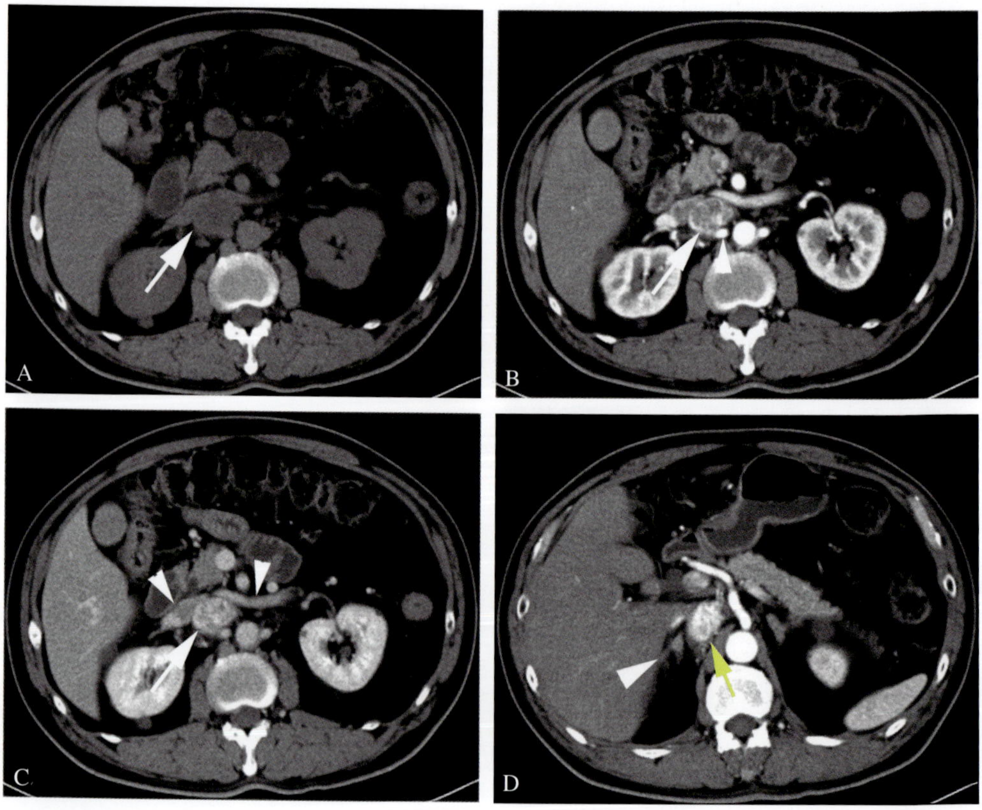

图 1　嗜铬细胞瘤 CT 图像。图 A（轴位，平扫）、图 B（轴位，动脉期）和图 C（轴位，静脉期），下腔静脉左侧、右肾动脉（图 B △）前方、左肾静脉入下腔静脉汇入部（图 C △）后方、结节状软组织密度肿物（↑），边缘光滑。增强扫描呈显著不均匀强化，静脉期持续强化，内见斑点状未强化区域。**图 D（轴位，动脉期），**肿物（↑）与右侧肾上腺（△）关系密切

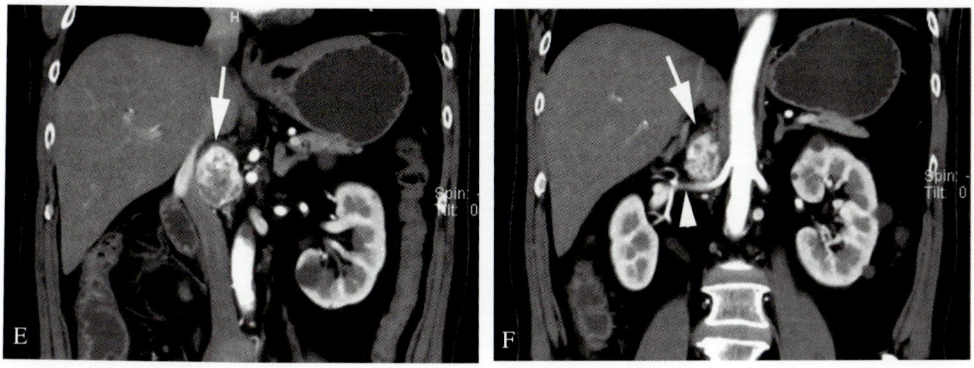

图 1（续） 图 E（冠状位，动脉期）和图 F（冠状位，动脉期），肿物（↑）与下腔静脉及右肾动脉（图 F △）紧邻，粘连可能

手术所见

2017 年 5 月 17 日行腹膜后肿瘤切除术：未见腹水，腹盆腔未见种植，肿瘤位于下腔静脉及腹主动脉之间，左肾静脉入口正后方，大小约 4 cm × 5 cm × 5 cm。游离下腔静脉与周围粘连，解剖左肾静脉，断扎左肾静脉及下腔静脉近心端，分离出右肾动脉，将肿瘤完整切除。缝合双侧断端血管。

病理学表现

患者肿瘤病理学表现见图 2。

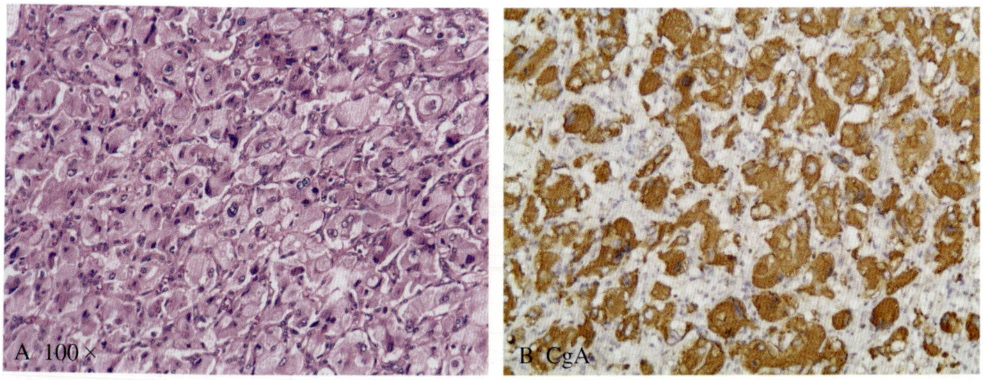

图 2 嗜铬细胞瘤病理图。**图 A，**肿瘤细胞呈片巢状排列，细胞呈多边形，核不规则，胞质嗜碱致双嗜性，瘤细胞核有多形性。**图 B，**肿瘤细胞 CgA 胞质阳性

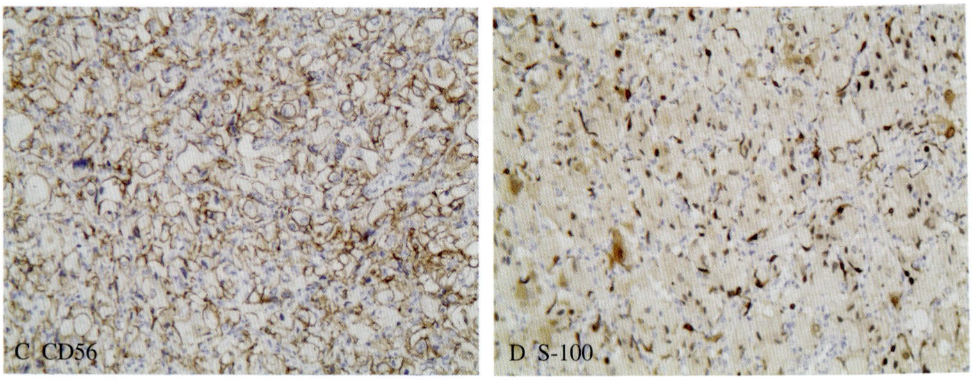

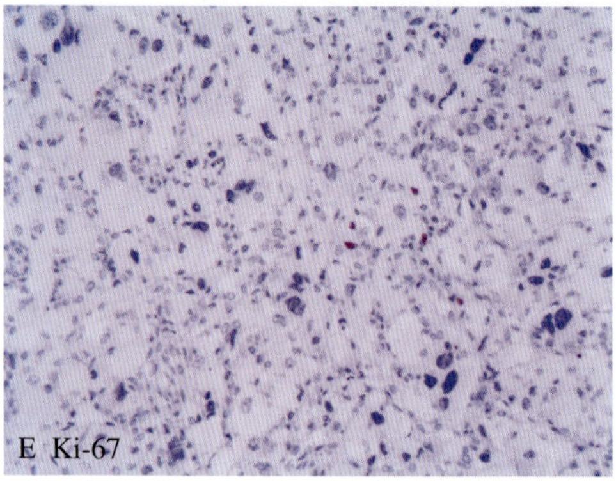

图 2（续） **图 C**，肿瘤细胞 CD56 膜阳性。**图 D**，肿瘤周围支持细胞 S-100 核阳性。**图 E**，肿瘤细胞 Ki-67 核少数阳性

免疫组化结果：CK（−），S-100（少数细胞 +），CD56（+），CgA（+），Syn（+），P53（−），Ki-67（热点区约 1%+）。

（腹膜后）肿瘤切除标本：肾上腺嗜铬细胞瘤。可见脉管内瘤栓，未见明确包膜及神经侵犯，建议临床结合其他检查除外远处转移。肿瘤大小 5 cm × 3.5 cm × 2 cm。

讨论

嗜铬细胞瘤是一种内分泌肿瘤，起源于胚胎神经嵴，为自主神经系统肿瘤，是发生于肾上腺髓质的副神经节瘤，约 2/3 的嗜铬细胞瘤为功能性，症状包括皮肤感觉异常、季肋部疼痛、焦虑、出汗、头痛、面色苍白和体重减轻等，但最常见的症状为高血压和心动过速。功能性嗜铬细胞瘤临床诊断并不困难。而非功能性患者常常在体检中偶然发现。

本例患者以右上腹部不适就诊，肿瘤体积较小，位于腹主动脉右侧，左肾静脉入下腔静脉处后方，无内分泌功能。CT 平扫以低等密度为主，增强后肿物呈明显强化。这种影像特点与嗜铬细胞瘤血供丰富，间质主要为血窦相关。由于肿瘤位置与肾上腺关系不是非常密切，术前并未考虑到肿瘤来源于肾上腺，术后病理可见肾上腺组织。仔细阅读 CT 图像（图 1-D）发现肿物与肾上腺关系密切。

病例 31-2 嗜铬细胞瘤

临床病史

患者男性，59岁，2017年10月体检CT检查发现右侧肾上腺区肿物。患者无腹痛、腹胀、恶心、呕吐等特殊不适主诉，偶有血压升高病史，未定期检测。2017年11月7日入我院诊治。

查体：腹部未及阳性体征。

影像学表现

患者入我院后，行CT和US检查，其结果见图1和图2。

CT 图像

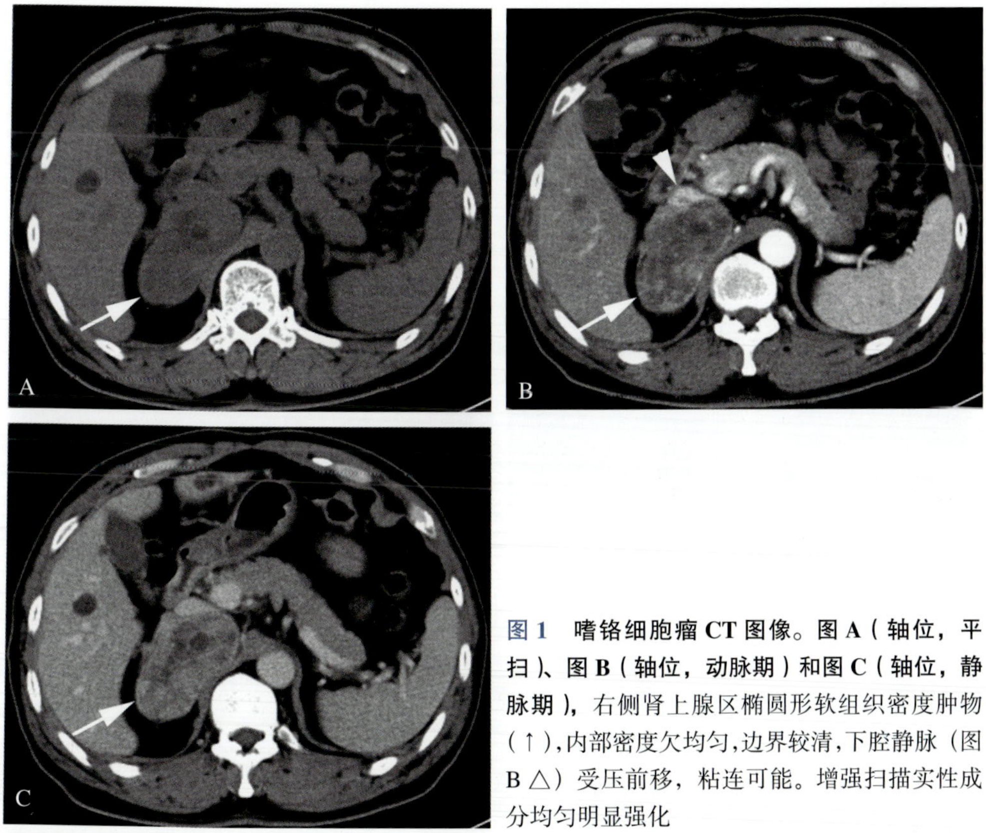

图1 嗜铬细胞瘤CT图像。图A（轴位，平扫）、图B（轴位，动脉期）和图C（轴位，静脉期），右侧肾上腺区椭圆形软组织密度肿物（↑），内部密度欠均匀，边界较清，下腔静脉（图B△）受压前移，粘连可能。增强扫描实性成分均匀明显强化

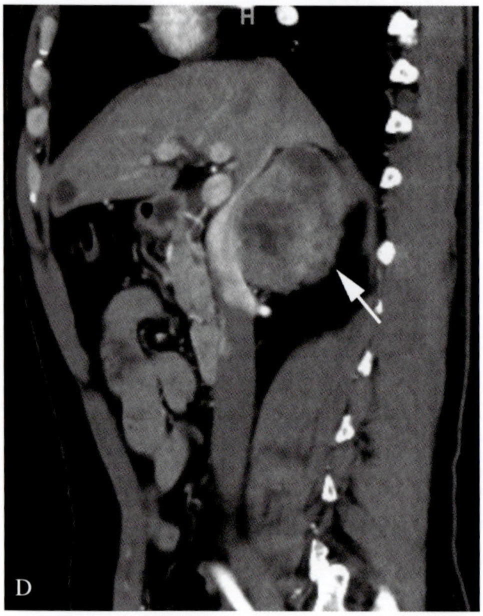

图 1（续） 图 D（矢状位，动脉期），肿物（↑）位于肝下缘、下腔静脉后方，下腔静脉受压向前移位

US 图像

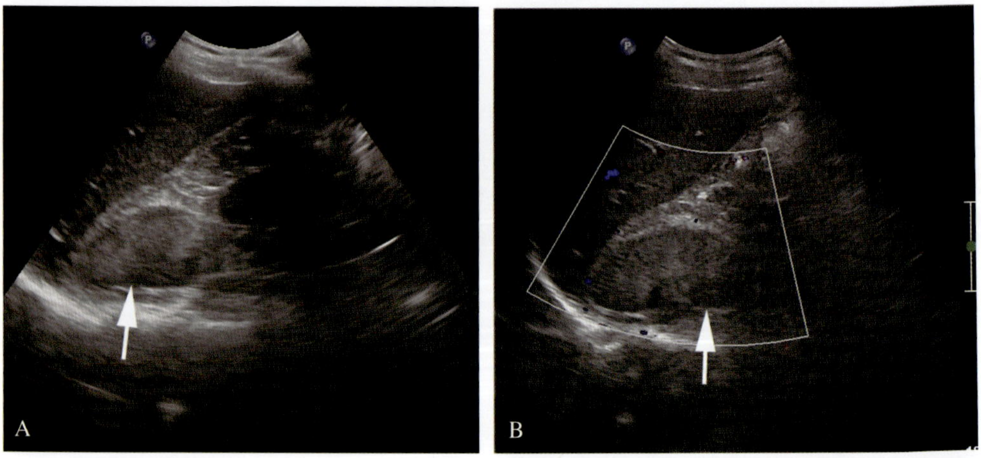

图 2 嗜铬细胞瘤 US 图像。图 A 和图 B，右侧肾上腺区等回声肿物（↑），边界清晰，形态规则，内未见明显血流信号

手术所见

2017 年 11 月 27 日行腹膜后肿瘤切除术：未见腹水，腹盆腔未发现种植。肿瘤位于肝下后方及下腔静脉后方，切断肝圆韧带、肝镰状韧带并结扎，将肝抬起。暴露肿瘤，沿瘤壁分离肿瘤与下腔静脉粘连，从下腔静脉下方穿入止血带，将下腔静脉拉向左侧，沿瘤壁分离肿瘤与周围组织粘连。将肿瘤完整切除。术中患者血压波动剧烈，考虑肿瘤存在内分泌功能。

病理学表现

患者肿瘤病理学表现见图 3。

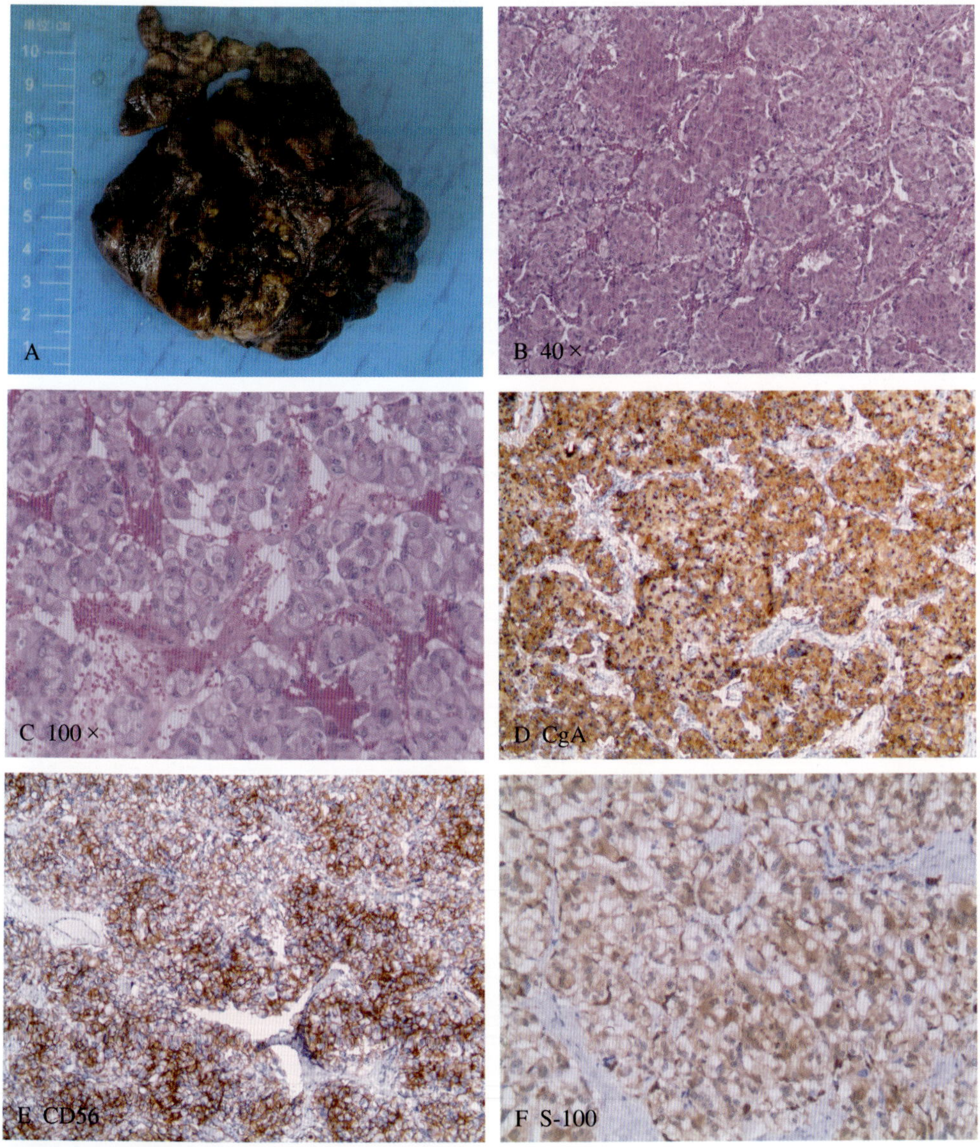

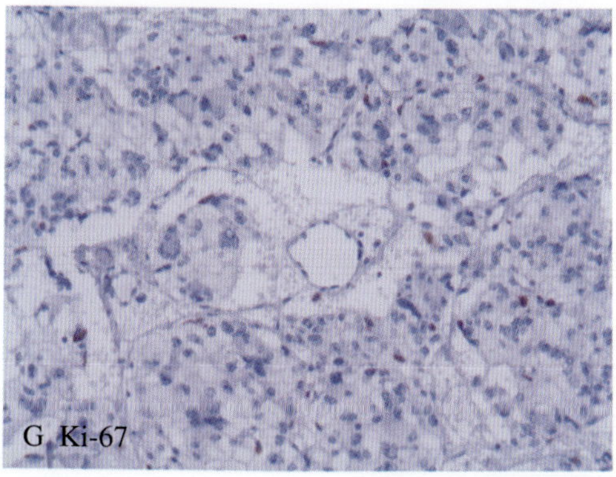

图3　嗜铬细胞瘤病理图。图A，棕色肿瘤一枚，大小约 9.8 cm×7.5 cm×4.5 cm，包膜完整，切面灰黄兼灰红色，质软。**图B 和图C**，肿瘤细胞呈巢状、腺泡状或实性片状分布，间质血管丰富。肿瘤细胞多边形，胞质嗜伊红色、双染性或嗜碱性颗粒状，核分裂象罕见。**图D**，肿瘤细胞 CgA 胞质阳性。**图E**，肿瘤细胞 CD56 膜阳性。**图F**，肿瘤细胞周围支持细胞 S-100 胞质阳性。**图G**，肿瘤细胞 Ki-67 核少数阳性

免疫组化结果： S-100（+），CgA（+），Syn（局灶+），CD56（+），CK（−），CD34（血管+），MelanA（−），P53（−），Ki-67（热点区约1%+）。

（腹膜后）肿物切除标本： 肾上腺嗜铬细胞瘤。肿瘤局灶侵犯被膜，偶见血管侵犯，周围可见肾上腺组织，建议临床结合其他检查除外远处转移。

讨论

嗜铬细胞瘤和副神经节瘤可同时出现在一个家系或一个个体中，可为家族遗传性疾病，并存在易感基因的突变。多发生于30～50岁成年人，有家族史者则相对较为年轻。约10%的病例发生于儿童。无明显性别差异。血清学检测甲氧基肾上腺素，尿液检测去甲肾上腺素、肾上腺素和3-甲氧基肾上腺素，对嗜铬细胞瘤诊断有一定意义。80%的嗜铬细胞瘤为单发性，以右侧多见，10%为双侧性，10%为肾上腺外。儿童患者中1/4为双侧性，另1/4发生于肾上腺外。

功能性的嗜铬细胞瘤由于可以分泌大量儿茶酚胺。过多的儿茶酚胺释放入血，导致头痛、心悸、焦虑和发汗。高血压可为阵发性（48%）或持续性（29%）。静止型嗜铬细胞瘤是指临床上无症状，而于健康体检或其他疾病检查中偶然发现的肿瘤，但在手术刺激等特殊情况下可诱发高血压。

本例患者肿瘤位于肾上腺内，有高血压病史，术前症状不明显，术中血压波动明显。

第十一章

杂类软组织肿瘤

病例 32-1 深部“侵袭性”血管黏液瘤

临床病史

患者女性，50 岁，2016 年 12 月无明显诱因出现腹胀不适，就诊当地医院。腹部增强 CT 检查提示腹盆腔内较大不规则密度影，其内密度不均匀，边界不清，伴左侧髂内动脉分支穿行，附件来源可能。2017 年 2 月 13 日入我院诊治。

查体：左下腹触及肿物，质地软，大小约 10 cm × 20 cm × 30 cm。

影像学表现

患者入我院后，行 CT 和 US 检查，其结果见图 1 和图 2。

CT 图像

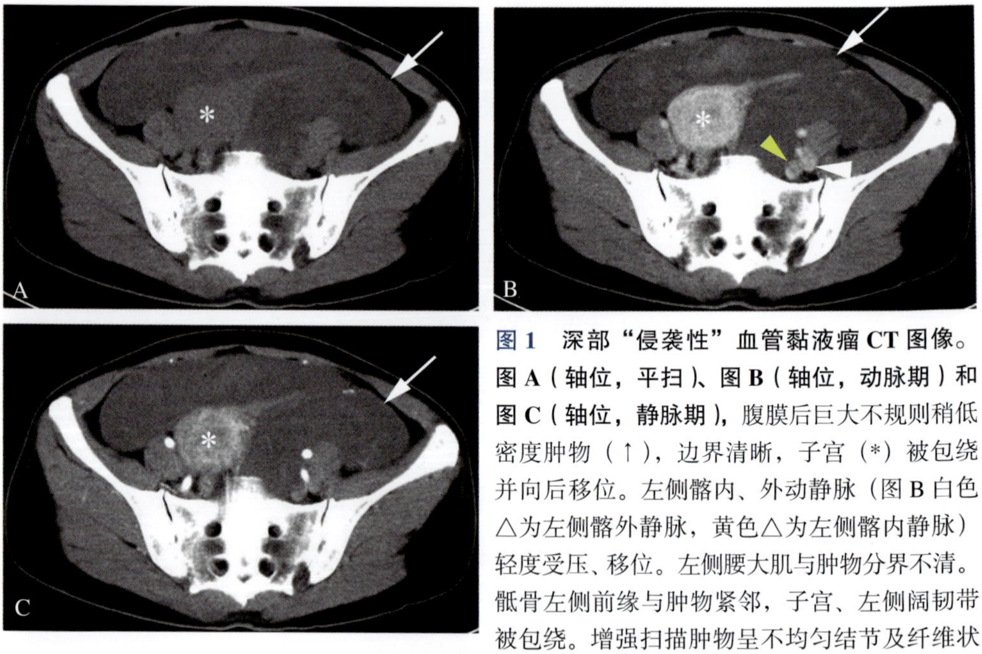

图 1　深部“侵袭性”血管黏液瘤 CT 图像。图 A（轴位，平扫）、图 B（轴位，动脉期）和图 C（轴位，静脉期），腹膜后巨大不规则稍低密度肿物（↑），边界清晰，子宫（*）被包绕并向后移位。左侧髂内、外动静脉（图 B 白色△为左侧髂外静脉，黄色△为左侧髂内静脉）轻度受压、移位。左侧腰大肌与肿物分界不清。骶骨左侧前缘与肿物紧邻，子宫、左侧阔韧带被包绕。增强扫描肿物呈不均匀结节及纤维状轻度异常强化，内见未强化低密度区（囊变区域）

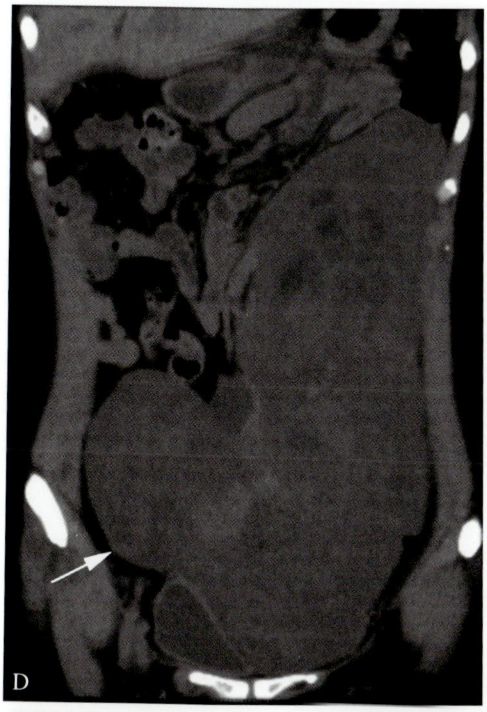

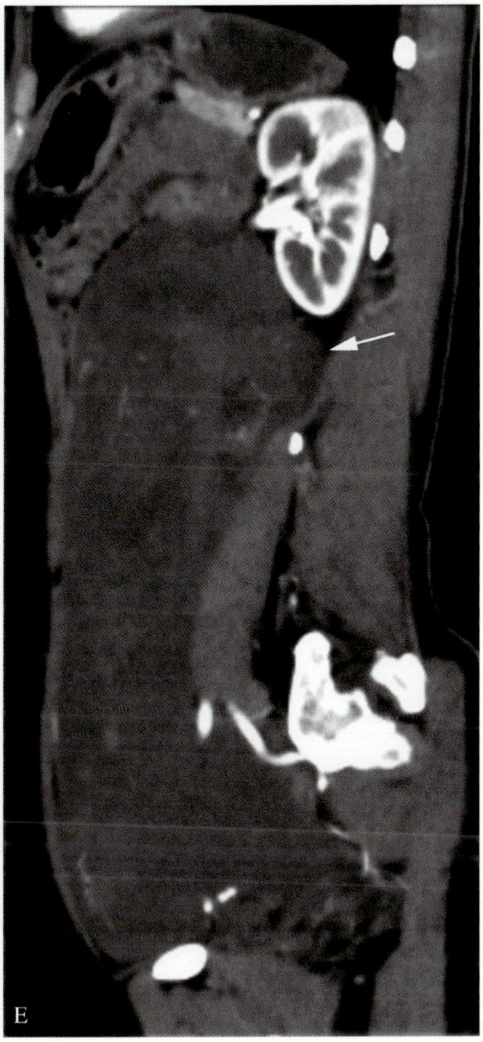

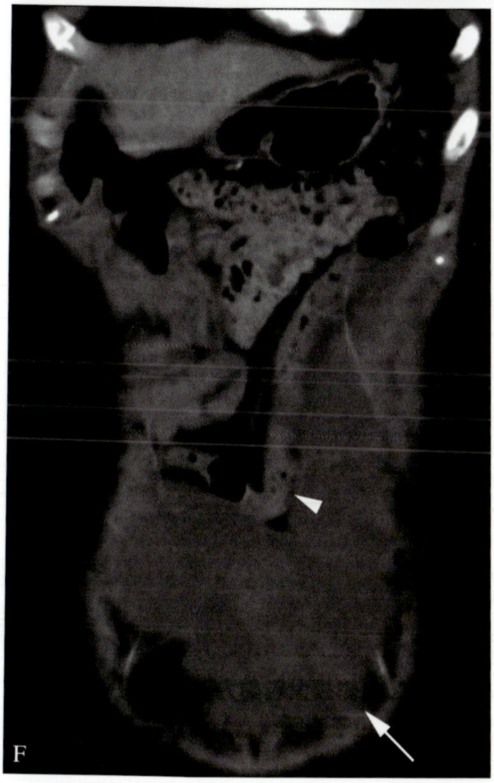

图 1（续） 图 D（冠状位，平扫）和图 E（矢状位，动脉期），小肠受压推至右中上腹区，膀胱受压向右侧移位，与肿物（↑）紧邻。左肾前下缘与肿物紧邻，分界清晰。左侧腰大肌与肿物分界不清。左侧髂动脉被包绕。**图 F（冠状位，动脉期）**，肿物（↑）与左半结肠、乙状结肠（△）关系密切，分界不清

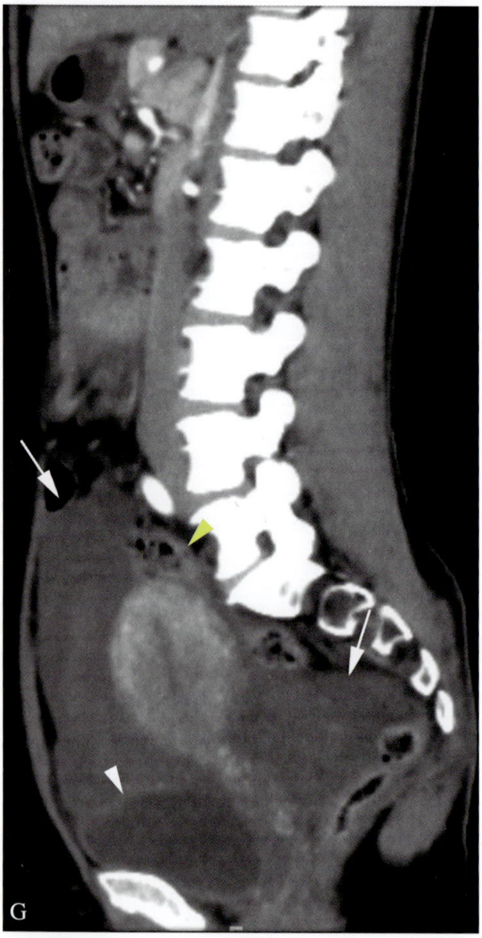

图 1（续） **图 G（矢状位，动脉期）**，肿物（↑）包绕子宫及宫颈，直肠受压后移，肿物与乙状结肠（黄色△）、直肠分界不清。膀胱（白色△）受压向下方移位，分界不清

US 图像

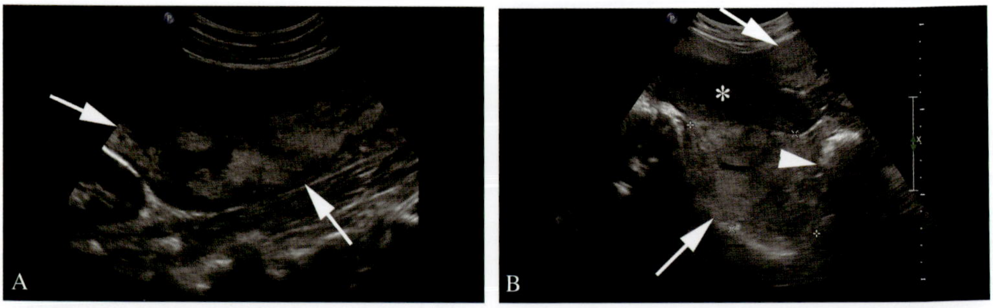

图 2 **深部“侵袭性”血管黏液瘤 US 图像。图 A**，左肾下方、左侧腰大肌前方不均质回声肿物（↑），内回声不均，边界清晰，形态规则，可见包膜。**图 B**，肿物（↑）位于直肠（△）与子宫下段及宫颈（*）周围，包绕子宫下段及宫颈，分界清晰

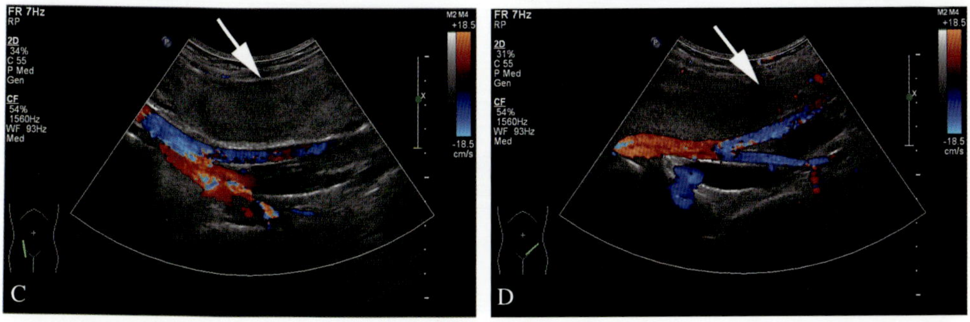

图 2（续） 图 C 和图 D，肿物（↑）位于右侧髂血管及左侧髂血管前方，呈等回声，边界清晰，内部未见明显血流信号

手术所见

2017 年 2 月 23 日行腹膜后肿瘤切除术：进入腹腔后探查，未见腹水及明显的转移灶。肿瘤位于下腹部及盆腔，肿瘤质韧，形状不规则，大小约 20 cm × 15 cm × 10 cm，与周边界限不清。左侧及前方与腰大肌、左半结肠、乙状结肠、直肠粘连，右侧边界尚清晰，肿瘤下方位于盆腔，侵及子宫、阴道及左侧附件，后方与骶骨粘连，用超声刀沿肿瘤周边分离，首先游离乙状结肠与肿瘤粘连，结肠无明显破损，继续分离可见肿瘤部分包绕左侧髂动、静脉，仔细剥离，将左侧髂动、静脉与肿瘤分离，上述血管无明显破损。继续分离，肿瘤侵犯左侧卵巢及输卵管，无法分离，术中决定一并切除左侧附件，肿瘤侵犯部分阴道，切除被侵犯阴道，完整切除肿瘤。然后将阴道壁修补缝合。检查无活动性出血后，放置腹腔引流管，冲洗腹腔，关腹。

病理学表现

患者肿瘤病理学表现见图 3。

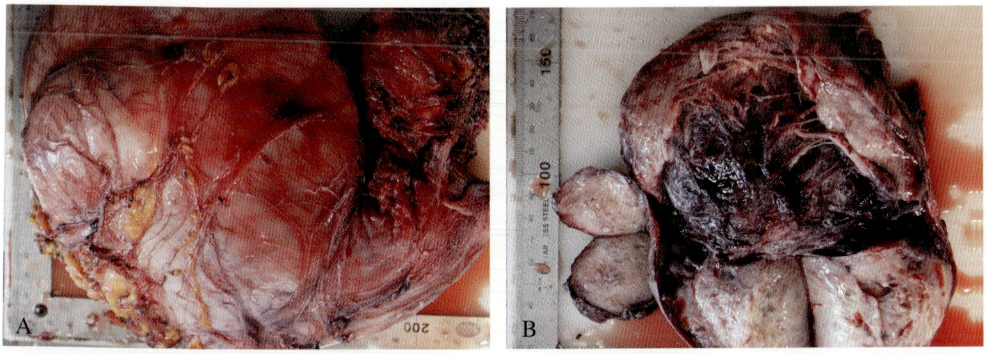

图 3 深部“侵袭性”血管黏液瘤病理图。图 A，椭圆形巨大肿瘤一枚，大小约 22 cm × 18 cm × 6 cm，部分可见包膜。图 B，切面灰白、灰褐色，质软，部分区域出血囊性变

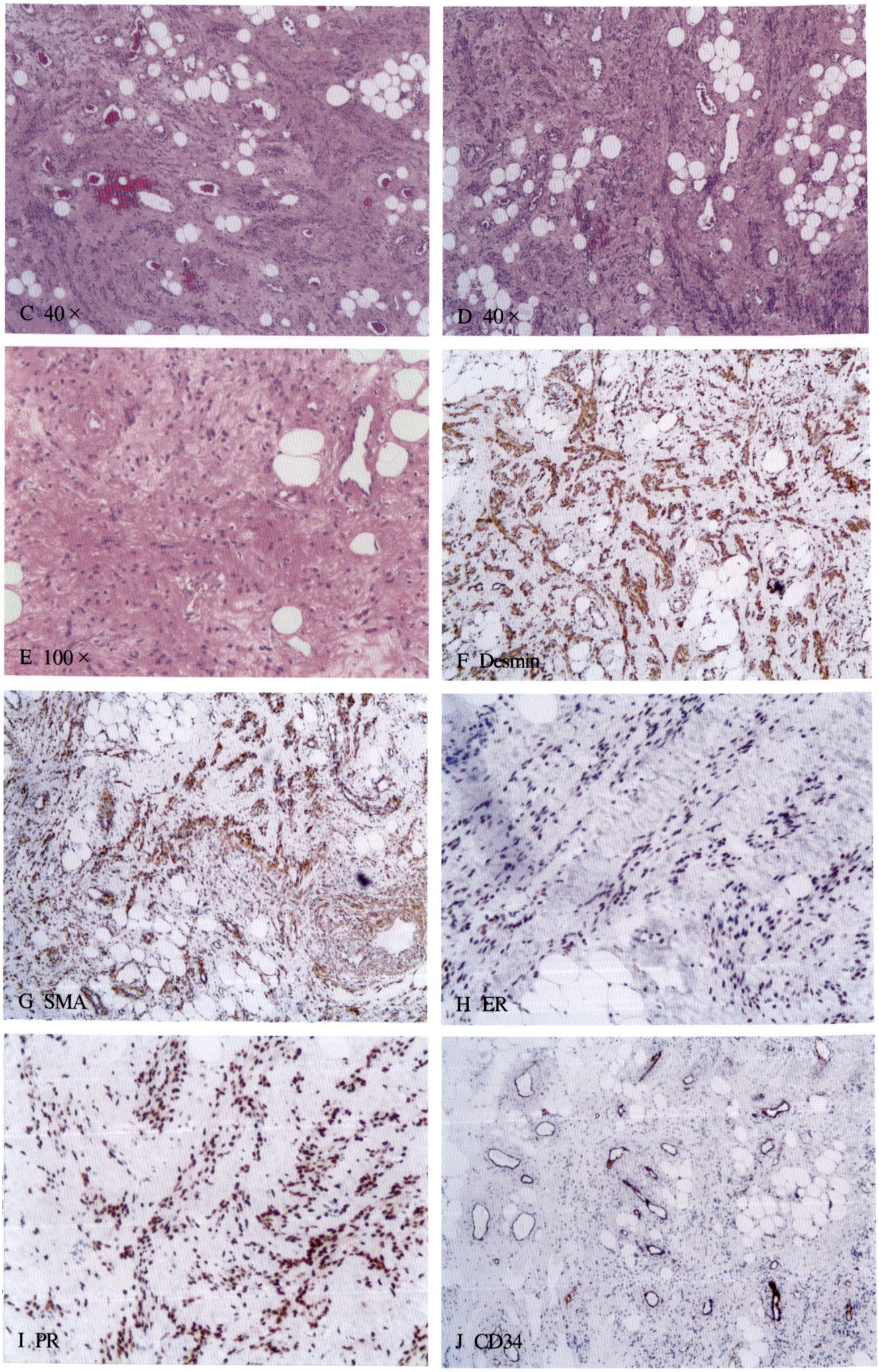

图3（续） **图C和图D**，肿瘤弥漫性浸润周围脂肪组织，细胞密度低，间质疏松，可见大量薄壁血管。**图E**，肿瘤细胞呈星芒状、卵圆形或短梭形，间质富于黏液，无明显异型性。**图F和图G**，带状肌样细胞Desmin、SMA阳性。**图H和图I**，肿瘤细胞ER、PR核弥漫阳性。**图J**，薄壁血管CD34阳性

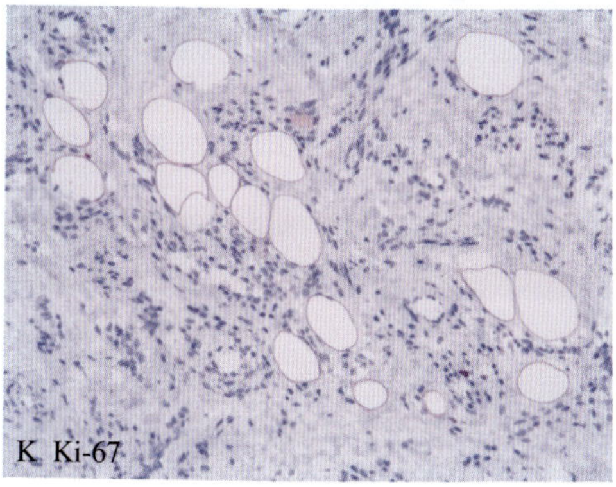

图 3（续）　**图 K**，个别肿瘤细胞 Ki-67 核阳性

免疫组化结果：ER（+），PR（+），Desmin（+），SMA（+），CD34（血管 +），S-100（−），P16（少数 +），CDK4（−），CD117（−），P53（−），CK（−），HMB45（−），MelanA（−），Ki-67（热点区约 1%+）。

（腹膜后）肿瘤切除标本：深部“侵袭性”血管黏液瘤，肿瘤浸润周围脂肪组织。

讨论

深部“侵袭性”血管黏液瘤是一种好发于盆腔和肛周区的软组织肿瘤，也可发生于腹股沟阴囊和腹膜后，易于局部复发。由小的星形和梭形细胞及其周围黏液水肿性基质构成，并将局部结构包围在肿瘤之内。好发于 20 ～ 60 岁成年女性，发病高峰年龄 30 ～ 40 岁。表现为盆腔肛周区缓慢生长的肿物，无症状或伴有局部疼痛、性交困难或压迫感。因为大块肿瘤经常隐蔽在深部软组织之内，而且一般不引起直肠、尿道、阴道或血管受阻，所以大多数肿瘤在发现时已经非常大。

深部“侵袭性”血管黏液瘤 CT 显示为低密度或等密度影像的肿物，倾向于在骨盆床结构周围生长，一般对阴道或直肠肌肉组织无明显破坏。US 显示肿瘤内部回声较为细腻且较均匀，可伴有囊性区域。本例肿瘤 CT 显示为低密度肿物，US 显示肿瘤边界清晰，形态规则，质地较软，可见包膜，与周围组织紧邻但分界清晰。术中肿瘤包绕子宫、阴道，与周围组织脏器粘连，均未侵及，较易分离。

深部“侵袭性”血管黏液瘤切除后局部复发率约为 30%，这种复发一般经再次切除即可控制，无远处转移潜能。本例患者术后 3 个月复查，未见复发征象。

病例 32-2 深部“侵袭性”血管黏液瘤

临床病史

患者男性，31 岁，2017 年 10 月下腹部疼痛不适，呈间断发作，盆腔 US 检查提示盆腔肿物。MRI 检查提示左侧盆腔占位，与左侧闭孔内肌分界不清。穿刺活检病理检查提示：梭形细胞肿瘤，考虑为间叶源性肿瘤，倾向肌成纤维细胞瘤。2017 年 11 月 28 日入我院诊治。

查体：无阳性体征。

影像学表现

患者入我院后，行 CT 和 US 检查，其结果见图 1 和图 2。

CT 图像

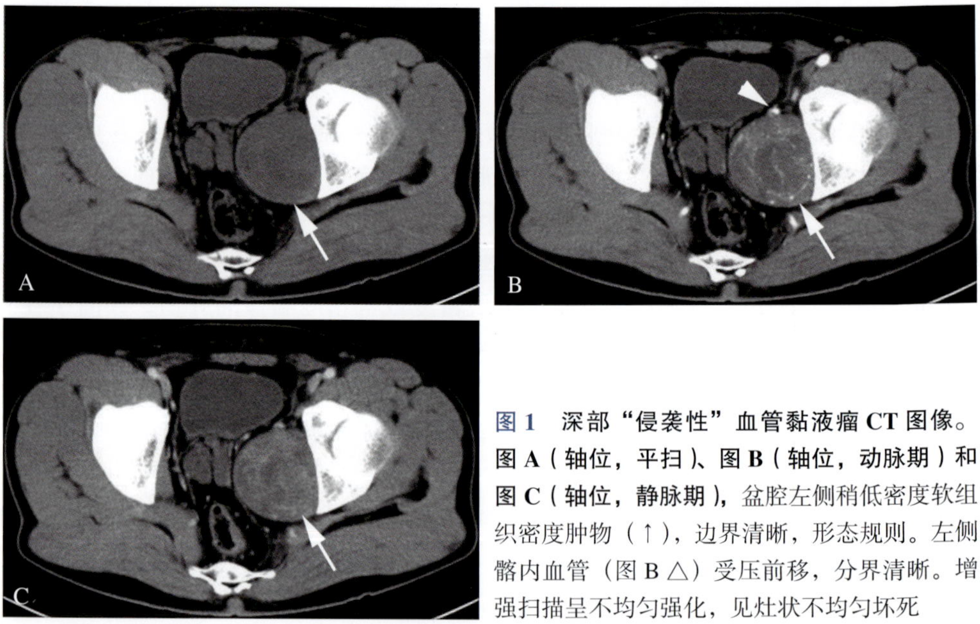

图 1　深部“侵袭性”血管黏液瘤 CT 图像。图 A（轴位，平扫）、图 B（轴位，动脉期）和图 C（轴位，静脉期），盆腔左侧稍低密度软组织密度肿物（↑），边界清晰，形态规则。左侧髂内血管（图 B △）受压前移，分界清晰。增强扫描呈不均匀强化，见灶状不均匀坏死

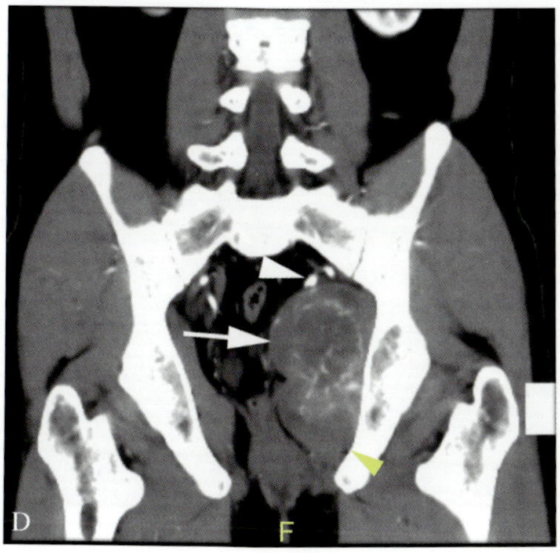

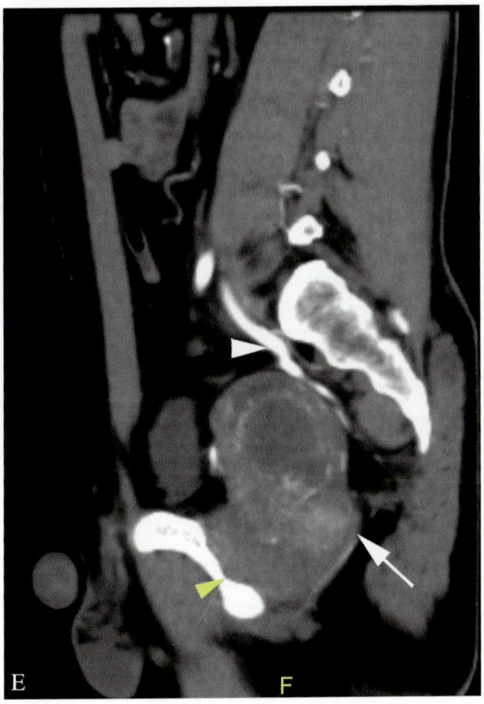

图 1（续） **图 D（冠状位，动脉期）和图 E（矢状位，动脉期）**，肿物（↑）位于左侧闭孔内肌（黄色△）上方，与闭孔内肌分界不清。左侧髂内动脉（白色△）分支供血瘤体，直肠位于肿瘤右侧，分界清晰

US 图像

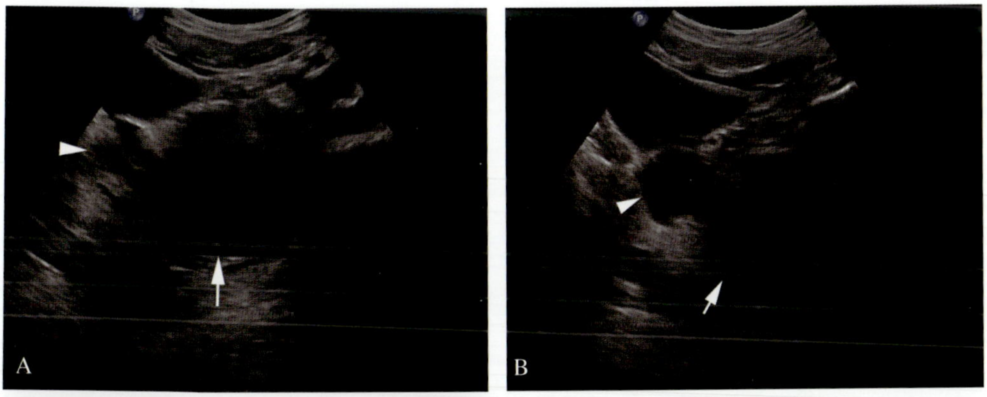

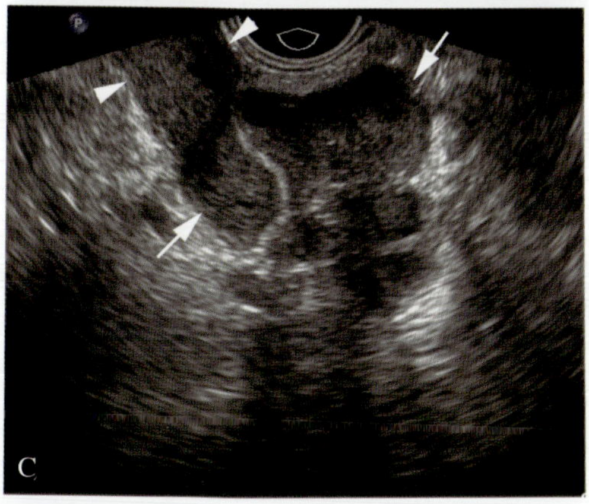

图 2　**深部“侵袭性”血管黏液瘤 US 图像。图 A**，盆腔低回声肿物（↑），紧邻膀胱与前列腺（△）。**图 B**，肿物（↑）与前列腺（△）紧邻。**图 C**，肿物（↑）与前列腺（△）紧邻但未侵及

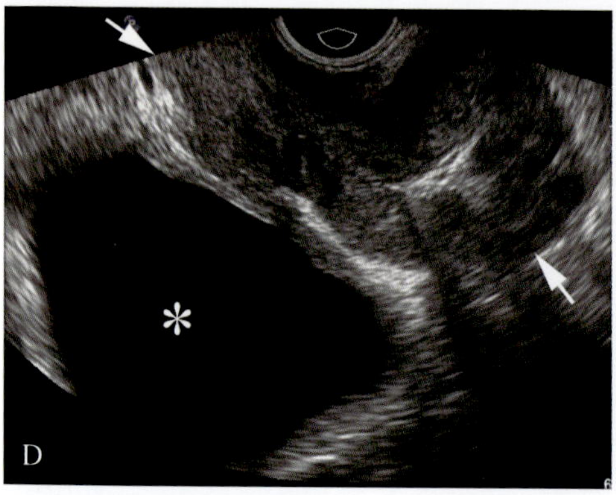

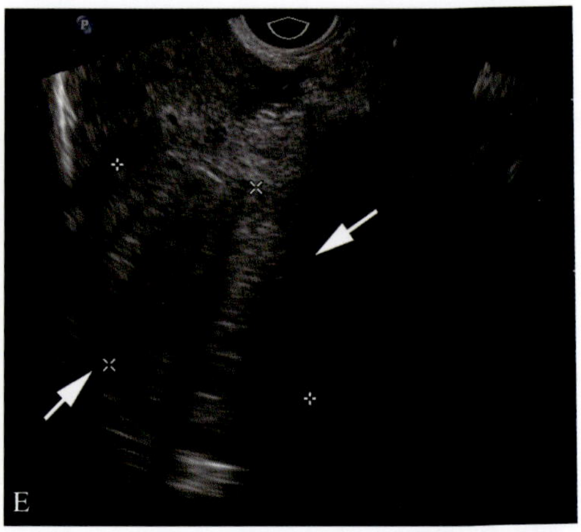

图 2（续） **图 D**，肿物（↑）与膀胱（*）紧邻但未侵及。**图 E**，肿物（↑）位于骶尾骨前方

手术所见

2017 年 12 月 6 日行盆腔肿瘤切除术：盆腔未见腹水，未见腹壁及脏器转移。可见肿瘤位于左侧盆腔、直肠系膜左侧。肿瘤边界清晰，质韧，大小约 5 cm×5 cm×8 cm。沿肿瘤上缘切开腹膜，暴露肿瘤，分离结扎表面血管，游离肿瘤至肛提肌表面，完整切除肿瘤。

病理学表现

患者肿瘤病理学表现见图 3。

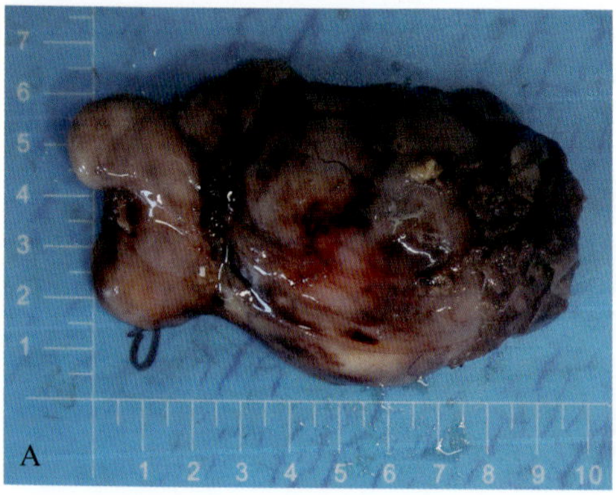

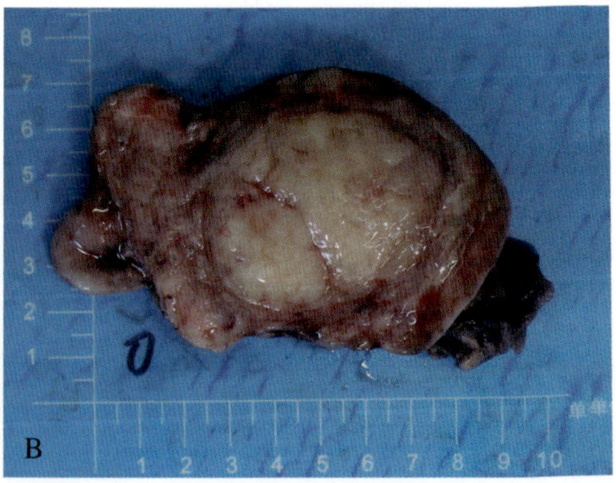

图 3　深部“侵袭性”血管黏液瘤病理图。图 A，结节状肿瘤一枚，大小约 10 cm×6 cm×5.5 cm，表面包膜完整。**图 B**，切面灰黄、灰白，质软，呈半透明样

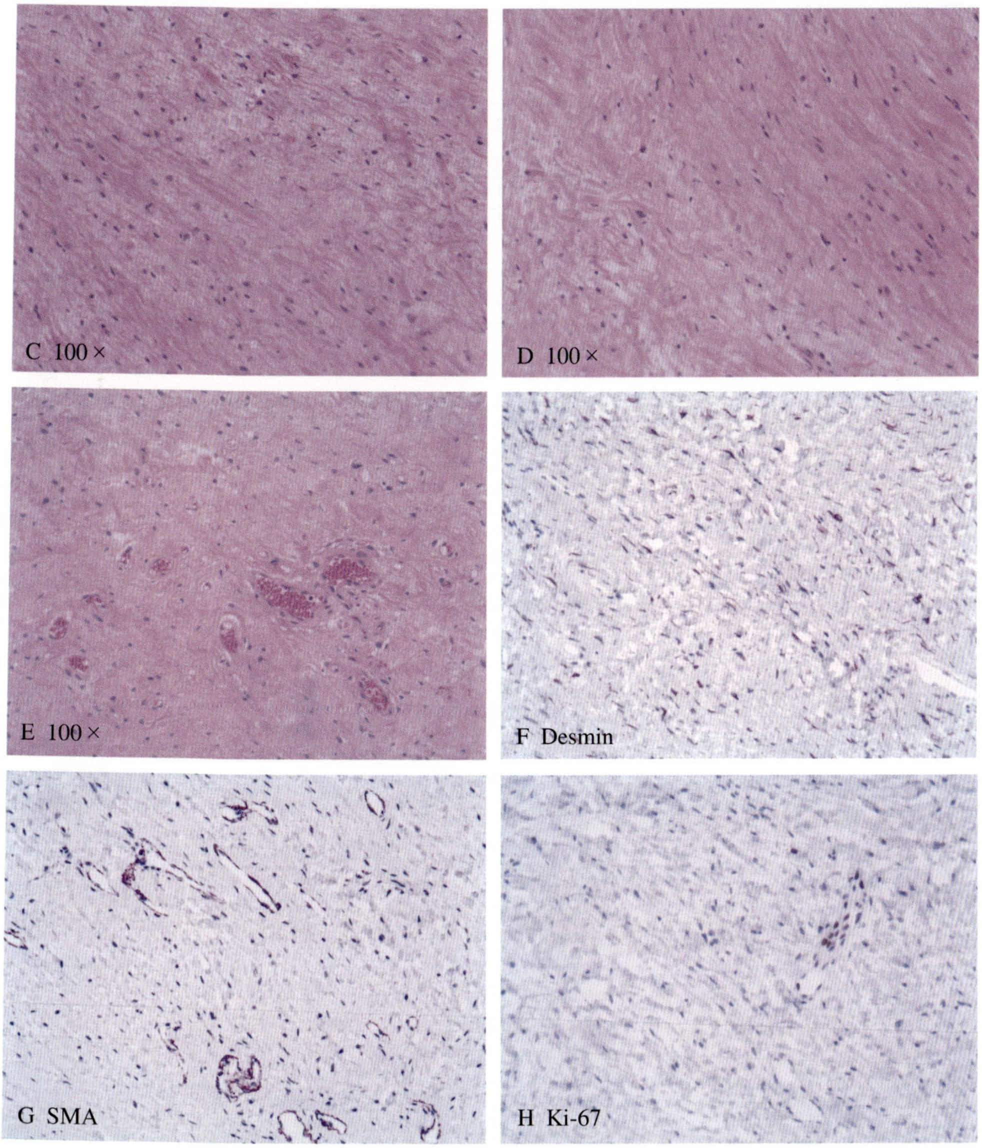

图 3（续） **图 C 和图 D**，纤维黏液样背景中散在分布星型和梭形细胞，细胞核无明显异型性。**图 E**，间质血管丰富。**图 F 和图 G**，少量肌样细胞 Desmin、SMA 阳性。**图 H**，肿瘤细胞 Ki-67 核局灶阳性

免疫组化结果：S-100（–），SOX10（–），NF（–），CDK4（+），MDM2（–），Desmin（少量肌样细胞 +），SMA（少量肌样细胞 +），ER（–），PR（少数 +），EMA（–），CD34（血管 +），P53（野生型表达），Ki-67（热点区约 2%+）。

（盆腔）肿瘤切除标本：间叶源性肿瘤，肿瘤细胞排列稀疏，呈短梭形及卵圆形，细胞无明显异型，间质富于黏液，疏松、水肿，结合免疫组化结果，支持深部“侵袭性”血管黏液瘤。

讨论

本例患者为年轻男性，发生于左侧盆腔，以下腹部不适就诊，肿瘤 CT 平扫表现为类圆形低密度肿物，边界清晰，形态规则，与周围组织分界清晰，与左侧闭孔内肌分界不清，考虑来源于闭孔内肌可能。增强扫描显示瘤体明显强化，内部可见液化坏死未强化区。本例患者术后规律复查，术后 1 年半未见复发征象。

病例 33 滑膜肉瘤

临床病史

患者女性，38 岁，2017 年 1 月因上腹部不适，自以为胃病，自行口服胃药无好转。就诊当地医院，US 检查提示腹膜后占位。2017 年 2 月在当地医院行穿刺活检，病理结果为孤立性纤维性肿瘤，行 1 次介入栓塞治疗，疗效差。2017 年 4 月 21 日入我院诊治。

查体：腹部膨隆，腹壁柔软，上腹部可触及肿物，活动度可，无压痛，界限不清。

影像学表现

患者入我院后，行 CT 检查，其结果见图 1。

CT 图像

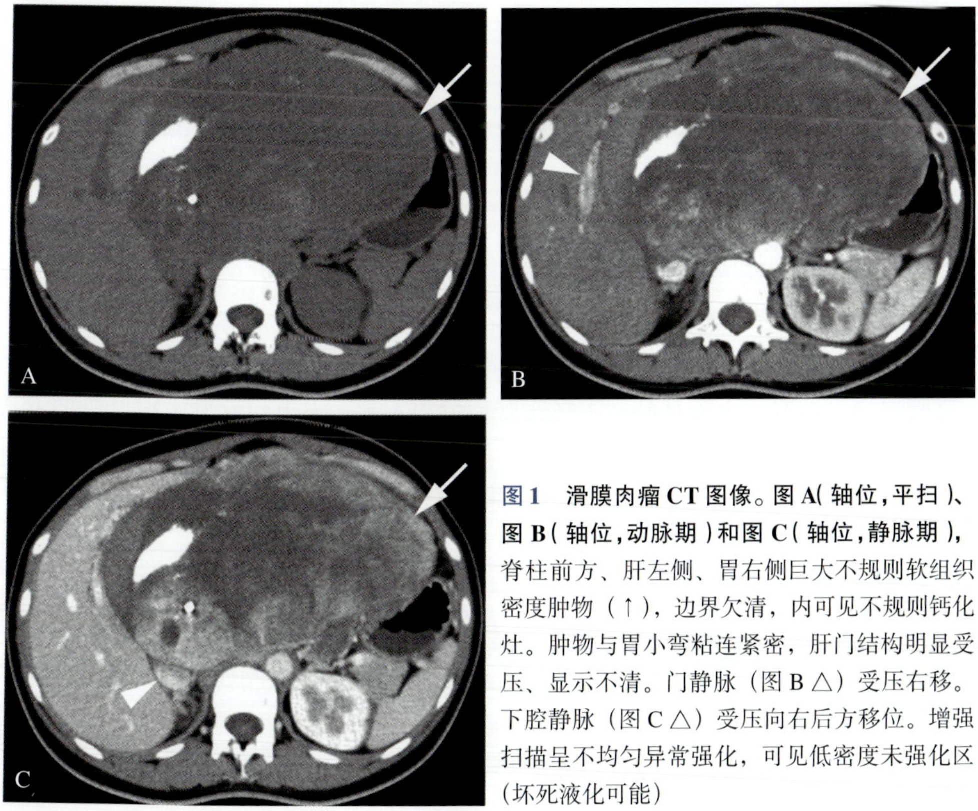

图 1　滑膜肉瘤 CT 图像。图 A（轴位，平扫）、图 B（轴位，动脉期）和图 C（轴位，静脉期），脊柱前方、肝左侧、胃右侧巨大不规则软组织密度肿物（↑），边界欠清，内可见不规则钙化灶。肿物与胃小弯粘连紧密，肝门结构明显受压、显示不清。门静脉（图 B △）受压右移。下腔静脉（图 C △）受压向右后方移位。增强扫描呈不均匀异常强化，可见低密度未强化区（坏死液化可能）

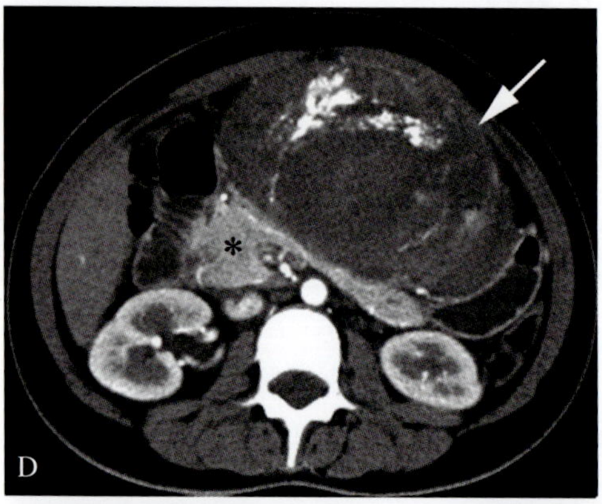

图 1（续） **图 D（轴位，动脉期）**，肿物（↑）与胰腺（*）紧邻，胰腺受压变形，与肿物分界不清。**图 E（冠状位，动脉期）**，肿物（↑）挤压肝门部，门静脉（△）受压变形，与肿物紧邻，关系密切。与肝左叶分界不清，侵及可能。**图 F（冠状位，动脉期）**，肿物（↑）挤压胰腺（*）向下移位，明显压迫胃小弯（△）及第一肝门，与胰头、胃小弯粘连紧密

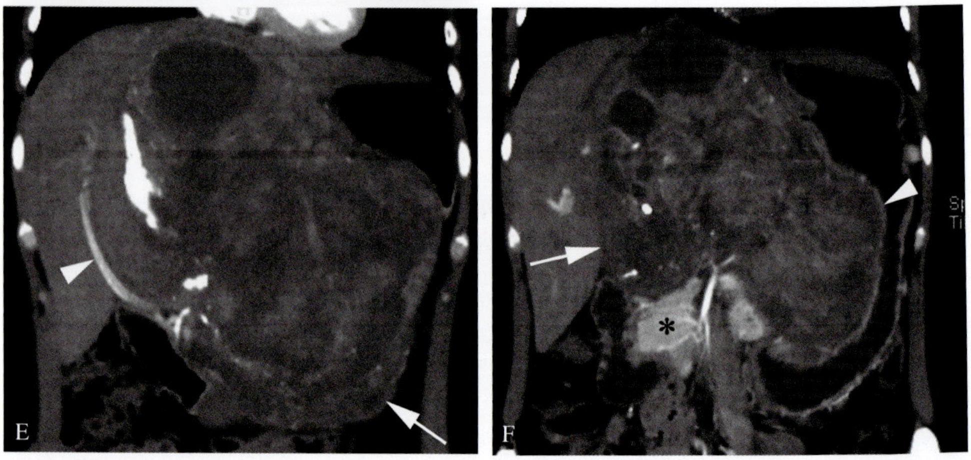

手术所见

2017 年 5 月 10 日行腹膜后肿瘤切除术：未见腹水，腹盆腔未见种植。肿瘤位于上腹部小网膜囊处，大小约 18 cm × 18 cm，质硬，表面血管丰富，肿瘤左侧侵及胃小弯，行小弯侧胃部分切除；下方从胰腺上缘将肿瘤分离下来；上方侵及肝，沿肝脏面分离肿瘤，切除部分肝组织；肿瘤右侧侵及第一肝门，逐步分离，发现肿瘤侵及胆囊管与肝总管汇合处，遂切除胆囊，切断肝总管及胆总管，行胆肠吻合。

病理学表现

患者肿瘤病理学表现见图 2。

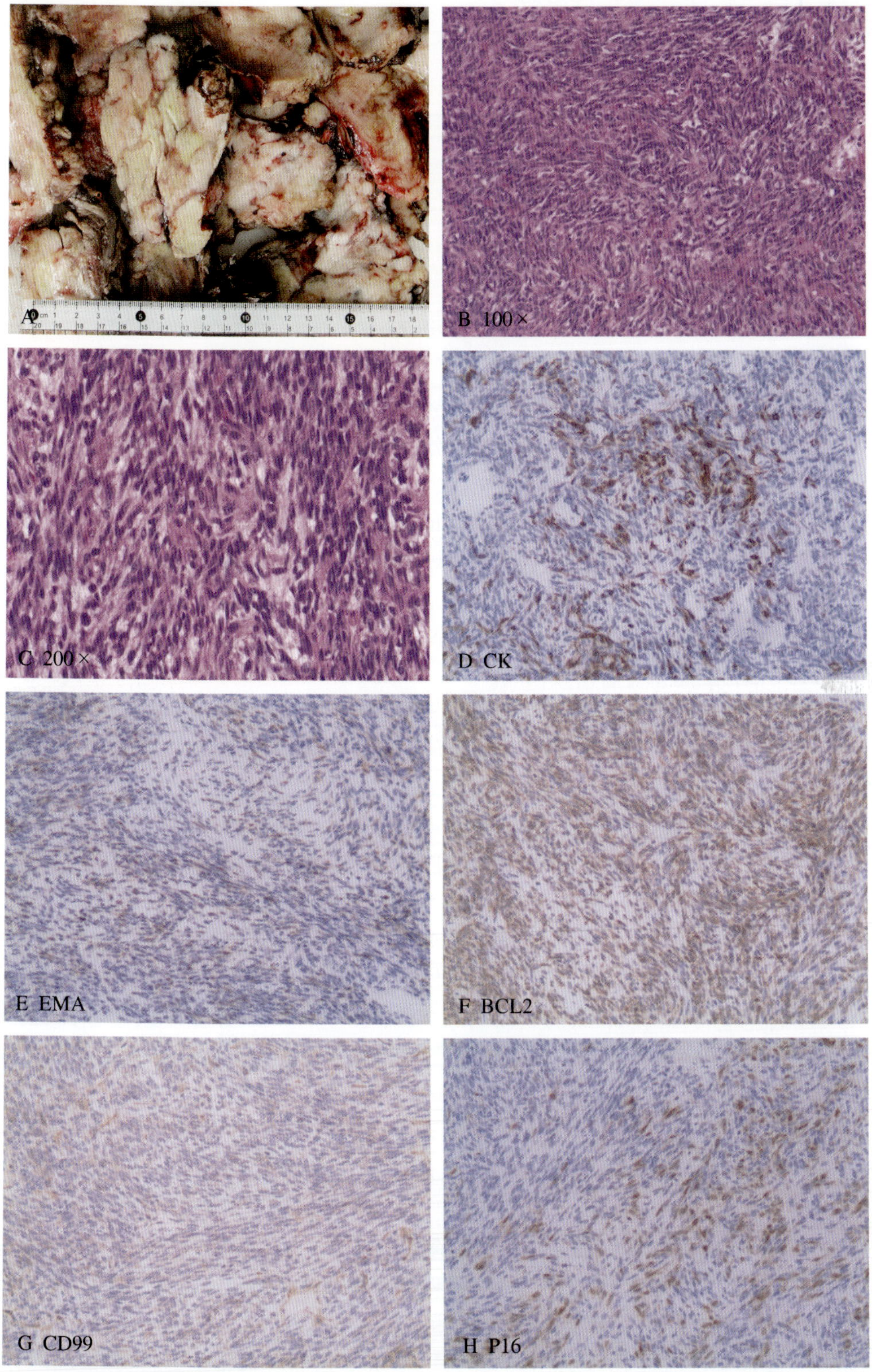

图 2 滑膜肉瘤病理图。**图 A**，肿瘤切面灰白，质软，鱼肉状，部分区域坏死，大小约 20 cm×20 cm×6 cm。**图 B**，肿瘤细胞呈梭形，旋涡状排列。**图 C**，肿瘤细胞明显异型，核大深染。**图 D**，肿瘤细胞 CK 胞质局灶阳性。**图 E**，肿瘤细胞 EMA 胞质散在阳性。**图 F**，肿瘤细胞 BCL2 胞质散在阳性。**图 G**，肿瘤细胞 CD99 胞质弱阳性。**图 H**，肿瘤细胞 P16 核 / 质散在阳性

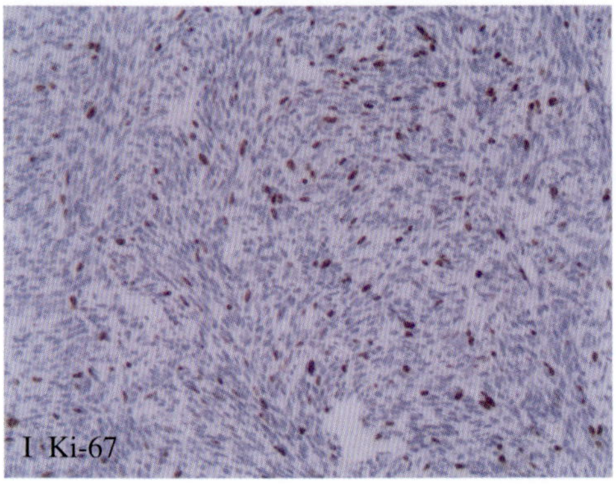

图 2（续） **图 I，**肿瘤细胞 Ki-67 核散在阳性

免疫组化结果：CK（局灶 +），EMA（局灶 +），Vimentin（+），CD99（+），BCL2（+），INI-1（−），TLE-1（+），S-100（−），P16（部分 +），CDK4（−），MDM2（−），Desmin（−），SMA（−），Myogenin（−），CD117（−），CD34（−），DOG-1（−），STAT6（局灶 +），CD10（−），HMB45（−），P53（少数 +），Ki-67（热点区约 20%+）。

FISH 检测结果：*SS18* 基因位点 FISH 检测结果（+），支持滑膜肉瘤。

（腹膜后）肿瘤切除标本：梭形细胞肿瘤，细胞致密区和疏松区交替分布，致密区细胞有一定异型性，核分裂象多见（> 10 个 /10HPF），并见片状坏死，结合免疫组化及 FISH *SS18* 基因检测结果符合滑膜肉瘤。

讨论

滑膜肉瘤是一种上皮和间叶双相分化的恶性肿瘤，占所有软组织肿瘤的 5% ～ 10%。80% 发生于四肢及大关节附近，5% 发生于腹盆腔、腹膜后。其瘤细胞起自多潜能干细胞，可向间叶和上皮分化，好发于 15 ～ 35 岁青少年，男性多见。腹膜后原发滑膜肉瘤罕见，临床上表现为深在的无痛性肿块，少数可出现疼痛或压痛，发病隐匿，就诊时瘤体体积较大，难以完整切除，可出现压迫其他器官症状。

滑膜肉瘤 CT 特征为实性部分密度与肌肉类似，实性部分增强明显，内可见钙化及囊性变。

滑膜肉瘤的治疗以局部根治性手术切除为主，但单纯外科切除术后，大多数滑膜肉瘤会出现复发和转移，腹膜后滑膜肉瘤更易发生远处转移。美国 NCCN 诊治指南建议选用术前或术后辅助放、化疗。新辅助化疗的化疗方案目前多采用多柔比星（ADR）单药化疗，或以其为基础的联合治疗方案，主要包括 ADR 加异环磷酰胺（IFO），加达卡巴嗪（DTIC）、氮烯咪胺或 IFO 加 DTIC 等联合方案。

本例患者术后行 IE 方案化疗：异环磷酰胺静脉输注，第 1 ～ 5 天 1.8 g，表柔比星静脉输注，第 1 天 0.4 g，第 2 天 0.5 g，上述方案每 3 周重复 1 次。患者术后 2 ～ 6 个月复查未见复发征象。术后 10 个月出现大网膜、胸椎、腰椎、骶椎、肺转移灶及肝门淋巴结转移。后行第 4 颈椎肿瘤切除融合内固定术，并行局部放疗及白蛋白结合型紫杉醇化疗联合重组人血管内皮抑制素（恩度）。转移灶控制不佳，此后行安格酸氯化钠（安罗替尼）治疗，疗效差，随后行支持疗法。

病例 34 促结缔组织增生性小圆细胞肿瘤

临床病史

患者男性，22 岁，2012 年 12 月 8 日因“上腹胀痛半月，停止排气排便伴呕吐 1 日”就诊于大港油田总医院，急诊手术，发现回盲部肿块，行右半结肠切除术。术后病理为回盲部小细胞神经内分泌癌。行以奥沙利铂为主的化疗 1 个周期。2013 年 2 月 22 日至 2013 年 8 月 9 日行 EP 方案（依托泊苷 + 顺铂）化疗 8 个周期。2014 年 8 月 6 日复查 CT，直肠左前方出现结节，考虑转移。2014 年 8 月 21 日至 2014 年 10 月 28 日行 IP 方案（伊立替康 + 顺铂）化疗 4 个周期。2015 年 4 月再行局部立体定向放疗（40 Gy/5F），规律复查 CT。2016 年 11 月 CT 检查提示疾病进展，遂行 1 个周期 TP 方案（紫杉醇 + 顺铂）化疗，耐受可。之后患者行 6 个周期 PD-1 靶向治疗，并因左肾积水置入左侧输尿管支架，规律复查 CT 及 PET-CT。2017 年 8 月 7 日 CT 检查提示盆腔肿物较前增大。2017 年 8 月 28 日入我院诊治。

查体：左下腹质硬包块，活动度差，无压痛、反跳痛。

影像学表现

患者入我院后，行 CT 检查，其结果见图 1。

CT 图像

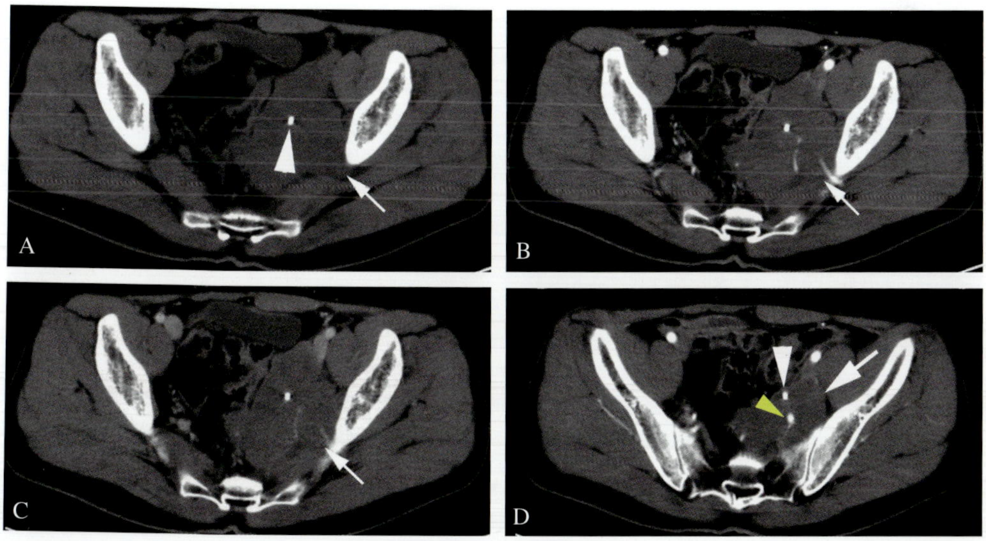

图 1 促结缔组织增生性小圆细胞肿瘤 CT 图像。图 A（轴位，平扫）、图 B（轴位，动脉期）和图 C（轴位，静脉期），盆部左侧不规则软组织密度肿物（↑），呈分叶状、边缘不光滑，与周围肠管粘连，包绕左侧输尿管（图 A ~ F 白色△示左侧输尿管 D-J 管影）。增强扫描呈不均匀渐进性轻中度强化，内见异常的血管影。图 D（轴位，动脉期），肿物（↑）包绕左侧输尿管及左侧髂内动脉（黄色△），与骶骨紧邻，分界不清

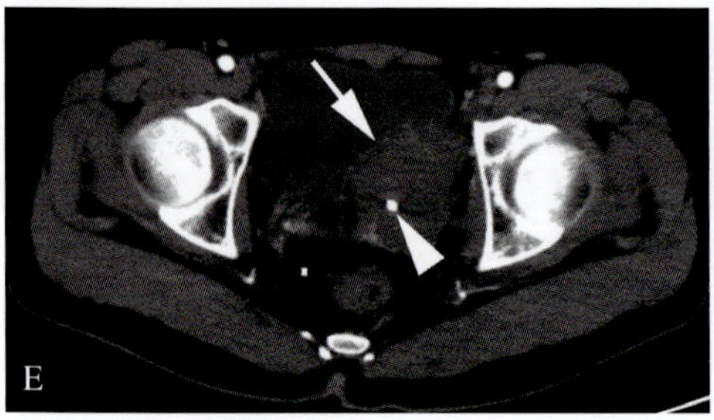

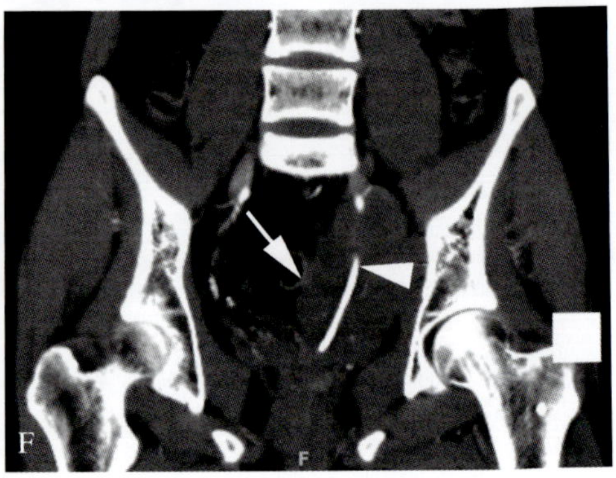

图 1（续） 图 E（轴位，动脉期），肿物（↑）与膀胱左后壁关系密切，粘连可能。图 F（冠状位，动脉期），肿物（↑）包绕左侧输尿管

手术所见

2017 年 10 月 11 日行腹膜后肿瘤切除术：未见腹水，腹腔粘连严重。剪开降结肠外侧腹膜，见肿瘤与膀胱壁、小肠粘连紧密。包绕左侧输尿管及左侧髂内动、静脉，质硬，位置固定。肿瘤侵犯广泛，遂决定行姑息性切除。沿肿瘤壁分离肿瘤与膀胱及小肠粘连，将肿瘤分块切除，暴露并游离左侧输尿管，结扎左侧髂内动、静脉。修补加固膀胱及小肠创面。探及肠壁及腹后壁仍有少量肿瘤残留，考虑进一步切除存在出血及肠瘘风险遂决定终止手术，置入银夹标记定位。

病理学表现

患者肿瘤病理学表现见图 2。

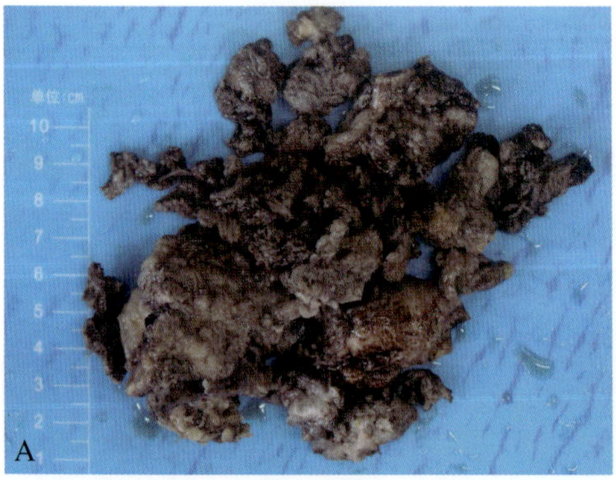

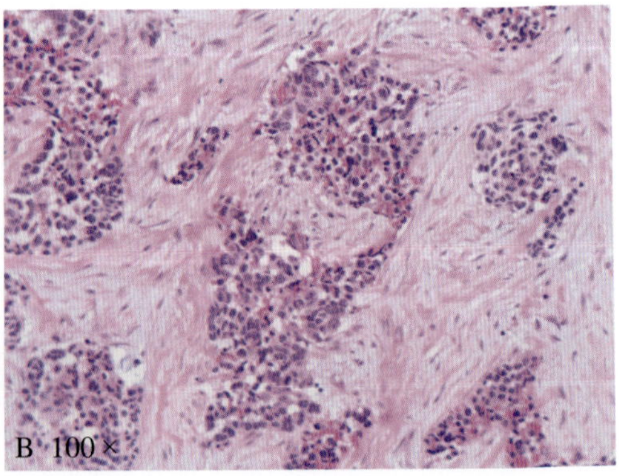

图 2 促结缔组织增生性小圆细胞肿瘤病理图。图 A，破碎肿瘤组织一堆，切面灰白、质韧，总体积约 12 cm×9 cm×3 cm。图 B、图 C 和图 D，肿瘤细胞呈片巢状排列，细胞巢之间为大量增生致密纤维结缔组织

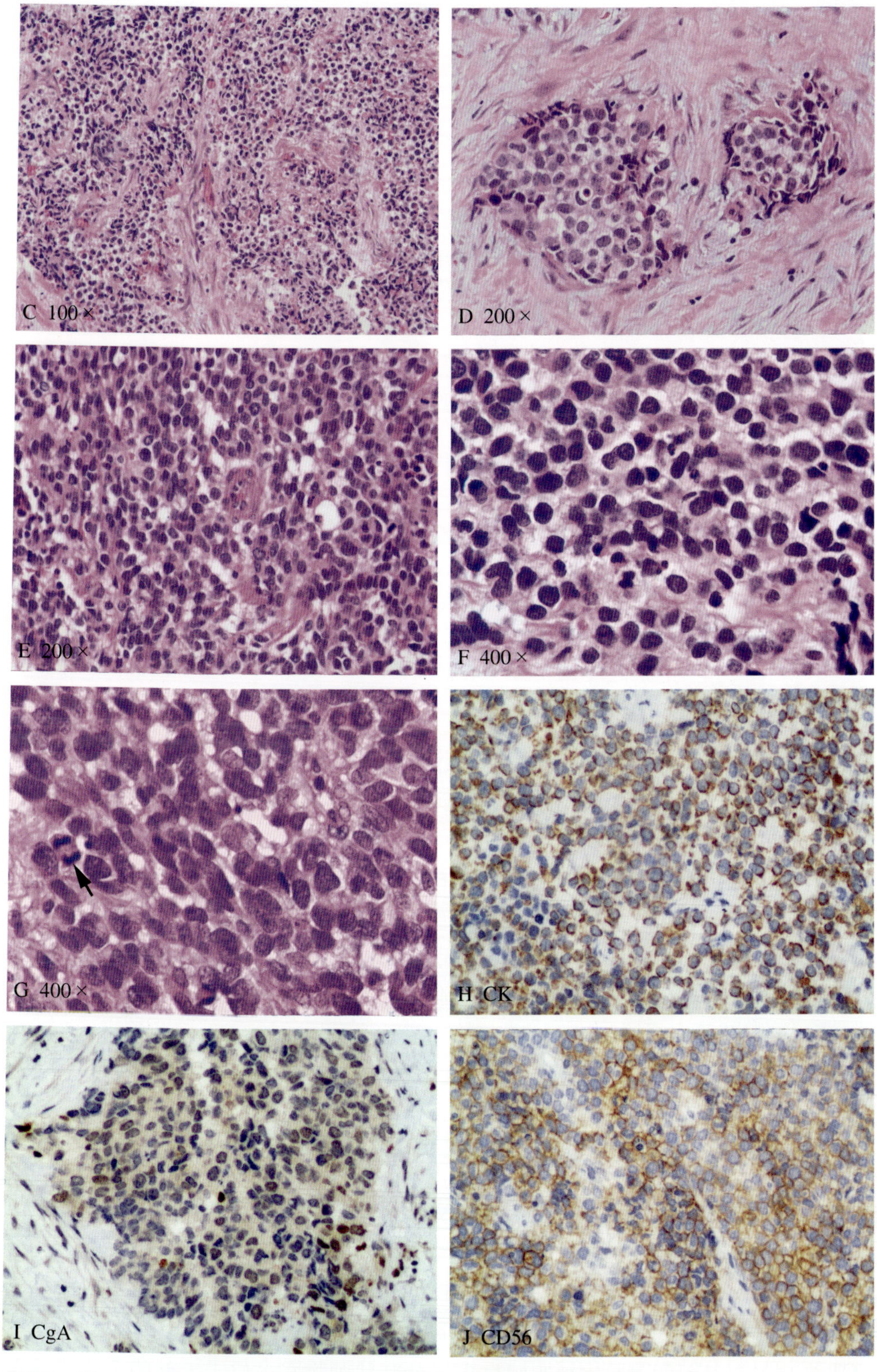

图 2（续） **图 E**，肿瘤细胞由小圆细胞组成。**图 F**，肿瘤细胞核呈圆形或卵圆形，核深染、核仁不清，胞质稀少，胞界不清。**图 G**，核分裂象（↑）易见。**图 H**，肿瘤细胞 CK 核旁点状阳性。**图 I**，肿瘤细胞 CgA 胞质阳性。**图 J**，肿瘤细胞 CD56 膜阳性

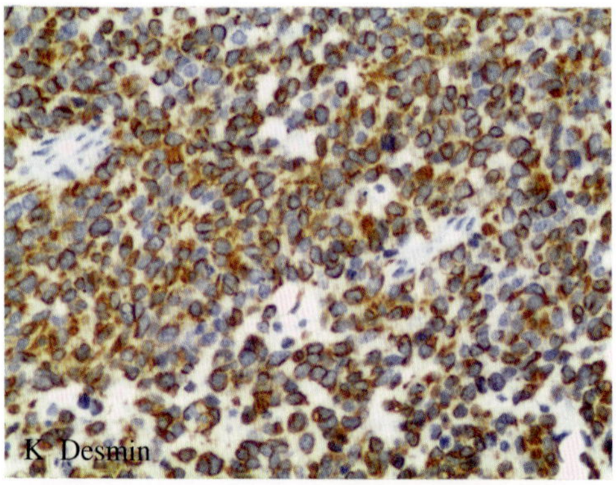

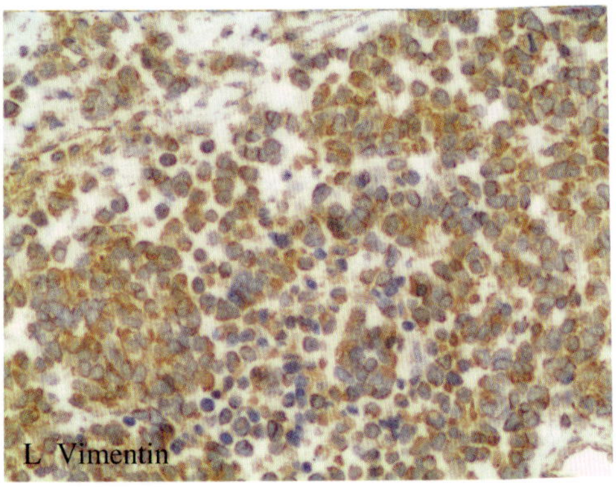

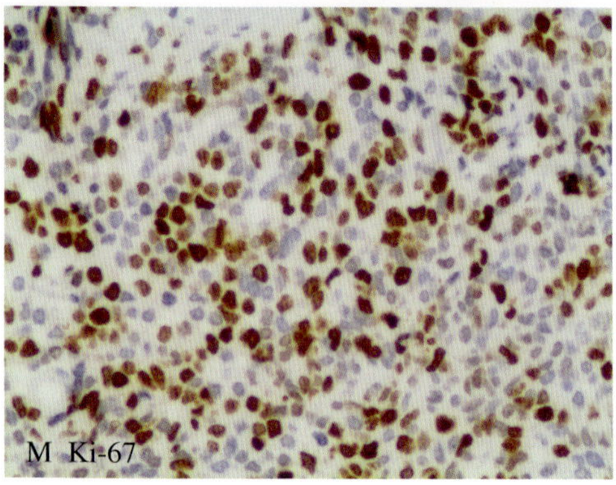

图 2（续） **图 K**，肿瘤细胞 Desmin 核旁点状阳性。**图 L**，肿瘤细胞 Vimentin 胞质阳性。**图 M**，肿瘤细胞 Ki-67 核大量阳性

免疫组化结果：CK（+），EMA（局灶 +），NSE（部分 +），Vimentin（+），Desmin（核旁点状 +），WT1（局灶 +），CD99（+），CgA（弱 +），Syn（少数 +），LCA（−），CK7（−），CK20（−），CD56（+），CDX-2（−），P53（部分 +），Ki-67（热点区约 50%+）。

FISH 检测结果：*EWSR1* 基因位点 FISH 检测结果（+），可见断裂及易位。

（腹膜后）肿瘤切除标本：纤维结缔组织及平滑肌组织内可见肿瘤细胞巢状及片状浸润，肿瘤细胞呈圆形或卵圆形，核深染，核分裂象多见（> 20 个 /10HPF），伴片状坏死，结合免疫组化及 FISH 检测结果，符合促结缔组织增生性小圆细胞肿瘤，肿瘤侵犯神经，未见明确脉管内瘤栓。

讨论

促结缔组织增生性小圆细胞肿瘤是一种罕见的主要发生于腹盆腔的肿瘤，由小圆细胞巢及大量增生的纤维结缔组织构成的高度恶性肿瘤。

文献报道该肿瘤好发于青少年和儿童，平均年龄为 21 岁，男性多见，95% 以上发生于腹腔和盆腔内。患者多以腹胀、腹痛、腹部不适和腹部包块就诊，常伴有便秘、脐疝和排尿困难等症状。肿块边界不清，质地偏硬，活动度差。

CT 平扫显示盆腔和腹腔内或腹膜后多发分叶状肿物，多位于大网膜上或肠系膜上，无明显脏器来源。边界较清晰，大小不一，密度不均匀，部分病灶可有多发斑点状的钙

化，也可见腹膜呈局限性或弥漫性不同程度的增厚或结节样改变。

本例患者以肠梗阻就诊，因回盲部肿物行手术，术后病理为回盲部小细胞神经内分泌癌。随后多次化疗及放疗，后新发转移灶。再次手术病理结果为促结缔组织增生性小圆细胞肿瘤。促结缔组织增生性小圆细胞肿瘤的瘤细胞表达上皮型标记，并可表达一些神经内分泌标记，故容易被误诊为神经内分泌癌，但神经内分泌癌不表达 Desmin。首次手术病理有误。

该病具有高度侵袭性，病程进展快，早期易发生转移，预后差。多数专家提倡综合性治疗，包括术前诱导化疗、手术和放疗。

第十二章

未分化肉瘤

病例 35 梭形细胞未分化肉瘤

临床病史

患者男性，16 岁，2016 年 10 月在当地医院手术切除腹直肌后鞘肿瘤，术后病理诊断梭形细胞肉瘤，符合恶性外周神经鞘瘤。2017 年 8 月复查腹部 CT，提示肿瘤复发，位于下腹部，大小约 12 cm × 10 cm，包膜尚完整。2017 年 9 月 14 日入我院诊治。

查体：腹部饱满，腹壁柔软，下腹部触及包块，边界清晰，活动度尚可，无明显压痛。

影像学表现

患者入我院后，行 CT 和 US 检查，其结果见图 1 和图 2。

CT 图像

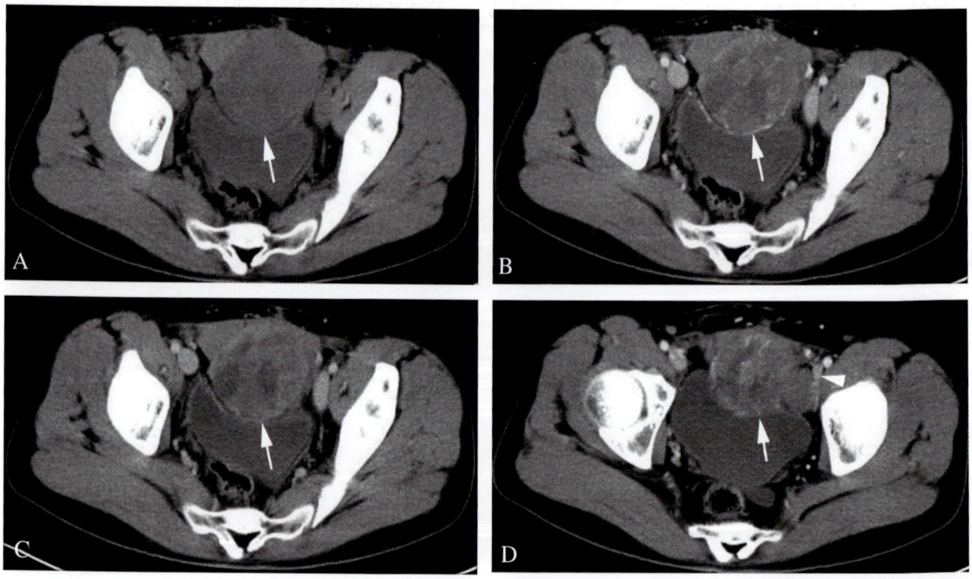

图 1　梭形细胞未分化肉瘤 CT 图像。图 A（轴位，平扫）、图 B（轴位，动脉期）和图 C（轴位，静脉期），膀胱前方椭圆形等密度软组织肿物（↑），膀胱受压变形，与肿物分界不清，粘连或侵及可能；肿物与腹直肌分界不清。增强扫描呈不均匀片状强化，内见斑片状低密度区（坏死或囊性变），动脉期病灶内见较多异常细小血管影。**图 D（轴位，动脉期），**肿物（↑）包绕左侧髂外静脉（△）

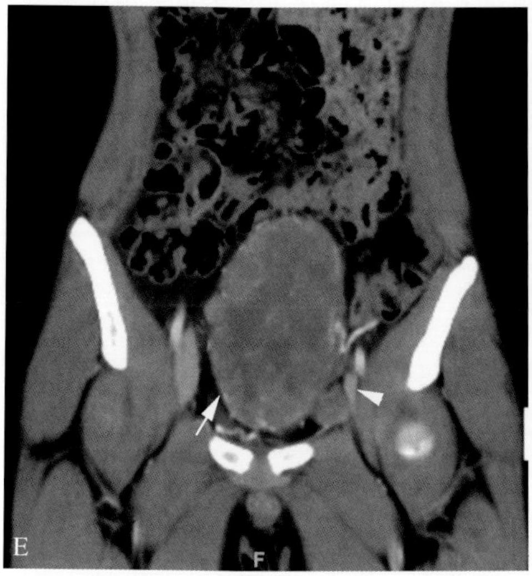

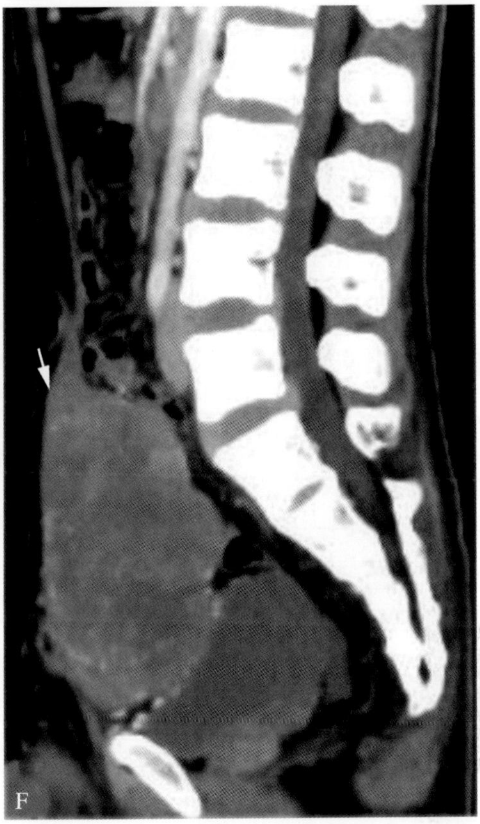

图 1（续） **图 E（冠状位，动脉期）和图 F（矢状位，动脉期）**，肿物（↑）与左侧髂外静脉（△）、腹壁及膀胱分界不清，粘连或侵及可能

US 图像

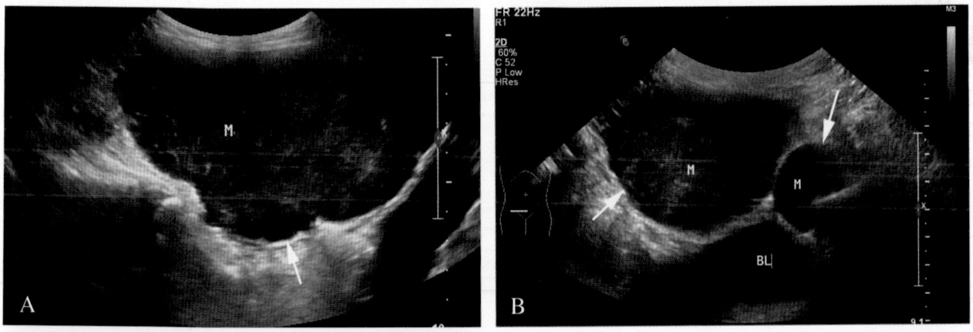

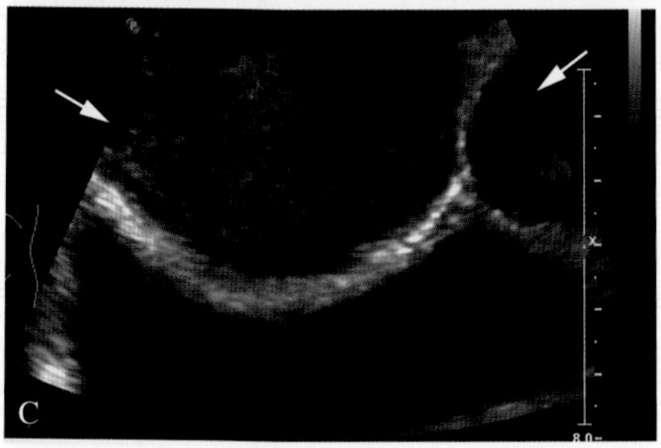

图 2 **梭形细胞未分化肉瘤 US 图像。图 A，**下腹部腹壁后方巨大低回声肿物（↑），边界尚清，形态欠规则。**图 B，**肿物（↑）两枚，与膀胱（BL）关系密切。**图 C，**为图 B 局部放大图，肿物（↑）压迫膀胱前壁，二者分界不清，但未侵及膀胱内膜

手术所见

2017 年 9 月 16 日行腹膜后肿瘤切除术：术中未见腹水，肿瘤巨大，与腹壁粘连严重，部分已浸润至腹壁肌层，肿瘤包绕左侧髂血管，质硬，位置固定，离断左侧髂外静脉，并沿左侧髂外动脉分离瘤体。向下游离肿瘤，肿瘤与部分小肠及膀胱粘连紧密，分离后丝线加固粘连受损处膀胱及小肠。瘤体右侧部分区域血供丰富，分离时出血较多且止血困难，考虑继续分离导致大出血风险，遂将肿瘤分块大部分切除。

病理学表现

患者肿瘤病理学表现见图 3。

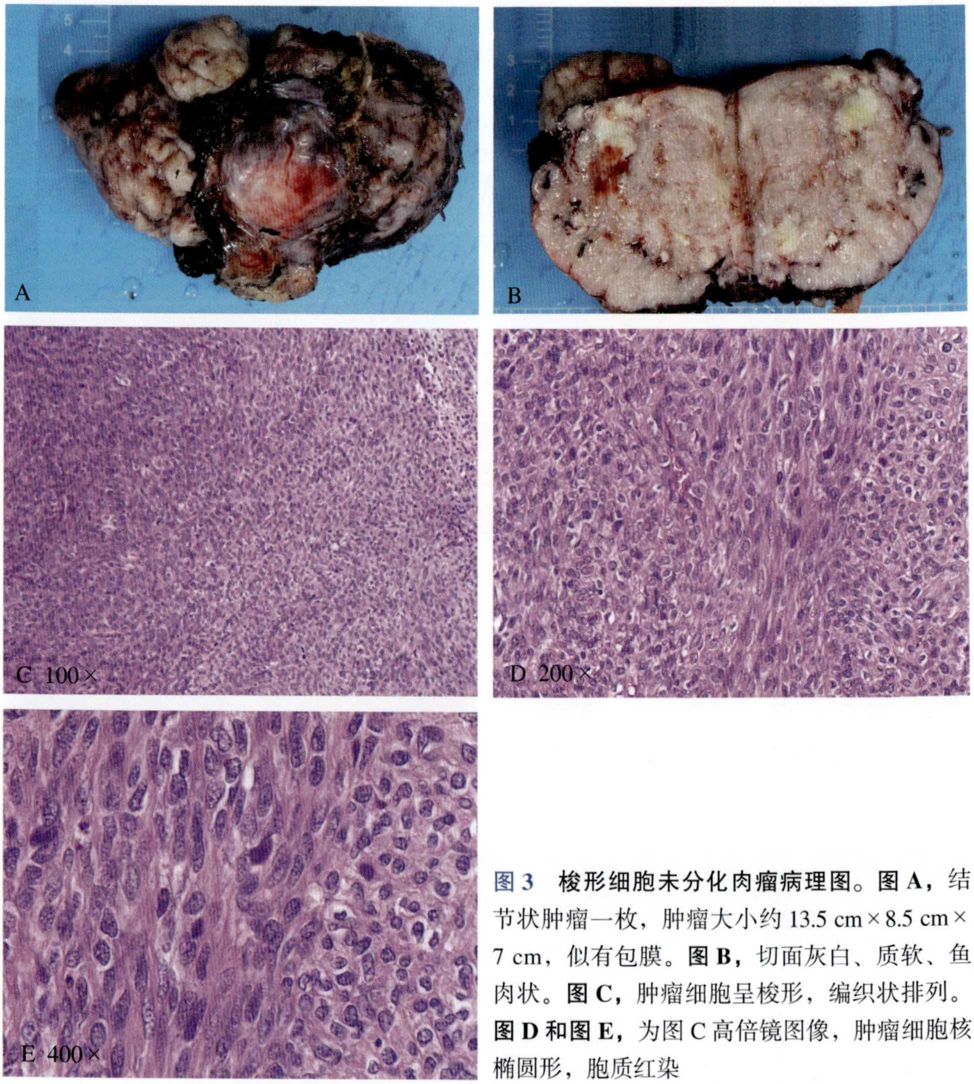

图 3　**梭形细胞未分化肉瘤病理图。图 A，**结节状肿瘤一枚，肿瘤大小约 13.5 cm×8.5 cm×7 cm，似有包膜。**图 B，**切面灰白、质软、鱼肉状。**图 C，**肿瘤细胞呈梭形，编织状排列。**图 D 和图 E，**为图 C 高倍镜图像，肿瘤细胞核椭圆形，胞质红染

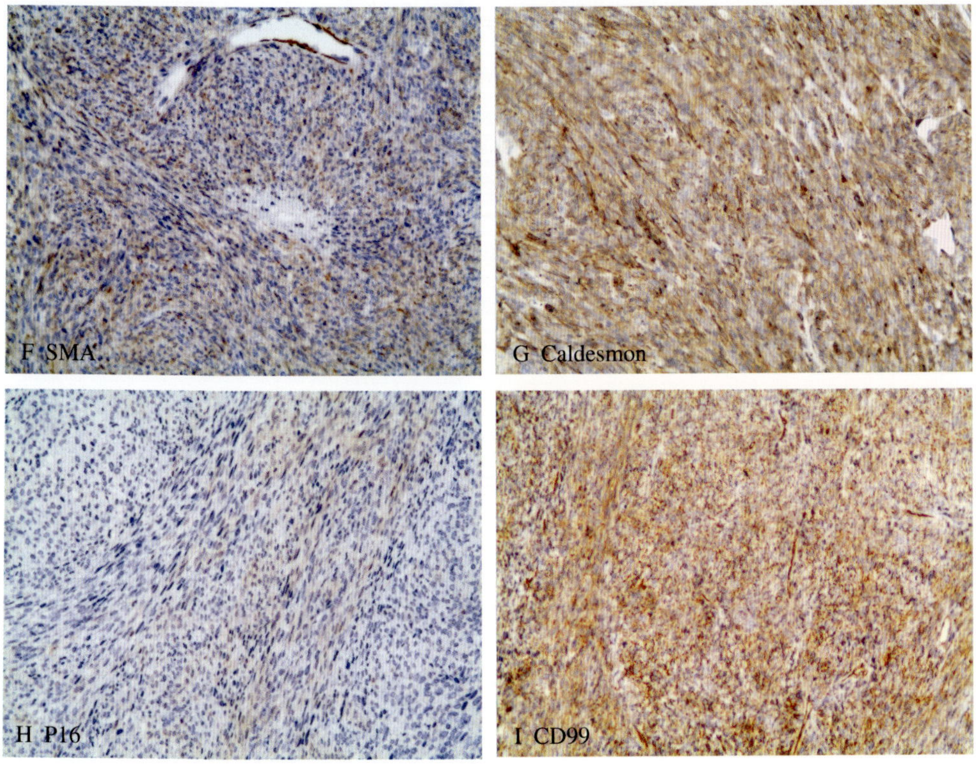

图 3（续）**图 F**，肿瘤细胞 SMA 胞质弱阳性。**图 G**，肿瘤细胞 Caldesmon 胞质阳性。**图 H**，局灶肿瘤细胞细胞 P16 核阳性。**图 I**，肿瘤细胞 CD99 胞膜阳性

免疫组化结果：SMA（+），MyoD1（局灶细胞 +），Caldesmon（+），Myogenin（−），S-100（−），P16（局灶细胞 +），CDK4（−），MDM2（−），Desmin（−），CD34（血管 +），CK（部分细胞 +），EMA（个别细胞 +），BCL2（少数细胞 +），CD99（+），CD57（部分细胞 +），SOX10（−），P53（少数细胞 +），Ki-67（热点区约 40%+）。

FISH 检测结果：*SS18* 基因位点 FISH 检测结果（−），未见断裂及易位，不支持滑膜肉瘤。

（腹壁）肿瘤切除标本：高级别梭形细胞肉瘤。肿瘤细胞密集，核分裂象多见（> 10 个 /10HPF），可见片状坏死。免疫组化及分子病理检测结果均未显示明确肿瘤分化方向，提示为梭形细胞未分化肉瘤。结合临床病史符合肿瘤复发。

讨论

未分化软组织肉瘤相对少见，约占软组织肉瘤 20%，属于一种排除性诊断。也就是说，在诊断未分化软组织肉瘤前必须排除其他各种类型的肿瘤。梭形细胞未分化肉瘤就是难以确定具体类型的梭形细胞肉瘤。

梭形细胞未分化肉瘤多发生于 50 ~ 70 岁中老年人，男性多见。肿瘤可发生于任何部位，腹膜后梭形细胞未分化肉瘤临床表现无特异性。主要表现为深部软组织肿块，体

积常较大，生长迅速或在近期内明显增大，可伴有或不伴有疼痛感。CT 表现为分叶状软组织肿瘤，密度与软组织相近，瘤体中央可因黏液变性、陈旧性出血或坏死呈低密度。

梭形细胞未分化肉瘤属于高度恶性肉瘤，治疗采取手术联合化疗、放疗的综合治疗。本例患者术后 11 个月外院复查 CT，发现盆腔肿瘤复发。

第十三章

畸胎瘤

病例 36-1 成熟型囊性畸胎瘤

临床病史

患者女性，40 岁，自诉出生时发现臀部包块，年幼时曾一度“消失”。10 岁时再次触及肿物，当时肿物较小未在意。后臀部肿物逐年增大。外院盆腔 CT 检查提示：盆腔占位，畸胎瘤可能性大。2017 年 2 月 21 日入我院诊治。

查体：右侧臀部见一包块，触诊大小约 5 cm × 5 cm，质地软，边界不清。直肠指诊触及肿物，质地软。

影像学表现

患者入我院后，行 CT 检查，其结果见图 1。

CT 图像

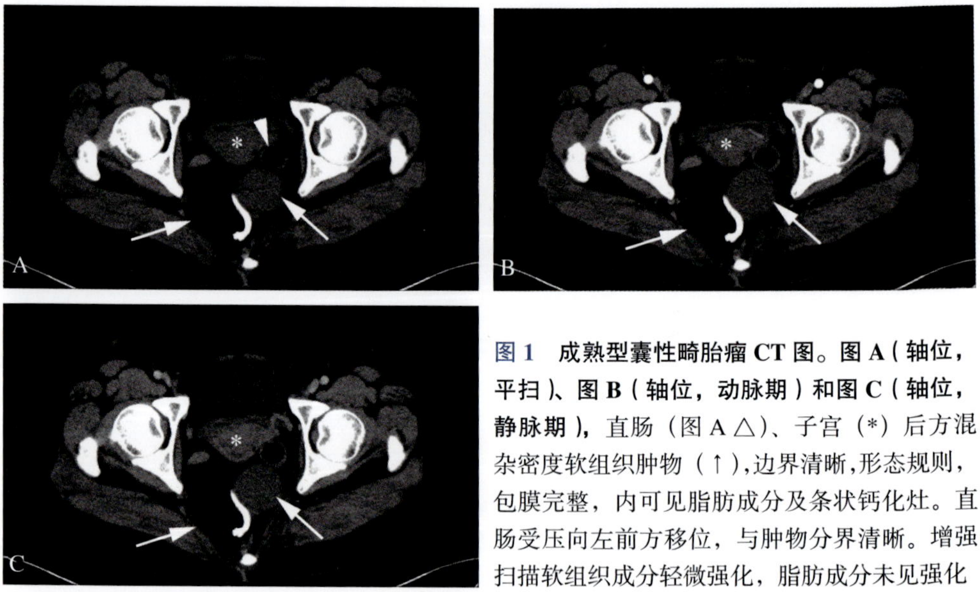

图 1 成熟型囊性畸胎瘤 CT 图。图 A（轴位，平扫）、图 B（轴位，动脉期）和图 C（轴位，静脉期），直肠（图 A △）、子宫（*）后方混杂密度软组织肿物（↑），边界清晰，形态规则，包膜完整，内可见脂肪成分及条状钙化灶。直肠受压向左前方移位，与肿物分界清晰。增强扫描软组织成分轻微强化，脂肪成分未见强化

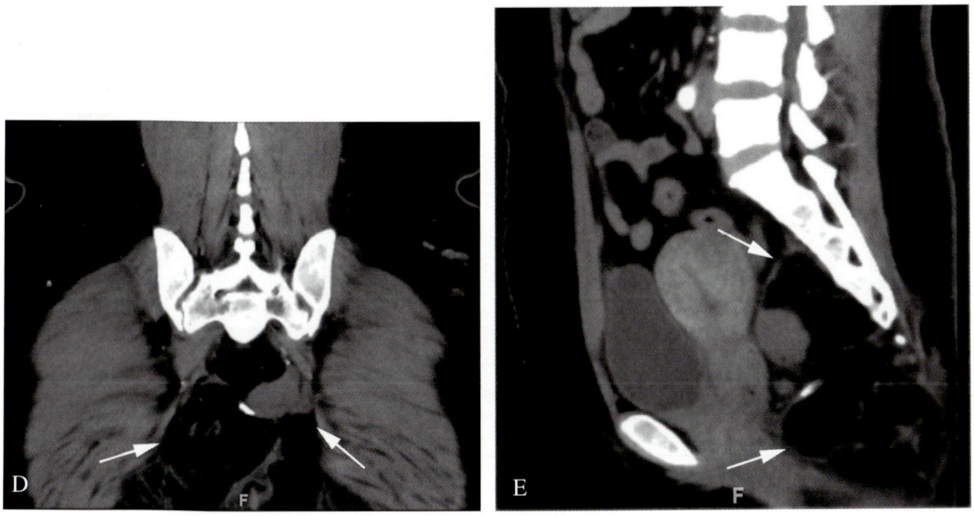

图 1（续） 图 D（冠状位，动脉期）和图 E（矢状位，动脉期），肿物（↑）位于骶骨前方，与盆壁肌肉分界不清，与子宫分界清晰

手术所见

2017 年 3 月 8 日行腹膜后肿瘤切除术：取右侧骶尾部切口，见肿瘤位于直肠后方，紧贴骶前，两侧与盆底肌肉粘连，前方位于直肠后方，逐步分离。先将直肠后方肿瘤底部完整切除，再分离肿瘤上方部分，与骶前分离后完整切除。

病理学表现

患者肿瘤病理学表现见图 2。

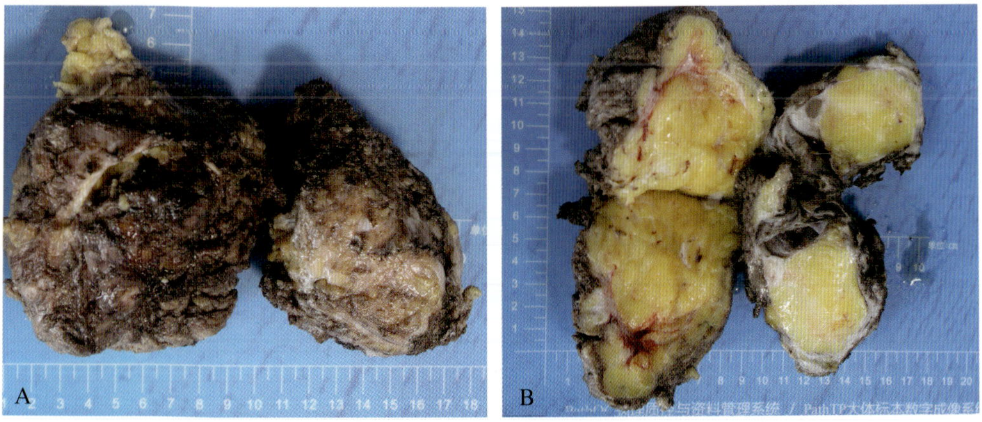

图 2 成熟型囊性畸胎瘤病理图。图 A，肿瘤两枚，部分覆包膜，大小分别约 9 cm × 6.5 cm × 3.5 cm 和 10 cm × 8 cm × 4 cm。图 B，切面灰黄、质软，局灶呈胶冻状

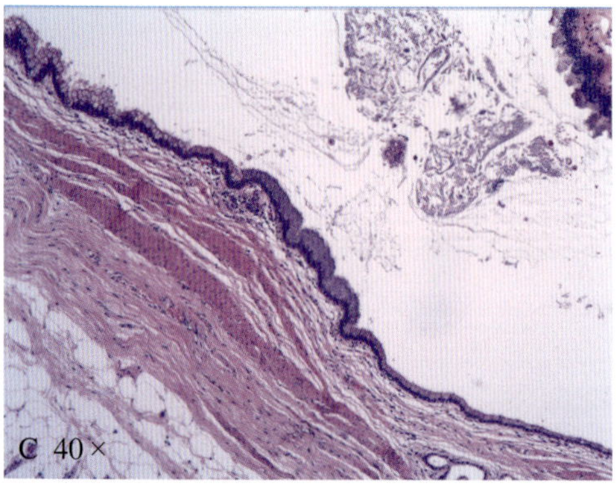

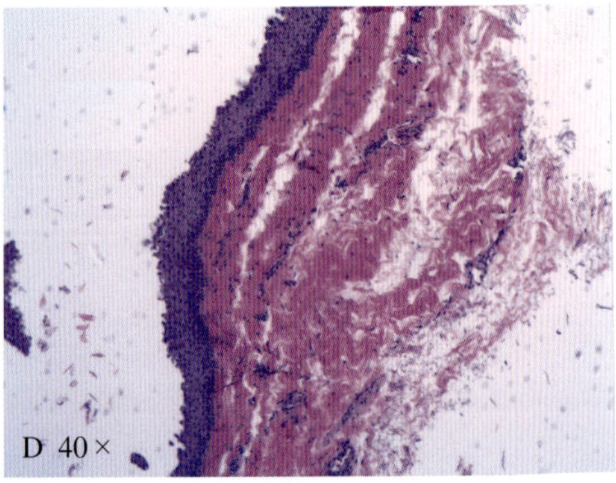

图 2（续） **图 C**，部分被覆柱状上皮黏膜，黏膜下可见平滑肌及脂肪组织。**图 D**，部分组织表面被覆复层鳞状上皮

（盆腔）肿瘤切除标本：成熟型囊性畸胎瘤，局部见黏液湖形成及黏液外溢至周边纤维及平滑肌组织。

讨论

畸胎瘤起源于胚胎早期具有多向分化功能的胚芽细胞，属于胚胎性肿瘤，可发生于身体任何部位，骶尾部的胚胎发育复杂，组织结构来源多样，生长过程中常导致肿瘤的发生。骶尾部畸胎瘤是卵巢外最好发的部位，约占全部畸胎瘤的 40%，其中婴幼儿发病率最高，成人相对少见，多于青壮年时期发病。

骶尾部畸胎瘤大多位于骶骨下端、直肠与骶尾骨之间，位置深在，症状不典型，早期难以发现。多数是出现压迫症状如肛门部或骶尾部不适，腰部、臀后部或会阴部疼痛以及便秘，或并发窦道形成时而被发现。肿瘤较小且无并发症时多无症状，常在直肠指检时发现。本病一经确诊，无论肿瘤大小，均应尽早手术切除，防止其感染、破裂、恶变等并发症。

本例患者为骶尾部成熟型囊性畸胎瘤，出生时发现臀部包块，臀部轻度隆起，两侧臀部略不对称，一侧可触及小的肿块，一直未予重视。因体检发现盆腔肿瘤就诊。术中发现瘤体与周围组织粘连，仔细分离完全切除包膜以防止复发。本例患者术后 14 个月复查未见复发征象。

病例 36-2 成熟型囊性畸胎瘤

临床病史

患者女性，30 岁，2017 年 6 月体检发现腹膜后肿物，肿物位于左侧膈下，当地医院考虑手术风险较大，2017 年 8 月 9 日入我院诊治。

查体：未见阳性体征。

影像学表现

患者入我院后，行 MRI 和 US 检查，其结果见图 1 和图 2。

MRI 图像

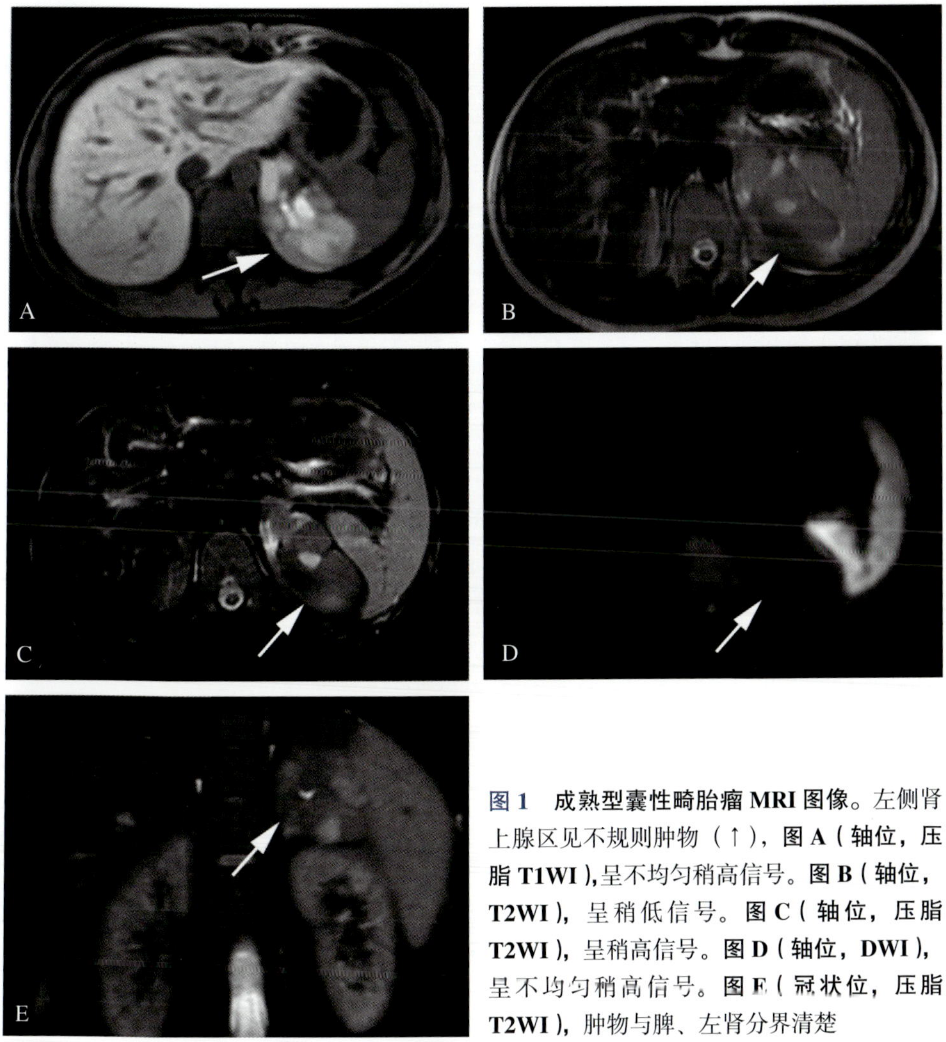

图 1 成熟型囊性畸胎瘤 MRI 图像。左侧肾上腺区见不规则肿物（↑），图 **A**（轴位，压脂 **T1WI**），呈不均匀稍高信号。图 **B**（轴位，**T2WI**），呈稍低信号。图 **C**（轴位，压脂 **T2WI**），呈稍高信号。图 **D**（轴位，**DWI**），呈不均匀稍高信号。图 **E**（冠状位，压脂 **T2WI**），肿物与脾、左肾分界清楚

US 图像

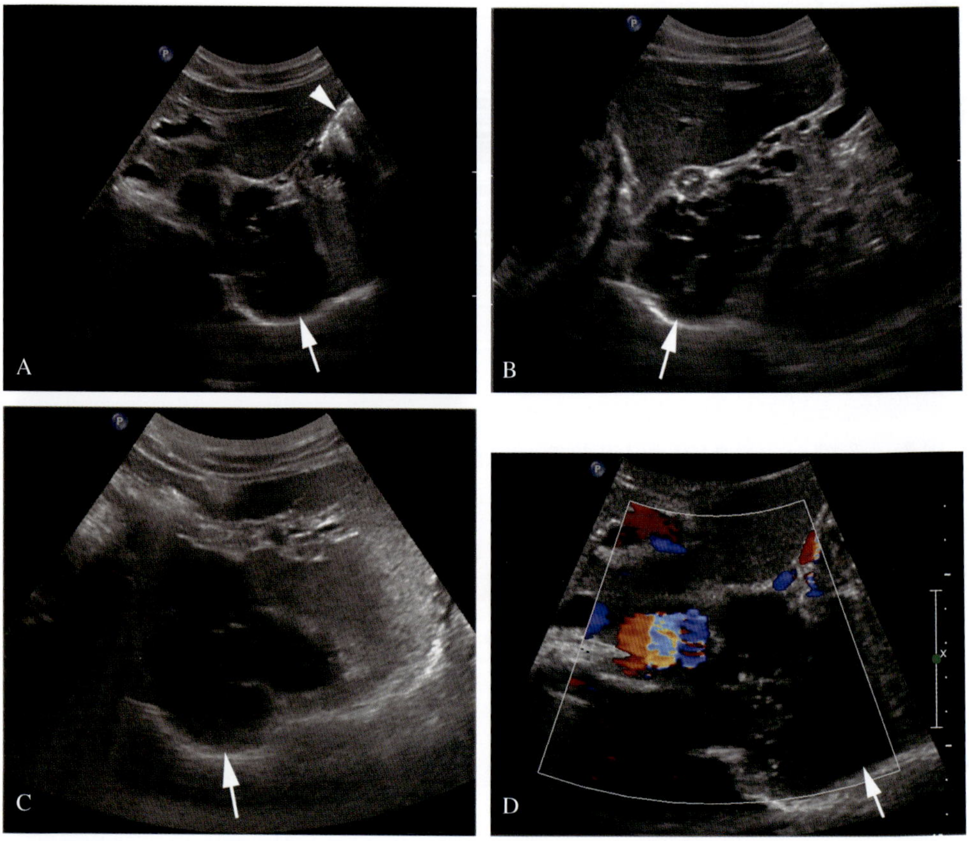

图 2 **成熟型囊性畸胎瘤 US 图像。图 A**，肝与胃（△）之间可见一囊性肿物（↑），内可见多发分隔。**图 B**，肿物（↑）紧邻肝左叶与左肾。**图 C**，肿物（↑）紧邻脾。**图 D**，肿物（↑）紧邻腹主动脉，分界清晰

手术所见

2017 年 8 月 21 日行腹膜后肿瘤切除术：未见腹水，无腹盆腔种植。肿瘤位于左侧膈肌下、左肾上方、脊柱左侧。将肿瘤与膈肌左侧、左肾分离，结扎滋养血管，完整切除肿瘤。

病理学表现

患者肿瘤病理学表现见图 3。

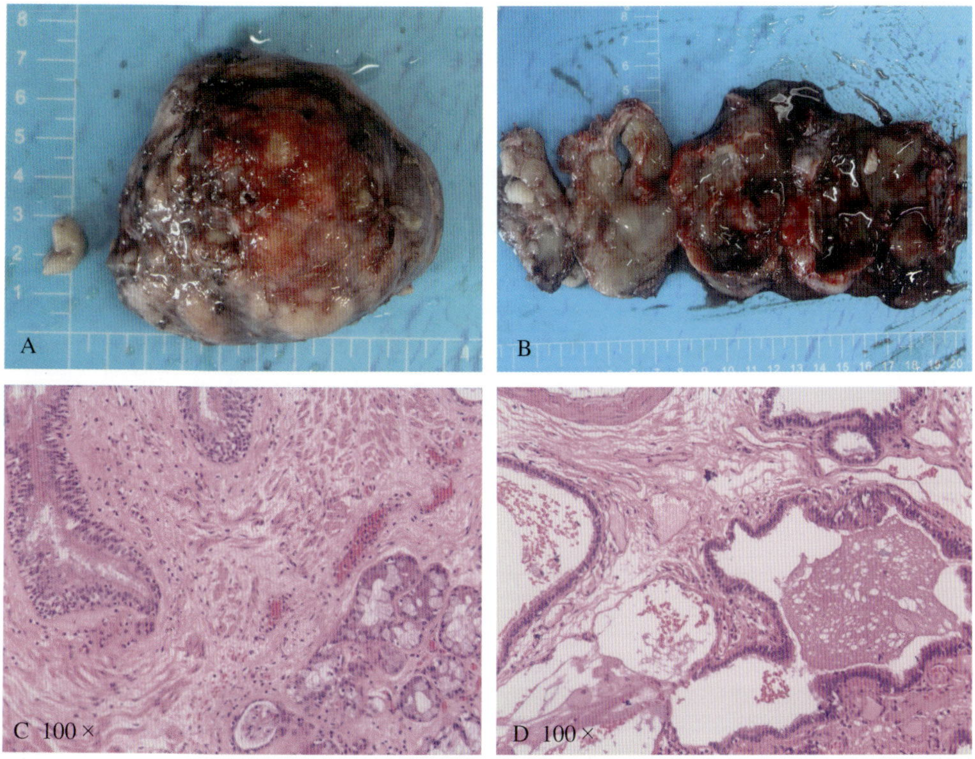

图 3 成熟型囊性畸胎瘤病理图。图 A，椭圆形肿瘤一枚，大小约 10 cm×7 cm×5.2 cm，包膜尚完整。**图 B，**切面肿瘤呈囊实性，实性区灰白、质软，囊性区囊内壁光滑，囊内容为灰白黏稠液体。**图 C，**成熟腺体及平滑肌分布。**图 D，**成熟腺上皮

免疫组化结果：CK7（+），CK20（–），P53（–），Ki-67（热点区约 1%+）。

（腹膜后）肿瘤切除标本：成熟型囊性畸胎瘤，伴大量黏液分泌。

讨论

畸胎瘤好发于卵巢，也可发生于外胚层细胞位移或迁移途中的任何部位，以中轴线居多，如纵隔、网膜、睾丸、腹膜后和骶尾部。腹膜后也是畸胎瘤好发部位，其中又以成熟型囊性畸胎瘤为多见，多见于 2 岁以下的女孩。

腹膜后成熟型囊性畸胎瘤多位于脊柱一侧，肾的上方，有的横跨脊柱，将腹部血管推向前方，巨大的畸胎瘤常与腹部的组织器官粘连紧密。由于其成分比例不同，影像学会有多种表现。但共同点是包膜薄而光滑，内含有大量皮脂样物，常见毛发、软骨、骨及牙齿等。

本例患者为年轻女性，体检发现腹膜后肿物，位于脊柱左侧、膈下、肾上方，为腹膜后畸胎瘤好发部位。影像学表现为边界清晰、有包膜、以囊性成分为主囊实性肿物，囊壁薄而光滑。

病例 37 成熟型囊性畸胎瘤恶变

临床病史

患者女性，21 岁。2017 年 1 月因突发小便无法排出发现盆腔占位，就诊于当地医院行剖腹探查术，抽出部分囊液（未行化验），术中因大出血终止手术。术后复查腹盆腔 CT 提示盆腔巨大占位。2017 年 4 月 26 日入我院诊治。

查体：腹部平坦，有手术瘢痕，腹壁柔软，无压痛。腹部未触及包块。

影像学表现

患者入我院后，行 CT、MRI 和 US 检查，其结果见图 1 ~ 3。

CT 图像

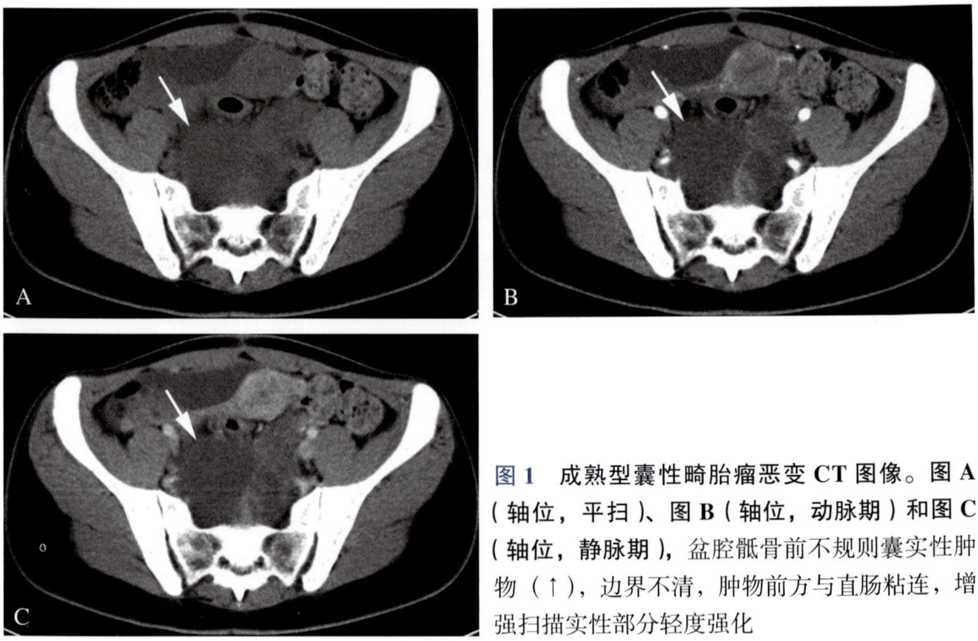

图 1 成熟型囊性畸胎瘤恶变 CT 图像。图 A（轴位，平扫）、图 B（轴位，动脉期）和图 C（轴位，静脉期），盆腔骶骨前不规则囊实性肿物（↑），边界不清，肿物前方与直肠粘连，增强扫描实性部分轻度强化

MRI 图像

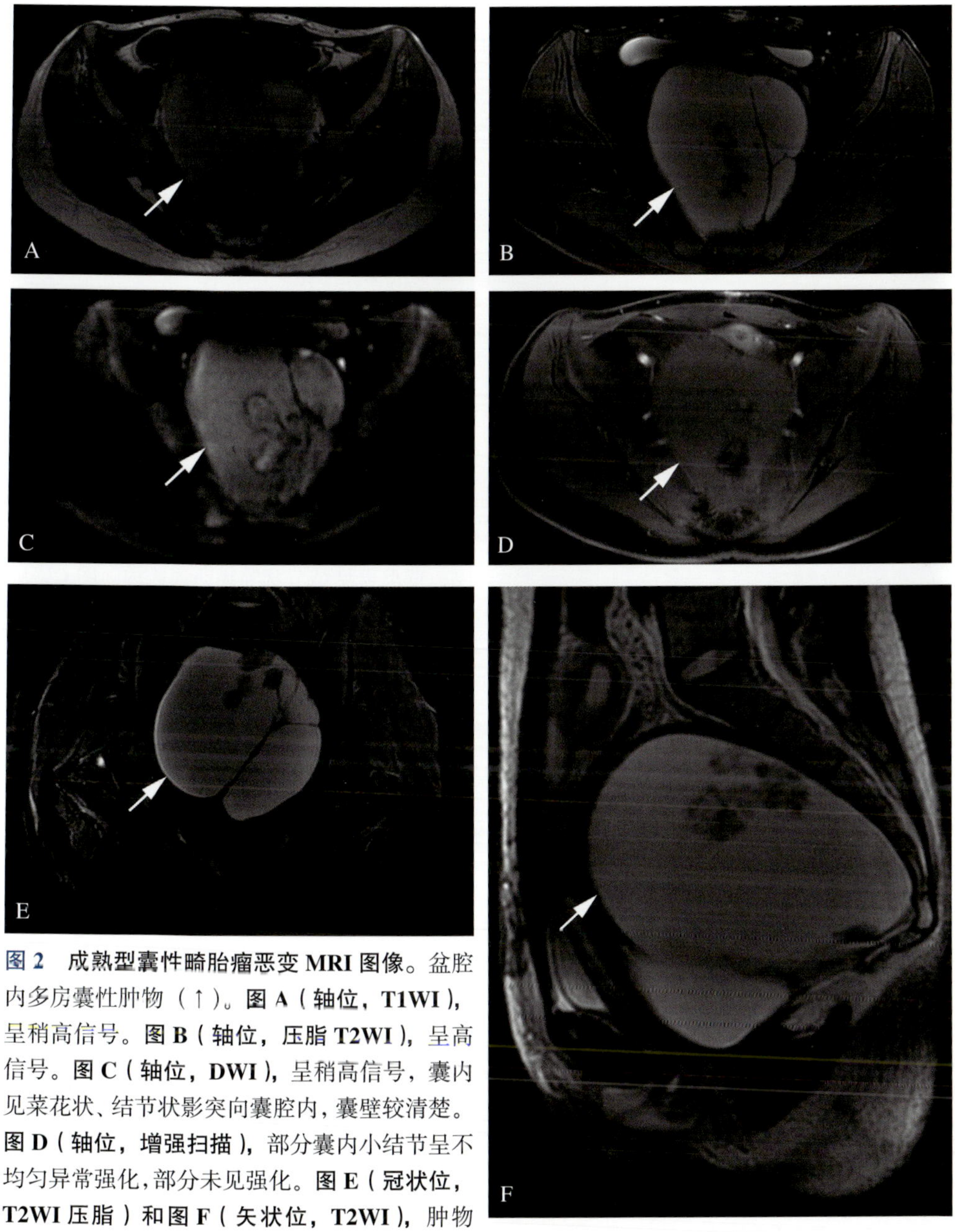

图 2　成熟型囊性畸胎瘤恶变 MRI 图像。盆腔内多房囊性肿物（↑）。**图 A（轴位，T1WI）**，呈稍高信号。**图 B（轴位，压脂 T2WI）**，呈高信号。**图 C（轴位，DWI）**，呈稍高信号，囊内见菜花状、结节状影突向囊腔内，囊壁较清楚。**图 D（轴位，增强扫描）**，部分囊内小结节呈不均匀异常强化，部分未见强化。**图 E（冠状位，T2WI 压脂）和图 F（矢状位，T2WI）**，肿物边界光滑

US 图像

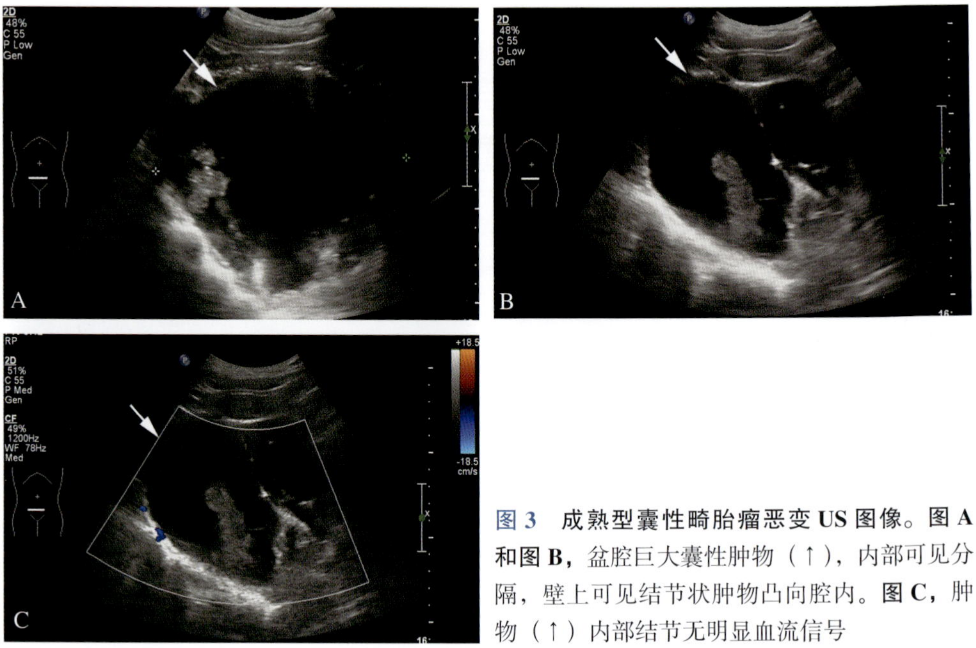

图 3　成熟型囊性畸胎瘤恶变 US 图像。图 A 和图 B，盆腔巨大囊性肿物（↑），内部可见分隔，壁上可见结节状肿物凸向腔内。**图 C**，肿物（↑）内部结节无明显血流信号

手术所见

2017 年 5 月 8 日行腹膜后肿瘤切除术：取骶尾横切口，逐层入盆底，切除尾骨，肿瘤位于直肠后方及骶骨前方，沿骶骨及直肠前方逐步分离，将肿瘤完整切除。

病理学表现

患者肿瘤病理学表现见图 4。

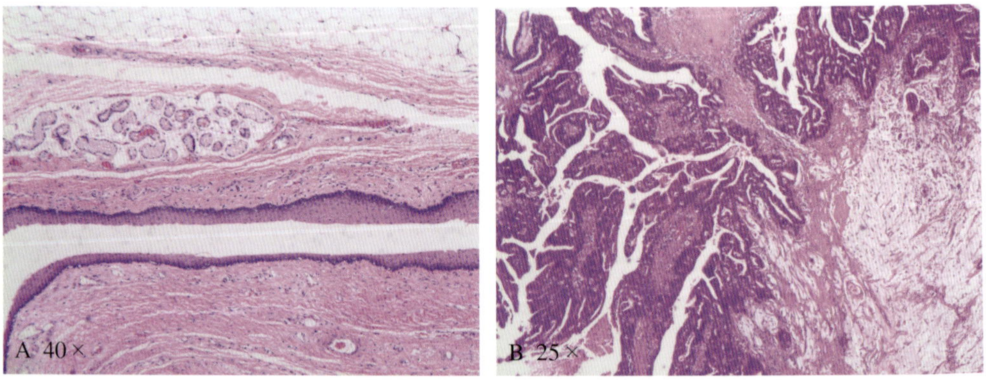

图 4　成熟型囊性畸胎瘤恶变病理图。图 A，成熟型畸胎瘤可见鳞状上皮、黏液腺体及其周围脂肪组织。**图 B**，恶变区肿瘤细胞排列呈乳头状及腺样结构

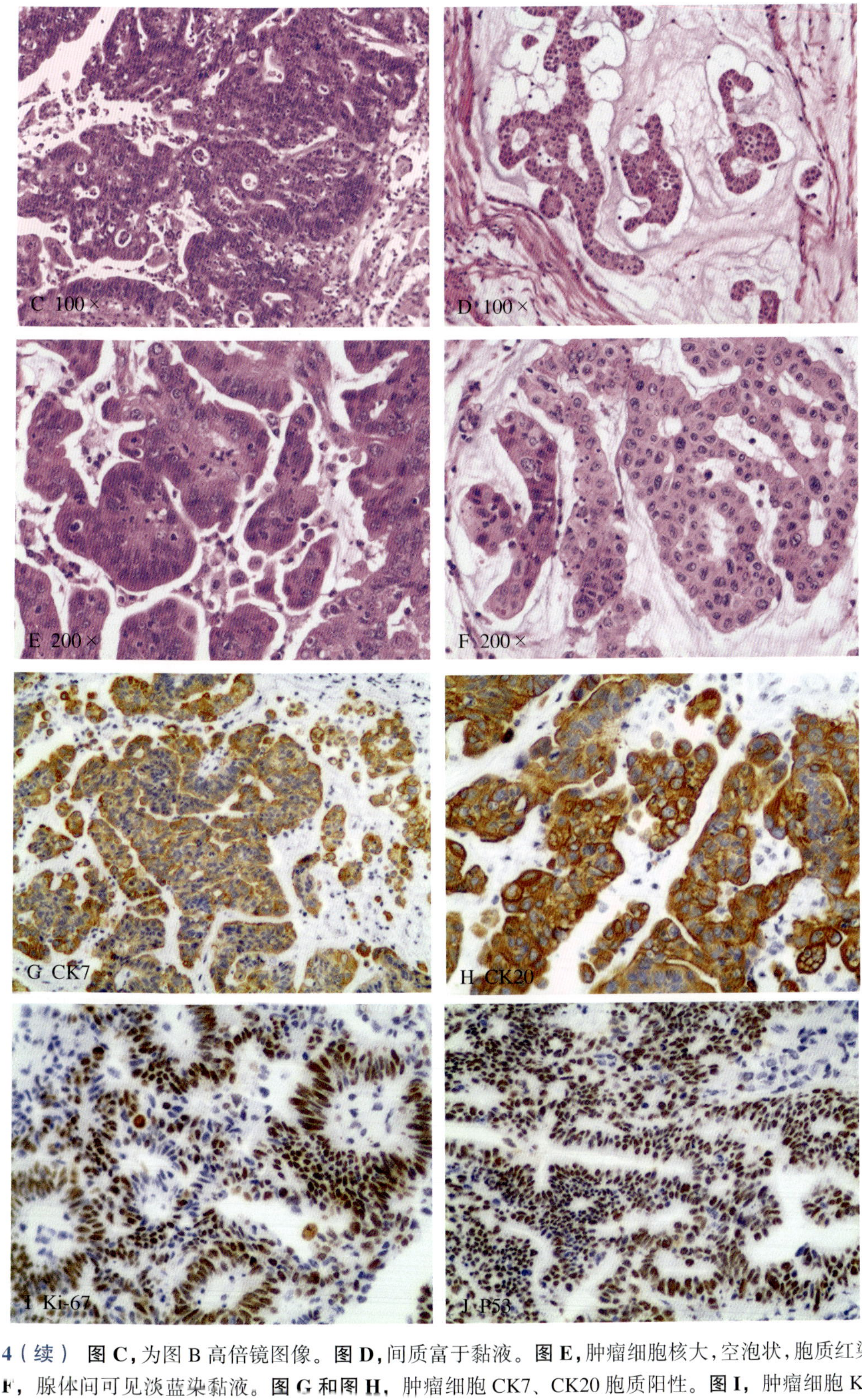

图 4（续） **图 C**，为图 B 高倍镜图像。**图 D**，间质富于黏液。**图 E**，肿瘤细胞核大，空泡状，胞质红染。**图 F**，腺体间可见淡蓝染黏液。**图 G 和图 H**，肿瘤细胞 CK7、CK20 胞质阳性。**图 I**，肿瘤细胞 Ki-67 核大量阳性。**图 J**，肿瘤细胞 P53 核阳性

免疫组化结果：CK7（+），CK20（+），CDX-2（+），ER（−），PR（−），PAX-8（−），CA125（−），P53（+），Ki-67（热点区约 60%+）。

（骶前）肿瘤切除标本：成熟型囊性畸胎瘤恶变，恶变为管状 - 乳头状腺癌，局灶为黏液腺癌，肿瘤大小约 10 cm × 10 cm × 4 cm。

讨论

畸胎瘤大部分发生于儿童，女性多见。发生于成人者恶性率增高，为 14% ～ 26%，而发生于儿童者恶性率仅为 6% 左右。

畸胎瘤可表现为囊性或实性，囊性畸胎瘤良性多见，而实性畸胎瘤恶性多见。多数肿瘤为囊实性混合体。虽然畸胎瘤多为良性，但其恶性率随年龄增大而升高，应尽早手术。囊实混合性肿瘤较实性肿瘤恶变较晚，多为单一成分恶变。实性肿瘤恶变较早，可多种恶性成分共存，恶性程度较高。

本例患者为年轻女性，骶前成熟型囊性畸胎瘤恶变，恶变为管状 - 乳头状腺癌，影像学表现为边界不清，呈浸润性生长的囊实性肿物。US 显示为以囊性为主的囊实混合性肿瘤，内有乳头状突起。

第十四章

淋巴组织肿瘤

病例 38-1 Castleman 病

临床病史

患者男性，24 岁，2017 年 4 月体检发现腹膜后肿物，就诊于当地医院。考虑手术风险大，2017 年 6 月 10 日入我院诊治。

查体：腹壁柔软，腹部未触及包块。

影像学表现

患者入我院后，行 CT 检查，其结果见图 1。

CT 图像

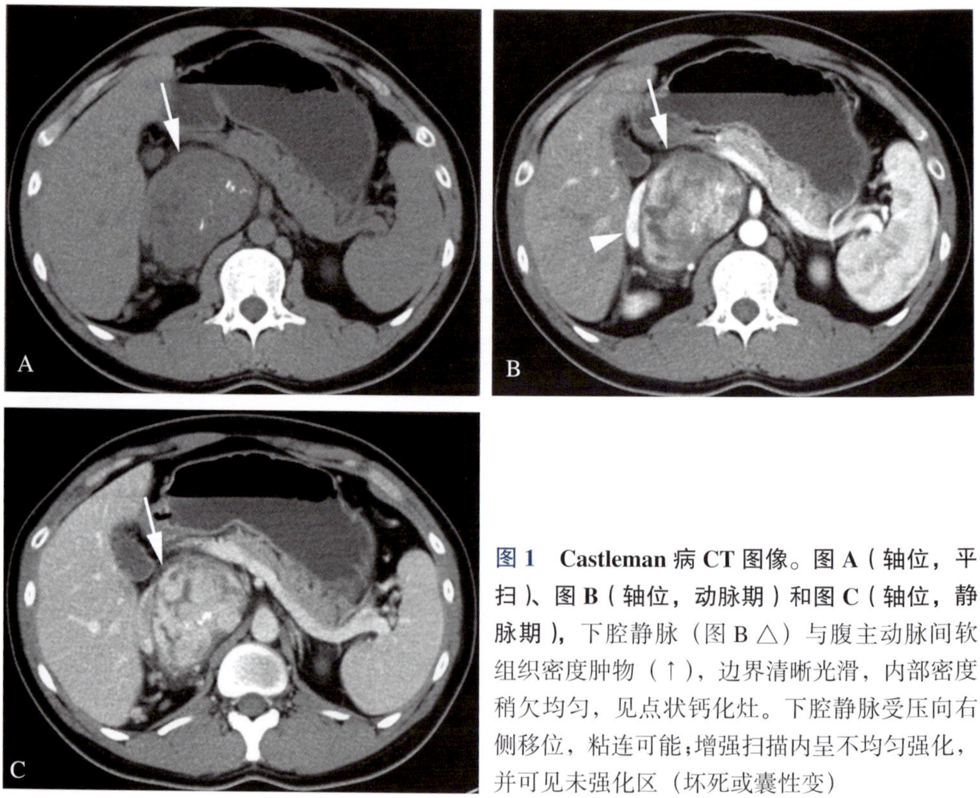

图 1　Castleman 病 CT 图像。图 A（轴位，平扫）、图 B（轴位，动脉期）和图 C（轴位，静脉期），下腔静脉（图 B △）与腹主动脉间软组织密度肿物（↑），边界清晰光滑，内部密度稍欠均匀，见点状钙化灶。下腔静脉受压向右侧移位，粘连可能；增强扫描内呈不均匀强化，并可见未强化区（坏死或囊性变）

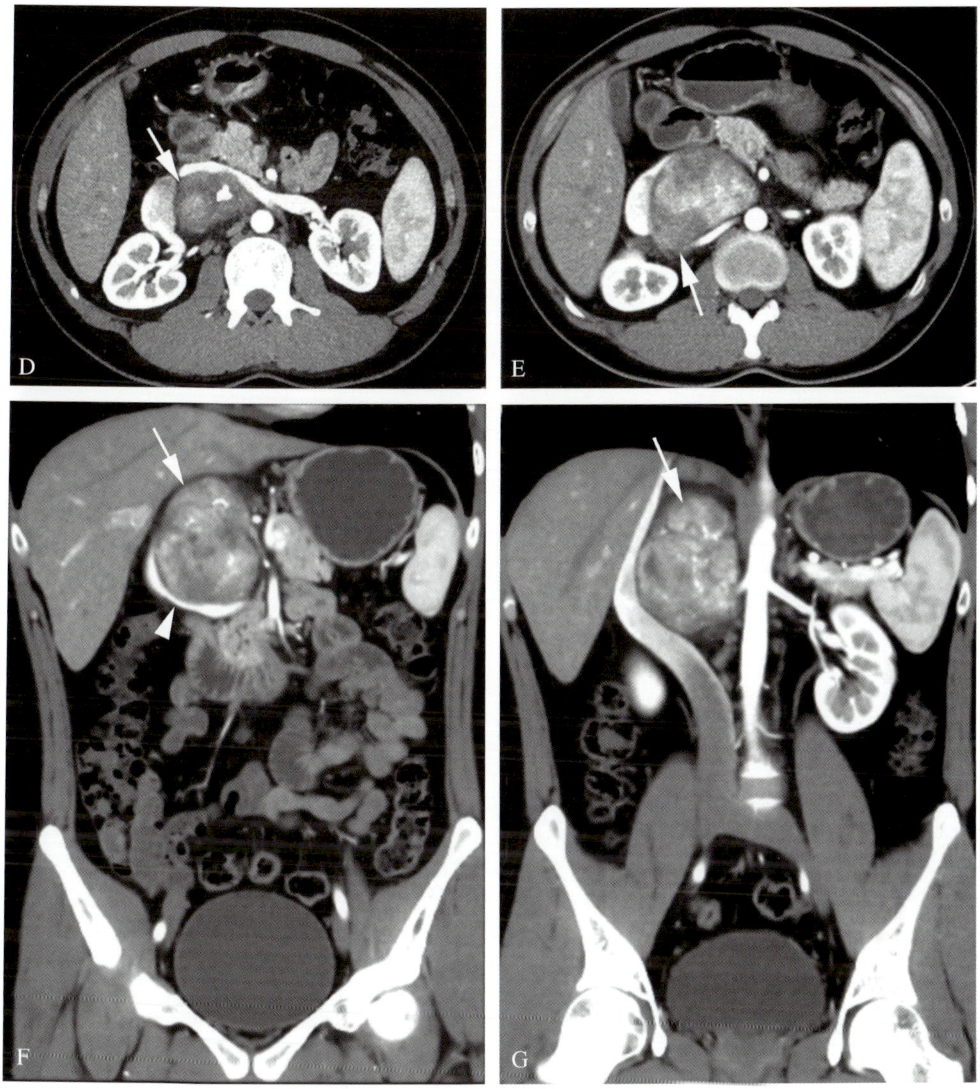

图 1（续） 图 D（轴位，动脉期）和图 F（冠状位，动脉期），肿物（↑）位于左肾静脉（△）入口水平，左肾静脉受压向前下方移位。图 E（轴位，动脉期），右肾动脉位于肿物（↑）后方。图 G（冠状位，动脉期），肿物（↑）位于下腔静脉与腹主动脉之间

手术所见

2017 年 6 月 19 日行腹膜后肿瘤切除术：腹盆腔未见腹水，未见种植。剪开升结肠外侧腹膜，游离结肠肝曲及十二指肠，将升结肠及十二指肠向左侧掀起，显露下腔静脉，可见肿瘤位于下腔静脉和腹主动脉之间，平左肾静脉入下腔静脉处，大小约 9 cm × 8 cm × 8 cm，质硬，位置固定。游离下腔静脉与周围粘连，解剖左肾静脉，切除肿瘤困难，术中决定结扎左肾静脉。测左肾静脉压力：夹闭前 14 cm H_2O，夹闭后 40 cm H_2O。将肿瘤完整切除。缝合双侧断端血管。术中冰冻病理检查结果提示 Castleman 病。

病理学表现

患者肿瘤病理学表现见图 2。

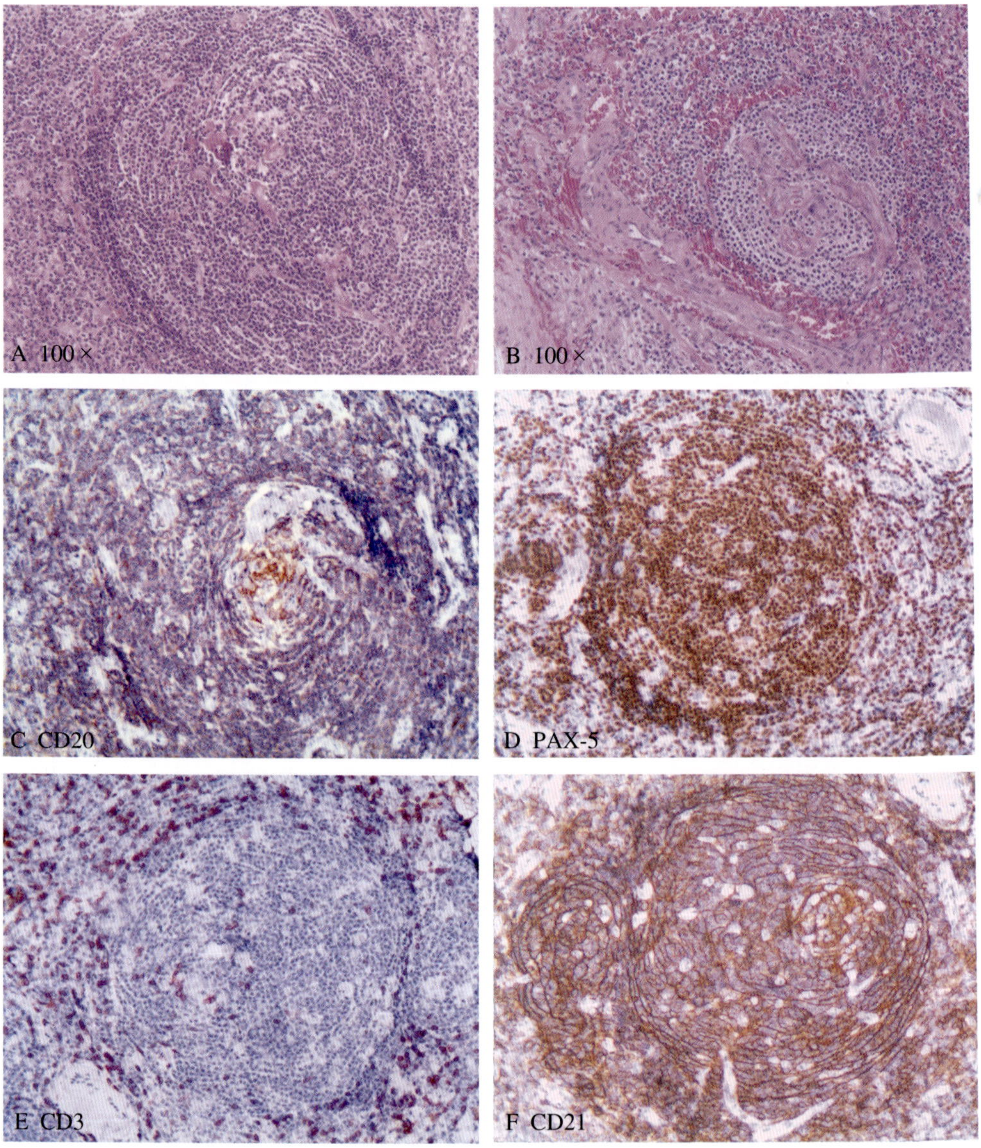

图 2 **Castleman 病病理图**。**图 A 和图 B**，淋巴滤泡增生，淋巴滤泡内可见显著血管增生，生发中心缩小，滤泡周围可见呈紧密同心圆排列的淋巴细胞，形成洋葱皮样外观。**图 C**，B 淋巴细胞 CD20 膜阳性。**图 D**，B 淋巴细胞 PAX-5 核阳性。**图 E**，T 淋巴细胞 CD3 阳性。**图 F**，FDC 网 CD21 阳性

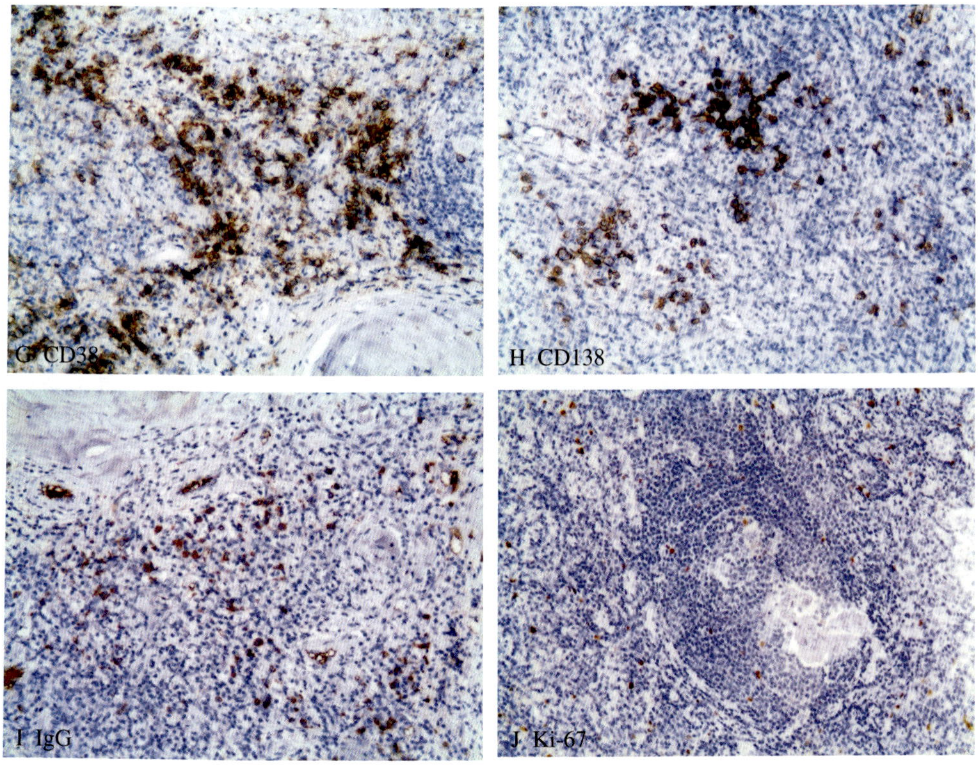

图 2（续） **图 G 和图 H**，浆细胞 CD38、CD138 散在阳性。**图 I**，淋巴细胞 IgG 胞质散在阳性。**图 J**，淋巴细胞 Ki-67 核散在阳性

免疫组化结果：CD20（+），PAX-5（+），CD3（+），CD21（FDC+），CD10（少数 +），CD38（浆细胞 +），CD138（浆细胞 +），IgG4（个别 +），IgG（少数 +），CD31（血管 +），CyclinD1（−），Ki-67（散在 +）。

（腹膜后）肿瘤切除标本：淋巴结 Castleman 病，透明血管型。

讨论

Castleman 病是一种非肿瘤性、以淋巴结增大为特点的慢性淋巴组织增生性疾病，又名巨大淋巴结增生或血管淋巴滤泡增生。临床上根据病变分布特点，将其分为单中心型和多中心型。单中心型常为局限性，预后良好。多中心型通常表现为多部位和多脏器受累。常伴有发热、盗汗、乏力、脾大等全身症状，其预后相对较差。病理上根据病理特点分透明血管型、浆细胞型和混合型三类。透明血管型以单中心型为多见，通常累及区域 3 ～ 5 个淋巴结，约占所有类型的 85% ～ 90%。临床进程缓慢，无明显临床症状。浆细胞型以多中心型多见，患者常伴有发热、消瘦、贫血、皮疹等全身性症状。混合型临床症状与浆细胞型类似。

本病例为单中心型、透明血管型。患者无症状，偶然体检发现病变。CT 表现为边界清晰、形态规则的软组织密度肿物，内伴有微钙化，呈规则膨胀性生长。

病例 38-2 Castleman 病

临床病史

患者男性，58 岁，2018 年 10 月 12 日无明显诱因突发腹痛，为脐周钝痛，伴恶心，无呕吐，无发热，无排气、排便停止，持续约 8 小时，就诊当地医院，经输液（具体不详）及口服止痛药后腹痛缓解。US 检查发现腹膜后腹主动脉左侧包块。2018 年 10 月 17 日就诊于首都医科大学北京朝阳医院，CT 平扫检查发现腹膜后软组织密度结节，考虑 Castleman 病可能性大。2018 年 10 月 22 日入我院诊治。

查体：腹部平软，腹壁柔软，未见阳性体征。

影像学表现

患者入我院后，行 CT 和 US 检查，其结果见图 1 和图 2。

CT 图像

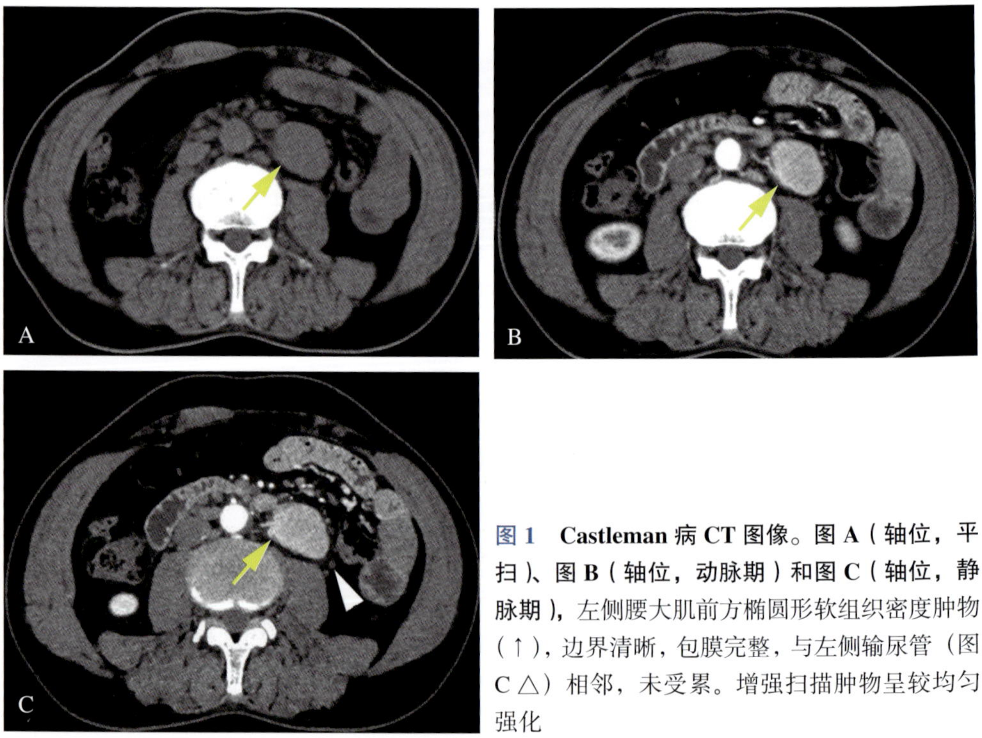

图 1　Castleman 病 CT 图像。图 A（轴位，平扫）、图 B（轴位，动脉期）和图 C（轴位，静脉期），左侧腰大肌前方椭圆形软组织密度肿物（↑），边界清晰，包膜完整，与左侧输尿管（图 C △）相邻，未受累。增强扫描肿物呈较均匀强化

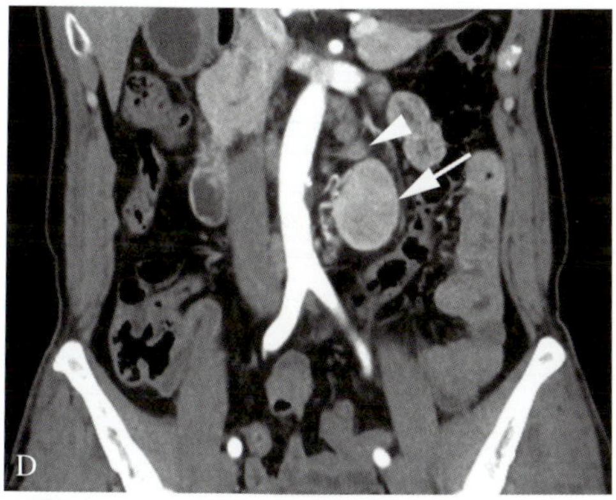

图 1（续） **图 D（冠状位，动脉期）**，肿物（↑）位于腹主动脉左侧，可见小动脉分支进入肿物内。其上方可见小淋巴结（△）

US 图像

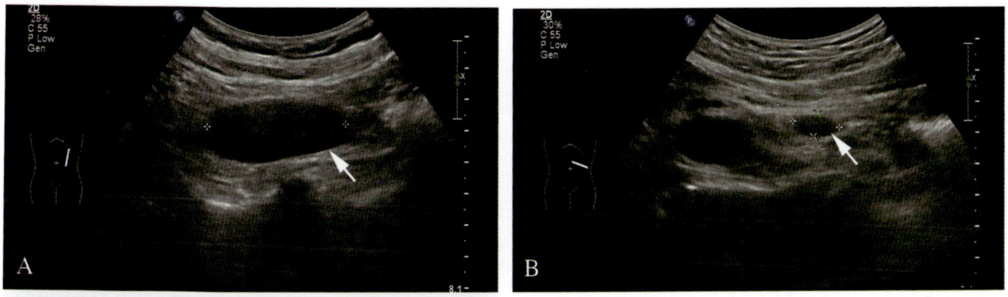

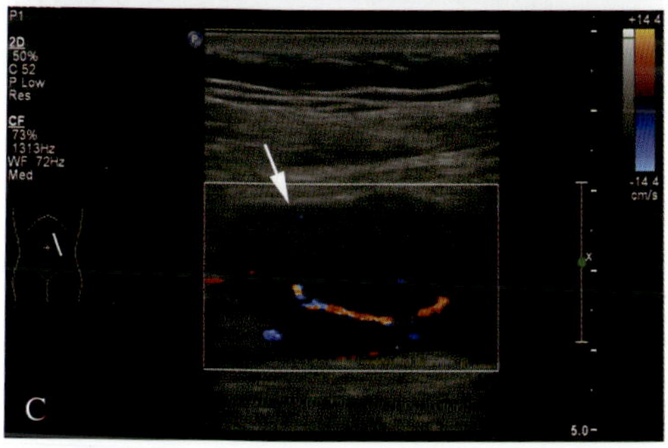

图 2 **Castleman 病 US 图像。图 A，**左侧腹可见一椭圆形低回声肿物（↑），边界清晰，形态规则，包膜完整。**图 B，**肿物（↑）旁可见另一个低回声结节，可疑肿大淋巴结。**图 C，**肿物（↑）内条状血流信号，可疑淋巴结门样血流

手术所见

2018 年 11 月 8 日行腹腔镜手术：腹腔内无粘连，未见腹水。肿物位于左侧腰大肌、左肾前方，与左侧输尿管关系密切。分离肿瘤与周围组织间隙后，完整切除肿瘤。清扫肿瘤周围数枚肿大淋巴结。

病理学表现

患者肿瘤病理学表现见图 3。

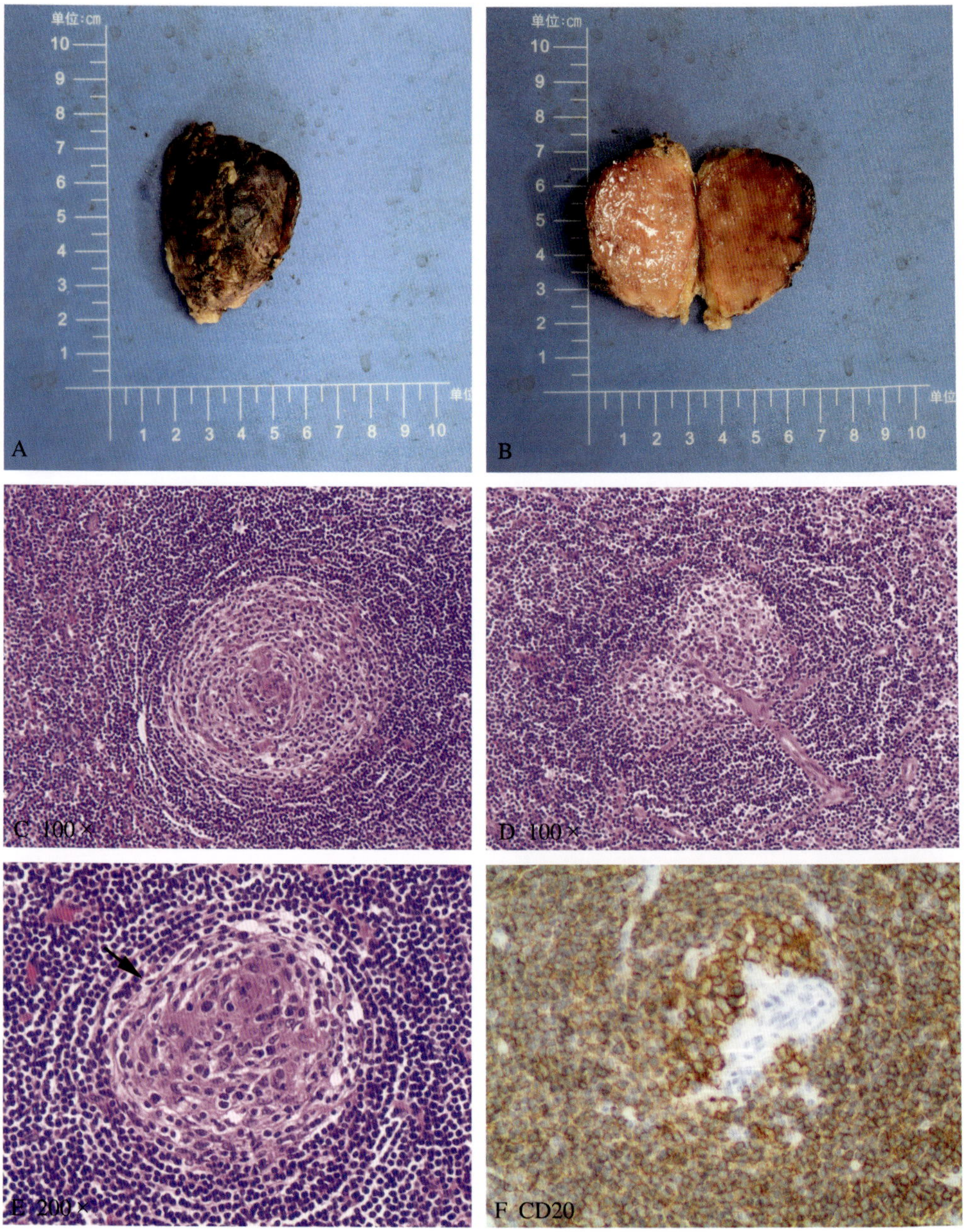

图 3 **Castleman** 病病理图。**图 A，**椭圆形结节一枚，大小约 5 cm × 4 cm × 2.5 cm，包膜完整。**图 B，**切面灰黄、质软。**图 C，**淋巴滤泡增生，滤泡周围可见呈紧密同心圆排列的淋巴细胞，形成洋葱皮样外观。**图 D，**淋巴滤泡内可见显著血管增生。**图 E，**生发中心（↑）缩小，间质玻璃样变性。**图 F，**生发中心周围的淋巴细胞 CD20 阳性

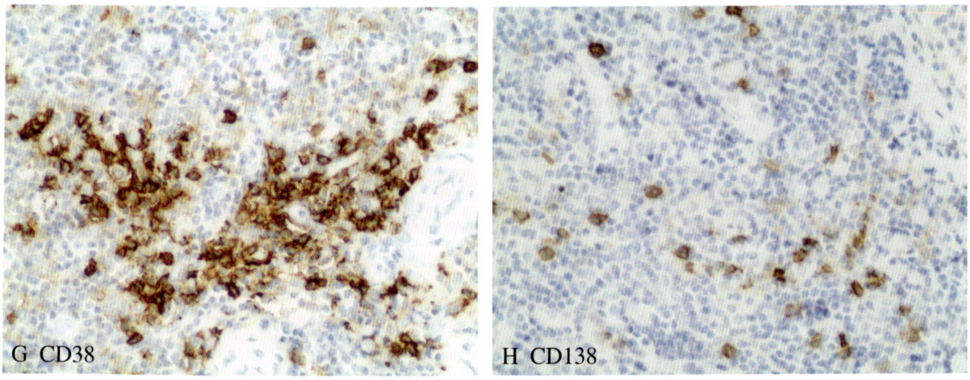

图 3（续） **图 G 和图 H**，浆细胞 CD38、CD138 散在阳性

免疫组化结果：CD3（+），CD20（+），PAX-5（+），CD21（FDC+），CD10（+），CD138（少数 +），CD38（+），CD19（+），CD56（少数 +），IgG4（约 15 个 /HPF），CD31（血管 +），CD34（血管 +），IgG（+），CyclinD1（−），MUM-1（少数 +），Ki-67（生发中心约 80%+，周边约 10%+）。

（腹膜后）肿瘤切除标本：淋巴结 Castleman 病，混合型。

（腹膜后）淋巴结切除标本：反应性增生。

讨论

本病例为单中心型的混合型 Castleman 病。患者以腹痛就诊，发现腹膜后肿物。US 显示病变为均匀性低回声肿物，有门样血流和周围多个淋巴结肿大，考虑为淋巴源性病变。CT 表现为椭圆形软组织密度肿物，边界清晰，包膜完整，增强扫描呈均匀强化，提示病变为良性可能。文献报道 Castleman 病单中心型 CT 特征性表现为病灶边界清晰，形态规则，可伴有钙化，呈均匀强化。多中心型 CT 表现无特异性。

单中心型通常切除受累淋巴结后即可治愈，预后良好；多中心型常表现为病情加重、缓解反复交替出现，需要连续治疗，临床症状明显，预后差。

本例患者术后半年复查未见复发征象。

病例 38-3 Castleman 病

临床病史

患者男性，34 岁，2018 年 7 月无明显诱因出现左侧腰部酸胀痛，呈间断性，并影响夜间睡眠，无腹痛，偶伴腹胀。自行口服布洛芬止痛，疼痛稍有缓解。就诊于北京大学第三医院延庆医院，增强 CT 检查提示左上腹腹膜后占位。随后就诊于中国医学科学院肿瘤医院，行超声引导下穿刺活检，病理提示增生的梭形细胞，伴炎性细胞浸润。2018 年 8 月 29 日入我院诊治。

查体：腹部平坦，腹壁柔软，无压痛，腹部未触及包块。

影像学表现

患者入我院后，行 CT 检查，其结果见图 1。

CT 图像

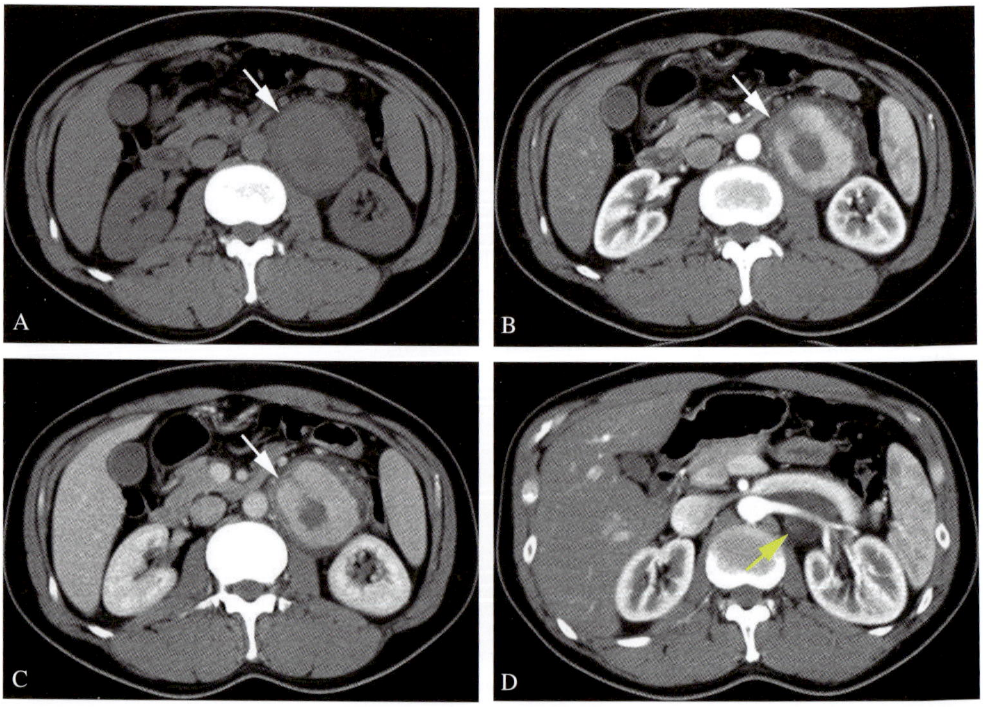

图 1 **Castleman 病 CT 图像。图 A（轴位，平扫）、图 B（轴位，动脉期）和图 C（轴位，静脉期），**腹主动脉左侧、左肾、左侧腰大肌前方类圆形软组织肿物（↑），边界欠清，内密度不均，增强扫描呈明显环状异常强化，中央见片状低强化（坏死区），周边为带状轻度强化，图 B 肿物周围见较多纤细血管影。**图 D（轴位，动脉期），**肿物（↑）包绕左肾动、静脉

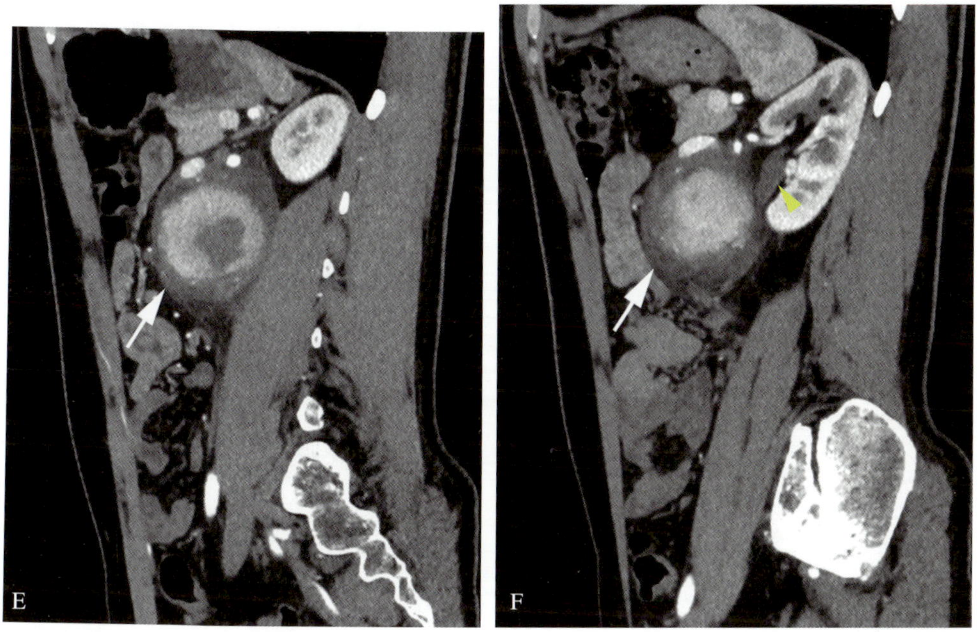

图 1（续） **图 E（矢状位，动脉期）**，肿物（↑）与左侧腰大肌粘连。**图 F（矢状位，动脉期）**，肿物（↑）与左侧输尿管（黄色△）粘连，致左肾轻度积水

手术所见

2018 年 9 月 13 日行腹膜后肿瘤切除术：腹腔未见明显腹水，未见腹膜种植。降结肠系膜后方可触及直径约 10 cm 肿瘤，活动度尚可。游离结肠脾曲和降结肠，将降结肠向右下腹翻起，暴露肿瘤，沿肿瘤边缘分离，见肿瘤下极与左侧输尿管关系密切，遂将输尿管分离至肾门处，分离过程中输尿管浆膜有破损，予以修补。继续分离肿瘤上极与左肾动脉及肾静脉粘连，分离过程中发现肿瘤存在较多血管分支，予以结扎，修补肾动脉和肾静脉，最后分离肿瘤与腰大肌粘连，将肿瘤完整切除。

病理学表现

患者肿瘤病理学表现见图 2。

免疫组化结果：CD3（+），CD20（+），CD21（FDC+），PAX-5（+），CD10（生发中心弱 +），BCL2（生发中心 –），BCL6（生发中心 +），CD38（少数 +），CD138（少数 +），IgG（+），IgG4（–），CD31（血管 +），CD34（血管 +），CyclinD1（–），Ki-67（生发中心约 10%+）。

（腹膜后）肿瘤切除标本：淋巴结 Castleman 病，混合型，结节大小约 5.5 cm × 5 cm × 5 cm。

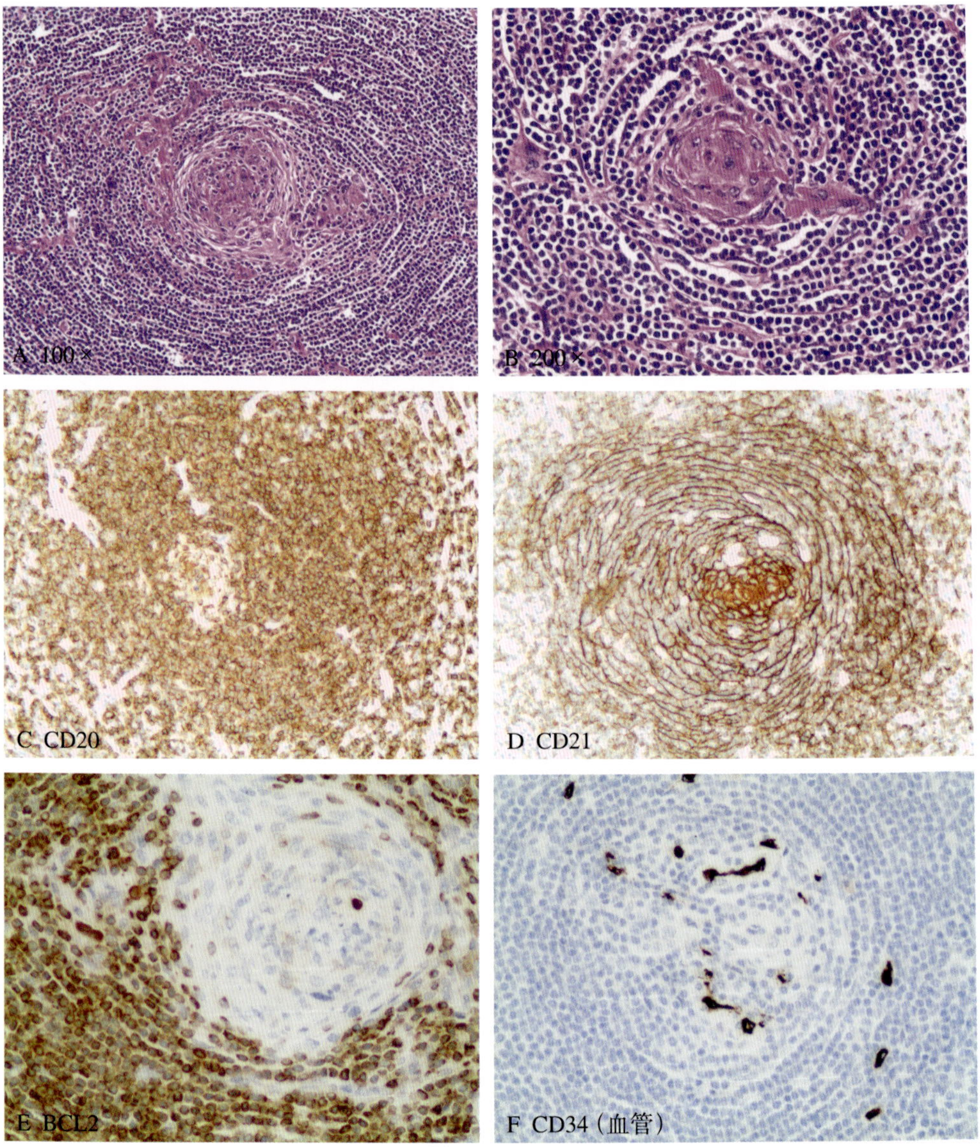

图 2 **Castleman 病病理图。图 A，**淋巴滤泡增生，滤泡周围可见呈紧密同心圆排列的淋巴细胞，形成洋葱皮样外观。淋巴滤泡内可见显著血管增生。**图 B，**生发中心缩小，间质玻璃样变性。**图 C，**滤泡周围淋巴细胞 CD20 阳性。**图 D，**FDC 网 CD21 阳性。**图 E，**生发中心 BCL2 阴性。**图 F，**滤泡内血管 CD34 阳性

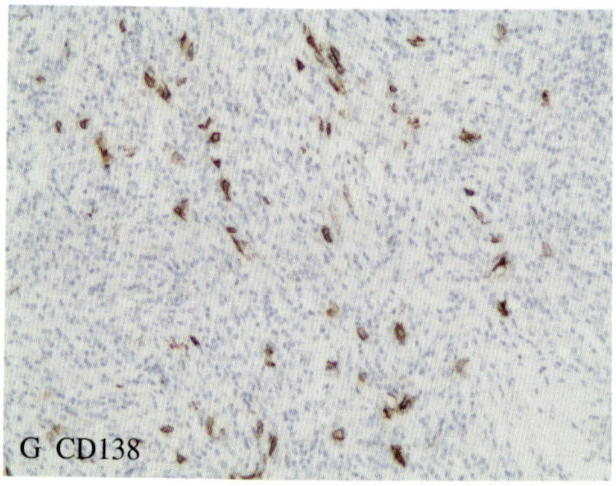

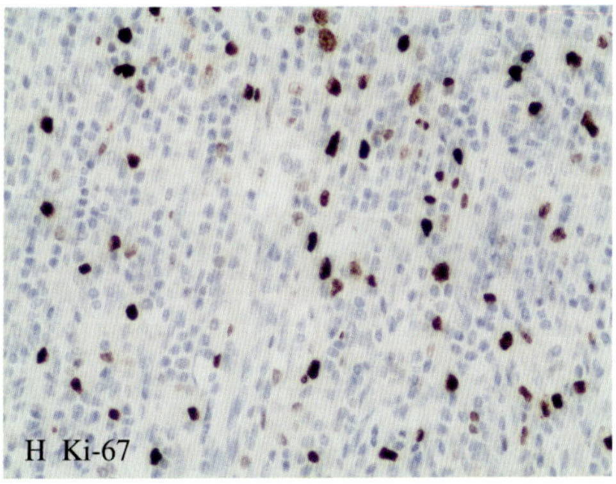

图 2（续） **图 G**，浆细胞 CD138 胞质散在阳性。**图 H**，淋巴细胞核 Ki-67 散在阳性

讨论

本病例为单中心型的混合型 Castleman 病。与前例病变比较，有明显差异。无论是术前影像学检查还是术中所见，都不能排除恶性可能。由于多数 Castleman 病中有许多新生血管，其内见玻璃样变。使这种良性病变外观似恶性肿瘤。

本病例 CT 表现为边界不清、类圆形、密度不均匀环形强化肿物。中央显示有坏死灶。一般来讲，该病变血管显著增生，血供丰富，肿物内极少出现出血和坏死灶。当临床高度怀疑诊断时，可行 FNA 确认。

单中心型需要在治疗后 6 ～ 12 个月影像学评估是否复发，而多中心型患者则需要密切随访监测是否复发。

本例患者术后 3 个月复查未见复发征象。

病例 38-4 Castleman 病

临床病史

患者女性，26 岁，2015 年无意间发现腹部肿物，约乒乓球大小，就诊于中国医学科学院肿瘤医院，CT 及 MRI 检查提示“巨大淋巴结增生？神经源性肿瘤？”未给予治疗，定期复查。2017 年 11 月 9 日入我院诊治。

查体：腹部稍膨隆，腹壁柔软，右下腹可触及肿物，直径约 5 cm，质软，活动性好，可移动。

影像学表现

患者入我院后，行 CT 检查，其结果见图 1。

CT 图像

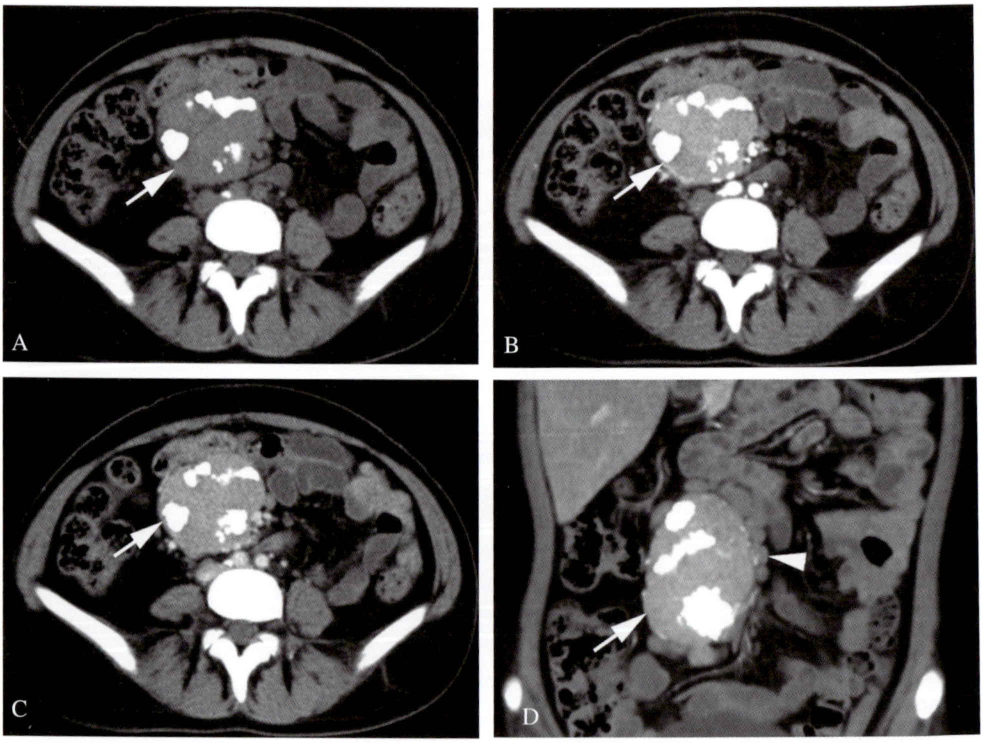

图 1　Castleman 病 CT 图像。图 A（轴位，平扫）、图 B（轴位，动脉期）和图 C（轴位，静脉期），腹膜后髂动脉分叉水平偏右侧类圆形软组织密度肿物（↑），内见多发斑片状钙化，边界较清。增强扫描非钙化实性区域呈明显均匀强化。**图 D（冠状位，动脉期），**肿物（↑）与小肠粘连。周围散在多发肿大肠系膜淋巴结（△）

手术所见

2017 年 11 月 17 日行腹膜后肿瘤切除术：腹腔未见腹水，腹盆腔未见种植。肿瘤位于肠系膜根部、小肠系膜间，后方可触及肠系膜上动、静脉，大小约 7 cm × 5 cm，质硬，活动度好。分离粘连的肠系膜，将小肠组织向上掀开暴露肿瘤，沿肿瘤边缘以超声刀切开肠系膜组织，分离肿瘤与肠系膜粘连。完整切除肿瘤及周围淋巴结。

病理学表现

患者肿瘤病理学表现见图 2。

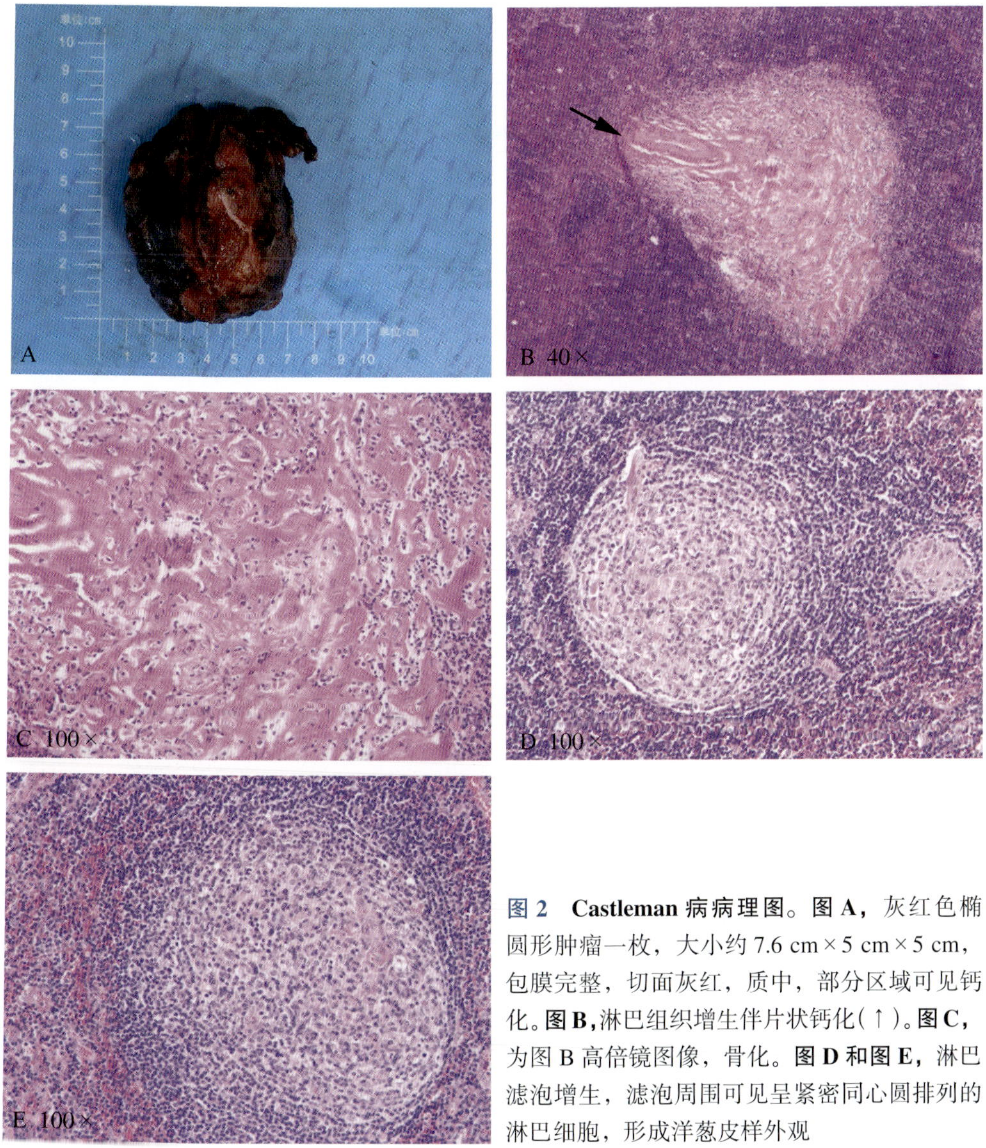

图 2 **Castleman 病病理图。图 A，**灰红色椭圆形肿瘤一枚，大小约 7.6 cm × 5 cm × 5 cm，包膜完整，切面灰红，质中，部分区域可见钙化。**图 B，**淋巴组织增生伴片状钙化（↑）。**图 C，**为图 B 高倍镜图像，骨化。**图 D 和图 E，**淋巴滤泡增生，滤泡周围可见呈紧密同心圆排列的淋巴细胞，形成洋葱皮样外观

免疫组化结果：CD3（+），CD20（+），PAX-5（+），CD21（FDC+），CyclinD1（−），CD5（+），CD38（浆细胞+），CD138（浆细胞+），CD31（血管+），IgG4（少数+），IgG（少数+），Ki-67（生发中心约50%+）。

（腹膜后）肿瘤、肠系膜血管淋巴结切除标本：淋巴结Castleman病，混合型，伴大量钙化。周围淋巴结呈反应性增生改变。

讨论

本病例无意中发现肿物，肿物位于肠系膜，伴大面积变性。术中未发现肿物与小肠粘连，手术顺利。

本组病例（病例40-1～40-4），术前影像学显示肿物边界清晰，形态规则，呈膨胀性生长，侵袭性不明显，肿物位于血管周围的淋巴结区域，多呈圆形或类圆形，实性成分均匀强化为其共性。有的伴有点状钙化，有的伴有较为粗大钙化，也有伴有坏死区域。与周围组织可以粘连，但不侵犯。US显示病灶有淋巴结门样血流，以及周围多发淋巴结肿大。

病例 39–1 弥漫性大 B 细胞淋巴瘤

临床病史

患者男性，59 岁，2016 年 7 月因不洁饮食出现腹泻，之后自觉腹胀不适，夜间明显，无恶心、呕吐，无便血、黑便，无发热、盗汗。就诊于当地医院，US 检查提示腹膜后肿物，肠镜检查未见明显异常，MRI 检查提示左肾周占位，累及左侧腰大肌，伴腹主动脉旁多发淋巴结肿大。CT 检查提示左肾后方恶性占位性病变伴腹膜后多发淋巴转移。发病以来，睡眠差，食欲欠佳，大小便正常，体重减轻约 6 kg。2016 年 8 月 5 日入我院诊治。

查体：腹壁柔软，左上腹饱满，隐约可触及包块。

影像学表现

患者入我院后，行 CT 和 US 检查，其结果见图 1 和图 2。

CT 图像

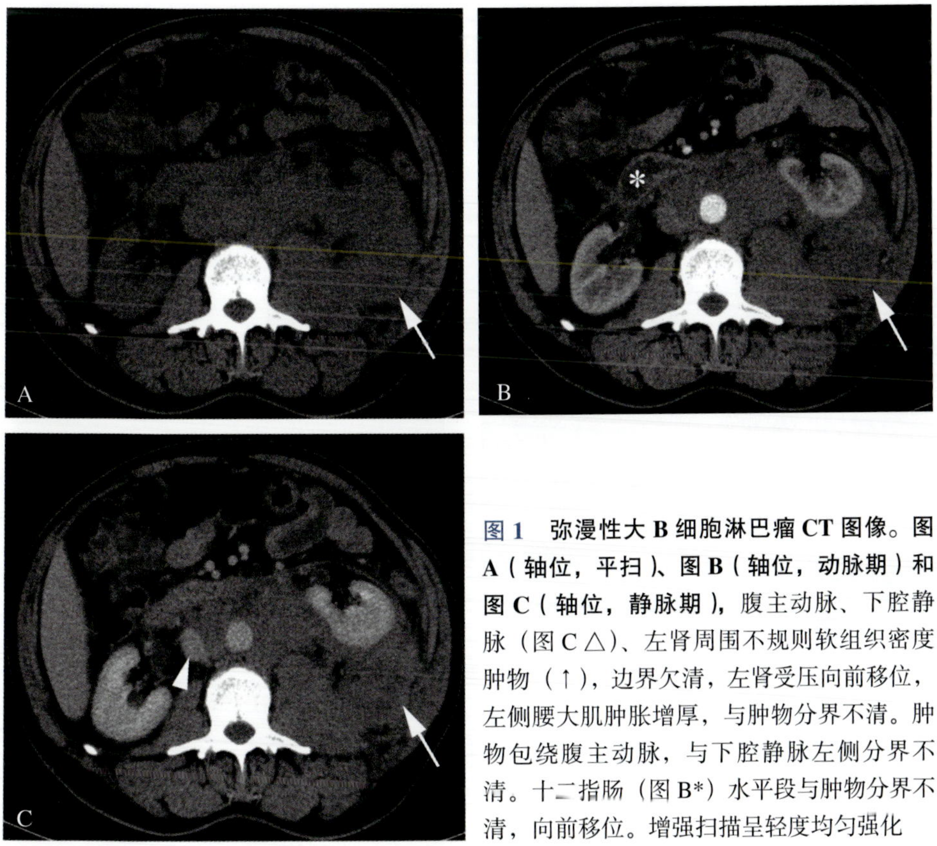

图 1　弥漫性大 B 细胞淋巴瘤 CT 图像。图 A（轴位，平扫）、图 B（轴位，动脉期）和图 C（轴位，静脉期），腹主动脉、下腔静脉（图 C △）、左肾周围不规则软组织密度肿物（↑），边界欠清，左肾受压向前移位，左侧腰大肌肿胀增厚，与肿物分界不清。肿物包绕腹主动脉，与下腔静脉左侧分界不清。十二指肠（图 B*）水平段与肿物分界不清，向前移位。增强扫描呈轻度均匀强化

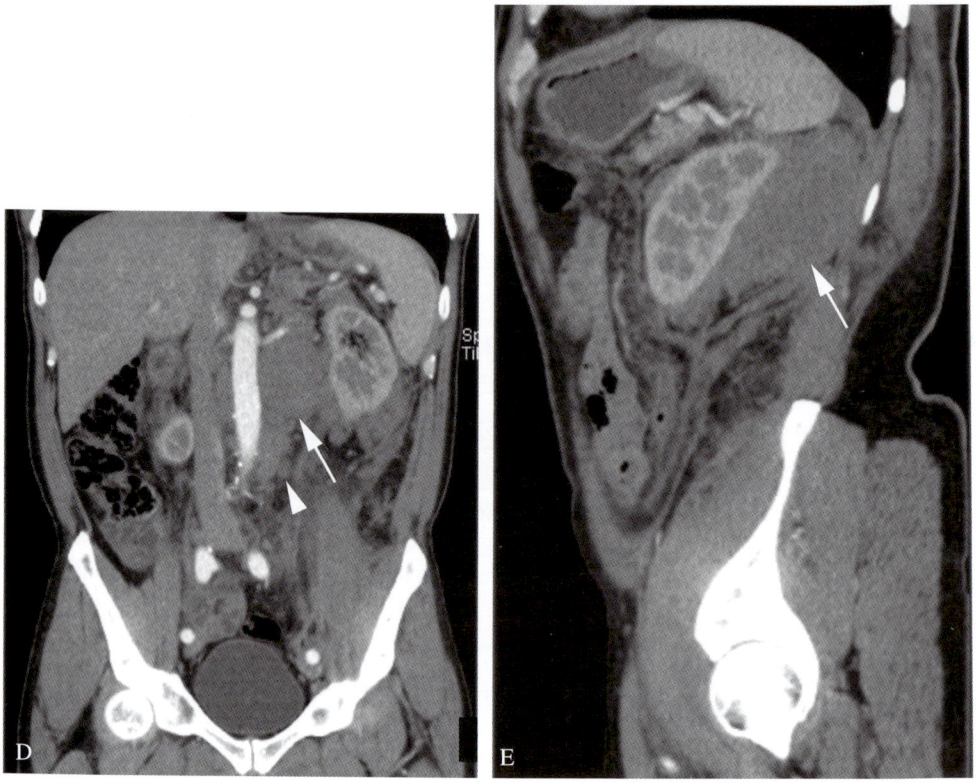

图 1（续） **图 D（冠状位，动脉期）**，肿物（↑）包绕腹主动脉及左肾动脉，与下腔静脉紧邻。腹主动脉下部周围见多发增大淋巴结（△）。**图 E（矢状位，动脉期）**，肿物（↑）包绕左肾

US 图像

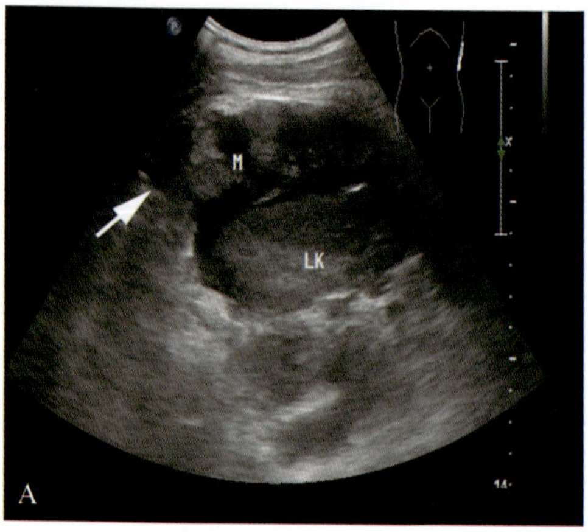

图 2 **弥漫性大 B 细胞淋巴瘤 US 图像。图 A**，左肾周围低回声肿物（↑），内部回声不均

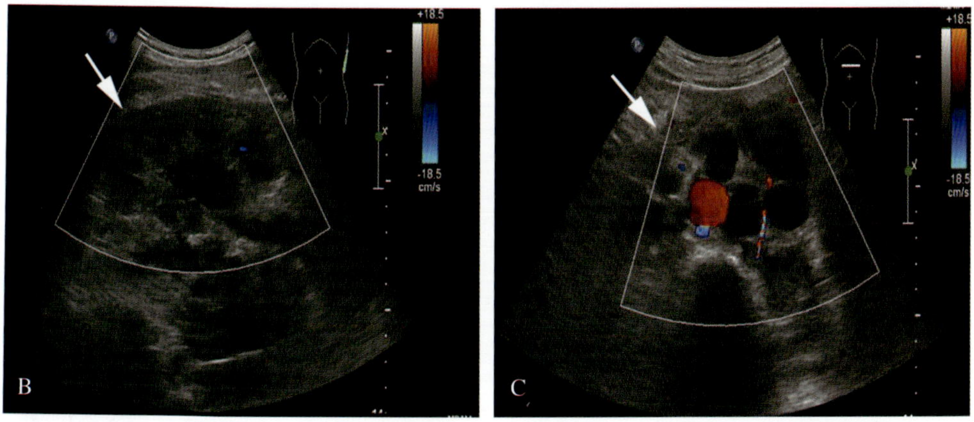

图 2（续）　**图 B**，肿物（↑）内部可见少量血流信号。**图 C**，腹主动脉周围见多发肿大淋巴结（↑）

穿刺活检

行 18G 穿刺活检，病理提示 B 细胞淋巴瘤，未手术，转入淋巴瘤科。

病理学表现

患者肿瘤病理学表现见图 3。

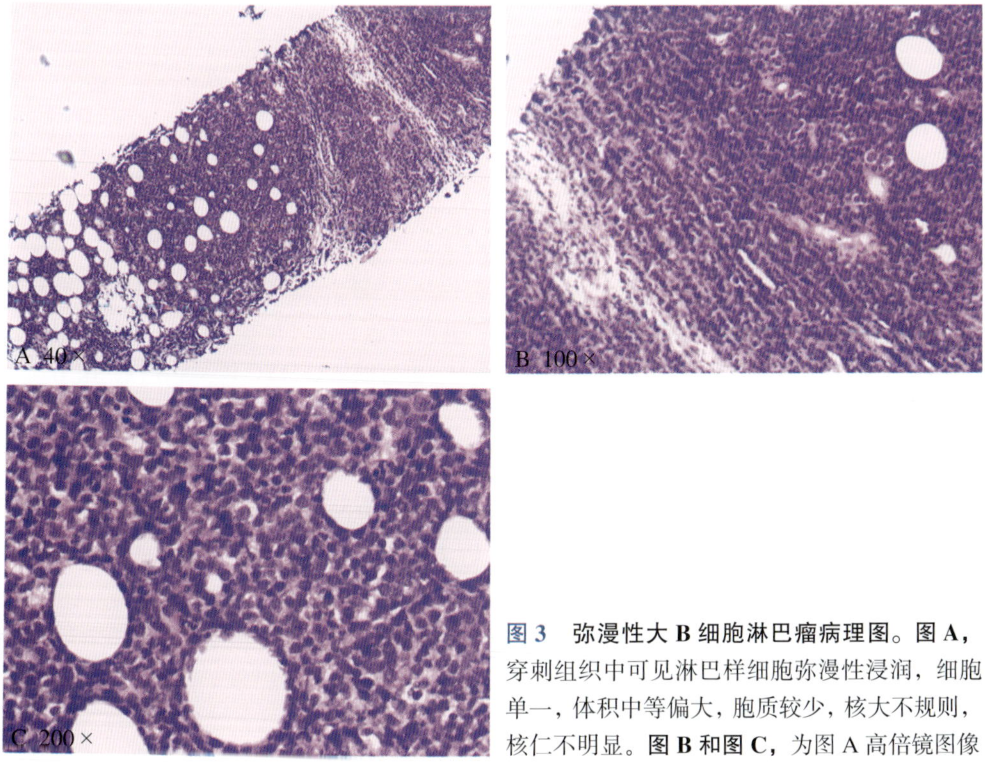

图 3　**弥漫性大 B 细胞淋巴瘤病理图。图 A**，穿刺组织中可见淋巴样细胞弥漫性浸润，细胞单一，体积中等偏大，胞质较少，核大不规则，核仁不明显。**图 B 和图 C**，为图 A 高倍镜图像

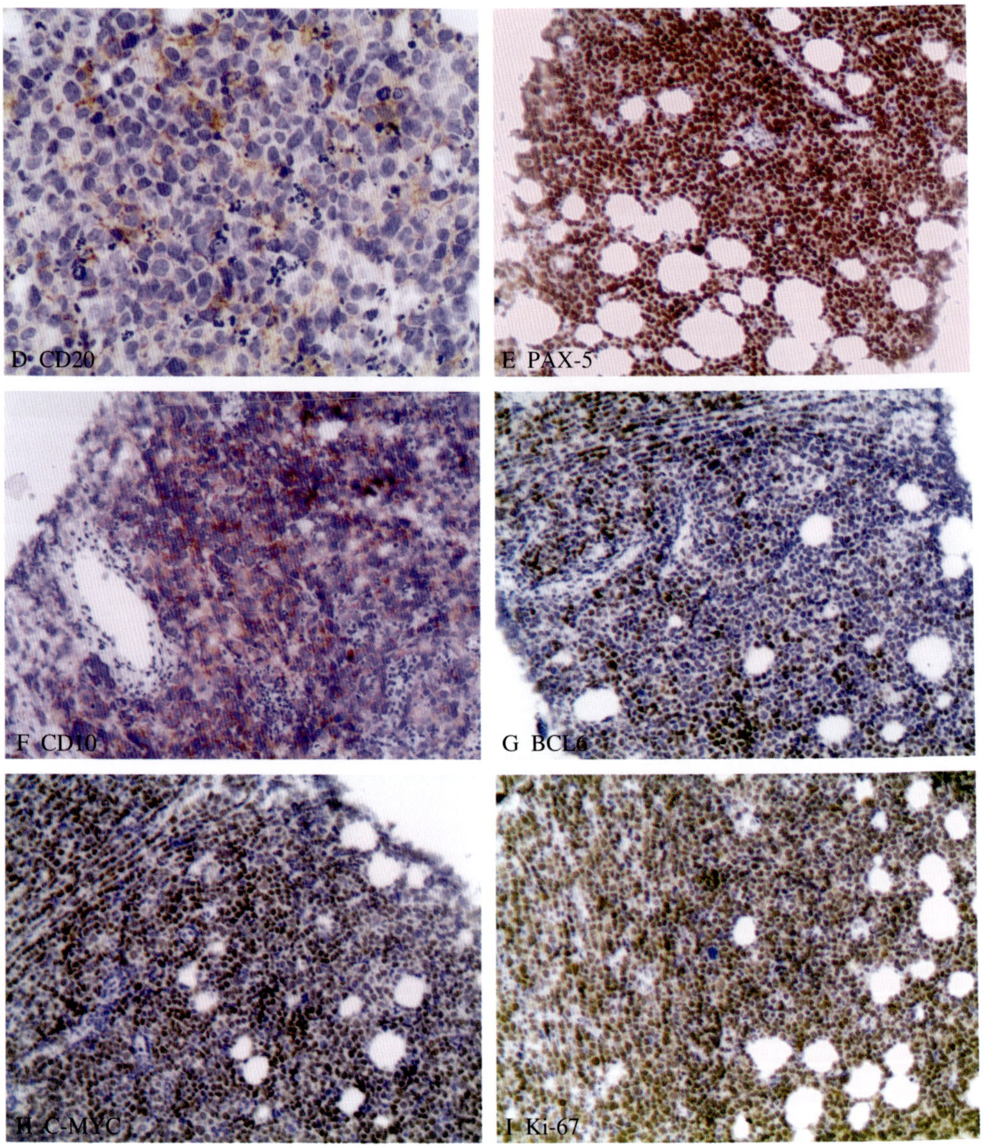

图 3（续） **图 D**，淋巴细胞 CD20 膜弱阳性。**图 E**，淋巴细胞 PAX-5 核弥漫阳性。**图 F**，淋巴细胞 CD10 膜阳性。**图 G**，淋巴细胞 BCL6 核散在阳性。**图 H**，淋巴细胞 C-MYC 核大量阳性。**图 I**，肿瘤细胞 Ki-67 核弥漫阳性

免疫组化结果：CD20（部分弱 +），CD3（-），PAX-5（+），CD10（部分 +），C-MYC（50% 弱 +），MUM-1（-），CD21（-），BCL2（-），BCL6（+），CD5（-），CyclinD1（-），TdT（-），CD99（-），CD34（-），Ki-67（热点区 90%+）。

FISH 检测结果：EBV-EBER（-）。

（左肾周）肿瘤、肿大淋巴结穿刺活检标本：非霍奇金淋巴瘤，弥漫性大 B 细胞淋巴瘤，非特指型，伴片状坏死。

注：本病例仅部分肿瘤细胞弱表达 CD20，细胞增生活跃，起源于生发中心 B 细胞（Hans 模型）。

讨论

淋巴瘤是起源于淋巴造血系统的恶性肿瘤，分为霍奇金淋巴瘤和非霍奇金淋巴瘤。霍奇金淋巴瘤分为经典型和结节性淋巴细胞为主型，被认为是起源于 B 细胞的肿瘤。非霍奇金 B 细胞淋巴瘤最多见的是弥漫性大 B 细胞淋巴瘤、滤泡性淋巴瘤、黏膜相关淋巴组织淋巴瘤、小淋巴细胞淋巴瘤、慢性淋巴细胞白血病、套细胞淋巴瘤，占非霍奇金淋巴瘤的 3/4。B 细胞淋巴瘤的预后和治疗取决于淋巴瘤的具体类型以及分期分级。

弥漫性大 B 细胞淋巴瘤的 CT 表现为单发或多发淋巴结肿大，并可融合成团，包绕大血管。较大的团块可使周围脏器移位。病变淋巴结呈软组织密度，中度强化，晚期可伴有液化坏死。

本例患者 CT 表现为下腔静脉和腹主动脉周围软组织肿物，密度均匀，轻度强化，包绕下腔静脉及腹主动脉，周围有多发淋巴结肿大，US 显示肿物内回声不均匀，内有类圆形结节样特征，周围有多发淋巴结肿大。

病例 39-2 弥漫性大 B 细胞淋巴瘤

临床病史

患者男性，30 岁，2018 年 3 月无明显诱因出现剑突下疼痛，呈间断性胀痛，夜间疼痛明显加重，伴纳差、嗳气、腹胀。就诊于当地医院，考虑为胃炎，予以药物治疗，效果不佳。2018 年 5 月 20 日再次就诊于当地医院，腹部增强 CT 检查提示腹膜后肿物，肿瘤标记物 CA125 明显增高。2018 年 5 月 25 日入我院诊治。

查体：腹部平坦，腹壁柔软，上腹部有明显压痛，腹部未触及包块。

既往史：乙型肝炎病毒携带者。

影像学表现

患者入我院后，行 CT 检查，其结果见图 1。

CT 图像

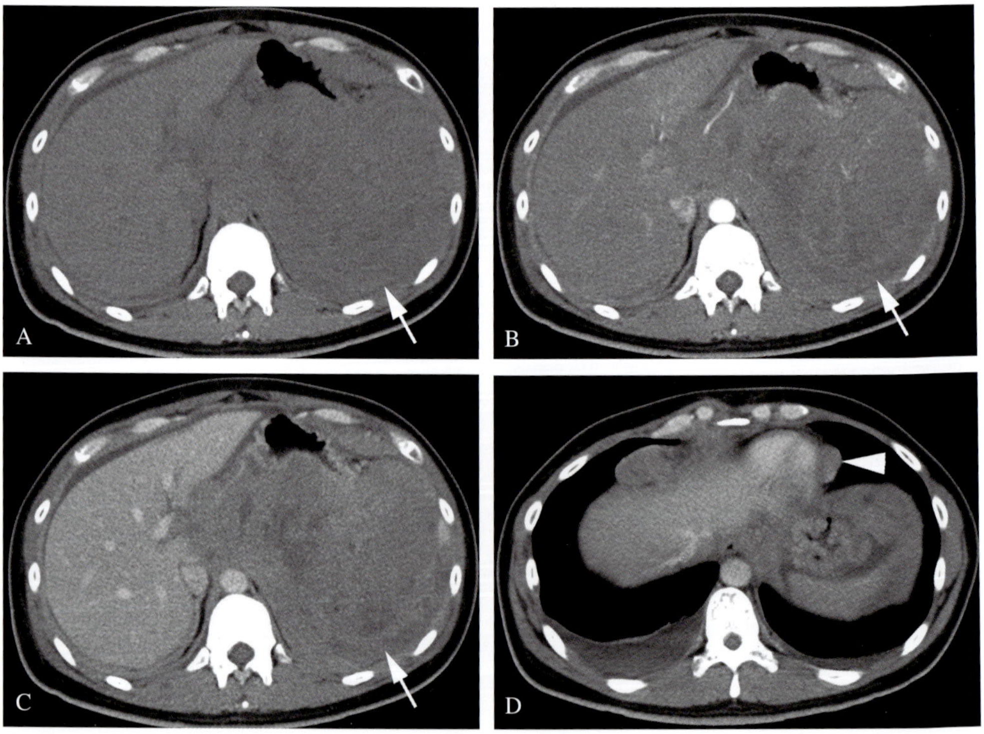

图 1　弥漫性大 B 细胞淋巴瘤 CT 图像。图 A（轴位，平扫）、图 B（轴位，动脉期）和图 C（轴位，静脉期），左上腹胃后方、腹主动脉前方巨大不规则软组织密度肿物（↑），内部密度欠均匀，边界不清。胃体向前移位，肿物与胃体后壁粘连紧密，胰腺显示不清。增强扫描呈不均匀强化，内见片状稍低密度区域（坏死区）。**图 D（轴位，动脉期）**，心膈角周围肿大淋巴结（△）

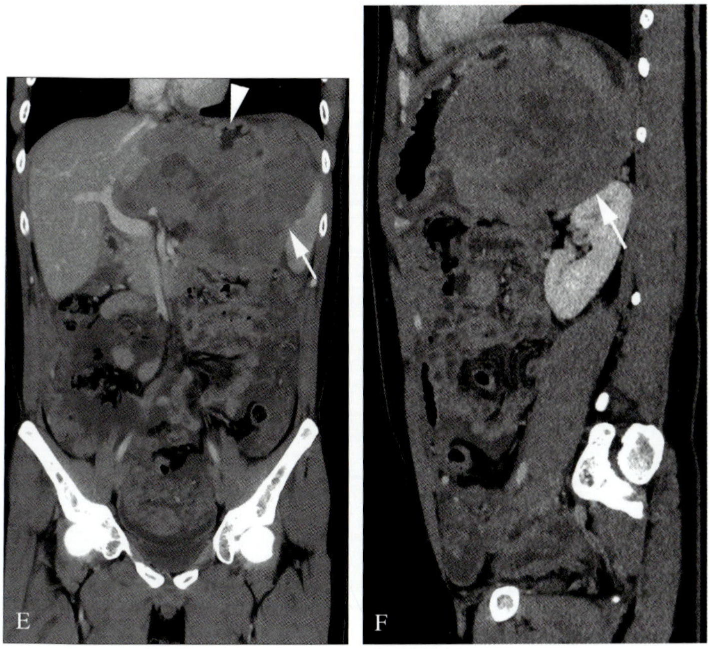

图 1（续）　**图 E（冠状位，静脉期）**，肿物（↑）向右累及肝门区，挤压肝门结构，与胃（△）、肝、脾分界不清。**图 F（矢状位，静脉期）**，肿物（↑）位于左肾上方，胃体受压向前上移位，肿物与胃壁分界欠清楚，上缘紧贴左侧膈肌

病理学表现

患者肿瘤病理学表现见图 2。

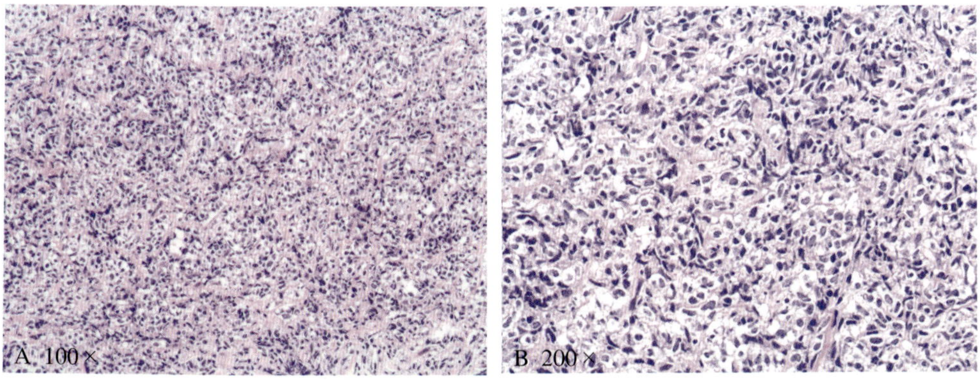

图 2　**弥漫性大 B 细胞淋巴瘤病理图。图 A**，淋巴样细胞弥漫性浸润，核大、不规则，可见核分裂象，胞质空亮、淡染，可见核仁。**图 B**，为图 A 高倍镜图像

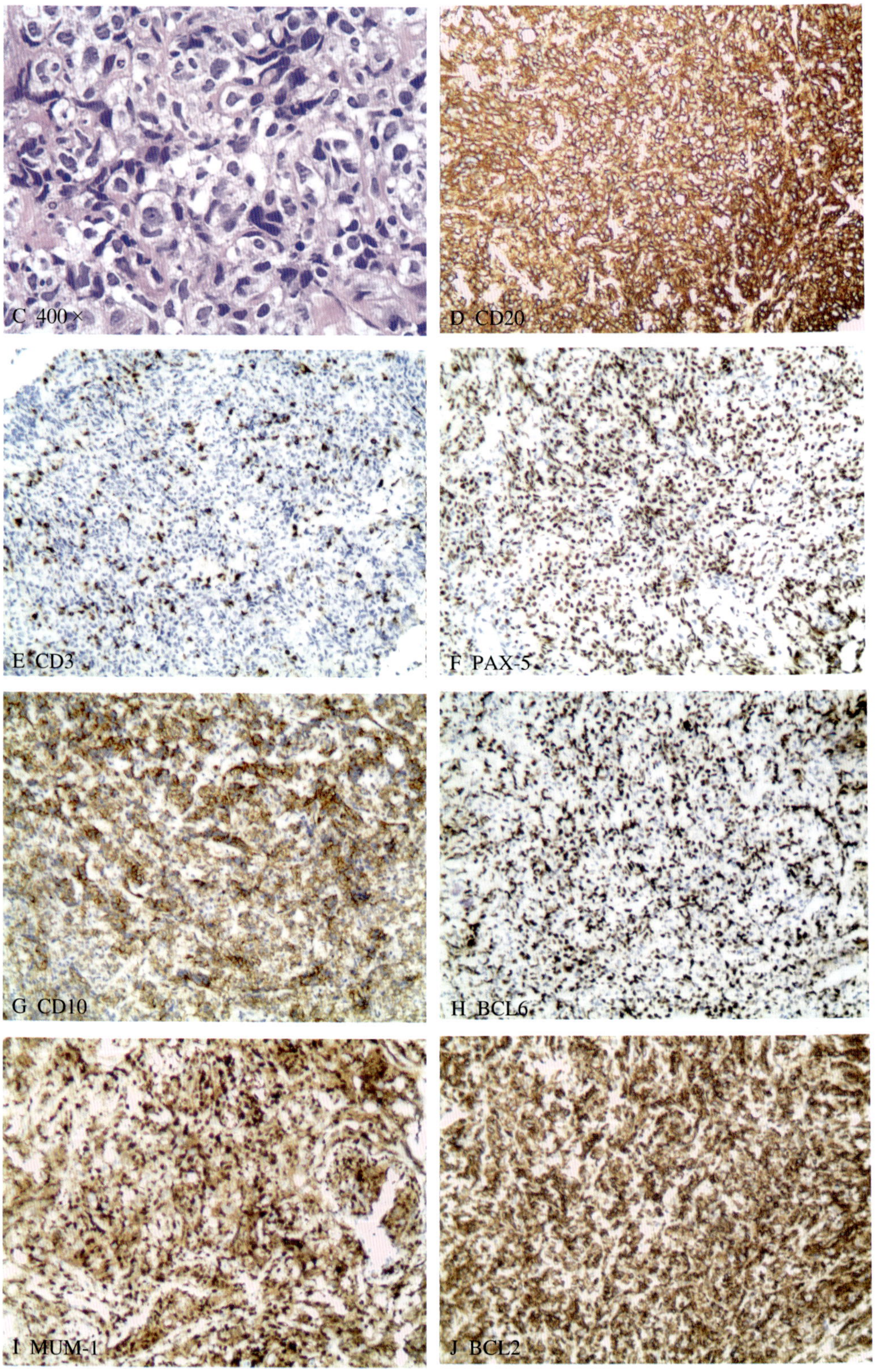

图 2（续）　**图 C**，为图 A 高倍镜图像。**图 D**，肿瘤细胞 CD20 胞膜弥漫强阳性。**图 E**，肿瘤细胞 CD3 阴性。**图 F**，肿瘤细胞 PAX-5 核阳性。**图 G**，肿瘤细胞 CD10 阳性。**图 H 和图 I**，肿瘤细胞 BCL6、MUM-1 核阳性。**图 J**，肿瘤细胞 BCL2 核弥漫阳性

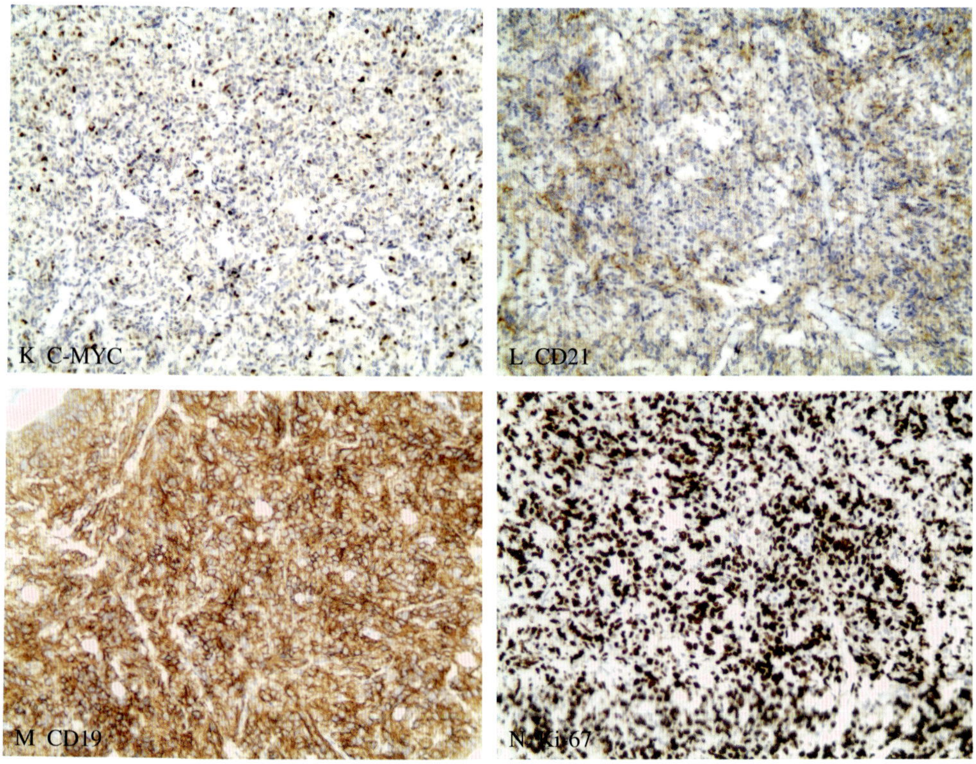

图 2（续）　**图 K**，肿瘤细胞 C-MYC 胞质阳性。**图 L**，CD21 FDC 网阴性。**图 M**，肿瘤细胞 CD19 胞膜弥漫阳性。**图 N**，肿瘤细胞 Ki-67 核弥漫阳性

免疫组化结果：CD3（−），CD20（+），PAX-5（+），Ki-67（热点区约 70%+），CD10（+），BCL6（+），MUM-1（+），BCL2（90%+），C-MYC（约 40%+），CD5（−），CyclinD1（−），CD21（−），CD23（−），CD19（+）。

FISH 检测结果：染色体 *BCL2*、*BCL6*、*C-MYC* 基因位点不存在断裂及易位。EBV-EBER（−）。

（腹膜后）肿物穿刺活检标本：非霍奇金淋巴瘤，弥漫性大 B 细胞淋巴瘤，非特指。

注：本病例形态及免疫组织化学标记均支持弥漫性大 B 细胞淋巴瘤。肿瘤细胞广泛表达 CD20，细胞增生活跃。起源于生发中心 B 细胞（Hans 模型）。肿瘤细胞高表达 C-MYC 和 BCL2，支持为双重表达淋巴瘤。

讨论

弥漫性大 B 细胞淋巴瘤是非霍奇金淋巴瘤最常见的类型，是一种侵袭性淋巴瘤，肿瘤细胞呈弥漫性增生且细胞核增大，相当于正常巨噬细胞或淋巴细胞的细胞核的 2 倍。可发生在任何年龄，但以中老年人多见。临床表现多种多样，随原发部位和病变程度有所不同，为浸润性病程。典型的弥漫大 B 细胞淋巴瘤表现为淋巴结和（或）结外快速生长的肿块，常伴有发热、乏力和盗汗。约 40% 的病变原发于结外。本病例为结外弥漫性

大 B 细胞淋巴瘤，原发于腹膜后淋巴结。

穿刺活检有助于诊断。FNA 结合形态学和流式细胞学检查也可以为诊断提供足够的信息。化疗是治疗的首选，放疗在整体治疗中占有重要地位，生物靶向治疗也发挥着日益重要的作用。

本例患者规律化疗后，1 个月、3 个月、半年复查肿瘤体积减小，呈好转趋势，但在 2018 年 11 月因合并肝损伤及乙肝病毒 DNA 拷贝数高未使用利妥昔单抗（美罗华），1 个月后复查肿瘤体积增大。

病例 40 滤泡性淋巴瘤

临床病史

患者男性，38岁，2017年4月19日体检时发现腹膜后肿物，位于下腔静脉及腹主动脉之间，就诊于当地医院，考虑无法手术。2017年5月9日入我院诊治。

查体：腹部膨隆，腹壁柔软，腹部未触及肿物。

影像学表现

患者入我院后，行CT检查，其结果见图1。

CT 图像

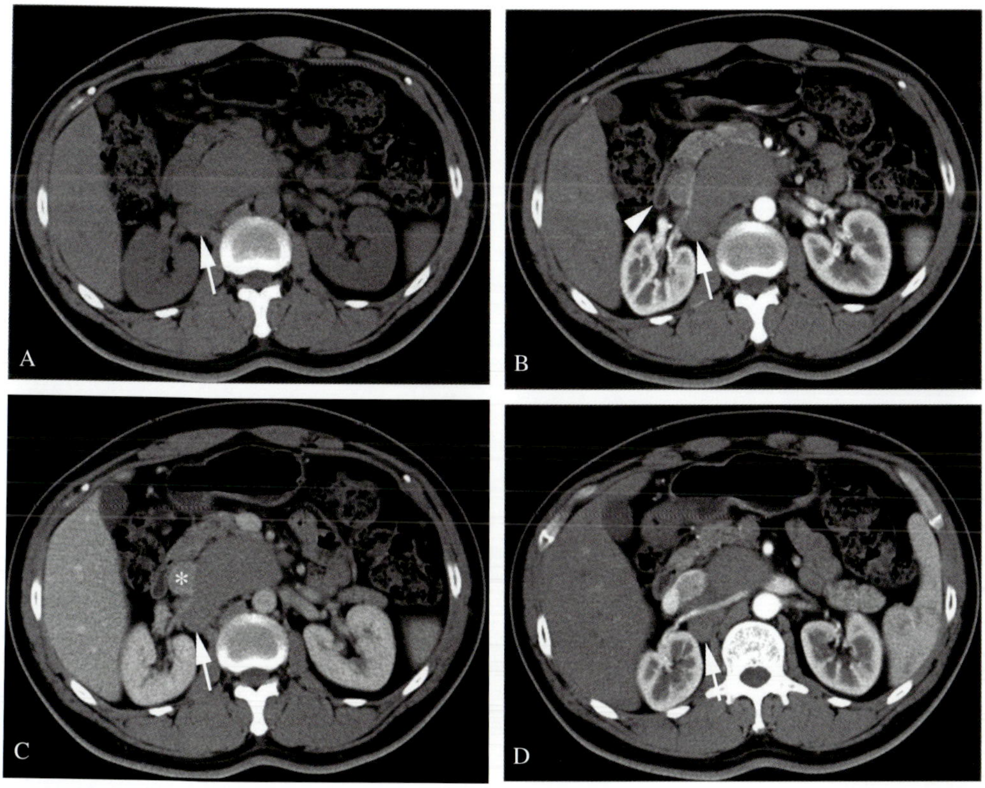

图1　滤泡性淋巴瘤 CT 图像。图 A（轴位，平扫）、图 B（轴位，动脉期）和图 C（轴位，静脉期）， 肾门水平腹主动脉与下腔静脉（图 C*）间卵圆形软组织密度肿物（↑），边界清晰，有包膜。胰头钩突部、十二指肠（图 B △）、下腔静脉受压移位，分界尚清。增强扫描肿物呈轻度、均匀、渐进性强化。**图 D（轴位，动脉期），** 肿物（↑）包绕右肾动脉

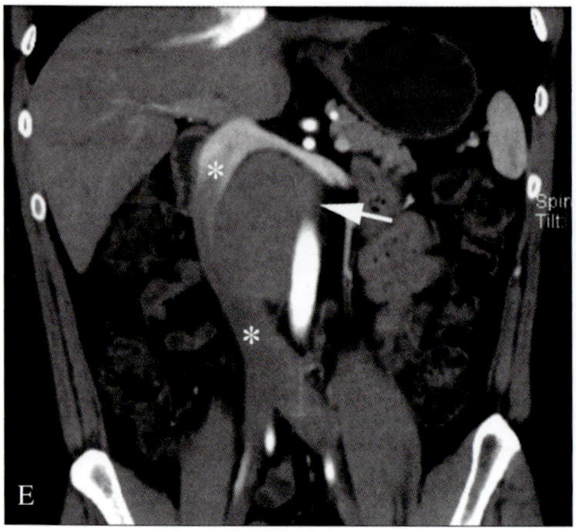

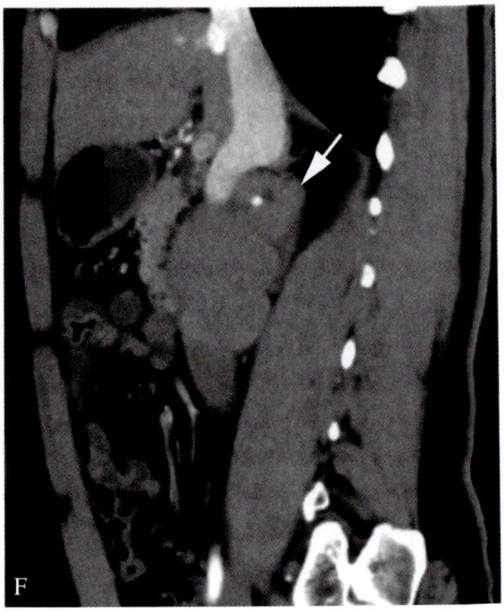

图 1（续） 图 E（冠状位，动脉期）和图 F（矢状位，动脉期），图 E 肿物（↑）位于左肾静脉入下腔静脉（图 E*）下方，与下腔静脉、腹主动脉及左肾静脉紧邻，分界清晰；图 F 肿物（↑）向前推挤胰腺

病理学表现

患者肿瘤病理学表现见图 2。

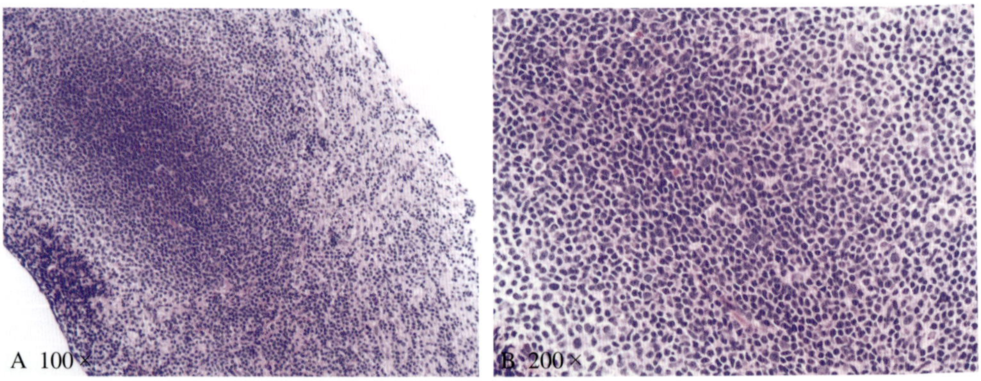

图 2 滤泡性淋巴瘤病理图。图 A，淋巴细胞结节状增生，细胞体积中等偏小，核不规则，核仁不明显，胞质少，淡染。**图 B，**为图 A 高倍镜图像

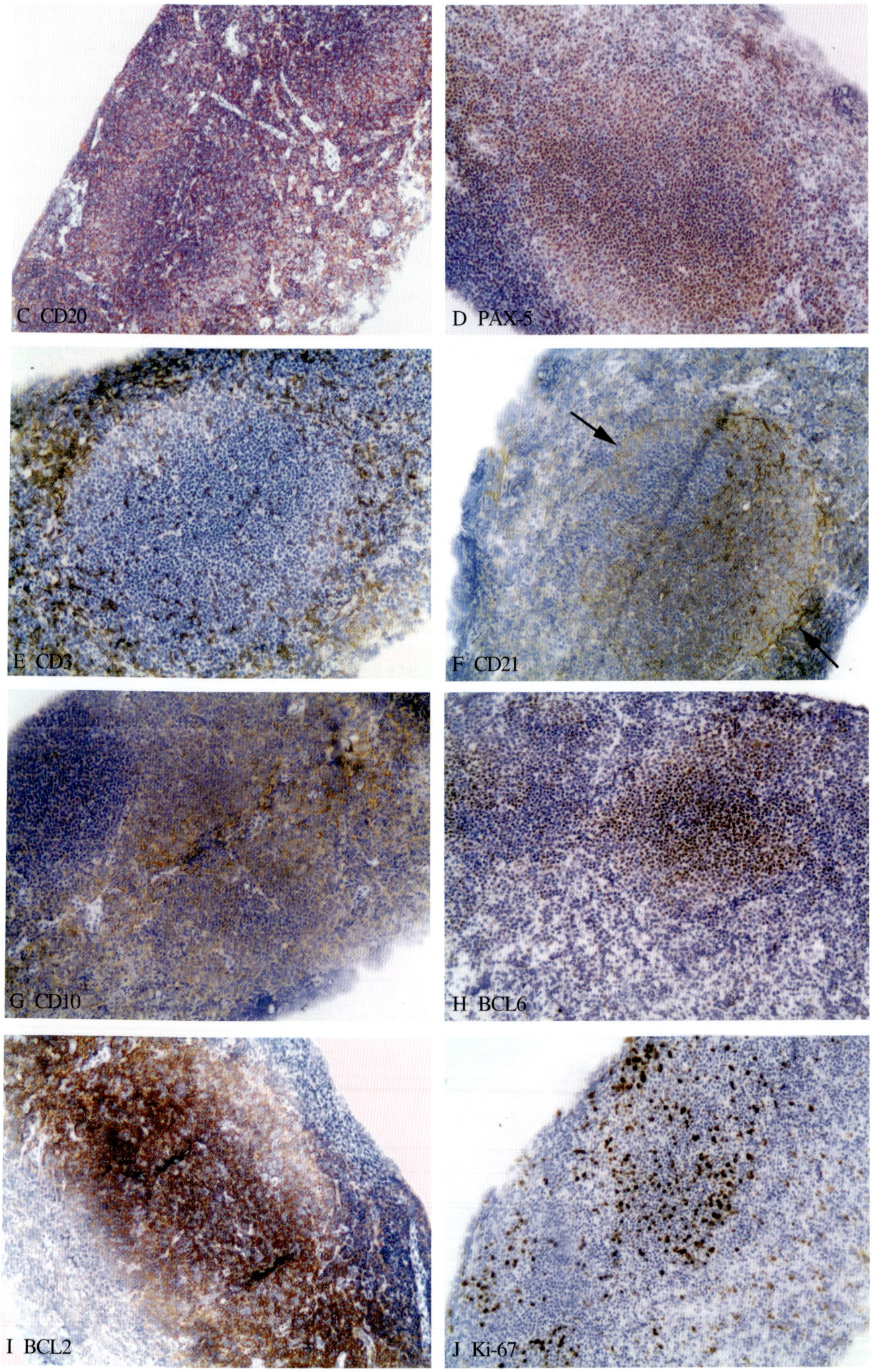

图 2（续） **图 C**，淋巴样细胞 CD20 弥漫性膜阳性。**图 D**，淋巴样细胞 PAX-5 核阳性。**图 E**，结节周围淋巴细胞 CD3 散在阳性。**图 F**，残存 FDC 网（↑）CD21 阳性。**图 G**，淋巴样细胞 CD10 膜阳性。**图 H**，淋巴样细胞 BCL6 核阳性。**图 I**，肿瘤性滤泡中心及周围细胞 BCL2 均阳性。**图 J**，淋巴细胞 Ki-67 核散在阳性

免疫组化结果：CD20（+），PAX-5（+），CD21（FDC+），BCL2（+），BCL6（+），CD10（+），CD3（−），MUM-1（−），CyclinD1（−），C-MYC（−），Ki-67（热点区约 20%+）。

（腹膜后）肿瘤穿刺活检标本：非霍奇金淋巴瘤，滤泡性淋巴瘤Ⅰ～Ⅱ级。

讨论

非霍奇金淋巴瘤是一组异质性肿瘤，其中 85% ～ 90% 来源于 B 淋巴细胞，其余来源于 T 淋巴细胞或自然杀伤细胞。通常发生在淋巴结，但几乎可以累及任何组织或器官。其生物学行为较广泛，从比较惰性的滤泡性淋巴瘤，到更具侵袭性的弥漫性大 B 细胞淋巴瘤和 Burkitt 淋巴瘤。临床表现与发病部位、病理类型有关。多数表现为无痛性淋巴结肿大，可伴有发热、盗汗、体重下降等全身症状。内脏型淋巴瘤有相应的内脏和压迫症状伴发。

滤泡性淋巴瘤是非霍奇金淋巴瘤的常见类型，来源于滤泡生发中心的 B 细胞，恶性程度较低，属于 B 细胞低度恶性淋巴瘤。滤泡性淋巴瘤患者较少出现全身症状。原发淋巴结外受侵少见。

CT 表现为密度均匀包块，边界清晰，可包绕血管，呈均匀性增强。

本例患者体检发现肿物，入院后因考虑到有淋巴瘤可能，先行穿刺活检证实后，转入淋巴瘤科。经规律化疗后 5 个月复查原腹膜后软组织肿瘤消失，1 年复查未见复发征象。

第十五章

腹膜后内脏器官肿瘤

病例 41 肾上腺皮质腺癌

临床病史

患者女性，14 岁，2018 年 2 月自行扪及左上腹肿物，便秘 3 ～ 4 个月，偶有腹胀，伴轻度疼痛，仰卧位疼痛加重，就诊于当地医院，CT 检查提示左侧腹膜后占位。2018 年 3 月 2 日入我院诊治。

查体：腹部平坦，左上腹可触及肿物，直径约 15 cm，质稍韧，活动度欠佳，无压痛。

影像学表现

患者入我院后，行 CT 和 US 检查，其结果见图 1 和图 2。

CT 图像

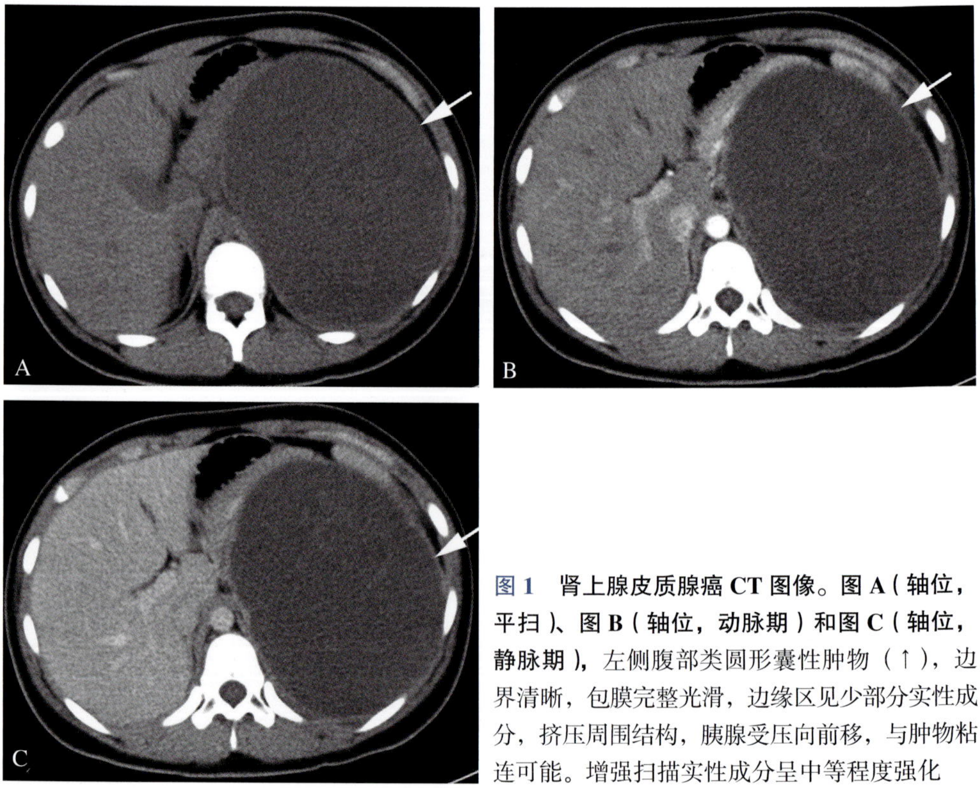

图 1　肾上腺皮质腺癌 CT 图像。图 A（轴位，平扫）、图 B（轴位，动脉期）和图 C（轴位，静脉期），左侧腹部类圆形囊性肿物（↑），边界清晰，包膜完整光滑，边缘区见少部分实性成分，挤压周围结构，胰腺受压向前移，与肿物粘连可能。增强扫描实性成分呈中等程度强化

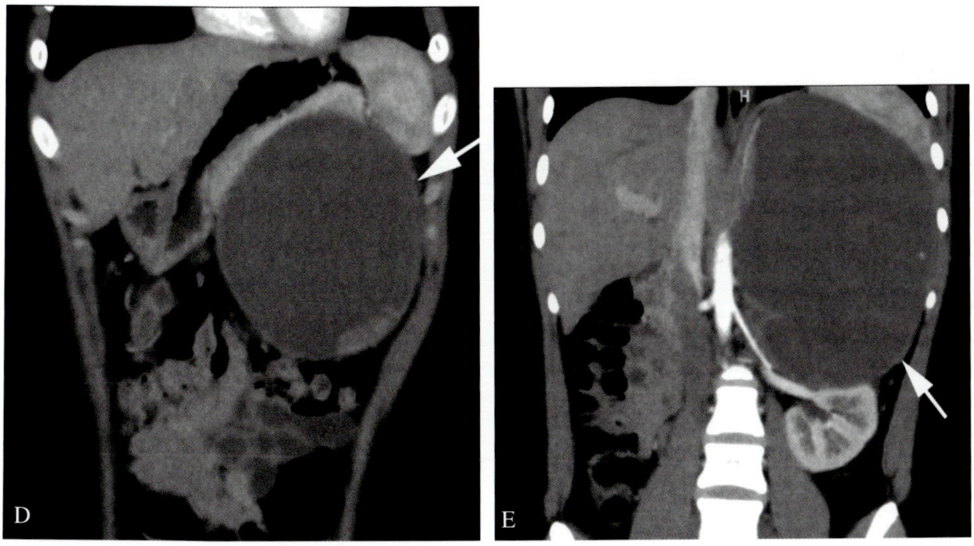

图 1（续）　**图 D（冠状位，动脉期）**，肿物（↑）与胰腺及脾相邻，胰腺受压向上移位。**图 E（冠状位，动脉期）**，肿物（↑）位于脾与左肾之间，左肾受挤压向下移位，肿物与左肾上极及左侧肾动脉紧邻，粘连可能

US 图像

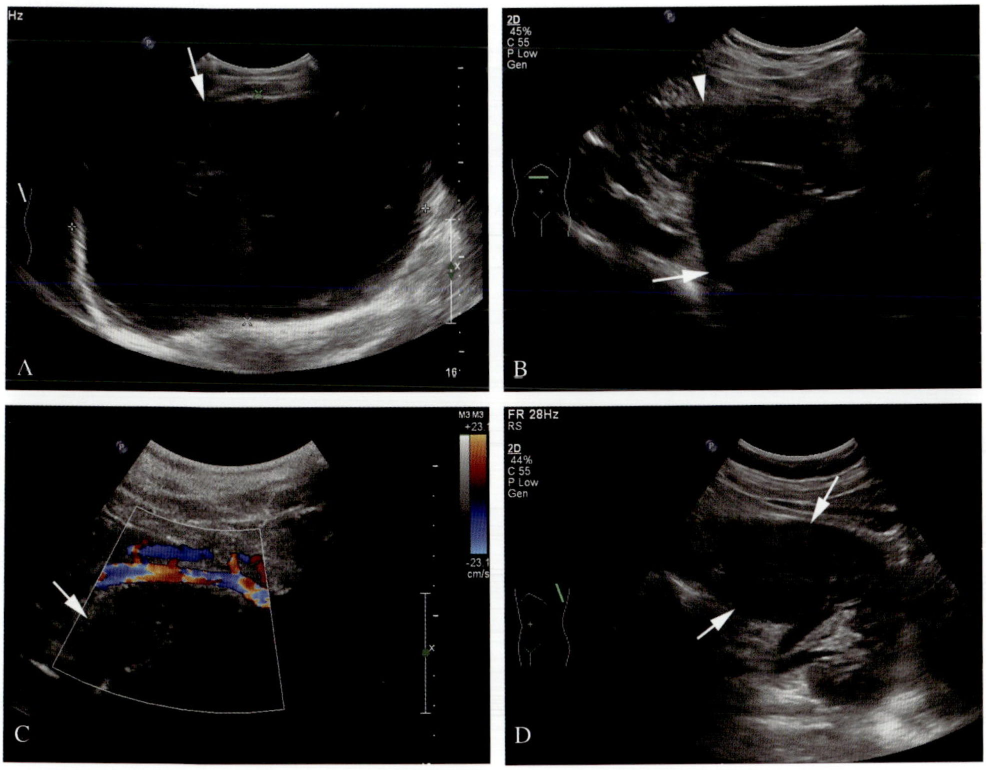

图 2　**肾上腺皮质腺癌 US 图像。图 A**，左侧腹囊性为主的囊实性肿物（↑），边界清晰，形态规则，包膜完整。**图 B**，肿物（↑）与胰腺（△）紧邻并粘连。**图 C**，肿物（↑）挤压脾动、静脉（上方为脾静脉、下方为脾动脉）。**图 D**，肿物（↑）挤压左肾

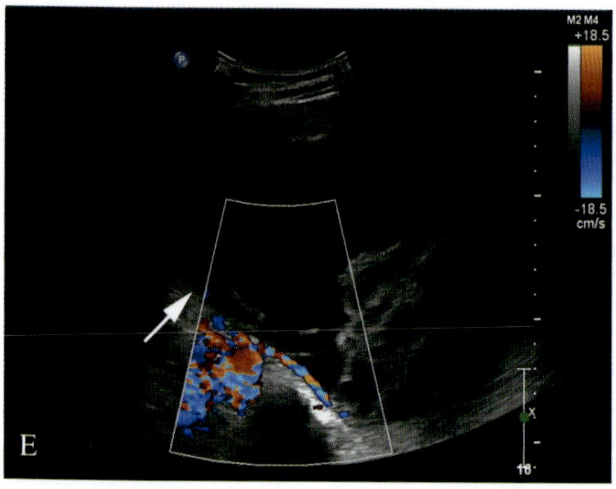

图 2（续） **图 E**，肿物（↑）与左肾动脉紧邻

手术所见

2018 年 3 月 8 日行腹膜后肿瘤切除术：未见腹水，腹盆腔未见种植。肿瘤位于左上腹，与左侧肾、肾上腺、胰腺关系紧密，位置固定，直径约 20 cm。肿瘤难以暴露，为防止损伤脏器造成大出血，遂决定先吸出部分囊液，于肿瘤表面行荷包缝合，周围予纱布保护，打开肿瘤，吸出棕褐色囊液。荷包缝扎破口。沿瘤壁分离肿瘤与肾之间的粘连。肿瘤与左侧肾上腺及胰尾部粘连紧密，难以分离，切除左侧肾上腺及少部分胰腺组织。将肿瘤完整取出。冰冻病理检查结果提示：肿瘤大量出血、坏死及囊性变，囊壁内被覆少量肿瘤细胞呈弥漫性排列，细胞有一定异型性，血窦较丰富，囊壁内见少量残存肾上腺，考虑肿瘤来源于肾上腺可能性大。

病理学表现

患者肿瘤病理学表现见图 3。

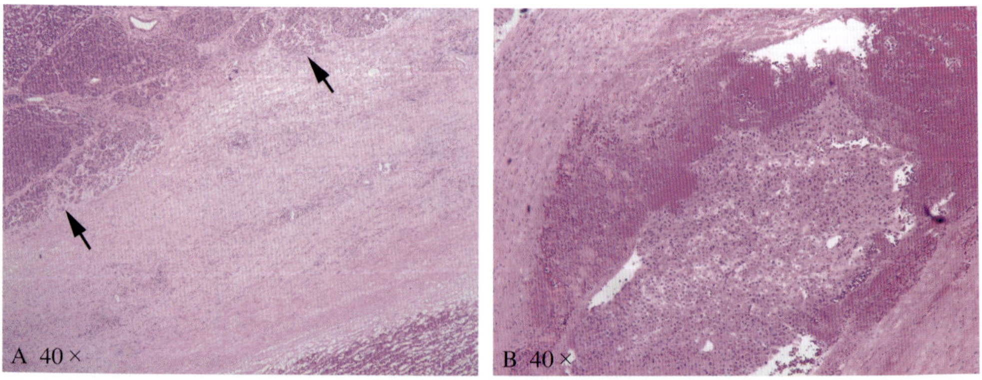

图 3 **肾上腺皮质腺癌病理图。图 A**，肿瘤邻近胰腺（↑），可见较厚纤维性包膜，肿瘤未侵及胰腺。**图 B**，癌细胞呈结节状，散在浸润于粗大纤维条索之中

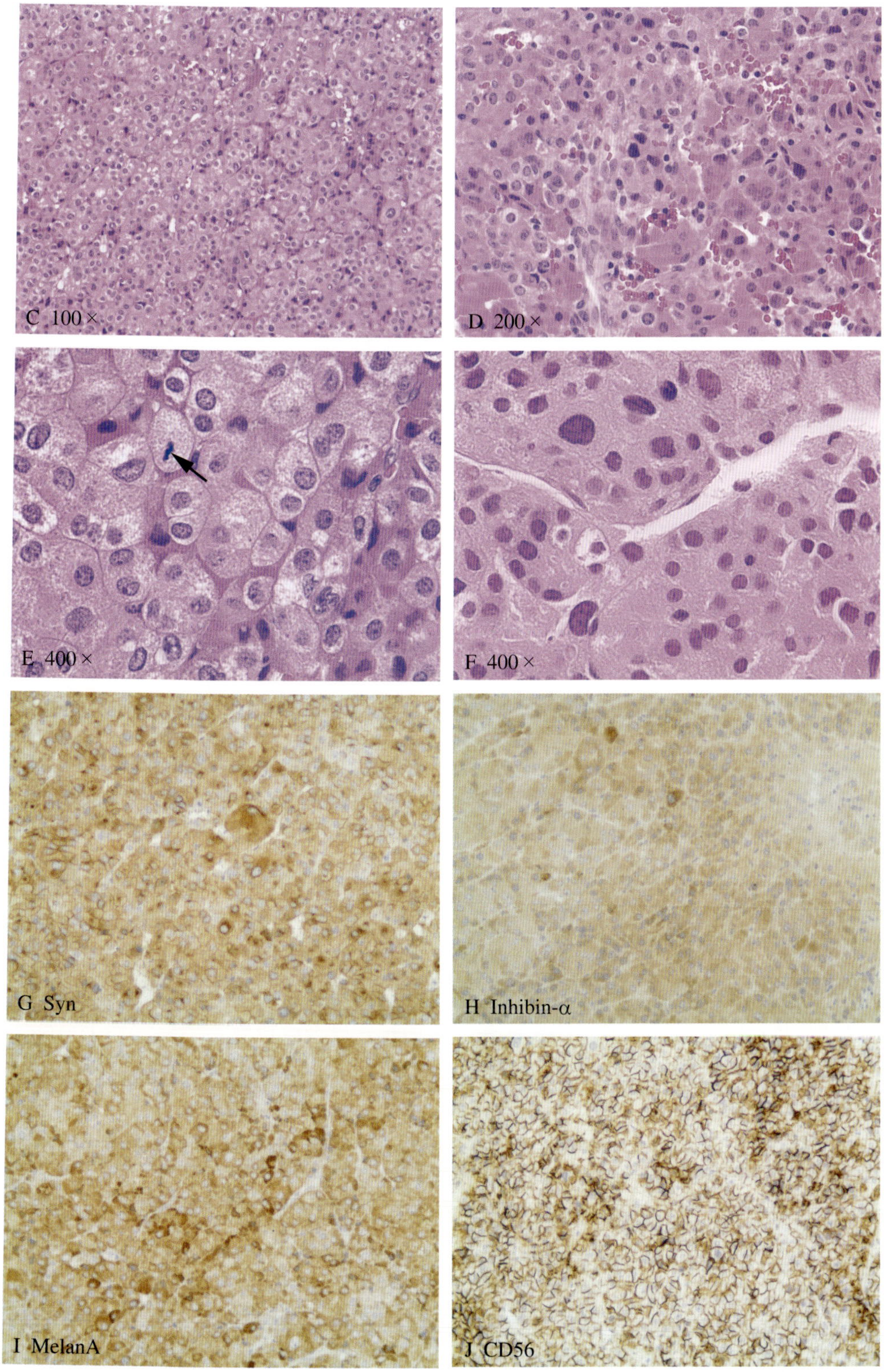

图 3（续） **图 C**，肿瘤细胞呈腺泡状、实性巢状排列，肿瘤细胞胞质嗜酸。**图 D 和图 E**，为图 C 高倍镜图像。图 E 肿瘤细胞中 - 重度异型，可见核分裂象（↑）。**图 F**，肿瘤间质富于薄壁血管。**图 G**、**图 H 和图 I**，肿瘤细胞 Syn、Inhibin-α、MelanA 胞质阳性。**图 J**，肿瘤细胞 CD56 胞膜阳性

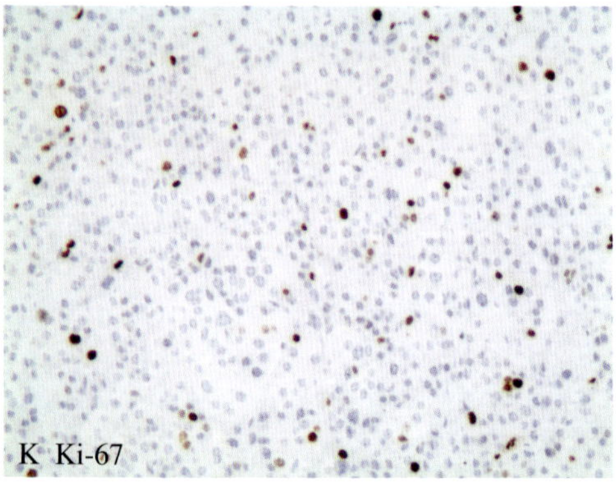

图 3（续） **图 K**，肿瘤细胞 Ki-67 核散在阳性

免疫组化结果：Syn（+），CgA（–），Inhibin-α（+），MelanA（+），CD56（+），S-100（–），CK（个别细胞 +），P53（野生型表达），Hepatocyte（–），AFP（–），GPC3（–），NSE（灶 +），CD34（–），NF（–），Ki-67（热点区约 20%+）。

（左侧肾上腺）肿瘤切除标本：肾上腺皮质肿瘤。鉴于肿瘤体积大、细胞有中 - 重度异型性，核分裂象易见，并见大血管壁侵犯及静脉内瘤栓形成，伴大量出血、坏死及囊性变，提示为肾上腺皮质腺癌。肿瘤周围与胰腺组织粘连，胰腺组织内未见肿瘤。

讨论

肾上腺皮质腺癌患者女性多见，左侧多于右侧，可分为有功能性和无功能性两类。约 80% 以上为有功能性皮质腺癌，肿瘤多呈圆形、椭圆形或不规则形，表面凹凸不平，包膜不完整，切面多有出血坏死。功能性皮质腺癌临床症状出现较早，常表现为皮质醇增多症和肾上腺性征异常。部分有功能的肾上腺皮质腺癌只表现为某种内分泌综合征，但有些肿瘤则表现为多种内分泌症状，如 Cushing 综合征和男性化。无功能皮质腺癌的症状出现较晚，常以腰部不适、腹痛、肿块、疲乏和消瘦为临床表现。10% ~ 20% 的患者有周期性低热，可能为肿瘤坏死所致。文献报道该肿瘤 CT 表现特点为边界清晰，呈圆形或分叶状，内常发生出血、坏死、囊变及钙化，可突破包膜，边缘模糊不清或中断。文献报道肾上腺皮质腺癌 5 年生存率为 50% ~ 70%，儿童患者预后相对较好，5 年生存率＞ 50%。

本例患者为无功能性肾上腺皮质腺癌，以腹部不适、巨大腹部包块就诊。肿物呈圆形，包膜完整，内有大量出血坏死液体，增强扫描显示包膜处强化明显。US 显示为厚壁高回声性囊壁，动态观察与周围粘连明显。

病例 42 血管平滑肌脂肪瘤

临床病史

患者女性，44 岁，2016 年 7 月体检发现左上腹占位。CT 检查提示左上腹肾上极混杂密度肿物，考虑脂肪肉瘤可能性大。2016 年 9 月 6 日入我院诊治。

查体：腹部平坦，腹壁柔软，左上腹深触诊可触及包块，边界不清，活动度差。

影像学表现

患者入我院后，行 CT 和 US 检查，其结果见图 1 和图 2。

CT 图像

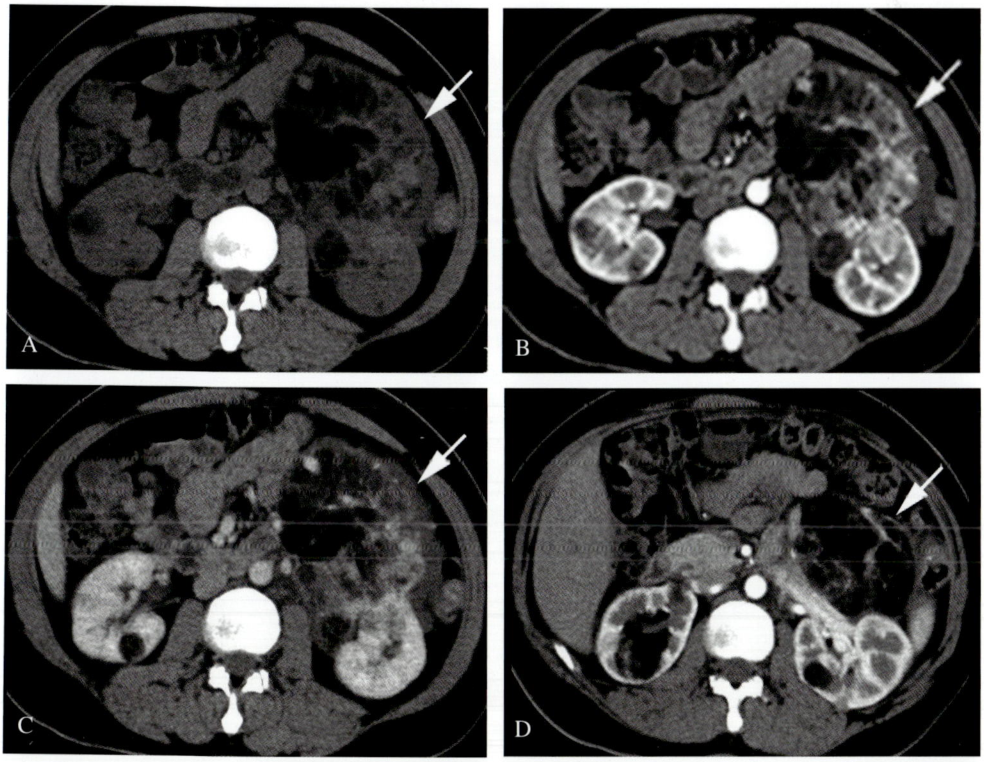

图 1　血管平滑肌脂肪瘤 CT 图像。图 A（轴位，平扫）、图 B（轴位，动脉期）和图 C（轴位，静脉期）， 左肾前不规则含脂软组织密度肿物（↑），与左肾相邻处边界不清，余边界尚清，内部密度不均匀，脂肪成分与实性成分和纤维分隔交错存在。右肾实质内见类似的小圆形结节状肿物。增强扫描内部非脂肪成分明显强化，并见异常畸形血管。**图 D（轴位，动脉期），** 左肾静脉受压移位，与肿物（↑）粘连可能

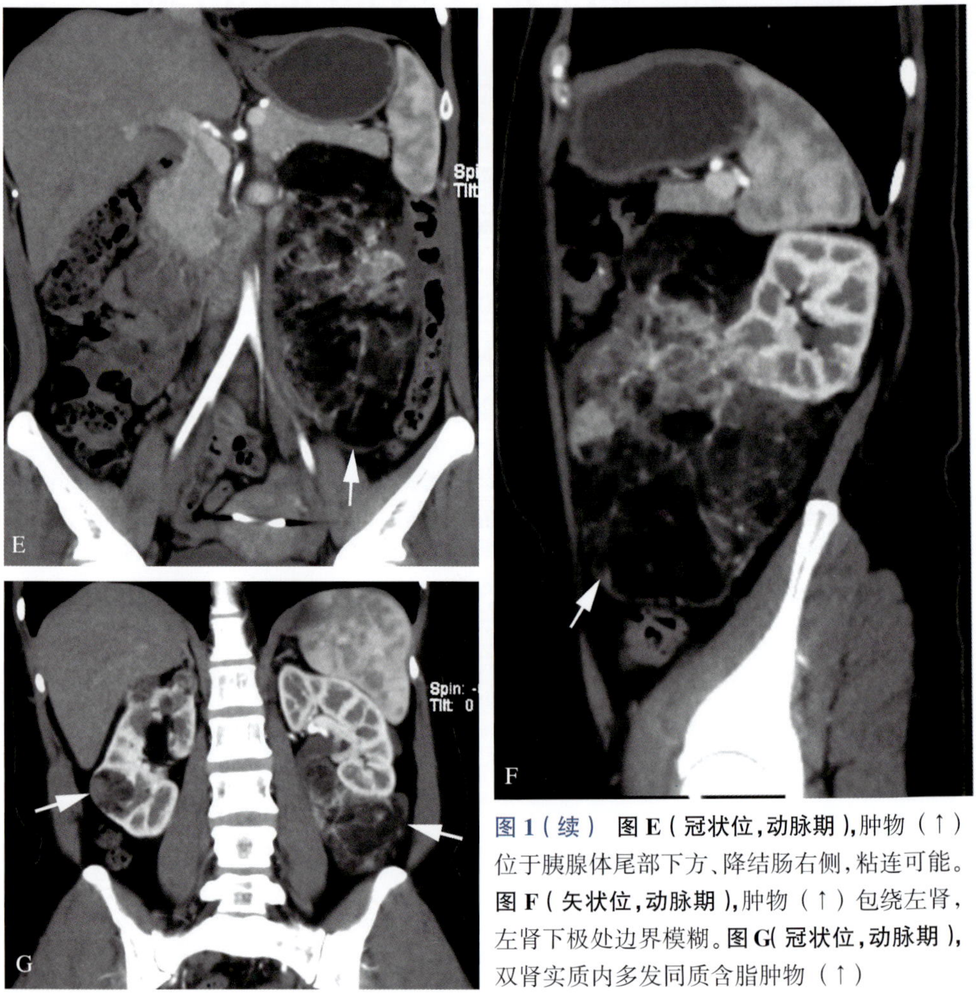

图 1（续） **图 E（冠状位，动脉期）**，肿物（↑）位于胰腺体尾部下方、降结肠右侧，粘连可能。**图 F（矢状位，动脉期）**，肿物（↑）包绕左肾，左肾下极处边界模糊。**图 G(冠状位，动脉期)**，双肾实质内多发同质含脂肿物（↑）

US 图像

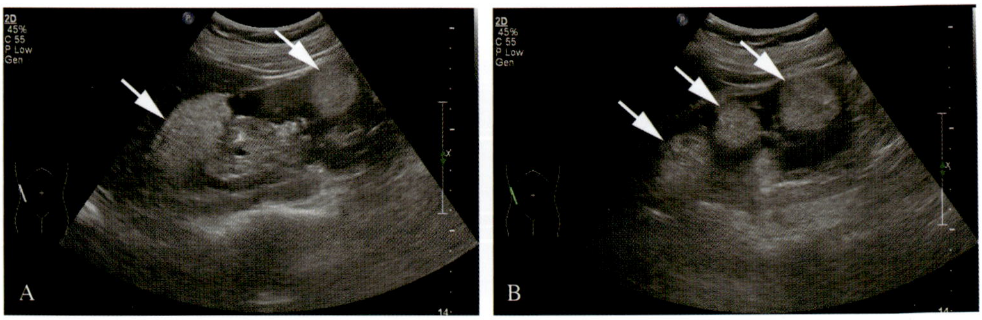

图 2 **血管平滑肌脂肪瘤 US 图像。图 A 和图 B**，右肾可见多发高回声肿物（↑）

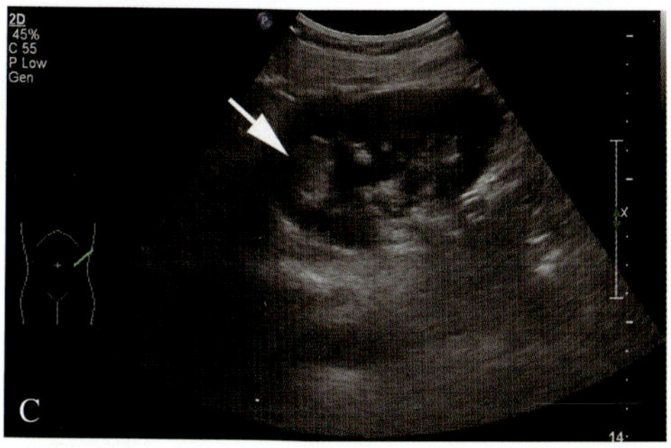

图 2（续）　**图 C**，左肾中上部可见高回声肿物
注：此例 US 检查漏诊左肾前下方巨大肿物

手术所见

2016 年 9 月 21 日行腹膜后肿瘤切除术：肿瘤位于左上腹，上达胃大弯后方，下至左侧髂血管，内至腹主动脉前方，外至降结肠系膜，大小约 15 cm × 13 cm，包膜完整，瘤体与左半结肠系膜粘连，上缘与胰腺尾部后方粘连，肿瘤与左肾静脉、卵巢静脉粘连，肿瘤与左肾下极粘连面积约 5 cm^2，无明显间隙，切除部分肾下极组织，左侧输尿管上段 1/3 处被肿瘤侵犯，内可见大量血性液体，瘤体呈血窦样分隔，血运丰富。

病理学表现

患者肿瘤病理学表现见图 3。

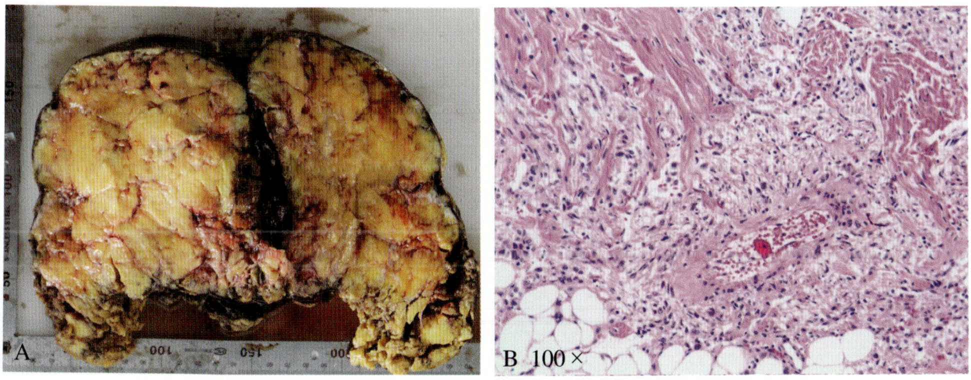

图 3　**血管平滑肌脂肪瘤病理图。图 A**，椭圆形肿瘤一枚，包膜完整，切面灰黄、质软。肿瘤大小约 17 cm × 15 cm × 7 cm。**图 B**，肿瘤由肌性血管、梭形平滑肌束和脂肪组织组成

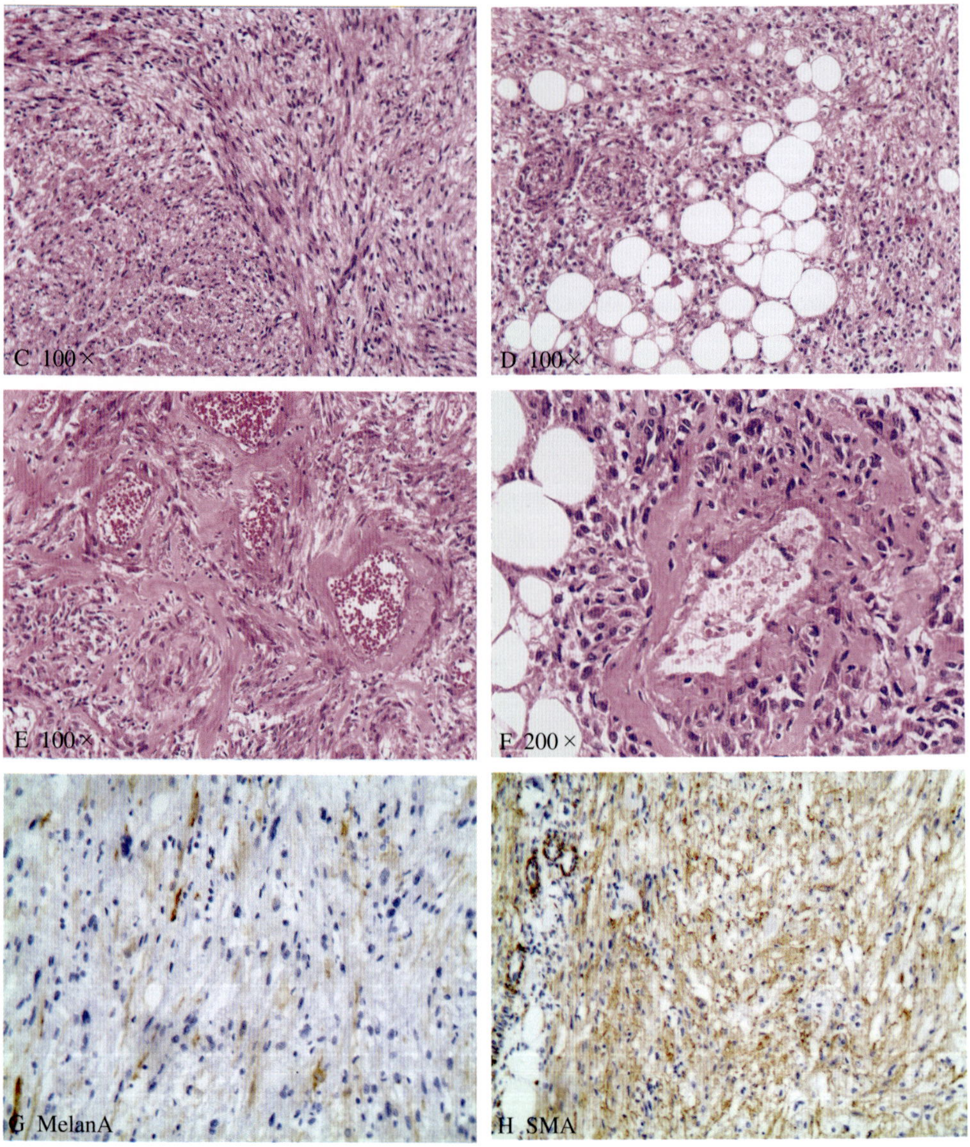

图 3（续） **图 C**，平滑肌束交织排列。**图 D**，肿瘤中可见成熟脂肪组织。**图 E**，可见管壁厚薄不等的肌性血管。**图 F**，为图 D 高倍镜图像。**图 G**，肿瘤细胞 MelanA 胞质局灶阳性。**图 H**，平滑肌束 SMA 阳性

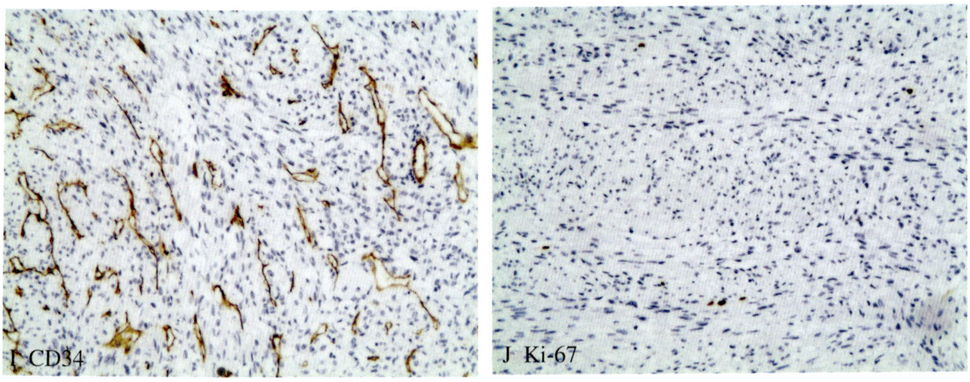

图 3（续） **图 I**，血管内皮细胞 CD34 阳性。**图 J**，少数肿瘤细胞 Ki-67 核阳性

免疫组化结果： S-100（−），HMB45（局灶 +），MelanA（局灶 +），P16（−），CDK4（−），MDM2（−），Desmin（−），SMA（+），CD34（血管 +），P53（−），CK（−），Ki-67（热点区 1%+）。

（左侧肾）肿瘤切除标本： 血管平滑肌脂肪瘤。

讨论

血管平滑肌脂肪瘤是一种良性肿瘤，由血管、平滑肌和成熟脂肪组成。各种成分的含量有时差异很大，可以其中某种成分为主。当以脂肪组织或平滑肌组织为主时，易误诊为脂肪瘤或平滑肌瘤。由于该肿瘤常常伴有一定异型性，且瘤组织有时有局部浸润，因而穿刺活检标本很容易误诊为肉瘤，如梭形细胞肉瘤或脂肪肉瘤。肾血管平滑肌脂肪瘤多发生于肾皮质，偶发生于肾外，具有 3 种错构成分。

体积不大的肾平滑肌脂肪瘤多无症状，常在体检中偶然发现，可长期随访不做处理。体积较大者因挤压周围组织和腹腔脏器，引起腹胀不适感，且有继续增长趋势或伴有疼痛时应手术切除，术中尽量保留正常肾组织。当肿瘤内出血或肿瘤破裂出血时，导致瘤体迅速增大，出现腹痛，严重者可出现失血性休克，须急诊处理。

本病例为多发血管平滑肌脂肪瘤，术中将最大肿瘤切除，其余肿瘤未切除，术后定期复查，术后 2 年未切除肿瘤未见明显增大。

病例 43-1 腹膜假黏液瘤

临床病史

患者女性,42 岁,2015 年 12 月因“肠梗阻”就诊于哈尔滨医科大学附属第二医院,诊断为“盆腔肿物”。2015 年 12 月 31 日行手术治疗。术中见肿物位于骶前、直肠后,大小约 10 cm×10 cm,质硬,无法分离。将肿物切开,内有胶冻样内容物流出,仅切除部分囊壁。术后病理提示为:送检少量纤维囊壁样组织,内容物大量黏液。北京协和医院会诊:倾向于交界性或低度恶性的肉瘤。2016 年 12 月发现腹部包块。2017 年 1 月 11 日哈尔滨医科大学第四医院 US 检查提示子宫后方巨大囊状肿物,大小约 15.9 cm×11.2 cm。2017 年 2 月 7 日入我院诊治。

查体:下腹部包块,位置固定,大小约 20 cm×20 cm,边界不清,无压痛,直肠指诊直肠内未触及肿物,可触及外压性肿物,指套无染血。

影像学表现

患者入我院后,行 CT、MRI 和 US 检查,其结果见图 1 ~ 3。

CT 图像

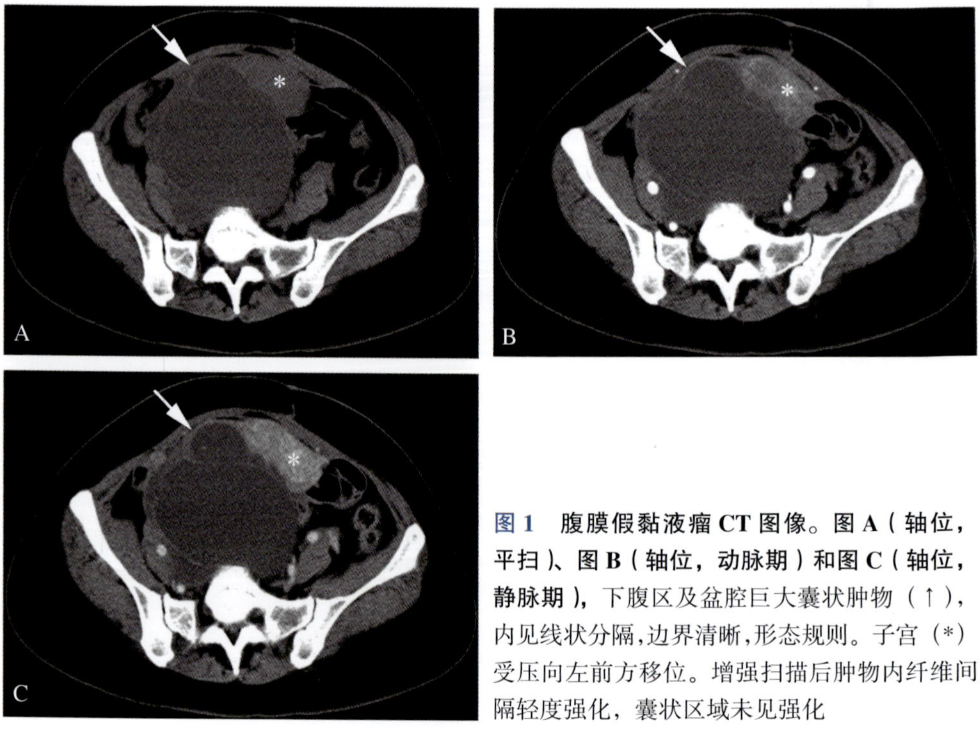

图 1 腹膜假黏液瘤 CT 图像。图 A(轴位,平扫)、图 B(轴位,动脉期)和图 C(轴位,静脉期),下腹区及盆腔巨大囊状肿物(↑),内见线状分隔,边界清晰,形态规则。子宫(*)受压向左前方移位。增强扫描后肿物内纤维间隔轻度强化,囊状区域未见强化

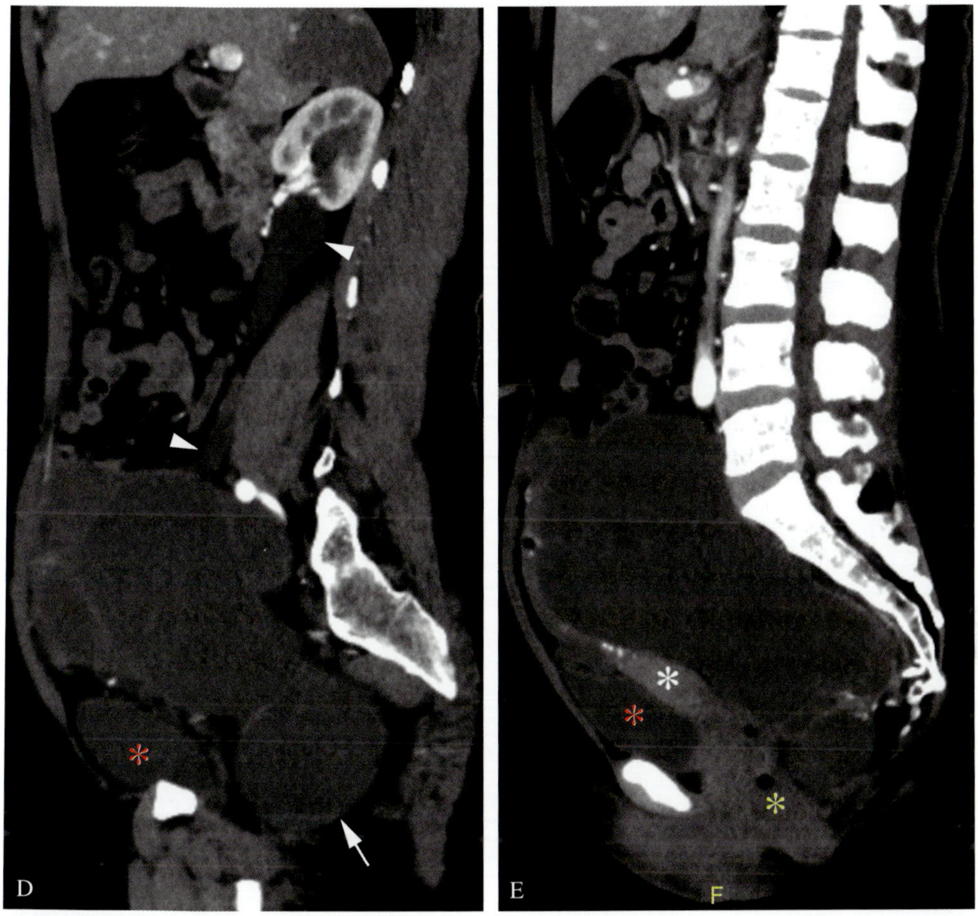

图 1（续）　图 D（矢状位，动脉期），肿物（↑）上方右侧输尿管（△）扩张、右肾积水，下方输尿管显示不清，与右侧髂动脉紧邻，分界尚清。图 E（矢状位，动脉期），肿物（↑）与子宫、宫颈（白色 *）、阴道、直肠（黄色 *）、膀胱（红色 *）紧邻，分界不清，上方与小肠紧邻，分界不清

MRI 图像

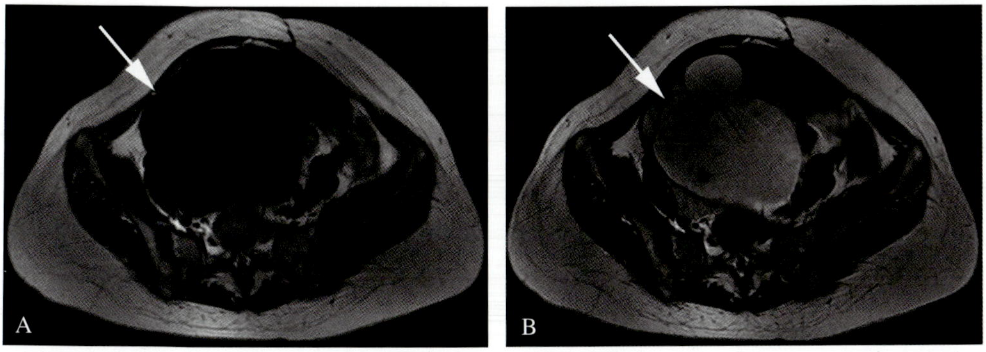

图 2　腹膜假黏液瘤 MRI 图像。下腹区及骶前子宫后方多房囊性肿物（↑）。图 A（轴位，T1WI），呈低信号。图 B（轴位，T2WI），呈高信号

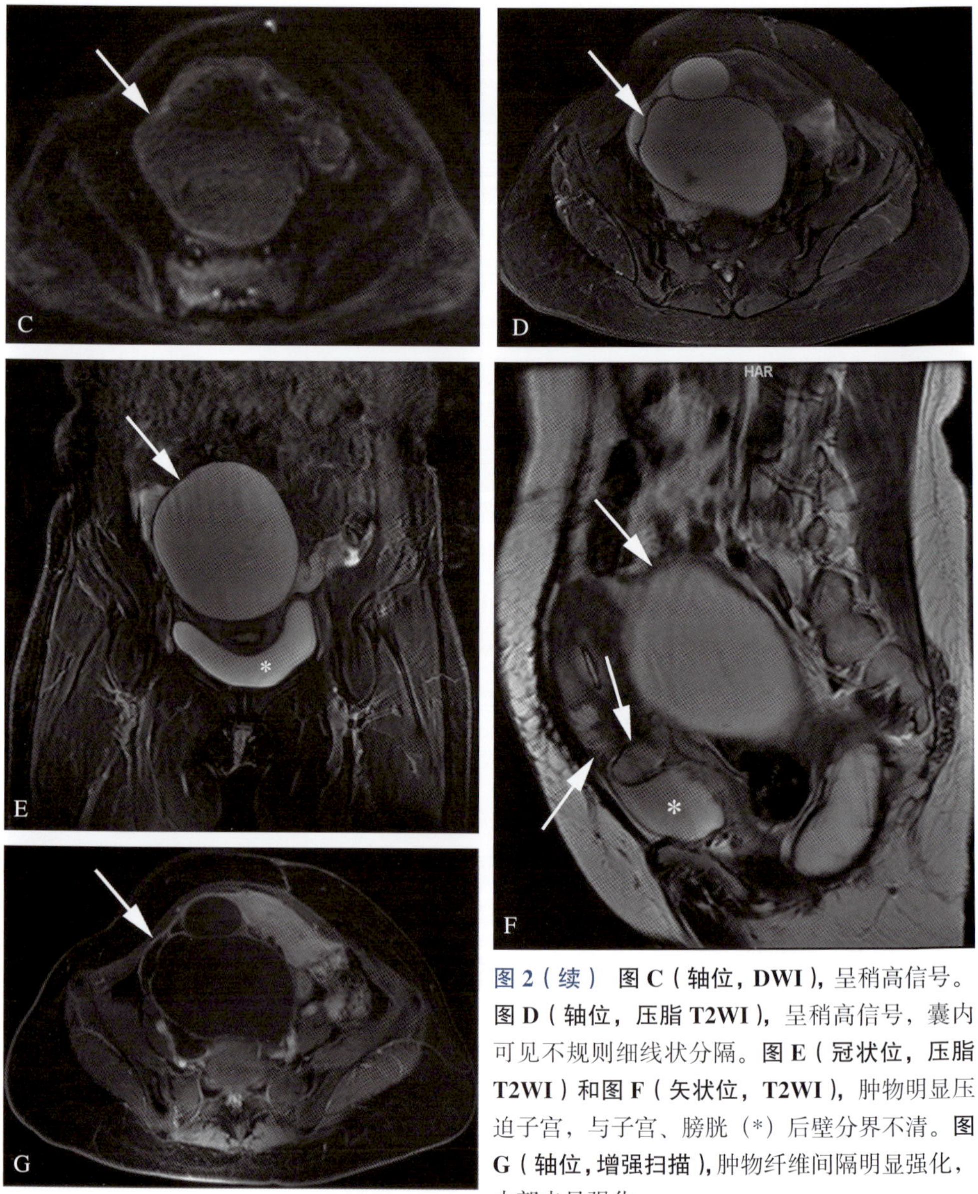

图 2（续） 图 C（轴位，DWI），呈稍高信号。图 D（轴位，压脂 T2WI），呈稍高信号，囊内可见不规则细线状分隔。图 E（冠状位，压脂 T2WI）和图 F（矢状位，T2WI），肿物明显压迫子宫，与子宫、膀胱（*）后壁分界不清。图 G（轴位，增强扫描），肿物纤维间隔明显强化，内部未见强化

US 图像

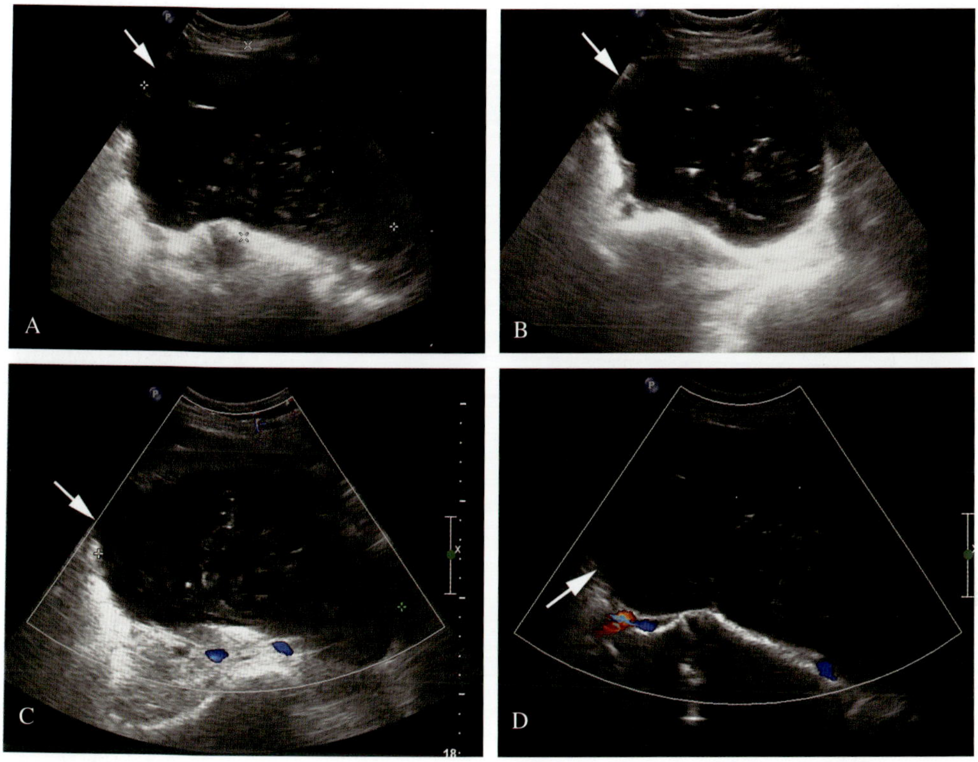

图 3 腹膜假黏液瘤 US 图像。图 A（纵切）和图 B（横切），下腹区及盆腔巨大囊性肿物（↑），边界清晰，有厚壁包膜，内部透声较差，囊液浑浊。**图 C 和图 D，**肿物（↑）内部及囊壁未见明显血流信号，肿物位于双侧髂血管前方，分界清晰

手术所见

2017 年 3 月 2 日行腹膜后肿瘤切除术：探查未见腹水。下腹区及盆腔腹膜后见巨大囊性肿瘤，大小约 10 cm × 12 cm × 20 cm。肿瘤侵犯子宫、双侧卵巢、膀胱及右侧输尿管。肿瘤界限不清，张力大，予以囊性肿瘤减压处理，抽吸出大量黄色液体，混有黏稠胶冻物质，减压后肿瘤明显缩小。缝合减压口，以防止囊液外漏。膀胱后壁与肿瘤无边界，遂决定切除受侵犯膀胱壁，切除范围约 1/2 膀胱壁，膀胱三角无损伤，缝合膀胱无尿漏。游离子宫及阴道、双侧卵巢。在宫颈下 2 cm 切断阴道，并将阴道残端缝合。右侧输尿管壁与肿瘤粘连，无法完整分离，遂切断部分输尿管，并置入 D-J 管，缝合输尿管。游离骶前肿瘤，将直肠完整从肿瘤上分离，直肠无破损，标本完整切除。

病理学表现

患者肿瘤病理学表现见图 4。

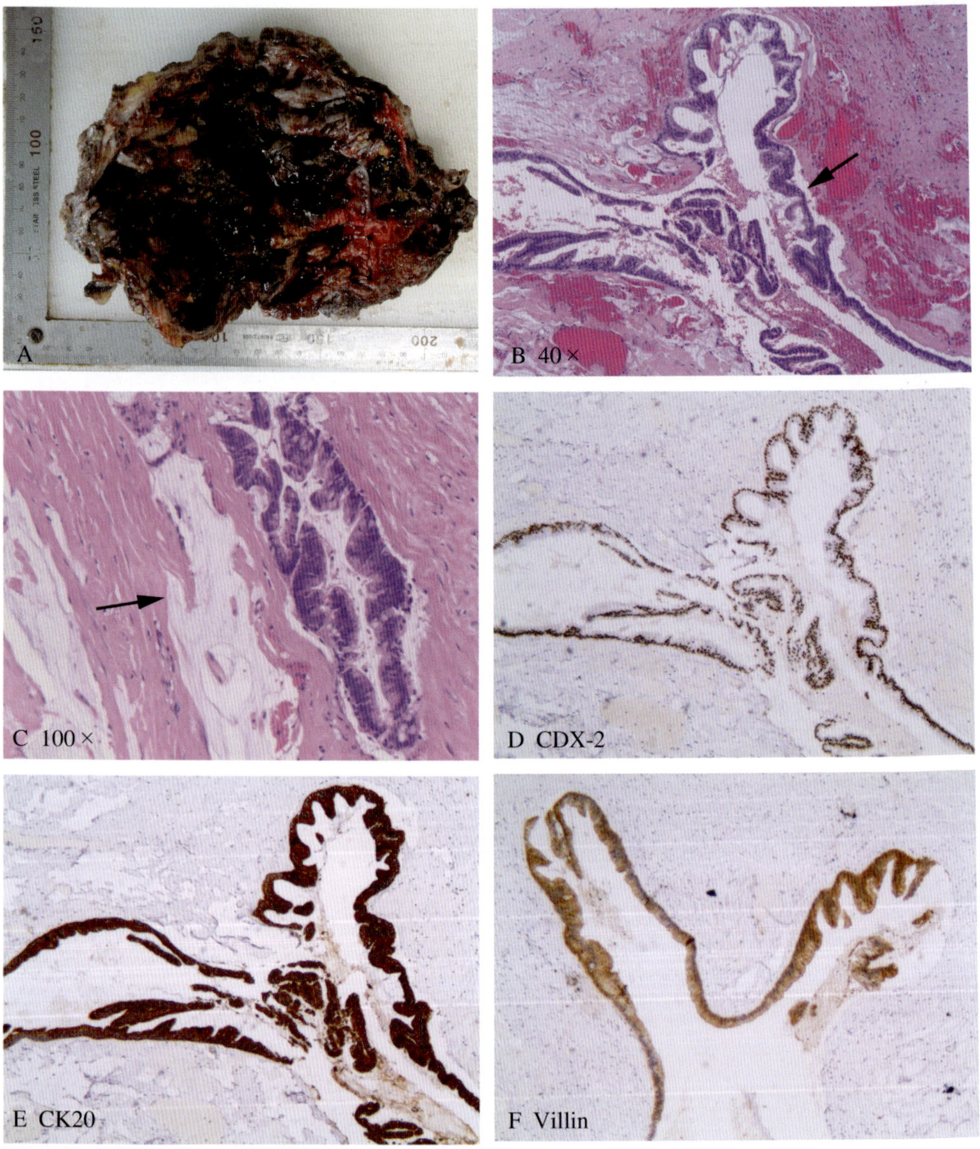

图 4 **腹膜假黏液瘤病理图。图 A，**囊性肿瘤一枚，大小约 13 cm × 9 cm × 6 cm，囊壁厚 0.1 ~ 1.0 cm，内含黏液胶冻样物。**图 B，**肿瘤细胞排列呈不规则腺管状结构（↑），间质可见淡蓝染黏液。**图 C，**纤维结缔组织内可见不规则腺管浸润，间质富于黏液（↑）。**图 D，**肿瘤细胞 CDX-2 核阳性。**图 E 和图 F，**肿瘤细胞 CK20、Villin 胞质阳性

免疫组化结果： CK20（+），CDX-2（+），Villin（+），CK7（−），ER（−），PR（−），PAX-8（−），WT1（−），P16（局灶 +），CA19-9（+），Smad4（+），CD34（血管 +）。

（盆腔）肿瘤、子宫及双侧附件、部分膀胱壁切除标本： 腹膜假黏液瘤（黏液腺癌），肿瘤累及双侧卵巢、输卵管、子宫浆膜层及肌层、膀胱壁外膜，形态学结合免疫组化结果，考虑肿瘤原发于胃肠道。

讨论

早些时候，腹膜后假黏液瘤只是用来描述患者腹膜、腹腔广泛胶冻样黏液的一种现象，并不是一个病理诊断。其本质是消化系统疾病，多来源于阑尾，在腹膜、网膜及腹腔广泛种植产生大量胶冻样黏液，并产生大量黏液性腹水。该肿瘤不经淋巴或血行播散，只种植于腹膜、肠系膜表面及腹腔。腹膜假黏液瘤伴有腹水时需与浆液性腹水鉴别，在影像学上，腹膜假黏液瘤引起的腹水特征是肝表面呈扇贝样表现。本例患者无腹膜、网膜种植转移，也无腹水。

本例患者病灶位于盆腔、骶前区域，需与皮样囊肿及骶前囊性畸胎瘤鉴别，皮样囊肿由胚胎外胚层分化，囊壁薄而透明，纤维结缔组织之上被覆鳞状上皮细胞，表面角化物质不断脱落，形成粢米饭样内容物，由于鳞状上皮不断增生、脱落，使表皮样囊肿呈线性速度增长。骶前囊性畸胎瘤是具有 2 个或 3 个胚层分化的肿瘤，囊壁较厚，外层由纤维组织构成，内层由皮肤构成。内含皮肤附件，如毛发、毛囊、汗腺、皮脂腺等，也可见内胚层和中胚层分化的呼吸道、消化道组织等。

腹膜假黏液瘤早期多无症状，随黏液增多逐渐出现腹胀、腹部不适、包块、肠梗阻等症状。术后极易复发，复发率约 50% ~ 70%，5 年生存率约 53% ~ 75%。主要死因为多次手术及广泛的腹腔病变引起肠梗阻或胆道梗阻。目前推荐的治疗方案为肿瘤减灭术联合腹腔热灌注化疗。当肿瘤无法完全切除时，最大限度的肿瘤减灭术也可明显改善患者的生存率和生活质量。本例患者初次以肠梗阻就诊，术中发现为骶前、直肠后含有大量黏液性肿物。术后 1 年复发，次年再次复发。

病例 43-2 腹膜假黏液瘤

临床病史

患者女性，51 岁，2015 年因排便困难伴有肛门坠胀感就诊，检查发现骶前肿物。行骶前肿瘤切除术。外院术后病理为肠源性黏液性囊性肿瘤。术后患者定期复查。2016 年 8 月发现肿物复发，行骶前囊性肿物姑息切除术，乙状结肠造瘘，直肠远端封闭。术后患者定期复查，2017 年 7 月自觉下腹部膨隆，肛门处间断排出大量黏液脓血样便。2017 年 8 月 21 日入我院诊治。

查体：直肠指诊触及直肠后壁直径约 1.5 cm 瘘口。

影像学表现

患者入我院后，行 CT 和 MRI 检查，其结果见图 1 和图 2。

CT 图像

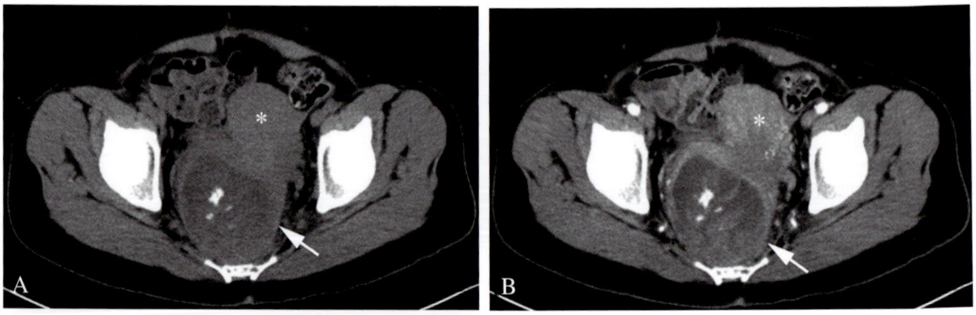

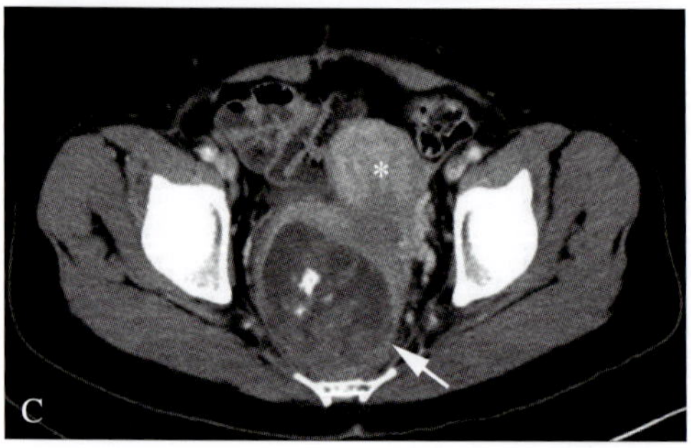

图 1 腹膜假黏液瘤 CT 图像。图 A（轴位，平扫）、图 B（轴位，动脉期）和图 C（轴位，静脉期），盆腔骶前椭圆形软组织密度肿物（↑），边界不清，内部密度不均匀、见斑片状钙化影。子宫（图 A ~ E 白色 *）受压向左前方移位，与肿物分界不清。增强扫描呈不均匀强化，内部见纤维状异常强化成分，大部分区域呈未强化的低密度影（坏死或囊性变）

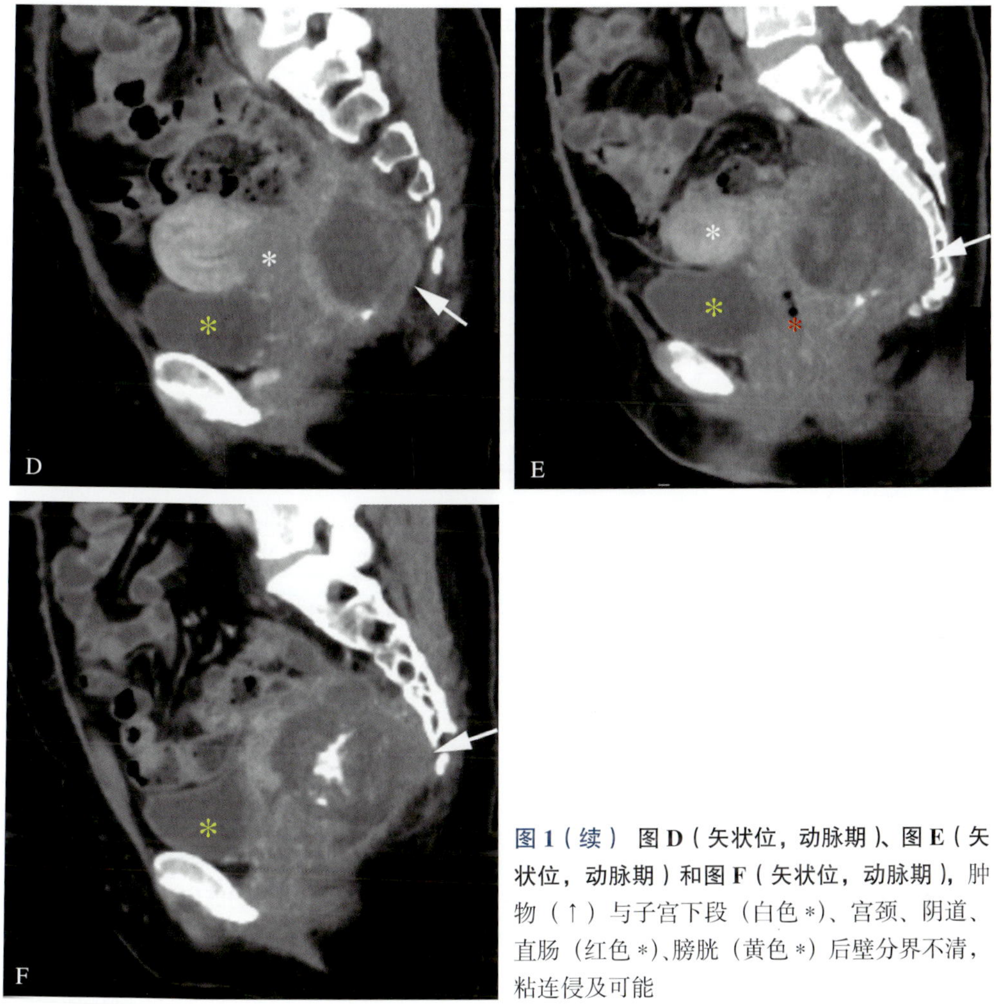

图 1（续） 图 D（矢状位，动脉期）、图 E（矢状位，动脉期）和图 F（矢状位，动脉期），肿物（↑）与子宫下段（白色 *）、宫颈、阴道、直肠（红色 *）、膀胱（黄色 *）后壁分界不清，粘连侵及可能

MRI 图像

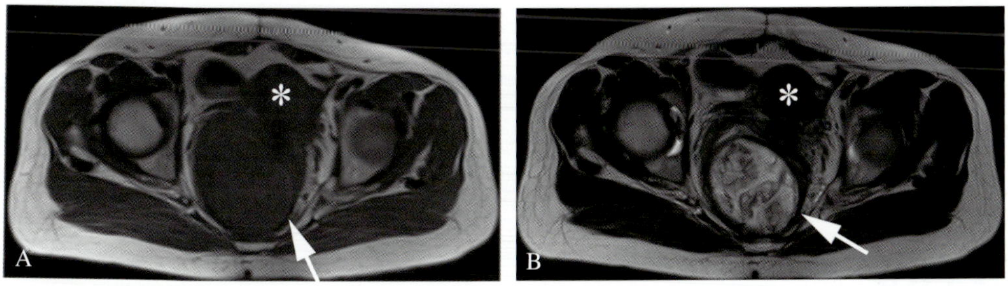

图 2　腹膜假黏液瘤 MRI 图像。盆腔后部椭圆形软组织肿物（↑）。图 A（轴位，T1WI），呈不均匀低信号。图 B（轴位，T2WI），呈高信号为主的混杂信号，边界清晰，周围见线状低信号包膜影，子宫（A ~ E *）受压向左前方移位

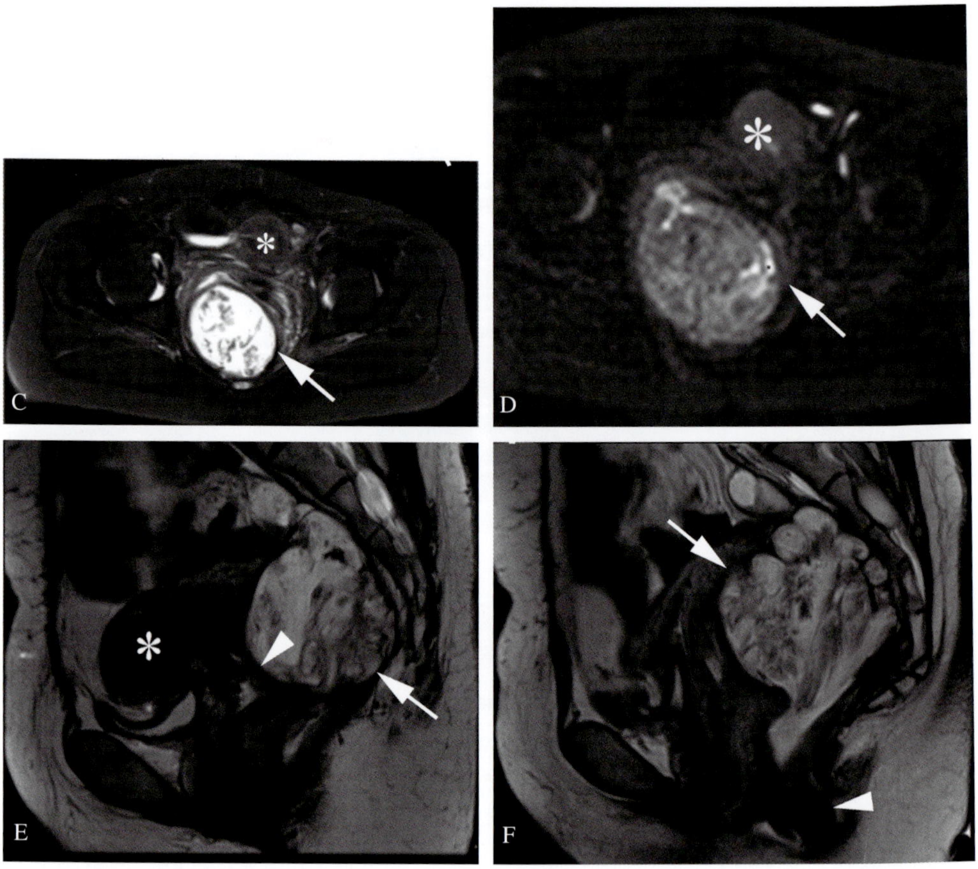

图 2（续） **图 C（轴位,压脂 T2WI）**,呈高信号。**图 D（轴位,DWI）**,呈不均匀高信号。**图 E（矢状位，T2WI）**，肿物与子宫下段及阴道（△）分界不清。**图 F（矢状位，T2WI）**，肿物下端与直肠（△）相通

手术所见

2017 年 9 月 11 日行腹膜后肿瘤切除术：盆腔未见腹水，未见腹壁及脏器转移。肿瘤位于盆腔，大小约 15 cm × 16 cm，质软，侵犯直肠、阴道及膀胱后壁，肿瘤无明确边界，侵犯周围组织。分离肿瘤，可见肿瘤与直肠相通。分块姑息切除肿瘤，切除阴道及直肠残端，切除膀胱后壁，给予修补，游离阴道直肠隔，修补阴道残端。

病理学表现

患者肿瘤病理学表现见图 3。

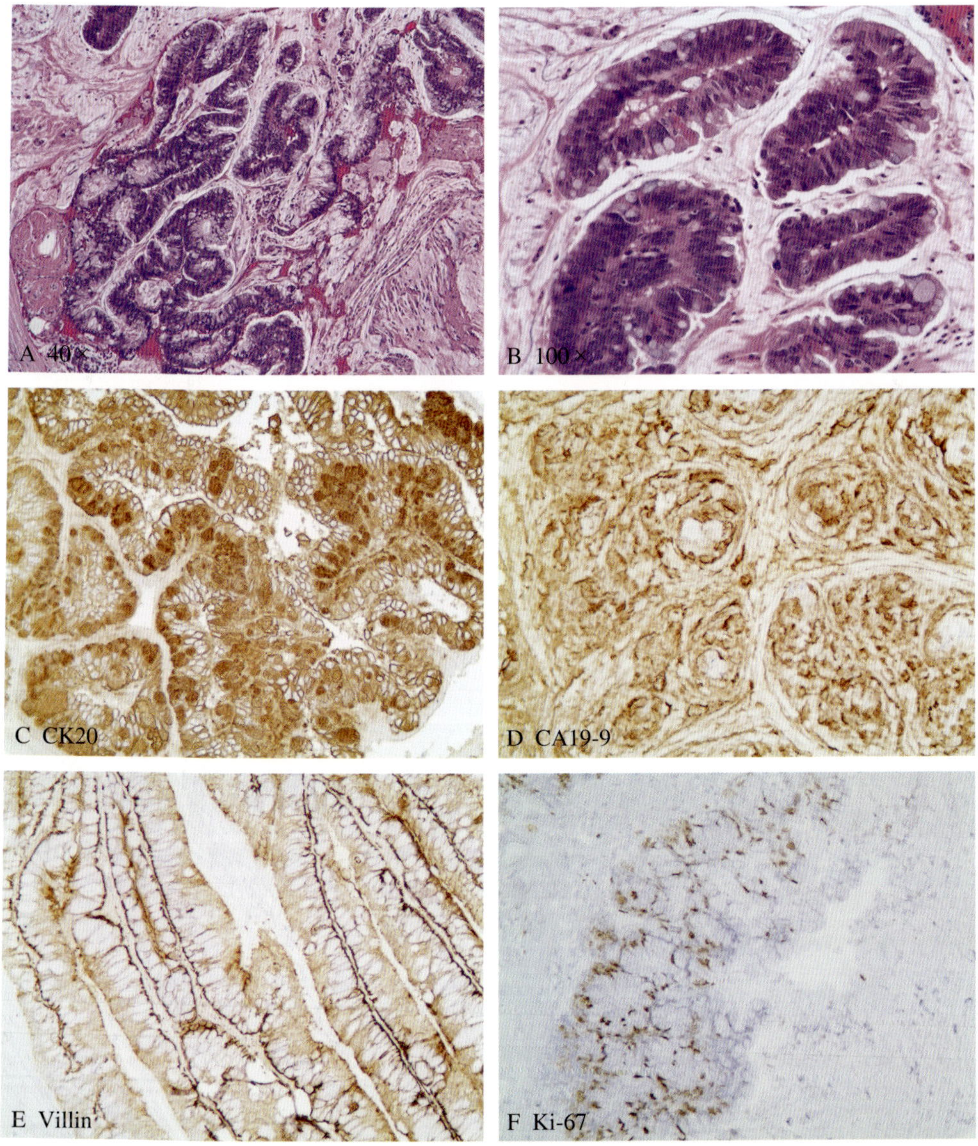

图 3　腹膜假黏液瘤病理图。图 A，肿瘤细胞排列呈不规则腺样结构，间质富于黏液。**图 B，**肿瘤性腺体周围可见黏液湖形成。肿瘤细胞核大、深染，胞质内可见黏液。**图 C 和图 D，**肿瘤细胞 CK20、CA19-9 胞质阳性。**图 E，**肿瘤细胞 Villin 胞膜阳性。**图 F，**肿瘤细胞 Ki-67 核阳性

免疫组化结果：CK7（－），CK20（+），CDX-2（+），Villin（+），CA19-9（+），ER（－），PR（－），Smad4（+），P53（－），Ki-67（热点区约 50%+）。

子宫、部分阴道、直肠残端及肿瘤切除标本：腹膜假黏液瘤（黏液腺癌）阴道后壁纤维及平滑肌组织中可见黏液腺癌浸润，浸润灶大小约 4 cm × 3.5 cm × 2 cm，阴道断端未见癌侵及；子宫体、宫颈、左侧及右侧卵巢组织未见癌侵及；双侧输卵管组织，小肠、直肠黏膜呈慢性炎改变，未见明确癌侵及。

讨论

假黏液瘤是因为黏液腺癌癌细胞产生大量黏液，分泌到细胞外，形成大片黏液蓄积，称为黏液湖；癌细胞排列呈腺管状，条索状，呈团块状，漂浮在黏液湖中，肿瘤肉眼呈胶冻状，故又称胶样癌。

此型较印戒细胞癌分化程度高，预后也较后者好，印戒细胞癌也能分泌黏液，但多积存在细胞内，细胞增大成球状，核被挤到一侧，使癌细胞呈印戒状，此型癌细胞浸润性强，预后不良。

本例患者以排便困难伴有肛门坠胀感就诊，发现骶前肿物，术后病理诊断为肠源性黏液性囊性肿瘤。1 年后肿瘤原位复发，姑息性手术治疗后次年再次原位复发。

本例患者在影像上显示为囊性包块内含有钙化灶，需与畸胎瘤鉴别。如来源于卵巢畸胎瘤则为畸胎瘤中的肠型黏膜上皮癌变所引起。腹膜假黏液瘤的本质是肠黏膜上皮癌变产生胶冻样黏液。

病例 44 胰腺浆液性囊腺瘤

临床病史

患者男性，17 岁，2017 年 4 月因腹胀不适就诊，行腹部 CT 检查提示肝下缘巨大囊性占位，压迫肝门部胆管，继发肝内胆管扩张。2017 年 8 月 8 日入我院诊治。

查体：腹部平坦，腹壁柔软，无压痛，腹肌无紧张，无反跳痛。

影像学表现

患者入我院后，行 CT 和 MRI 检查，其结果见图 1 和图 2。

CT 图像

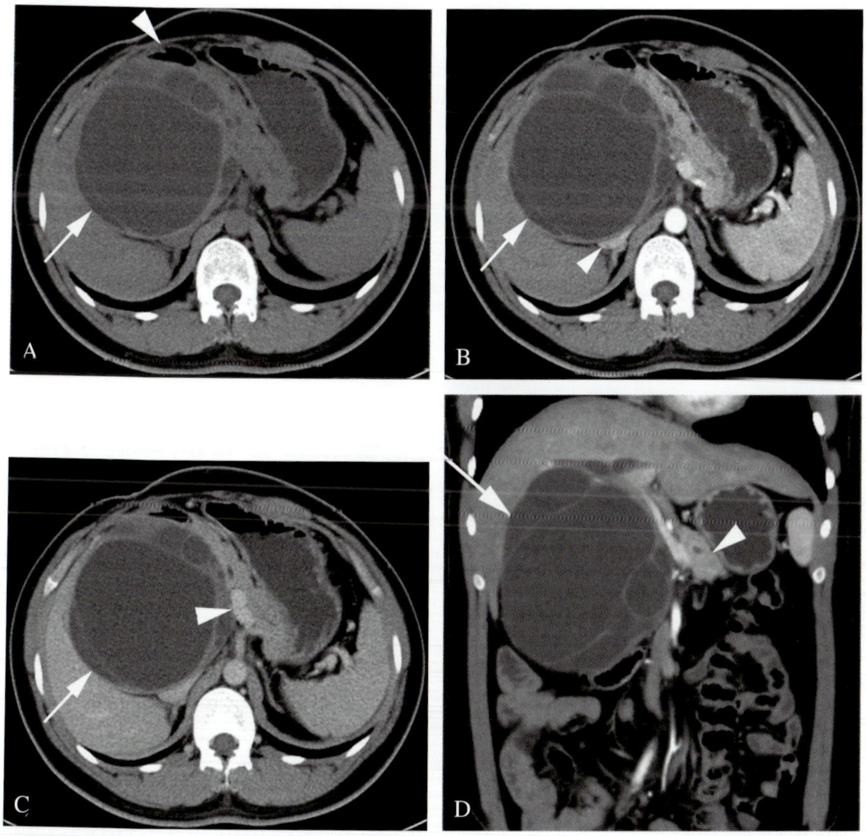

图 1 胰腺浆液性囊腺瘤 CT 图像。图 A（轴位，平扫）、图 B（轴位，动脉期）和图 C（轴位，静脉期），肝与胰腺、十二指肠间巨大多房囊性肿物（↑），边缘光滑，内部见纤维分隔。肿物挤压胰头导致胰头变形移位，挤压十二指肠（图 A △）导致其向左前方移位。下腔静脉（图 B △）受压向右后方移位。肠系膜上静脉(图 C △)与肿物紧邻，分界尚清。增强扫描囊壁及内部分隔强化。图 D（冠状位，动脉期），肿物（↑）向上挤压肝门结构，与门静脉紧邻，分界不清。胰腺（△）受压变形

MRI 图像

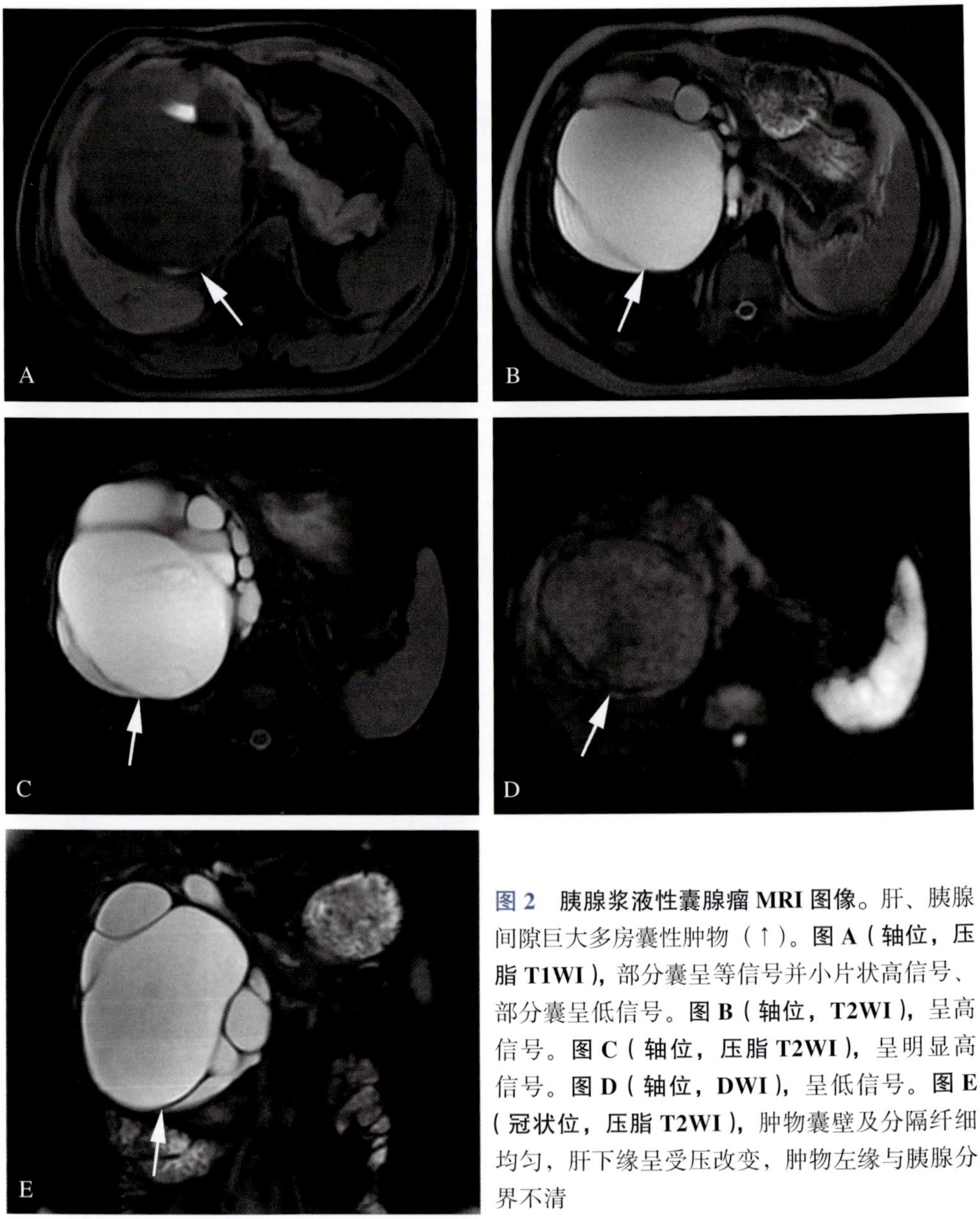

图 2　胰腺浆液性囊腺瘤 MRI 图像。肝、胰腺间隙巨大多房囊性肿物（↑）。**图 A（轴位，压脂 T1WI）**，部分囊呈等信号并小片状高信号、部分囊呈低信号。**图 B（轴位，T2WI）**，呈高信号。**图 C（轴位，压脂 T2WI）**，呈明显高信号。**图 D（轴位，DWI）**，呈低信号。**图 E（冠状位，压脂 T2WI）**，肿物囊壁及分隔纤细均匀，肝下缘呈受压改变，肿物左缘与胰腺分界不清

手术所见

2017 年 8 月 25 日行肿瘤切除术：肿瘤位于肝下缘，与肝、十二指肠、胰头及周围血管粘连。沿肿瘤壁分离，肿瘤与肝及十二指肠无明显界限，分离过程中导致肠壁及门静脉分支破损，仔细修补十二指肠肠壁及静脉分支，考虑分离可能导致肠管及肝损伤大出血风险，遂吸出囊液，取部分囊壁组织送冰冻病理检查，结果提示增生纤维组织，细

胞较稀疏，大部分出血变性。

病理学表现

患者肿瘤病理学表现见图 3。

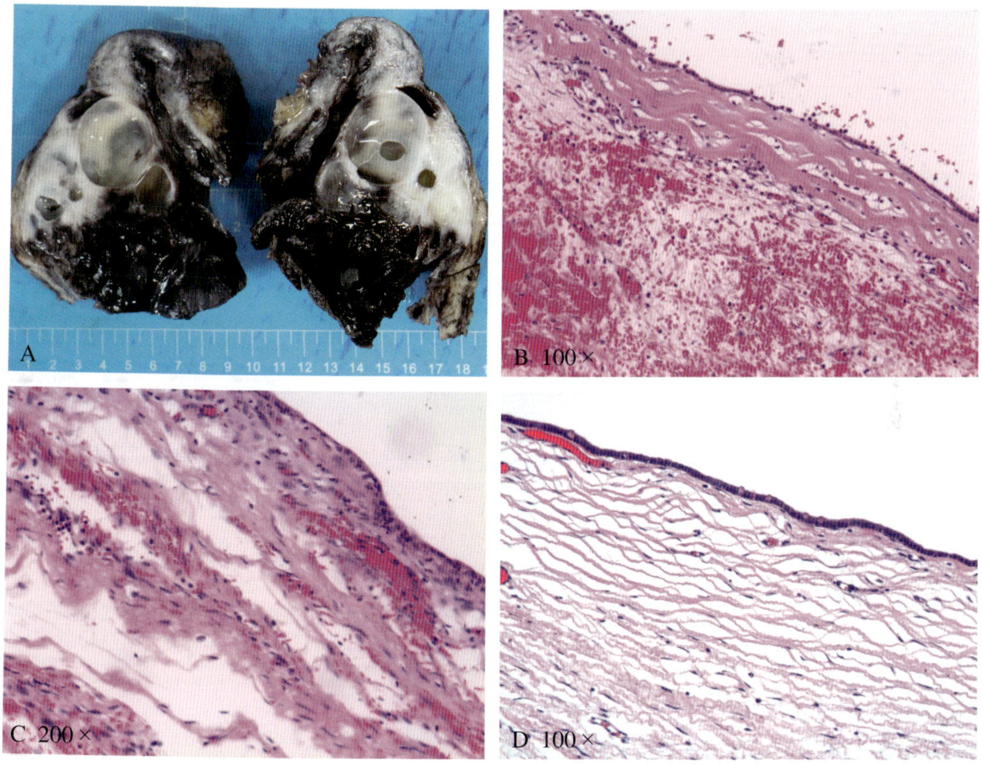

图 3　胰腺浆液性囊腺瘤病理图。图 A，巨大肿瘤一枚，大小约 12 cm × 11 cm × 7 cm，切面呈囊实性，实性区灰白质韧，囊性区呈多房，囊内壁光滑，囊内容物为清亮液体，部分区域可见出血。肿瘤周围附少许胰腺组织。**图 B、图 C 和图 D，**纤维结缔组织构成囊壁，内衬单层立方上皮

免疫组化结果：CK7（+），CK20（+），β-catenin（质 +），Calretinin（+），P53（−），Ki-67（个别 +）。

（腹膜后）肿瘤切除标本：送检纤维囊壁样组织，被覆单层立方上皮，间质纤维组织增生，伴广泛玻璃样变性及出血，周围可见少量肝及胰腺组织，符合胰腺浆液性囊腺瘤。

讨论

胰腺囊腺瘤按照上皮类型分为浆液和黏液两种。胰腺浆液性囊性肿瘤是一种囊性上皮性肿瘤，由富于糖原的立方上皮细胞组成，并且产生类似于血清的水样液体，为良性病变。占所有胰腺肿瘤的 1% ～ 2%，平均年龄为 66 岁，女性多见。约 1/3 病例是在常规体检偶然发现，约 2/3 的病例由肿物引起腹痛、腹部包块、恶心呕吐、消瘦、黄疸及

脂肪泻就诊发现。影像学显示为多房性囊性肿物。患者预后好，但有恶变风险。

黏液性囊性肿瘤由可产生黏液的柱状上皮构成，具有卵巢型间质。根据肿瘤内上皮细胞的级别，分为腺瘤、交界性及非浸润性或浸润性癌。研究显示所有的病例都发生于女性。超声或 CT 显示为边界清楚的低回声或低密度肿物，有 1 个或多个囊腔组成。提示恶性的特征包括：囊壁不规则增厚或乳头状结构突向囊腔。该肿瘤须与炎性假性囊肿鉴别，因为若为后者，仅抽吸囊内液体即可，而黏液性囊性肿瘤需手术完整切除，以防复发和恶变可能。

病例 45 胰腺导管腺癌

临床病史

患者女性，59 岁，2017 年 9 月进食或长时间活动后出现脐周及后背部疼痛，呈间断性酸胀痛，约半小时后可自行缓解，伴食欲差、便秘，每周 2 ～ 3 次大便，无恶心、呕吐，就诊于当地医院，考虑为胃肠炎，予以对症治疗，效果不佳。再次就诊于当地医院，行腹部 US 及腹部增强 CT 检查提示腹膜后占位。2017 年 11 月 29 日入我院诊治。

查体：未见阳性体征。

影像学表现

患者入我院后，行 CT 和 US 检查，其结果见图 1 和图 2。

CT 图像

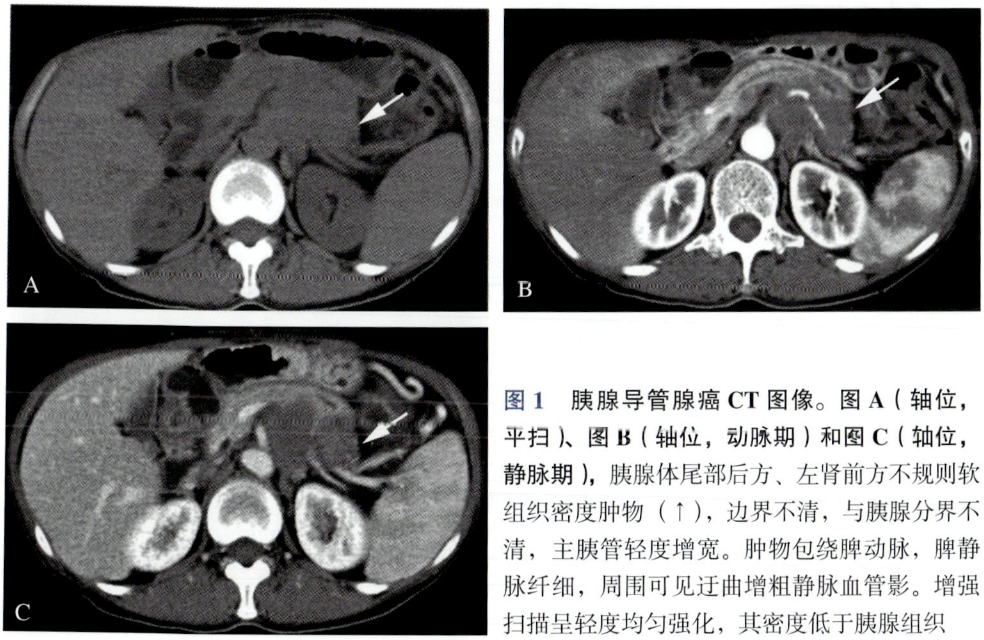

图 1 胰腺导管腺癌 CT 图像。图 **A**（轴位，平扫）、图 **B**（轴位，动脉期）和图 **C**（轴位，静脉期），胰腺体尾部后方、左肾前方不规则软组织密度肿物（↑），边界不清，与胰腺分界不清，主胰管轻度增宽。肿物包绕脾动脉，脾静脉纤细，周围可见迂曲增粗静脉血管影。增强扫描呈轻度均匀强化，其密度低于胰腺组织

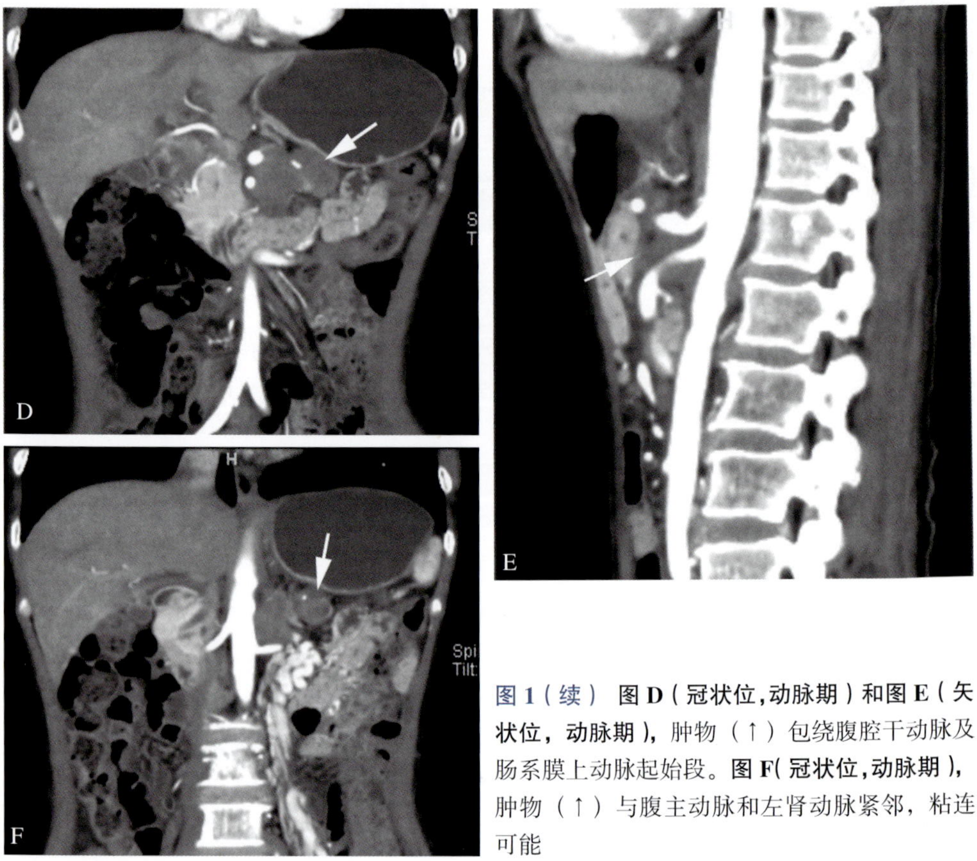

图 1（续） **图 D（冠状位，动脉期）和图 E（矢状位，动脉期）**，肿物（↑）包绕腹腔干动脉及肠系膜上动脉起始段。**图 F（冠状位，动脉期）**，肿物（↑）与腹主动脉和左肾动脉紧邻，粘连可能

US 图像

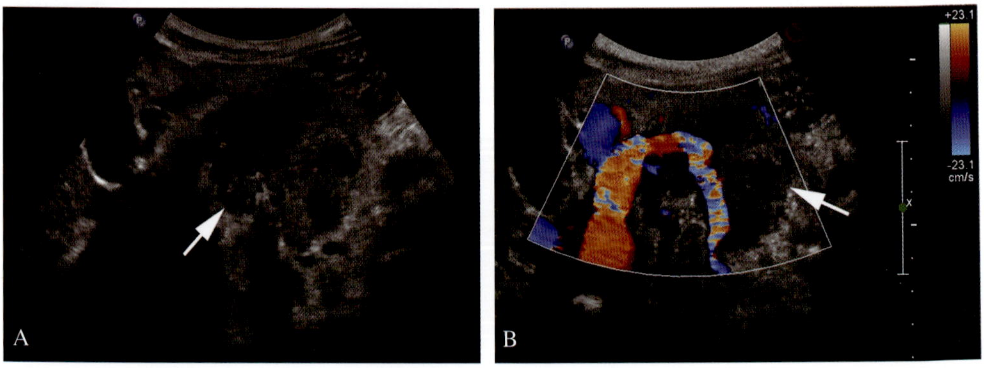

图 2 **胰腺导管腺癌 US 图像。图 A**，肿物（↑）位于胰腺后方，边界不清，形态不规则，内部回声不均匀。**图 B**，肿物（↑）包绕腹腔干动脉和脾动脉

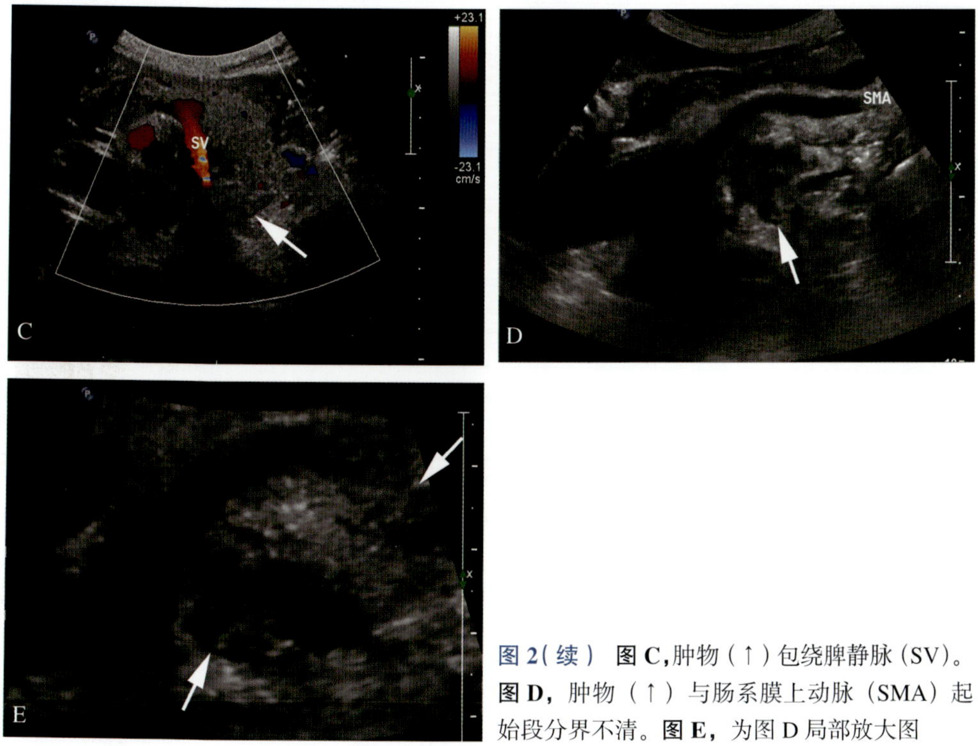

图 2（续） **图 C**，肿物（↑）包绕脾静脉（SV）。**图 D**，肿物（↑）与肠系膜上动脉（SMA）起始段分界不清。**图 E**，为图 D 局部放大图

手术所见

2017 年 12 月 11 日行腹膜后肿瘤切除术：探查无腹水，无腹腔转移。肿瘤位于左上腹，直径约 6 cm，表面不规则，质硬。超声刀离断胃结肠韧带，游离脾曲，将结肠翻向右下腹，分离脾与腹壁粘连，暴露肿瘤。肿瘤与胰腺关系密切，包绕脾动脉，离断脾动脉。沿肿瘤表面逐步分离，与腹腔干动脉、腹主动脉、肠系膜上动脉、左肾动脉粘连，见肿瘤包绕左肾静脉，无法分离，遂离断左肾静脉。在胰腺颈部离断胰腺，结扎主胰管、副胰管，丝线缝合胰腺残端，完整切除肿瘤，术毕。

病理学表现

患者肿瘤病理学表现见图 3。

免疫组化结果：CA19-9（+），CK7（+），CK19（+），Villin（+），Smad4（−），CK20（少数+），P53（−），Ki-67（热点区约 60%+）。

（胰腺体尾）部分胰腺、肿瘤、脾切除标本：胰腺中分化导管腺癌，伴片状坏死；可见广泛神经侵犯及脉管内癌栓；癌组织侵及胰腺被膜、周围脂肪组织及横纹肌组织；胰腺断端未见肿瘤；周边胰腺少许炎细胞浸润，部分导管管腔扩张；脾呈慢性淤血性改变，未见肿瘤累及。

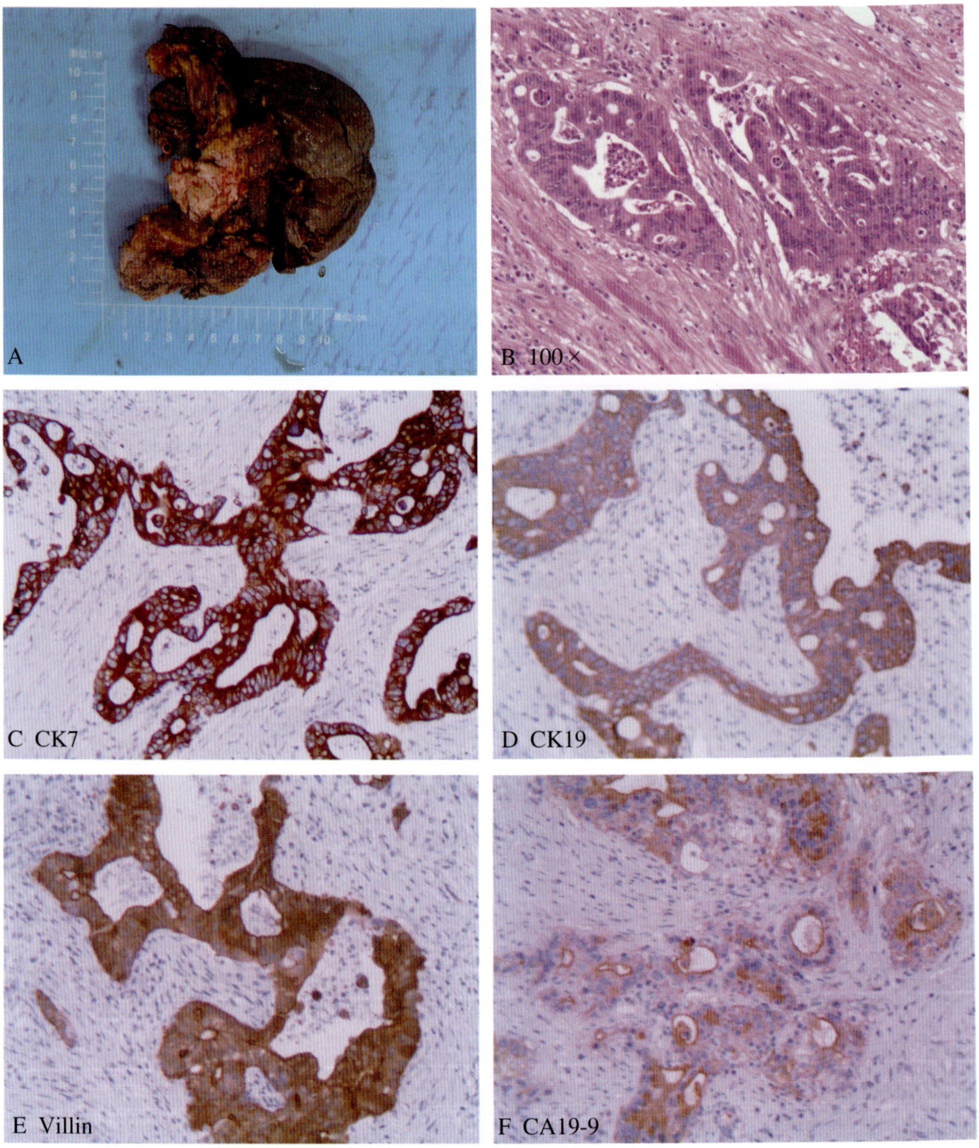

图 3 胰腺导管腺癌病理图。图 A，胰腺体尾肿瘤与脾切除标本，胰腺体尾部切面可见灰白色肿物，质硬，边界不清，大小约 5 cm × 3.5 cm × 3 cm。胰腺尾部与脾门部脂肪组织粘连，脾大小约 10 cm × 3 cm × 3 cm，切面灰红，质软，未见明显肿瘤。**图 B，**纤维结缔组织中可见不规则腺体浸润，腺体呈筛网状结构。**图 C、图 D 和图 E，**肿瘤细胞 CK7、CK19、Villin 胞质阳性。**图 F，**肿瘤细胞 CA19-9 胞质弱阳性

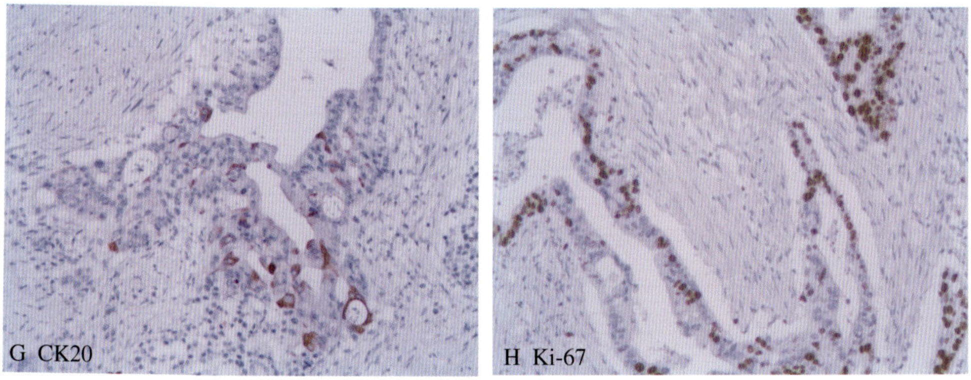

图 3（续）　**图 G**，肿瘤细胞灶性 CK20 胞质阳性。**图 H**，肿瘤细胞 Ki-67 核大量阳性

讨论

胰腺导管腺癌为一种几乎仅见于成人的肿瘤，可能来自胰腺导管上皮，可伴有黏液产生，并表达特征性角蛋白。胰腺导管腺癌包括黏液癌、印戒细胞癌、腺鳞癌、未分化癌和混合性导管 - 内分泌癌。

胰腺导管腺癌临床表现包括腹痛、黄疸、体重减轻和远处转移。胰头癌以黄疸为主，胰体尾癌以腹痛为主。有些患者可能没有任何临床表现，而在体检中发现。大部分胰腺癌早期患者可能只表现一些非特异的消化系统或内分泌系统的症状和体征。也有患者表现为不规则、间隙性上腹痛或背痛，但疼痛发生次数增多、程度加重或疼痛时间延长。不明原因的食欲减低、体重减轻、腹泻和突发糖尿病往往也是较早的临床表现。

CT 是评估胰腺癌最常用的方法之一。增强扫描有助于评估胰腺癌与重要大血管的关系。不同期相的图像特征有助于胰腺肿瘤分型的鉴别诊断。MRI 及 MRCP 倾向于评估胰腺囊性肿瘤和胆管的情况。US 也能准确评价胰腺肿瘤与周围血管的关系，并能提供血管的血流动力学特征。

2015 年 NCCN 指南指出腺体尾部肿瘤接触腹腔干动脉但≤ 180°；实体肿瘤接触腹腔干动脉＞ 180°，但不侵犯主动脉，且胃十二指肠动脉完整不受侵犯时，肿瘤可能切除。腺体尾部肿瘤如侵犯肠系膜上动脉或腹腔干动脉＞ 180°，或肿瘤同时侵犯腹腔干动脉和腹主动脉，则不可切除肿瘤。

本例患者术前影像与术中所见提示肿瘤包绕脾动脉，与腹腔干动脉、腹主动脉、肠系膜上动脉、左肾动脉粘连。符合指南可能切除标准，但本例患者术后 3 个月复查提示原位复发。

第十六章

腹膜后非肿瘤性病变

病例 46 纤维包裹性炎性囊肿

临床病史

患者男性，45岁，2017年5月突然出现左侧腰部疼痛，无发热，就诊于当地医院，行腹部CT检查发现腹膜后占位，左肾积水。2017年6月8日入我院诊治。

查体：腹部平坦，腹壁柔软，左肾区有叩痛。

影像学表现

患者入我院后，行CT和US检查，其结果见图1和图2。

CT图像

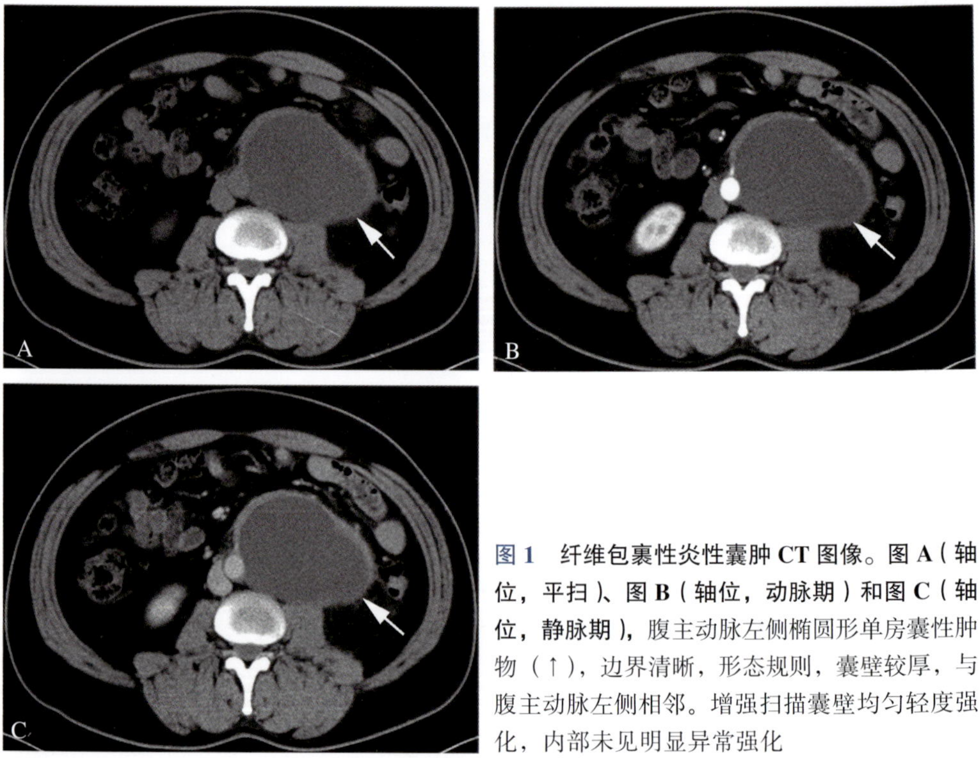

图1 纤维包裹性炎性囊肿CT图像。图A（轴位，平扫）、图B（轴位，动脉期）和图C（轴位，静脉期），腹主动脉左侧椭圆形单房囊性肿物（↑），边界清晰，形态规则，囊壁较厚，与腹主动脉左侧相邻。增强扫描囊壁均匀轻度强化，内部未见明显异常强化

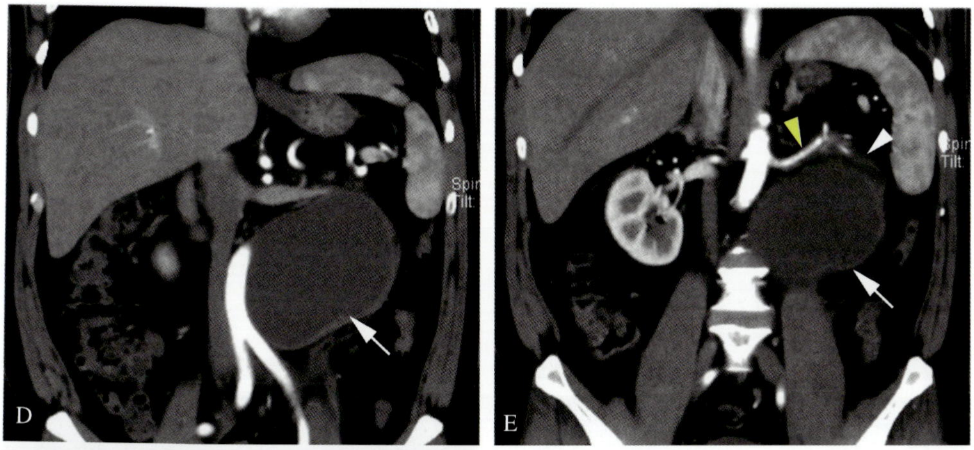

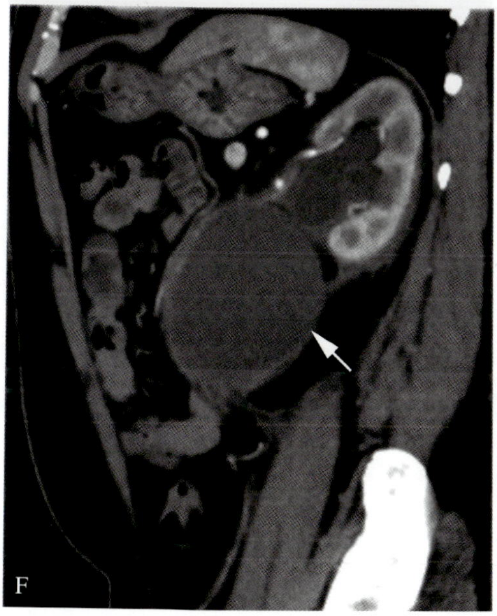

图 1（续）　图 D（冠状位，动脉期）、图 E（冠状位，动脉期）和图 F（矢状位，动脉期），肿物（↑）推挤腹主动脉向右侧轻度移位，与左肾动脉（图 E 黄色△）紧邻，挤压左侧输尿管(图 E 白色△)向左侧移位，左侧输尿管扩张、左肾积水

US 图像

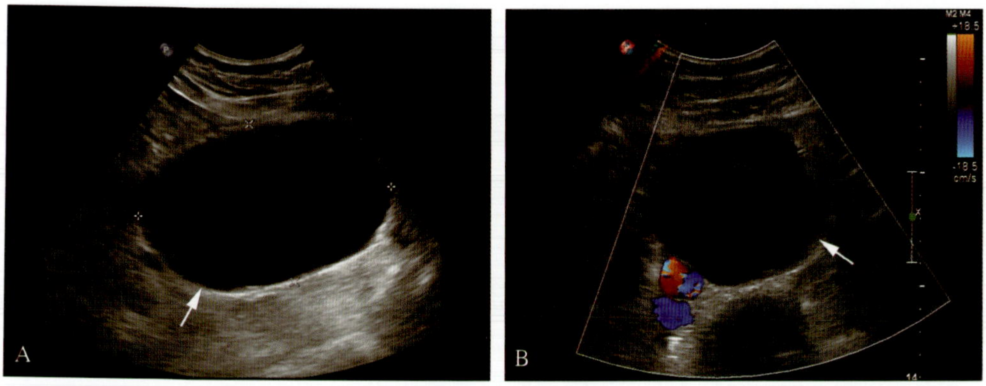

图 2　纤维包裹性炎性囊肿 US 图像。图 A，腹膜后巨大囊性肿物（↑），边界清晰，形态规则，内透声良好。**图 B，**肿物（↑）紧邻腹主动脉，位于腹主动脉左侧

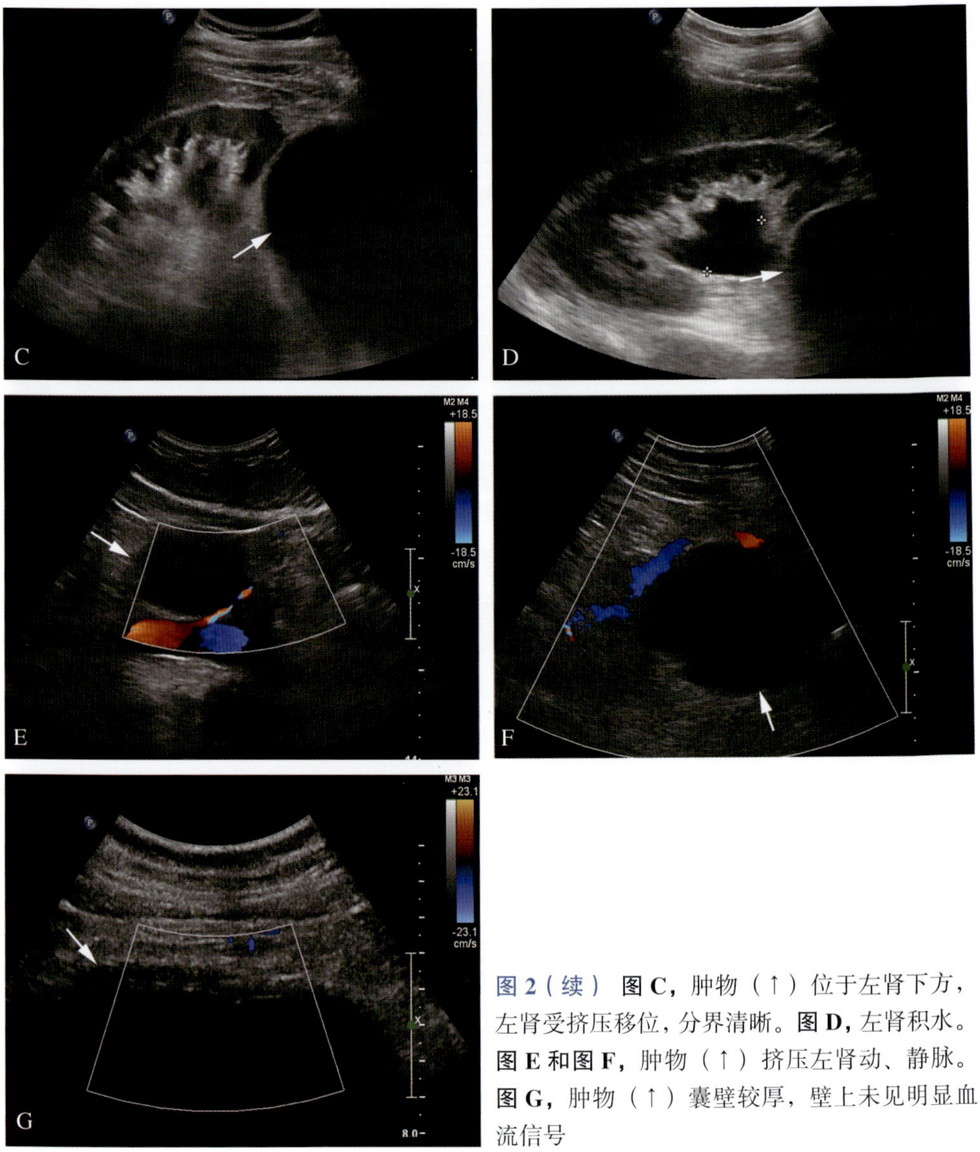

图 2（续） **图 C**，肿物（↑）位于左肾下方，左肾受挤压移位，分界清晰。**图 D**，左肾积水。**图 E 和图 F**，肿物（↑）挤压左肾动、静脉。**图 G**，肿物（↑）囊壁较厚，壁上未见明显血流信号

手术所见

2017 年 6 月 19 日行腹膜后肿瘤切除术： 未见腹水，腹盆腔未见种植，肿瘤位于左侧上腹部，大小约 10 cm × 11 cm × 10 cm，有包膜，与周围界限不清，与降结肠及横结肠系膜粘连。分离肿瘤内侧，肿瘤周围有炎症反应，与腹主动脉无明显界限，并包绕腹主动脉，仔细分离肿瘤与腹主动脉间隙。分离肿瘤外侧，见左侧输尿管被肿瘤包膜完全包绕，分离输尿管，输尿管无明显破损，但血运差。分离肿瘤上界，肿瘤包绕左肾动、静脉，分离后左侧肾动、静脉无明显破损。肿瘤完整切除。

病理学表现

患者肿瘤病理学表现见图 3。

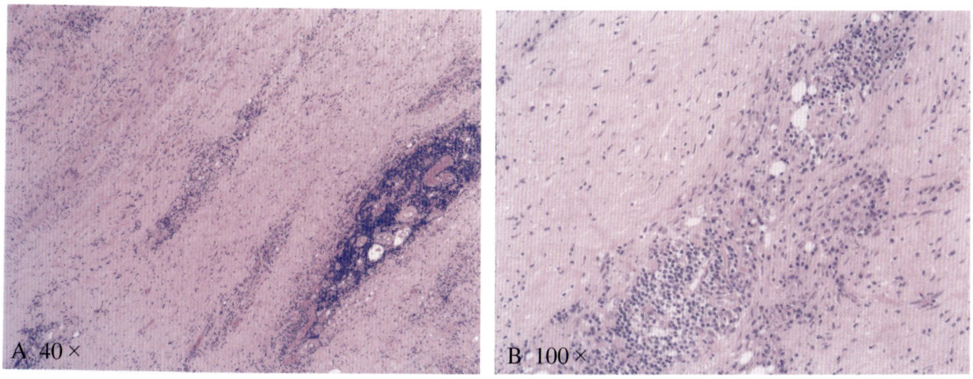

图 3 **纤维包裹性炎性囊肿病理图。图 A，**纤维结缔组织构成囊壁，壁内大量淋巴细胞、浆细胞散在浸润。**图 B，**为图 A 高倍镜图像

免疫组化结果：CD3（+），CD20（+），SMA（+），CD138（浆细胞 +），CD38（浆细胞 +），IgG（少数细胞 +），IgG4（少数细胞 +），Ki-67（少数细胞 +），ALK（P80）（−），CK（−）。

（腹膜后）肿瘤切除标本：光镜下形态为纤维囊壁样组织，壁内大量淋巴细胞、浆细胞浸润，局灶见淋巴滤泡形成，未见被覆上皮，考虑纤维包裹性炎性囊肿。

讨论

纤维包裹性炎性囊肿影像学显示为边界清晰的囊性肿块，对周围组织无侵犯，与周围组织为炎性粘连。需要与肠重复畸形和其他囊性病变鉴别。

病例 47-1 髓外造血组织瘤样增生

临床病史

患者男性，53 岁，2017 年 5 月上肢麻木，体检发现腹膜后占位。进一步行 PET-CT 检查考虑为腹膜后肿瘤，不排除全身骨转移。2017 年 7 月 24 日入我院诊治。

辅助检查：腹部 CT 检查显示腹膜后肿瘤，石骨症，肝、脾轻度增大。血常规：三系正常。

影像学表现

患者入我院后，行 CT 检查，其结果见图 1。

CT 图像

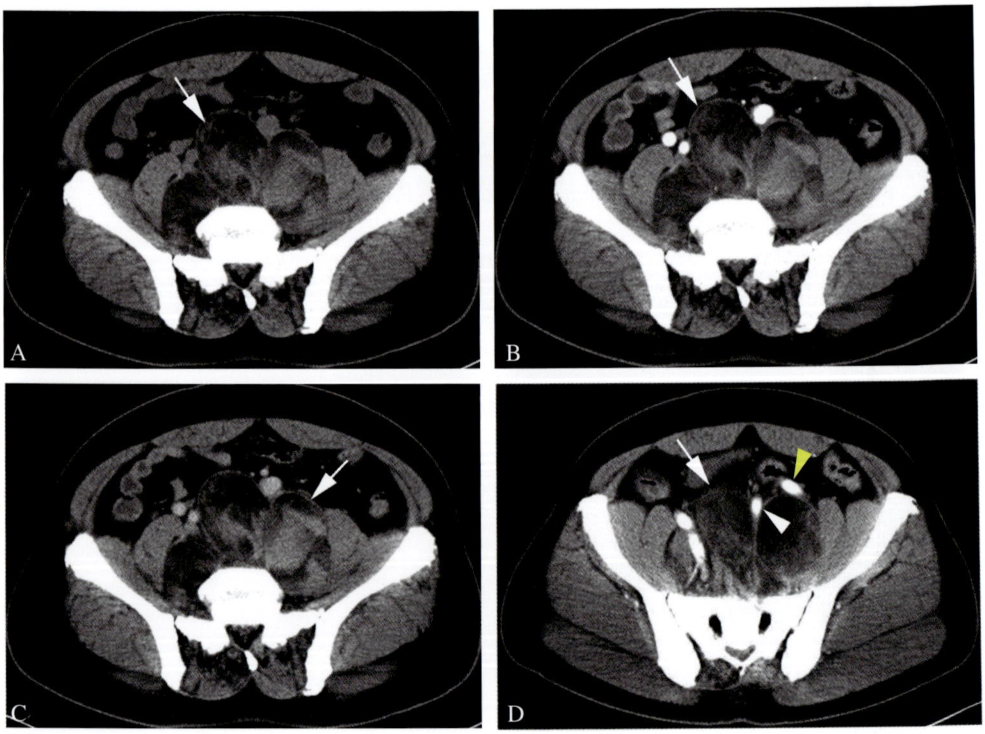

图 1　髓外造血组织瘤样增生 CT 图像。图 A（轴位，平扫）、图 B（轴位，动脉期）和图 C（轴位，静脉期），第 5 腰椎～第 1 骶椎前方及左、右侧分叶结节状不均匀稍低密度软组织肿物（↑），边界清晰，有包膜，内含脂肪密度区域。增强扫描呈轻度不均匀强化，含脂肪区域未见明显异常强化。双侧髂动脉向前移位。**图 D（轴位，动脉期）**，肿物（↑）包绕左侧髂内动脉（白色△）（黄色△示左侧髂外动脉）

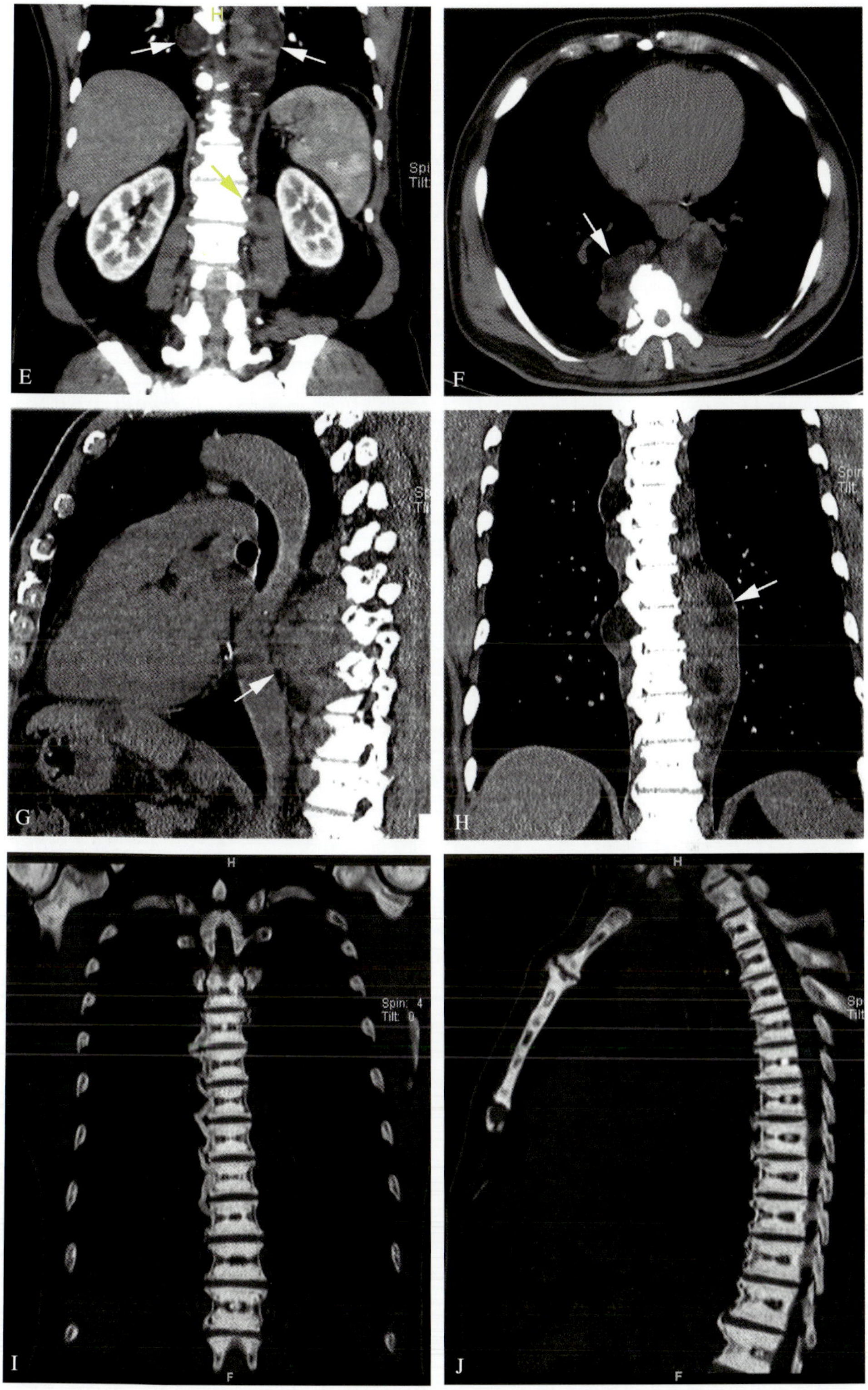

图 1（续） **图 E（冠状位，动脉期）**，左侧腰大肌上方脊柱旁同质软组织密度肿物（↑）。**图 F（轴位，平扫）**、**图 G（矢状位，平扫）**和**图 H（冠状位，平扫）**，胸椎前方及双侧不规则形混杂含脂密度肿物，边界清晰，降主动脉受压向前移位。**图 I（冠状位，平扫，骨窗）**和**图 J（矢状位，平扫，骨窗）**，胸椎、胸骨、肋骨弥漫性骨质密度增高

手术所见

2017 年 8 月 7 日行腹膜后肿瘤 + 后纵隔肿瘤切除术：探查未见腹水，腹盆腔无种植。剪开降结肠外侧腹膜，将降结肠向右侧掀起，显露下腔静脉及髂血管。可见肿瘤位于脊柱两旁，腰大肌内侧，长约 8 cm。与左侧髂血管粘连，包绕左侧髂内动脉。离断左侧髂内动脉，游离左侧髂动、静脉与周围粘连，沿肿瘤周边分离，将肿瘤切除取出。向上探查，平左侧肾门水平腰大肌内侧可触及直径约 3 cm 肿瘤，沿瘤壁分离，将肿瘤完整切除取出。

右侧胸腔行手术：肿瘤位于后纵隔脊柱旁，上界邻近奇静脉弓，下界邻近膈肌，大小约 3 cm × 7 cm。打开纵隔胸膜，肿瘤有包膜，血供丰富，易破，取部分送冰冻病理检查，未见恶性成分。完整切除肿瘤。

左侧胸腔行手术：肿瘤位于后纵隔脊柱旁，推挤降主动脉，上界邻近主动脉弓，下界近膈肌角，大小约 4 cm × 9 cm。打开纵隔胸膜，肿瘤有包膜，血供丰富。沿主动脉后界分离间隙，分块切除肿瘤。

病理学表现

患者肿瘤病理学表现见图 2。

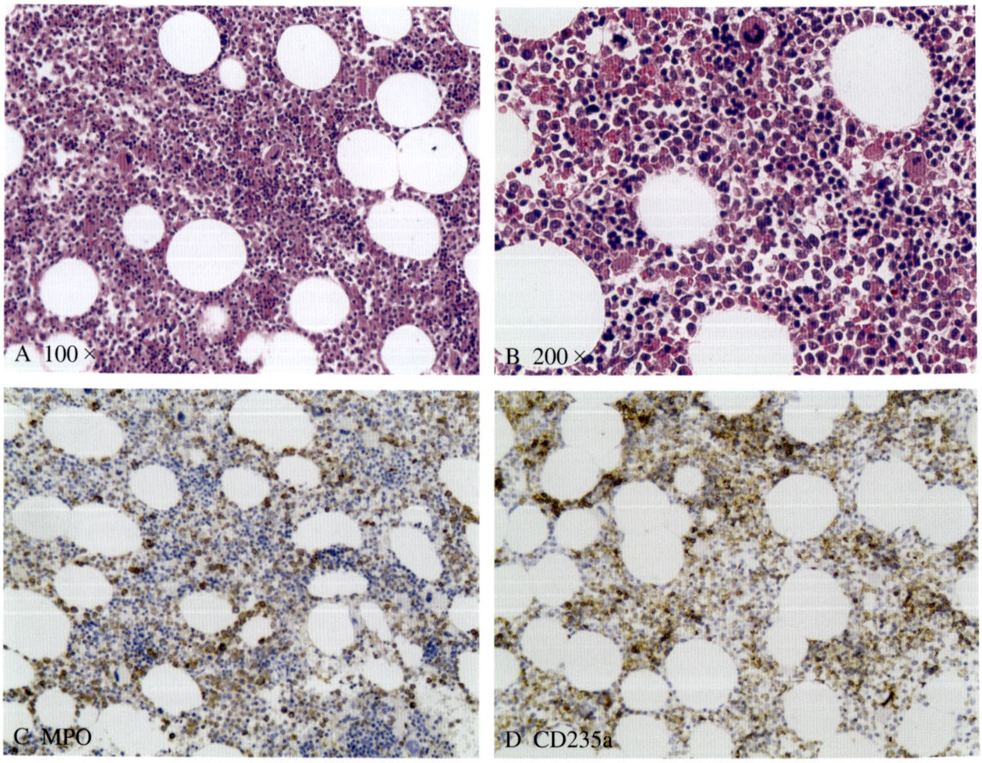

图 2　髓外造血组织瘤样增生病理图。图 A，造血细胞弥漫分布，可见红细胞系统、粒细胞系统及巨核细胞系统等造血组织成分。**图 B，**有核红细胞成群分布，核小、深染。巨核细胞散在分布、胞质丰富，嗜伊红，核大，不规则，呈分叶状，染色质粗糙，核仁不明显。**图 C，**髓系 MPO 阳性。**图 D，**有核红细胞 CD235a 胞膜阳性

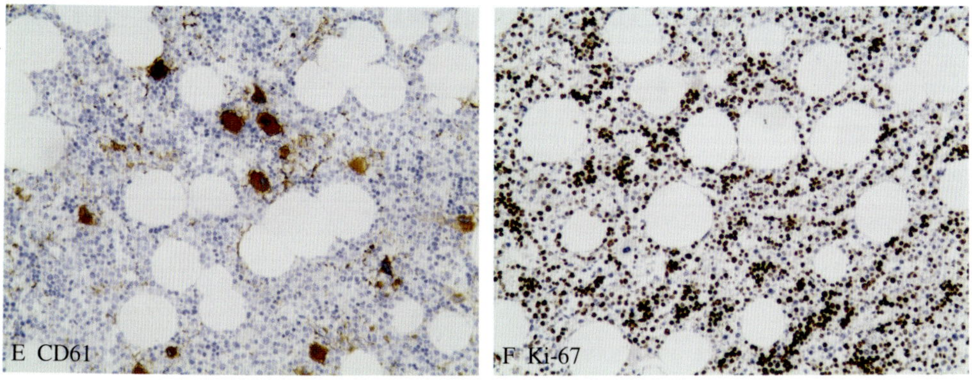

图 2（续） **图 E**，巨核细胞 CD61 核阳性。**图 F**，大量细胞 Ki-67 核阳性

免疫组化结果： CD3（少数细胞 +），CD20（少数细胞 +），MPO（髓系 +），CD235a（红系 +），CD61（巨核 +），CD34（−），CK（−），Ki-67（+）。

（左纵隔、右纵隔、腹膜后）肿瘤切除标本： 髓外造血组织瘤样增生，结节大小分别约 5.5 cm × 4 cm × 2 cm、4 cm × 2.5 cm × 0.8 cm 和 10 cm × 9 cm × 3.5 cm。

讨论

髓外造血组织瘤样增生是骨髓造血功能遭到破坏或不能满足机体需要时，处于休眠状态的造血干细胞重新获得造血功能，所发生的增生性病变。这种增生可发生在具有造血功能的任何组织。常见于肝、脾、淋巴结等，其他组织虽可累及但非常少见。

本例患者为石骨症，胸椎、胸骨、肋骨骨质密度增高，髓腔变小，正常骨髓造血功能减弱，导致髓外造血功能代偿增强，表现为胸椎、腰骶椎旁多发大小不等、分叶状、边缘光滑、有包膜、密度欠均匀的含脂软组织肿块影，增强扫描呈轻度强化。CT 是诊断本病重要的影像学方法。

本例患者术后 1 年复查提示腰骶椎右侧再发髓外造血组织瘤样增生。髓外造血是一种良性病变，无并发症时，一般不需要外科手术，以免加重贫血，但对于侵入椎管内产生压迫症状者则需手术切除。

病例 47-2 髓外造血组织瘤样增生

临床病史

患者女性，38 岁，慢性血小板减少病史。常规腹部 US 检查发现盆腔占位。盆腔 MRI 检查提示：骶骨前区包块，考虑恶性，盆腔及双腹股沟区多个稍大淋巴结。患者无任何不适。2017 年 8 月 3 日入我院诊治。

查体：直肠指诊可触及直肠后壁外压性肿物，质韧。

辅助检查：我院腹部 CT 检查提示肝硬化、门静脉高压、脾大，盆部 CT 检查提示盆腔占位（图 1）。血常规：血小板减少，白细胞、血红蛋白轻度减少，肝功能、凝血功能正常。骨髓穿刺提示增生活跃。抗线粒体抗体 M2 亚型水平增高，转肽酶水平升高。

影像学表现

患者入我院后，行 CT 检查，其结果见图 1。

CT 图像

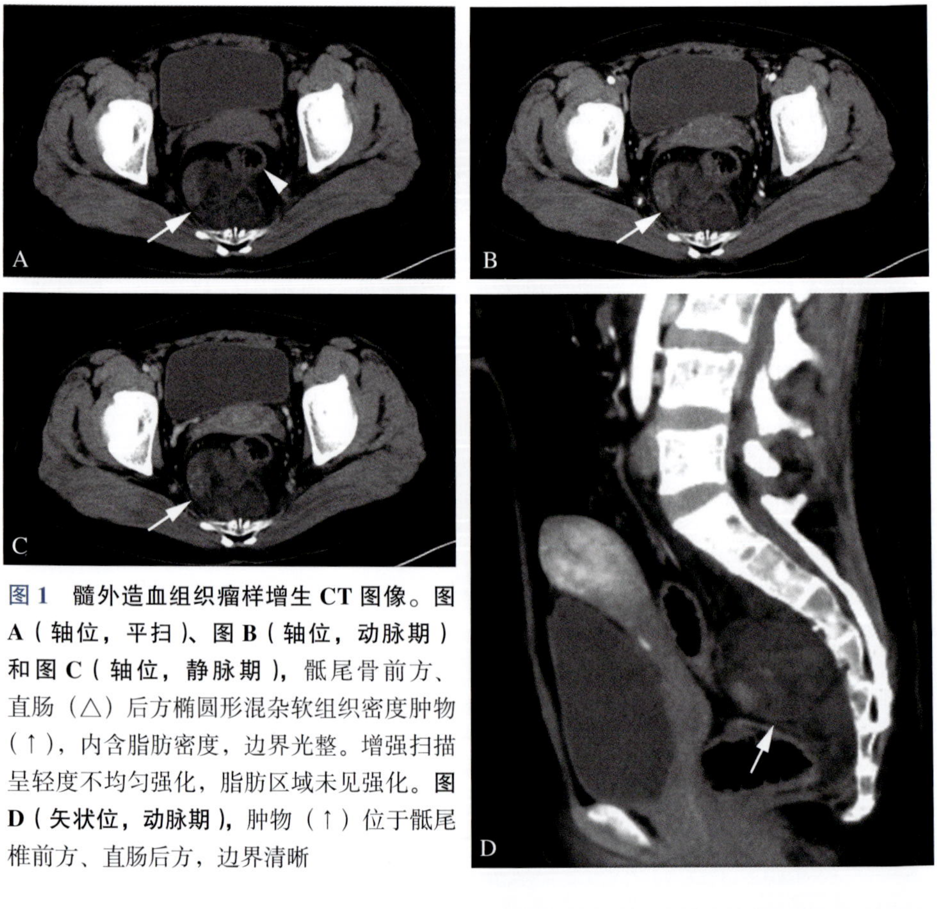

图 1 髓外造血组织瘤样增生 CT 图像。图 A（轴位，平扫）、图 B（轴位，动脉期）和图 C（轴位，静脉期），骶尾骨前方、直肠（△）后方椭圆形混杂软组织密度肿物（↑），内含脂肪密度，边界光整。增强扫描呈轻度不均匀强化，脂肪区域未见强化。**图 D（矢状位，动脉期）**，肿物（↑）位于骶尾椎前方、直肠后方，边界清晰

手术所见

2017 年 8 月 10 日行肿瘤切除术：切开乙状结肠系膜，沿骶骨前方向肛门侧游离，见肿瘤上界位于第 2 骶椎，肿瘤两侧可见髂内动静脉，直肠位于肿瘤左前方，沿直肠后方分离直肠与肿瘤包膜，达肛提肌水平，沿肿瘤后方分离骶前组织至肛提肌，部分骶前静脉穿入肿瘤包膜，肿瘤标本约 8 cm × 7 cm，包膜不完整，质韧，剖开肿瘤内可见坏死。

病理学表现

患者肿瘤病理学表现见图 2。

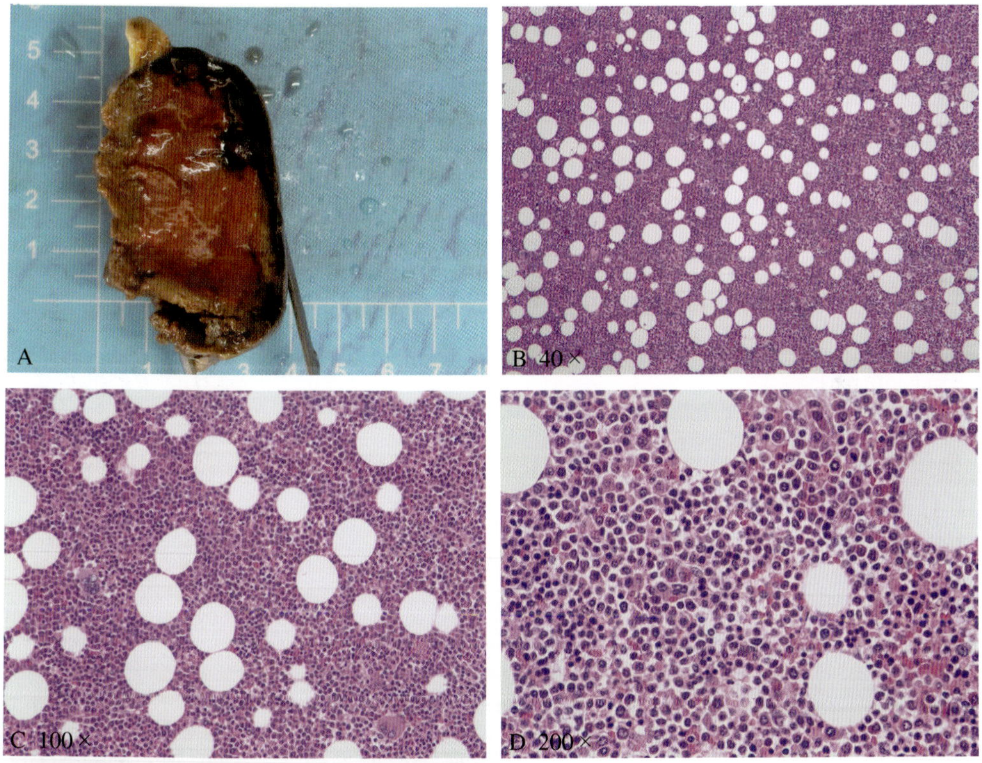

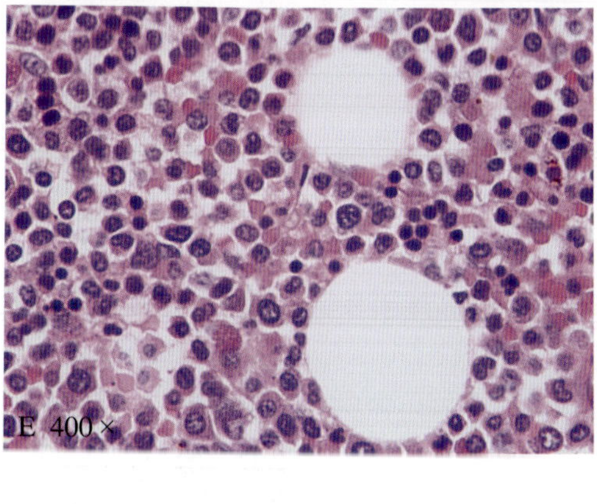

图 2　**髓外造血组织瘤样增生病理图。图 A，**灰红灰黄椭圆形结节一枚，大小约 6.5 cm × 5.5 cm × 4 cm。切面灰红、灰褐色，质软，可见出血。**图 B，**脂肪组织中可见造血成分。**图 C、图 D 和图 E，**为图 B 高倍镜图像。可见红细胞系统、粒细胞系统及巨核细胞系统等造血组织成分

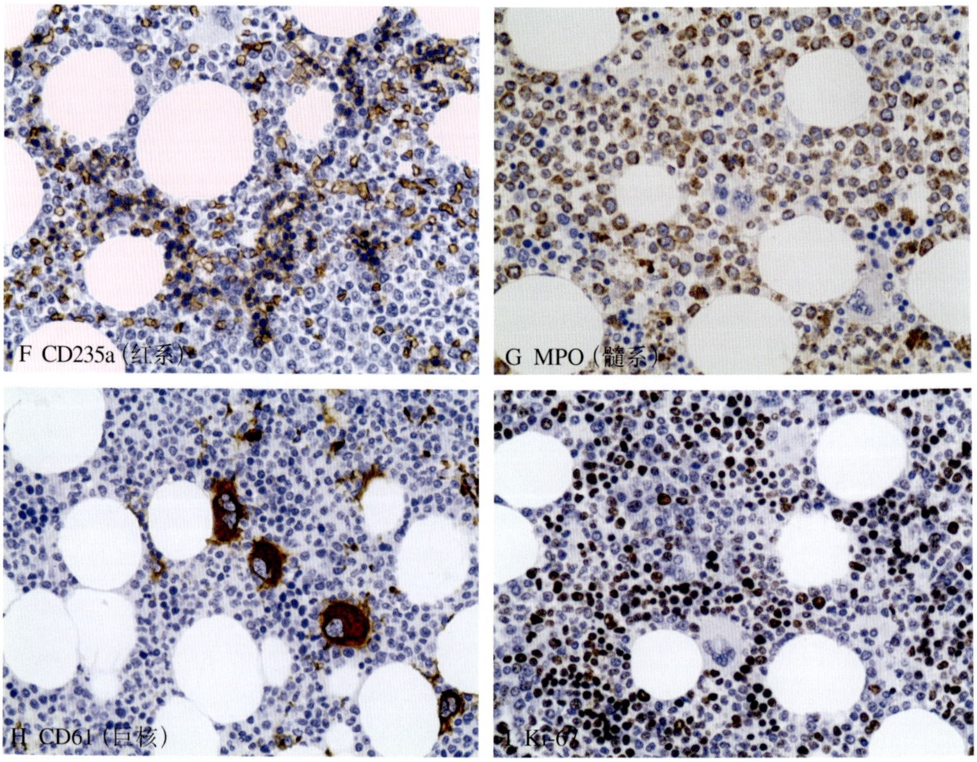

图 2（续） **图 F**，红系 CD235a 阳性。**图 G**，髓系 MPO 阳性。**图 H**，巨核细胞 CD61 阳性。**图 I**，大量细胞核 Ki-67 阳性

免疫组化结果：CD3（－），CD20（个别＋），CD235a（红系＋），MPO（髓系＋），CD61（巨核＋），CD34（－），CD117（－），CK（－），Ki-67（＋）。

（盆腔）肿物切除标本：髓外造血组织瘤样增生。

讨论

本例患者因慢性血小板减少就诊，常规体检发现骶前占位，入院检查提示原发性胆汁性肝硬化、门静脉高压，脾大。血常规检查血小板明显减少，白细胞、血红蛋白轻度减少。骨髓穿刺显示骨髓组织增生活跃。本例患者因肝硬化、脾大引起三系减少，最终导致髓外造血组织瘤样增生。

本例患者影像学检查发现骶前软组织肿物，考虑恶性肿瘤可能。影像学表现与腹膜后软组织肿瘤类似。髓外造血组织常见的为肝、脾和淋巴结，其他组织虽然可以累及但非常少见，单独发生于骶前很难被考虑到是髓外造血组织瘤样增生性病变，这是误诊原因。但是当患者有骨髓造血功能遭到破坏或不能满足机体需要时，要考虑到有髓外造血组织瘤样增生的可能。

参考文献

[1] 陈金宝，刘强．人体局部解剖图谱．上海：上海科学技术出版社，2016.

[2] 左国平，局部解剖学．南京：东南大学出版社，2010.

[3] 潘建基，李建成．腹膜后肿瘤的诊断与治疗．长春：吉林科学技术出版社，2017.

[4] 陈凛．原发性腹膜后肿瘤．北京：科学技术文献出版社，2000.

[5] 罗成华．腹膜后肿瘤．北京：人民卫生出版社，2013.

[6] 李联忠．腹膜后间隙原发性肿瘤影像诊断学．北京：人民卫生出版社，2013.

[7] Sudhakar S, Mistry Y, Dastidar A, et al. Calcifying fibrous tumour: an unusual omental lesion. Pediatric Radiology, 2008, 38 (11) : 1246-1248.

[8] Griffiths HJ, Robinson K, Bonfiglio TA. Aggressive fibromatosis. Skeletal Radiology, 1983, 9 (3) : 179-184.

[9] Mccollough WM. Radiation therapy for aggressive fibromatosis. The experience at the University of Florida. Journal of Bone and Joint Surgery-American Volume, 1991, 73 (5) : 717-725.

[10] Janinis J. The pharmacological treatment of aggressive fibromatosis: a systematic review. Annals of Oncology, 2003, 14 (2) : 181-190.

[11] Herrera L, Kakati S, Gibas L, et al. Gardner syndrome in a man with an interstitial deletion of 5q. American Journal of Medical Genetics, 1986, 25 (3) : 473-476.

[12] Mendenhall WM, Zlotecki RA, Scarborough MT. Dermatofibrosarcoma protuberans. Cancer, 2004, 101 (11) : 2503-2508.

[13] Tran P, Henderson GP, McLemore M. An unusual clinical presentation of myxoid dermatofibrosarcoma protuberans with a prominent vasculature: A potential pitfall in the diagnosis of myxoid soft tissue tumors. Journal of Cutaneous Pathology, 2018, 45 (6) : 419-422.

[14] Folpe AL, Lane KL, Paull G, et al. Low-grade fibromyxoid sarcoma and hyalinizing spindle cell tumor with giant rosettes: a clinicopathologic study of 73 cases supporting their identity and assessing the impact of high-grade areas. American Journal of Surgical Pathology, 2000, 24 (10) : 1353-1360.

[15] Cinotti E, Douchet C, Rongioletti F. Low-Grade Fibromyxoid Sarcoma// Rongioletti F, Margaritesscu I, Smoller BR. Rare Malignant Skin Tumors. New York: Springer, 2015: 125-127.

[16] Bishop JA, Rekhtman N, Chun J, et al. Malignant solitary fibrous tumor cytopathologic findings and differential diagnosis. Cancer Cytopathology, 2010, 118 (2) : 83-89.

[17] Fine SW, Mccarthy DM, Chan TY, et al. Malignant solitary fibrous tumor of the kidney: Report of a case and comprehensive review of the literature. Archives of Pathology &

Laboratory Medicine, 2006, 130 (6) : 857-861.
[18] Ichikawa H. Myelolipoma of the adrenal gland. British Journal of Radiology, 1981, 69: 777-779.
[19] Kenney PJ, Wagner BJ, Rao P, et al. Myelolipoma: CT and pathologic features. Radiology, 1998, 208 (1) : 87-95.
[20] Vick CW, Zeman RK, Mannes E, et al. Adrenal myelolipoma: CT and ultrasound findings. Urologic Radiology, 1984, 6 (1) : 7-13.
[21] Mansfield SA, Pollock RE, Grignol VP. Surgery for abdominal well-differentiated liposarcoma. Current Treatment Options in Oncology, 2018, 19 (1) :1.
[22] Ikoma N, Roland CL, Torres KE, et al. Salvage Surgery for recurrent retroperitoneal well-differentiated liposarcoma: early reoperation may not provide benefit. Annals of Surgical Oncology, 2018, 25 (8) : 2193-2200.
[23] Bestic JM, Kransdorf MJ, White LM, et al. Sclerosing variant of well-differentiated liposarcoma: relative prevalence and spectrum of CT and MRI features. American Journal of Roentgenology, 2013, 201 (1) : 154-161.
[24] Matthews M, Nelson S, Hari D, et al. Well differentiated liposarcoma, sclerosing type, of the pancreas a case report. Experimental and Molecular Pathology, 2016, 101 (3) : 320-322.
[25] Kraus, Madeleine D, Guillou, et al. Well-differentiated inflammatory liposarcoma: an uncommon, and easily overlooked variant of a common sarcoma. American Journal of Surgical Pathology, 1997, 21 (5) : 518-527.
[26] Carboni F, Valle M, Federici O, et al. Giant primary retroperitoneal dedifferentiated liposarcoma. Journal of Gastrointestinal Surgery, 2019, 23 (7) : 1521-1523.
[27] Kim E, Jang S, Park H, et al. Dedifferentiated liposarcoma of the retroperitoneum. Japanese Journal of Clinical Oncology， 2010, 42 (1) : 57-60.
[28] Abaricia S, Hirbe AC. Diagnosis and treatment of myxoid liposarcomas: histology matters. Current Treatment Options in Oncology, 2018, 19 (12) : 1-13.
[29] Setsu N, Miyake M, Wakai S, et al. Primary retroperitoneal myxoid liposarcomas. American Journal Opsurgical Pathology, 2016, 40 (9) : 1286-1290.
[30] Wang L, Luo R, Xiong Z, et al. Pleomorphic liposarcoma. Medicine, 2018, 97 (8) : e9986.
[31] Chen C, Jiang C, Li L. Simultaneous pulmonary and inferior vena cava tumor thromboembolism secondary to retroperitoneal pleomorphic liposarcoma. Hellenic dowrnal of Aluclear Medicine, 2018, 21 (1) : 74-76.
[32] Kayse K, Zink S, Schneider, et al. Benign metastasizing leiomyoma of the uterus: documentation of clinical, immunohistochemical and lectin-histochemical data of ten cases. Virchows Archiv, 2000,437 (3) : 284-292.
[33] Al-Talib A, Tulandi T. Pathophysiology and Possible Iatrogenic Cause of Leiomyomatosis

Peritonealis Disseminata. Gynecologic and Obstetric Investigation, 2010, 69 (4) : 239-244.

[34] Nathenson MJ, Barysauskas CM, Nathenson RA, et al. Surgical resection for recurrent retroperitoneal leiomyosarcoma and liposarcoma. World Journal of Surgical Oncology, 2018, 16 (1) : 203.

[35] Ishii T, Kohashi K, Ootsuka H, et al. Comparison between retroperitoneal leiomyosarcoma and dedifferentiated liposarcoma. Pathology - Research and Practice, 2017, 213 (6) : 634-638.

[36] Yanai H, Wani Y, Notoharak, et al. Uterine leiomyosarcoma arising in leiomyoma: Clinicopathological study of four cases and literature review. Pathology International, 2010, 60 (7) : 506-509.

[37] Liegl-Atzwanger B, Fletcher JA, Fletcher CDM. Gastrointestinal stromal tumors. Virchows Archiv, 2010, 456 (2) : 111-127.

[38] Fletcher CDM, Berman JJ, Corless C, et al. Diagnosis of gastrointestinal stromal tumors: A consensus approach. Human Pathology, 2002, 33 (5) : 0-465.

[39] Cavazzana AO, Schmidt D, Ninfo V, et al. Spindle cell rhabdomyosarcoma: a prognostically favorable variant of rhabdomyosarcoma. The American Journal of Surgical Pathology, 1992, 16.

[40] Mentzel T, Kuhnen C . Spindle cell rhabdomyosarcoma in adults: clinicopathological and immunohistochemical analysis of seven new cases. Virchows Archiv, 2006, 449 (5) : 554-560.

[41] Enzinger FM, Shiraki M. Alveolar rhabdomyosarcoma. An analysis of 110 cases. Cancer, 1969, 24 (1) : 18-31.

[42] Weiss LM, Warhol MJ. Ultrastructural distinctions between adult pleomorphic rhabdomyosarcomas, pleomorphic liposarcomas, and pleomorphic malignant fibrous histiocytomas. Human pathology, 1984, 15 (11) : 1025.

[43] Borka K, Kálmán Patai, Anikó Rendek, et al. Pleomorphic rhabdomyosarcoma of the uterus in a postmenopausal patient. Pathology & Oncology Research, 2006, 12 (2) : 102-104.

[44] Ali Sarıbacak, Cüneyd Özkürkçügil. Arteriovenous Hemangioma of the Urinary Bladder Following, Intravesical Treatment. Urology Journal, 2011, 8 (3) : 251.

[45] Girard C, Graham JH, Johnson WC. Arteriovenous hemangioma (Arteriovenous shunt). A clinicopathological and histochemical study. Journal of Cutaneous Pathology, 1974, 1 (2) : 73-87.

[46] Al-Shaikh SA, Mubarak AM, Harb ZF. Splenic lymphangioma in an adult. Saudi Medical Journal, 2017, 38 (11) : 1148-1152.

[47] Abdulla M, Al-Obeed O. Lymphangioma of the ileocecal valve clinically masquerading as a submucosal small intestinal GIST: Report of a case and literature review. Saudi

Journal of Gastroenterology, 2014, 20 (4) : 262.
[48] Young PR, Brown EN, Woll PJ, et al. Angiosarcoma. Lancet Oncology, 2010, 11 (10) : 983-991.
[49] Mark RJ, Poen JC, Tran LM, et al. Angiosarcoma: A report of 67 patients and a review of the literature. Cancer, 1996, 77 (11) : 2400-2406.
[50] Ota Y, Aso K, Watanabe K, et al. Hepatic schwannoma: imaging findings on CT, MRI and contrast-enhanced ultrasonography. World Journal of Gastroenterol, 2012, 18 (35) : 4967-4972.
[51] Tong YQ, Guo HY, Han B. Retroperitoneal Neurilemmoma Misdiagnosed as Hepatic Tumor: A Case Report. Iranian Journal of Radiology, 2009, 6 (4) : 203-206.
[52] Hu LB, Wang GM, Sun L A, et al. Adrenal neurilemmoma: Report of 4 cases with literature review. Fudan University Journal of Medical Sciences, 2006, 33 (1) : 71-73.
[53] Maccollin M, Chiocca EA, Evans DG, et al. Diagnostic criteria for schwannomatosis. Neurology, 2005, 64 (11) : 1838-1845.
[54] Victoria L, Mcculloch TM, Callaghan EJ, et al. Malignant triton tumor of the head and neck: A case report and review of the literature. Head & Neck, 1999, 21 (7) : 663-670.
[55] Ichikawa T. Ganglioneuroma: computed tomography and magnetic resonance features. The British Journal of Radiology, 1996, 69 (818) : 114.
[56] Miller ME, Emerson L, Clayton F, et al. Extraosseous Ewing's sarcoma. Journal of Clinical Oncology: Official Journal of the American Society of Clinical Oncology, 2007, 25 (30) : 4845-4848.
[57] Rud NP, Reiman HM, Pritchard DJ, et al. Extraosseous Ewing's sarcoma. A study of 42 cases. Cancer, 2015, 64 (7) : 1548-1553.
[58] Kappers MH, Ah VDM, Alwani RA, et al. Paraganglioma of the urinary bladder. Netherlands Journal of Medicine, 2008, 66 (4) : 163-5.
[59] Elder EE, Skog ALH, HŎŎGA, et al. The management of benign and malignant pheochromocytoma and abdominal paraganglioma. European Journal of Surgical Oncology, 2003, 29 (3) : 0-283.
[60] Mehra S, Chungpark M . Gallbladder paraganglioma: a case report with review of the literature. Archives of Pathology & Laboratory Medicine, 2005, 129 (4) : 523-526.
[61] Mun K, Pailoor J, Chan K, et al. Extra-adrenal paraganglioma: presentation in three uncommon locations. Malaysian Journal of Pathology, 2009, 31 (1) : 57.
[62] Ansari M S, Goel A, Goel S, et al. Malignant paraganglioma of the urinary bladder. A case report. International Urology & Nephrology, 2001, 33 (2) : 343-345.
[63] Hull CJ. Phaeochromocytoma. Diagnosis, preoperative preparation and anaesthetic management. British Journal of Anaesthesia, 1986, 58 (12) : 1453.
[64] Jacques AET, Sahdev A, Sandrasagara M, et al. Adrenal phaeochromocytoma: correlation

of MRI appearances with histology and function. European Radiology, 2008, 18 (12) : 2885-2892.

[65] Kascák P, Zámecñík M. Aggressive deep angiomyxoma—A case report and review of the literature. European journal of gynaecological oncology, 2012, 33 (6) : 658-661.

[66] Xue-Feng T, Qiao-Nan G, Ya-Li W, et al. Deep aggressive angiomyxoma: a clinicopathologic study of 6 cases. Chinese Journal of Diagnostic Pathology, 2015.

[67] Wang QX. Advances in diagnosis and therapy of aggressive angiomyxoma. Chinese Journal of Cancer Prevention & Treatment, 2009, 16 (2) : 156-158.

[68] Rudra S, Banerji R, Mani N. Aggressive angiomyxoma. Indian Journal of Pathology & Microbiology, 2007, 63 (4) : 386-387.

[69] Cadman NL, Soule EH, Kelly PJ. Synovial sarcoma: analysis of 134 tumors. Cancer, 1965, 18 (5) : 613-627.

[70] Eilber FC, Dry SM. Diagnosis and management of synovial sarcoma. Journal of Surgical Oncology, 2010, 97 (4) : 314-320.

[71] Pickhardt PJ, Fisher AJ, Balfe DM, et al. Desmoplastic small round cell tumor of the abdomen: radiologic-histopathologic correlation. Radiology, 1999, 210 (3) : 633-638.

[72] Yang CJ, Shai SE, Li WS, et al. A huge intraluminally growing polypoid tumor of the cervical esophagus: A case report and literature review of spindle cell (undifferentiated pleomorphic) sarcoma. Formosan Journal of Surgery, 2013, 46 (2) : 56-60.

[73] Comerci JT, Licciardi F, Bergh PA, et al. Mature cystic teratoma: a clinicopathologic evaluation of 517 cases and review of the literature. Obstetrics & Gynecology, 1994, 84 (1) : 22.

[74] Park JY, Kim DY, Kim JH, et al. Malignant transformation of mature cystic teratoma of the ovary: Experience at a single institution. European Journal of Obstetrics and Gynecology and Reproductive Biology, 2008, 141 (2) : 0-178.

[75] Chen S, Song L, Xie X, et al. A case of abdominal mesenteric Castleman's disease with left renal cell carcinoma and stomach leiomyoma. Hellenic Journal of Nuclear Medicine, 2016, 19 (3) : 285-288.

[76] Iaconetta G, Friscia M, Dell'Aversana OG, et al. Castleman's disease mimicking a parotid gland tumor: report of a case and review of the literature. European Review for Medical and Pharmacological Sciences, 2014, 18 (8) : 1241-1246.

[77] Jang SY, Kim BH, Kim JH, et al. A case of Castleman's disease mimicking a hepatocellular carcinoma: a case report and review of literature. Korean Journal of Gastroenterol, 2012, 59 (1) : 53-57.

[78] Yan Y, Chan WC, Weisenburger DD, et al. Clinical and prognostic significance of bone marrow involvement in patients with diffuse aggressive B-cell lymphoma. Journal of Clinical Oncology: Official Journal of the American Society of Clinical Oncology, 1995, 13 (6) : 1336-1342.

[79] Savage KJ, Zeynalova S, Kansara RR, et al. Validation of a prognostic model to assess the risk of CNS cisease in patients with aggressive B-cell lymphoma. Blood, 2014, 124.
[80] Ghielmini M . Follicular lymphoma. Annals of Oncology, 2010, 21 (7) : vii151-153.
[81] Shipp MA. Clinical and biological prognostic factors in diffuse large B cell lymphoma. Diagnostic Microbiology & Infectious Disease, 2004, 48 (3) : 201-205.
[82] Thomas DG, Ward AM, Williams JL. A Study of 52 cases of adenocarcinoma of the bladder. British Journal of Urology, 1971, 43 (1) : 4-15.
[83] Khatami M, Fanaie A, Mehrvarz S, et al. Large adenocarcinoma of the right adrenal cortex: a case report. Urology journal, 2004, 1 (3) : 213-214.
[84] Delgado R, bojorge BDL, Abores-Scavedra J, et al. Atypical angiomyolipoma of the kidney. Cancer, 1998, 83 (8) : 1581-1592.
[85] Kulkarni B, Desai SB, Dave B, et al. Renal angiomyolipomas-a study of 18 cases. Indian Journal of Pathology & Microbiology, 2005, 48 (4) : 459.
[86] Chen YN, Lee JJ, Cheng SP, et al. Transformation of low-grade mucinous neoplasm of the appendix with pseudomyxoma peritonei to high-Grade sarcomatoid carcinoma. Journal of Clinical Medicine Research, 2015, 7 (7) : 571-574.
[87] Ong J, Jit-Fong L, Ming-Hian K, et al. Perianal mucinous adenocarcinoma arising from chronic anorectal fistulae: a review from a single institution. Techniques in Coloproctology, 2007, 11 (1) : 34-38.
[88] Segesser LV, Rohner A. Pancreatic cystadenoma and cystadenocarcinoma. British Journal of Surgery, 1984, 71 (6) : 449-451.
[89] O'Toole D, Palazzo L, Hammel P, et al. Macrocystic pancreatic cystadenoma: The role of EUS and cyst fluid analysis in distinguishing mucinous and serous lesions. Gastrointestinal Endoscopy, 2004, 59 (7) : 823-829.
[90] Krishnasamy R, Agarwal S, Singh S, et al. Pancreatic ductal adenocarcinoma associated with pancreatic ductal intraepithelial neoplasia: report of a case. Hepatobiliary & Pancreatic Diseases International, 2007, 6 (5) : 553-556.
[91] Feng FU, Hai-Bo D. Imaging features of tumor-like hyperplasia of extramedullary hematopoietic tissue in the posterior mediastinum. Radiologic Practice, 2011, 26 (8): 841-844.
[92] Lloyd RV. Osamura RY，Klöppel G，et al. WHO classification of tumours：pathology and genetics of tumours of endocrine organs. 4th ed. Lyon：IARC Press，2017.